实用临床护理与围术期管理

主编 马雪花 许 淼 张慧娟 李华蕾

张东霞 李 玲 毛 旭

黑龙江科学技术出版社

图书在版编目(CIP)数据

实用临床护理与围术期管理／马雪花等主编． -- 哈尔滨：黑龙江科学技术出版社，2022.8

ISBN 978-7-5719-1539-1

Ⅰ．①实… Ⅱ．①马… Ⅲ．①围手术期－护理 Ⅳ．①R619

中国版本图书馆CIP数据核字（2022）第143002号

实用临床护理与围术期管理
SHIYONG LINCHUANG HULI YU WEISHUQI GUANLI

主　　编	马雪花　许　淼　张慧娟　李华蕾　张东霞　李　玲　毛　旭	
责任编辑	陈兆红	
封面设计	宗　宁	
出　　版	黑龙江科学技术出版社	

　　　　　　地址：哈尔滨市南岗区公安街70-2号　邮编：150007

　　　　　　电话：（0451）53642106　传真：（0451）53642143

　　　　　　网址：www.lkcbs.cn

发　　行	全国新华书店
印　　刷	山东麦德森文化传媒有限公司
开　　本	787 mm×1092 mm　1/16
印　　张	27.5
字　　数	694千字
版　　次	2022年8月第1版
印　　次	2023年1月第1次印刷
书　　号	ISBN 978-7-5719-1539-1
定　　价	198.00元

编委会

主　编

马雪花　许　淼　张慧娟　李华蕾
张东霞　李　玲　毛　旭

副主编

刘　梅　陈粉粉　高媛媛　陈　盈
肖　琴　赵　楠

编　委（按姓氏笔画排序）

马雪花（青岛大学附属泰安市中心医院）

毛　旭（锦州医科大学附属第一医院）

刘　梅（山东省东营市中医院/东营市胜利医院）

许　淼（高唐县人民医院）

李　玲（泰安市第一人民医院）

李华蕾（山东颐养健康集团淄博医院）

肖　琴（贵阳市南明区云关乡卫生院）

张东霞（山东省济宁市第二人民医院）

张慧娟（山东省邹平市人民医院）

陈　盈（四川省德阳市人民医院）

陈粉粉（菏泽市成武县人民医院）

赵　楠（武警辽宁省总队医院）

高媛媛（曹县人民医院）

前 言
FOREWORD

医学最根本的目的就是促进人类的健康,护理学作为医学的一个重要分支也始终秉承这一宗旨——为人类的健康服务。因此,护理人员只有通过学习和掌握与人类健康相关的知识,深刻地认识护理学,才能不断塑造自己的专业特征、提升自己的专业素养、扮演好自己的角色,为患者提供优质的护理服务,进而提高医疗质量。

高质量的护理服务体现在临床工作中的很多方面,例如,护理人员定期地巡视病房,在患者病情发生变化时,他们是第一线的哨兵,最先注意到患者的变化,直接掌握着疾病的每一步进展与转归,能够为医师进行下一步治疗提供准确、及时的信息。为帮助广大护理人员进一步学习理论知识和掌握实践操作技能,更好地与医师合作,我们编写了这本《实用临床护理与围术期管理》。

本书结合编者长期的实践经验和近年的研究成果,对一些临床疾病护理的关键性问题及各类手术的围术期管理提出了可供大家参考的观点和方法。首先,讲述了护理学绪论、常用护理操作、常见症状的护理,打开了护理学的大门;然后,从疾病的病因、临床表现、辅助检查等方面入手,详细阐述了神经内科、心外科、胸外科等各科室常见疾病的护理操作,强调了个体化护理的重要性。全书内容丰富、易懂易学,适合各级医院的护理人员参考阅读。

由于护理学是一门正在发展和壮大的学科,但编者的理论知识和实践经验有限,加之编写时间仓促,书中难免存在不足之处,敬请广大读者批评指正。

《实用临床护理与围术期管理》编委会
2022 年 6 月

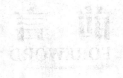

目 录
CONTENTS

第一章　护理学绪论

第一节　护理学新概念

一、基本概念的转变

护理学是医学的重要组成部分,医学模式直接影响着护理学的指导思想、工作性质、任务以及学科发展的方向。生物-心理-社会医学模式的出现,毫无疑问地对护理专业(从理论和实践各个方面)产生了巨大的影响,首先表现在一些基本概念的转变上。

(一)关于人的概念

新的医学模式对人的认识直接影响了现代护理学中有关人的概念。由于护理学研究和服务的对象是人,对人的认识是护理理论和实践等的核心和基础,它影响了整个护理概念的发展,并决定了护理工作的任务和性质。许多护理理论家都对人有过不同的论述,概括起来,有以下三个共同点。

1.人是有生物和社会双重属性的一个整体

人是有生物和社会双重属性的一个整体,而不是各个器官单纯的集合体。人这个整体包含了生理、心理、精神、社会等各个方面。任何一个方面的疾病、不适和功能障碍都会对整体造成影响。生理的疾病会影响人的功能和情绪,心理的压力和精神抑郁又会导致或加重生理的不适而致病。从这个概念出发,就没有单纯的疾病护理,而是对患病的人的护理。

2.人是一个开放的系统

人既受环境的影响又可以影响环境——适应环境和改造环境。人作为自然系统中的一个次系统,是一个开放系统,与周围环境不断地进行着物质、信息和能量的交换。人的基本目标是保持机体的平衡,包括机体内部各次系统间及机体与环境间(自然环境和社会环境)的平衡。人必须不断调节自身的内环境,以适应外环境的变化,应对应激,避免受伤。强调人是一个整体的、开放的系统,是要让护士重视调节服务对象的机体内环境,使之适应周围环境,同时也要创造一个良好的外环境,以利于人的健康。

3.人对自身的健康负有重要的责任

生物-心理-社会医学模式强调人是一个整体,强调人的心理、社会状态对人的健康的影响。因此,人不是被动地等待治疗和护理,而对自身良好的健康状态有所追求,并有责任维持健康和促进健康,在患病后努力恢复健康。充分调动人的这一内在的主观能动性,对预防疾病促进康复是十分重要的。这个概念对护理工作提出了新的要求,患者不仅仅需要照顾,更需要指导和教育,以便最大限度地进行自我护理。

(二)关于健康的概念

世界卫生组织(WHO)关于健康的概念指出:"所谓健康就是在身体上、精神上、社会适应上完全处于良好的状态,而不是单纯地指疾病或病弱。"也就是说,它不仅涉及人的心理,而且涉及社会道德方面的问题,生理健康、心理健康、道德健康三方面构成健康的整体概念。这标志着以健康和疾病为研究中心的医学科学进入了一个崭新的发展时期。对健康的概念一直是医学模式的焦点。在新的医学模式下,护理学对健康的概念主要包含以下基本思想。

(1)健康是动态的过程,没有绝对静止的健康状态。健康和疾病也没有绝对的分界线,而是一个连续的过程。护理工作要参与健康全过程的护理,包括从维持健康的最佳状态直到让患病的濒死的人平静、安宁地死去。

(2)健康是指个人机体内各个系统内部、系统之间,以及机体和外部环境之间的和谐与平衡。最良好的平衡与和谐就是最佳的健康状态。包括所有生理、心理、精神、社会方面的平衡与协调。

(3)健康是有不同水平的。没有绝对的唯一的"健康"标准。对某些没有生理疾病的人,但心情抑郁、精神不振、对周围的事情麻木不仁,可认为是很不健康的。而某些已经患了较严重的生理疾病的人,心胸开朗、精神乐观,在其可能范围内最大限度地发挥机体的潜能,可以认为在这种情况下,这些患者是比较健康的。

(4)健康的概念是受社会和文化观念影响的。不同的人会对自己的健康有不同定义。观念转变会影响人对健康的理解。护理工作可以通过宣传教育,改变人们对健康的理解。

(三)关于环境的概念

生物-心理-社会医学模式重视人与环境的相互影响。不仅是自然环境,同样包括社会环境。现代护理学对环境有以下认识。

1.人与环境是紧密联系的

人的环境分为内环境——人的生理、心理活动,外环境——自然环境和社会环境。自然环境包括人生存的自然空间、水、空气、食物等。社会环境则是指经济条件、劳动条件、卫生和居住条件、生活方式、人际关系、社会安全、健康保健条件等。

2.环境影响人的健康

良好的环境可以促进人的健康,而不良的环境则可能对人的健康造成危害。护理人员有责任帮助自己的服务对象正确认识个体所处的环境,并且尽可能地利用良好的环境,改造不良环境,以利健康。

3.人体应与环境协调和统一

环境是动态的、变化的,人体必须不断地调整机体内环境,使其适应周围环境的变化。如果人体不能很好地与环境相适应和协调,机体的功能就会发生紊乱,以致引起疾病。

4.环境是可以被人改造的

新模式认为人与环境这一对矛盾中,人不完全是被动的。人可以通过自身的力量来创造和改变某一环境。护士的任务则是为患者创造一个有利于康复的环境。

(四)关于护理的概念

对护理的定义,反映了一个人、一个团体和一个社会对护理的认识。这种认识随着医学模式的转变及社会所赋予护理的任务而不断变化。自从南丁格尔创立护理工作以来，世界范围内有各种各样有关护理的定义，从不同的侧面阐述了对护理及护理学的认识。现代护理学对护理的概念大致包含以下内容。

（1）护理是一个帮助人，为人的健康服务的专业。护理的任务是促进健康，预防疾病，帮助患者康复，协助濒死的人平静地、安宁地死去。这些都是在满足人们不同的健康需求。

（2）护理的服务对象是整体的人，包括已经患病的和尚未患病的人，因此护理工作不仅仅限于医院。

（3）护理学是一门综合自然科学和社会科学知识的科学，是一门独立的应用性学科。护理工作研究和服务的对象是具有自然和社会双重属性的人，不仅要有自然科学（如数学、物理、化学、生物医学等）方面的知识，也要了解社会科学（如心理学、美学、伦理学、行为学、宗教信仰等）方面的知识，才能很好地了解自己的服务对象并为其提供恰当的、优质的服务。

（4）护理既是一门科学，又是一门艺术。护理的科学性表现在护理工作是以科学为指导的。如各种护理操作，消毒无菌的概念。药物的浓度、剂量和使用方法、各种疾病的处理原则等都必须严格遵循客观规律，不可以有丝毫的"创造"和盲干，这是人命关天的大事。而护理又是一门艺术，它不仅表现在护士优雅的举止、整洁的仪表和轻盈的动作能给人以舒适的美感，更主要的是表现在每个患者的情况是千差万别的，护士必须综合地、创造性地应用所掌握的知识，针对每个患者的具体情况提供不同的护理，特别是对不同年龄、不同文化背景、不同心理状态的人，使他们都恢复到各自的最佳状态，这本身就是一项非常精美的艺术。

（5）护理学是一门正在逐渐完善和发展的专业。现代护理学的发展，产生了护理学独特的理论，并且综合和借鉴了相关专业的知识和理论，正在形成护理学独立的知识体系和研究方向。护理学的研究重点和工作重心已经同传统模式下的护理有了很大的不同，但是作为一门专业，目前还不十分完善。护理学的不断发展，将有助于整个医疗保健事业的发展。我们相信，在新的模式下，护理学将会有更快的发展。

二、护理工作内容和护士角色的扩展

医学模式的转变带来了护理模式、护理工作内容及护士角色的重大的变化，同以往相比，护理工作内容和护士角色都较传统模式下有了相当大的扩展。

（一）护理模式的变化

在生物医学模式下，护理模式是以疾病为中心的。协助医师诊断和治疗疾病、执行医嘱是护理工作的主要内容。无论护理教育还是临床护理，强调的都只是对不同疾病的护理。在这种模式下，护理没有自己的理论体系，医疗的理论基本就是护理的理论。在护理教育上，教材基本上是医疗专业的压缩本，教师多数是临床医师。在以疾病为中心的模式下，护理工作强调的是疾病的护理常规，而不太考虑作为患病的人是什么样的人。护理操作技术是护士独特的本领。因此，在这一模式下，护理仅是一门技术，而不可能成为专业。护理工作也只能是医疗工作的附属，而没有自己独特的研究领域。

生物-心理-社会医学模式的出现，使护理模式由以疾病为中心转向以整体的人的健康为中心，强调了疾病是发生在人体上的。由于对人、健康、环境、护理等概念的转变，提出了整体护理的思想。

整体护理的思想包括以下几项。

（1）疾病与患者是一个整体。

（2）生物学的人和心理、社会学的人是一个整体。

（3）患者和社会是一个整体。

（4）患者和生物圈是一个整体。

（5）患者从入院到出院是一个连贯的整体。

这一新的模式的形成，改变了护士的工作重点和工作内容，也改变了护理教育的课程设置结构，以及护理管理的重点。除了完成医嘱指定任务之外，护理注重人的心理、社会状态，注重调动患者的内因来战胜疾病。

生物-心理-社会医学模式不仅改变了护理以疾病为中心的模式，建立了以患者为中心的模式。还促使护理模式向更新的阶段——以人的健康为中心的模式发展。在这种模式下，护士的服务对象不仅仅是已经患病的人（不论是住在医院的还是回到家中的），而是所有的人，包括尚未患病的人。世界上一些发达国家的护理工作正由医院内扩展到社区，我国的护理工作正在朝着这个方向努力前进。

（二）护理工作内容的变化

在旧的模式下，护士工作的重点是执行医嘱、协助医师诊治疾病和进行各项技术操作，帮助患者料理生活和促进其康复。护理工作的主要场所是诊所和医院。

在新的模式下，护士的工作除了执行医嘱、协助医师诊治疾病以外，扩大了对患者心理、社会状况的了解，进行心理和精神的护理；健康宣教和指导，使患者尽快恢复健康，减少并发症，最大限度地发挥机体的潜能；教育人们改变不良的生活习惯，主动调节个人的情绪等来预防疾病；及时针对患者的情况与医师和家属进行沟通等。

护士工作任务的扩大还导致了护士工作场所的扩大。由于对健康和疾病是连续和动态过程的理解，对环境的重视，使护理工作从医院扩展到社区，从对患急性疾病的人的护理扩大到对患慢性病和老年患者的护理，从对患病人的护理扩大到对尚未患病人的护理；从对个体的护理扩大到对群体的护理。这些任务的扩展为护理工作提供了更为广阔的天地和研究领域，也使护理工作在医疗卫生保健队伍中发挥越来越大的作用。

（三）护士角色的变化

由于护理模式和护理工作任务的变化，护士的角色也由原来传统模式中单纯的照顾者扩大到多重角色。在现代护理学中，护理工作要求护士除了是照顾者（照顾生病的人）之外，还是教育指导者（对患病的人和尚未患病的人）、沟通交流者（医师和患者之间、患者和家属之间、患者和社区保健机构之间、其他辅助人员和患者之间）、组织管理者（病房、诊断、社区）和研究者。

三、现代护理学的研究范围

护理工作任务和功能的转变向护理学的研究范围提出了新的要求。就致力于人类健康这一总目标来说，护理学作为医学科学的组成部分，仍然是始终如一的。一百多年来，护理学在各种疾病的护理和常规护理方面积累了相当丰富的经验，形成了较为完整的内容体系。但在生物-心理-社会医学模式下，护理内容和任务日益扩展。把护理学的研究范围仅限于疾病护理（虽然目前我国在这方面的研究仍不够），显然是不能满足科学发展要求的。为适应新的情况，现代护理学的研究范围应包括以下方面。

（1）各种疾病的护理技术和要求：探索新技术应用对护理所提出的新课题。如现代社会常见疾病：心理精神方面疾病、免疫及器官移植、老年病、慢性病、长期依赖药物或某些人工装置存活（如心脏起搏器、瓣膜置换）等患者的护理中的问题。

（2）精神和心理的护理：如患者心理变化的规律、心理平衡的训练与建立，患者心理状态同疾病愈后的关系，护士（医师）行为对患者心理环境的影响，特殊心理护理措施与方法等方面的研究。

（3）社会护理：如社会环境对健康的影响；社会保健体系的构成和建立；家庭护理的体制；健康人成为患者（角色改变后）使社会关系发生变化；建立公众健康指导对预防疾病或慢性患者康复的作用等。

（4）护理管理中的科学化、知识化，以及与其他专业人员的协调配合等问题的研究。

（5）人们的健康概念，寻求健康的行为和方式，以及在此过程中可能存在的问题。

（6）护理教育方面知识结构、能力要求，在职人员教育等方面问题。

（7）健康宣教方面的问题：对不同年龄、不同健康状态（智力和精神）的人的教育策略和手段等方面的研究。

（8）高科技发展对护理的要求：如器官移植、影像技术和遗传技术的应用、航天等环境中有关人的健康的护理问题等。

由于医学科学、心理学、行为科学、社会学的巨大进步，特别是医学模式的转变，为各种护理行为提供了理论支持。护理学发展到今天，已经或正在形成护理学本身的学说和观点。护理学已经发展成为既包括护理理论又包括实现理论的各种手段（技术）的一门科学。护理学已经逐渐形成一门独立的专业。虽然作为一门科学和专业，护理学所面临的研究课题还有很多，特别是在我国，还需要进一步丰富、完善、补充和发展。但是树立护理是一门科学、一个专业，而不仅是一个职业这一观点，必将有利于推动我国护理学的发展，有利于提高护理工作的社会地位，有利于人民的健康保障。

（毛 旭）

第二节 医学模式的转变

一、医学模式的概念

医学模式是人们对医学（同人的健康有关的科学）的总的看法和观点，是指用什么观点和方法来研究和处理健康和疾病问题，是人们宇宙观、世界观在医学领域的应用和反映。医学模式说明了医学科学的指导思想、理论框架，决定着人们对生命、生理、病理、预防、治疗等问题的基本观点，指导人们的医学实践活动。医学模式也可称为"医学观"。

医学模式不是人们主观臆定的，也不是少数学者头脑中的产物，而是人们在防病治病的实践中逐渐形成而由学者们提炼、概括出来的。因此，医学模式对医学的实际状况起着形象化、符号化和理想化的认识功能，是通过理想的形式近似地反映客观事物及其内在联系的一种形式。医学模式是客观医学状况的反映，具有客观性特征。

既然医学模式是医学状况的客观反映，医学模式的形成和转变自然离不开医学科学的发展。

随着人们对自然界和人类自身的了解和认识的不断加深,医学模式也会发生相应的转变。因此,医学模式是人们在一定的历史条件下对疾病和健康各种具体认识的抽象和概括,具有历史性和时代性的特征。一定历史条件下形成的医学模式,标志着人们对疾病、健康认识的水平和发展阶段,反映人们对自身认识的进程。从这个意义上讲,医学模式从来都不是固定不变的,医学模式的更替,是人们对生命、健康、疾病认识不断前进的必然结果。

医务工作者在从事医疗护理实践中,常常自觉不自觉地遵循一定的医学模式,这是一种认识和处理健康与疾病问题的思维习惯。这种习惯一方面是从老师那里学来的,另一方面也是由个人在医疗护理实践中体会产生的,久而久之,便成了一种相对固定的模式。如果医务工作者不了解医学模式的特点,不愿意随着医学模式的发展和转变来改变自己的思维习惯是很不明智的。

研究医学模式可以帮助医疗卫生人员更好地把握医学的时代特征,从整体上认识医学发展的来龙去脉,了解和预见医学的未来,促进医学理论体系的发展和建设。特别是对于正在形成和发展的护理专业来说,研究医学模式,有助于确定更为理想的护理工作模式,完善和发展护理理论,把握时代对护理工作的要求。

二、整体医学模式

西方著名的"医学之父"希波克拉底的主要观点包括以下几项。

(1)唯物主义辩证观点:虽然当时医学主要由宗教控制,但希波克拉底已经提出某些不同的看法。他有朴素的整体观。他反对轻视或依赖理论,认为应该"把哲学运用于医学,把医学运用于哲学。"

(2)四体液学说:他认为生物体的生命决定于4种体液,即血、黏液(痰)、黄胆和黑胆,4种性质(热、冷、干、湿)的各种不同配合是这4种体液的基础。每种体液又与生物体的一定型的"气质"相适应。

(3)医师必须精通医术和技术操作:注重观察实际,重视患者及其外在环境和生活条件。

(4)医师必须了解当地的气候、土壤、水及居民的生活方式,并对该城市中的生活条件进行研究后,才能做好人群的预防工作。

(5)强调医师的品行和道德。

在大致相同的历史时期,希波克拉底和《黄帝内经》的学者们在世界的东西方,不约而同地借助古代朴素的唯物论和辩证法,对各自的医学理论和实践经验,从整体角度上进行了总结和阐发,形成了大致相同的以整体观点为特点的医学模式。

三、生物医学模式

近代医学时期,占据绝对统治地位的医学模式就是生物医学模式。生物医学渗透到医学的各个角落,支配着医学实践的一切活动。基础医学、临床医学、预防医学、护理学、药物学等都遵循着生物医学模式进行学术研究、医疗护理实践和预防保健工作。

(一)生物医学模式的产生和特点

17世纪以前,无论是古典的中国医学还是希腊医学,都缺乏实证基础。1628年,英国的哈维(Harvey)建立了血液循环学说,揭开了近代医学的序幕。在其后的两百多年中,随着社会的进步和科学的发展,人们逐渐认识到生物因素和疾病的关系,特别是细菌学(包括后来形成的微生物学)、病理解剖学等学科的发展,加深了对疾病的理解和认识,使医学从神学转到生物科学的基础上来,从唯心主义转到了唯物主义的基础上来,逐渐形成了以生物科学来解释健康和疾病这一模式,也称为生物医学模式。可以说,生物医学模式的出现是医学发展过程中的必然阶段,也是人们对自然界和人类自身认识不断加深的结果。生物医学模式的产生,极大地促进了医学科学的发展,为人类的健康和疾病的预防作出了巨大的贡献。

(二)生物医学模式的基本特征

(1)生物医学模式的基础是生物学。目前生物学已经从细胞生物学发展到了分子生物学的阶段,也就是说从分子水平来研究疾病的变化和发展。

(2)生物医学模式认为人体的各种不适、疼痛等一切疾病都可以从躯体上找到相应的变化的依据。这种模式认为任何疾病都可以用偏离正常的、可测量的生物学(躯体)变量来说明,并根据躯体(生物、生理)过程的紊乱来解释行为的障碍。因此,生物医学模式认为生理正常,找不到生物学上异常的根据的疾病是不存在的。

(3)生物医学模式认为社会和心理因素对于人体的健康是无关紧要的,把身与心视为互不相干的各自独立的部分。

(4)生物医学模式的方法论基础是还原论。认为一切疾病都可以还原为人体生物学的变量,而人体的生理、生化过程也可以还原为物理的与化学的客观过程。单纯用物理、化学改变来说明人体的疾病。

(三)生物医学模式的局限性

尽管生物医学模式对于医学的发展和人类的健康有过不可磨灭的巨大贡献,并且仍将继续作出贡献,但它不可避免地具有一定的局限性。

任何一种医学模式都是人们在一定历史条件下对疾病和健康的总的认识,这种认识会随着社会的进步、科学的发展而不断变化加深。在医学科学发展到今天这个时期,生物医学模式已不能适应人们对健康和疾病认识的新的要求。生物医学模式的局限性也日益被人们发现和认识。

(1)生物医学模式排除了社会和心理因素对健康和疾病的影响。单纯强调生物致病因素和药物、手术治疗的作用,因此无法解释相同疾病和治疗手段会产生不同效果这一现象。

(2)生物医学模式强调疾病的生物学异常变量,否认有找不到异常变量的疾病存在。用这种模式无法诊断、治疗、护理和预防各种精神病、心因性和功能性疾病。而在现代化工业发达的社会中,这一类患者正在逐渐增多,生物医学模式则无法适应这一要求。

(3)由于生物医学模式常采用分解还原的方法研究机体的功能和疾病的变化,把自然界的事物和过程孤立起来,用静止不变的观点考查人体,把人体看成一架精密的"机器",或是各个器官的组合。这种形而上学的认识方式,妨碍了对实际过程众多因素综合变化的全面认识,忽略了内因和外因相互作用的重要因素,不能辩证地看待内因和外因、局部和整体、平衡和运动等。

(4)生物医学模式只从生物学的角度和还原方法分析和研究人,忽视人有社会属性这一重要事实,对人的心理、精神、社会等因素不太关心,这就导致了医患、护患关系的疏远,关心患者、了解患者、尊重患者权利等伦理观念也淡漠了。

由于存在以上种种局限性,迫使人类在谋求自身健康的努力中,寻求更为理想和科学的医学模式。

四、生物-心理-社会医学模式

(一)产生的背景与条件

关于心理、社会因素对健康和疾病的影响,古代的东西方医学都曾有过广泛的讨论,特别是传统的中医学,一直认为人是一个整体,十分重视人的心理、情绪及周围环境(包括自然的和社会的)对健康的影响。而西方医学是从神学统治下解放出来并开始走上实验的现代医学发展道路的,它忽略和排除了心理、社会因素。

20世纪30年代以来,精神病学和心理学有了迅速的发展,人们越来越感到,人类的健康和疾病,摆脱不开心理和社会因素的影响。美国罗切斯特大学医学院精神病学教授恩格尔在1977年首次提出了"生物-心理-社会模型",即生物-心理-社会医学模式。

生物-心理-社会医学模式的形成背景和主要条件:①生物-心理-社会医学模式是在生物医学得到充分发展的条件下出现的。②医学心理学、社会医学的成就为新的医学模式形成准备了重要条件。许多精神病学家和心理学家都就健康与疾病、社会关系、疾病与心理等方面做了大量研究,使得生物单一因素致病的观点难以坚持下去。③系统论的诞生为新模式提供了方法论的基础。系统论认为人是一个开放系统,人体同环境(自然的和社会的)、人体各系统之间都存在信息、物质和能量的交换,是相互作用和相互影响的。恩格尔特别强调系统论在新模式中的重要作用。

生物-心理-社会医学模式的产生,为人们提供了认识健康和疾病的新的角度和新的观念。恩格尔特别指出,生物-心理-社会医学模式不是对生物医学模式的全盘否定,而是一种扩展和补充,是把"这种框架推广到包括以前被忽视的领域"。也就是说在研究健康和疾病时,除了考虑生物因素之外,还要同时注意心理与社会的因素。

生物-心理-社会医学模式是人类对疾病和健康认识的重大进步和飞跃,是医学科学发展的新的里程碑。有人认为:"新的医学模式的产生不是偶然的,而是在心身医学、临床心理学、行为医学、社会科学等有关边缘学科基础上建立起来的。"

(二)生物-心理-社会医学模式的特点

(1)生物-心理-社会医学模式的基本出发点是把研究对象和服务对象看作既是生物学的人,又是社会的人,强调人是一个整体。因此认为人的心理、社会因素会影响人的健康。生物-心理-社会医学模式强调要研究疾病不能离开整体的有主观意识的患者,不能不研究患者。

(2)生物-心理-社会医学模式对健康与疾病持有特殊的观点,即把生物因素、社会因素、心理因素综合起来考虑,以确认一个人是否健康。世界卫生组织对健康的定义,表达了生物-心理-社会医学模式对健康的认识。

(3)在诊断思想上,生物-心理-社会医学模式不是单纯依据生物学变量,而是要求用科学上合理的方法既做必要的理化或某些特殊检查,又要研究患者的行为、心理和社会情况。

(4)在治疗观上,新的模式重视患者的主观能动作用,特别是在护理工作上,重视患者的社会心理因素的调整,促使患者康复。

(5)在方法论上,生物-心理-社会医学模式是以系统论为基础的,重视各系统之间、各系统内部的相互作用和影响,重视局部和整体、内因和外因、静止和运动等的统一和协调,使医学科学更加符合辩证唯物主义。

(6)生物-心理-社会医学模式重视医护人员同患者的关系,尊重患者的权利,尊重文化传统、价值观念等影响其健康的因素,关心患者的心理、社会状态,不再认为患者仅是"各个组织器官的组合体"。从这个角度出发,新模式更重视护理工作的重要意义,以及护士在调动患者内因促进机体康复方面所发挥的重要作用。

（陈粉粉）

第三节　护患沟通

护患沟通从狭义来讲是指护士与患者的沟通,从广义来讲是指护理人员与患者、患者家属亲友等的沟通。护患关系是一种帮助性的人际关系,良好的护患关系可帮助患者获得或维持理想的健康状态。而良好的护患沟通,则是建立和发展护患关系的基础,它贯穿于护理工作的每个步骤中,良好的护患沟通有助于加强护患之间的配合,增强患者对护理工作的满意度。在护患沟通中,抱怨沟通占据着主导地位。本节将重点介绍护理人员沟通技能的培养,建立良好护患沟通的途径,护理实践中的常用语,沟通在健康促进中的作用。

一、护患沟通在健康促进中的作用

随着社会的进步,人们对健康的需求越来越高,医学科学发展的目标也是尽可能地去解决人群的健康问题和满足人们的健康需求。但在实际医疗护理服务中,需求与满足需求之间存在着矛盾,如果处理不好,轻者将影响医患、护患关系,重者可能导致医疗纠纷。主要表现在人们对健康需求的无止境性与医学科学的局限性之间的矛盾,从而形成医学责任的有限性。目前在卫生服务系统存在的现象:①人们的健康问题并没有随着医学的进步而减少。②医患纠纷并没有随医学的发展而下降。③人们对健康的需求永不满足,但医学研究的范围并不能涵盖人类所有的健康问题,医学自身有限的理论和技术能力只能解决部分的健康问题,并非所有的健康问题都能通过医学技术手段解决,人们的期望和实际的结果有差异时,容易出现医疗纠纷。面对医疗护理服务的现实情况,迫切需要卫生服务提供者与被服务对象之间的支持与理解,而沟通则是双方理解的桥梁。

古希腊著名医师希波克拉底曾经说过:"医师有两种东西能治病,一种是药物,另一种是语言。"医务人员和患者及其家属之间的沟通、理解和信任则是有效建立和维持医务人员与患者及其家属之间良好人际关系的关键。

医疗护理服务系统中的沟通将从以下几个方面发挥作用。

(一)沟通有利于建立帮助性人际关系

护患关系是一种帮助性的人际关系,表现在患者寻求医疗护理帮助以获得理想的健康状态,护理人员的中心工作就是最大限度地帮助人们获得健康。护理人员的许多帮助性照顾行为就是通过与患者的沟通来完成和实现的。

(二)沟通有利于提高临床护理质量

良好的护患沟通是做好一切护理工作的基础。由于护理的对象是人,很多的护理工作都需要患者的密切配合,发挥患者的主观能动性,使医疗护理活动能顺利地进行。护患之间的良好配合能增强护理效果,利于患者尽快地恢复健康,从而增强患者对护理工作的满意度。

（三）沟通有利于营造良好的健康服务氛围

人与人之间良好的沟通会产生良好的社会心理氛围，使护患双方心情愉悦。在这种环境中，护患双方相互理解、相互信任，患者和医护人员双方的心理需求得到满足，医护人员会投入更高的热情到工作中，患者会更主动地配合治疗和护理，促使患者早日康复。

（四）沟通有利于健康教育

健康教育是护理活动中全面促进人群健康的一个重要的方面。护士可以通过与患者进行评估性沟通，了解其现有的健康知识需求，并针对患者的个体情况向患者传递有关的健康知识和技能，提高患者及家属自我保健的能力。

（五）沟通有利于适应医学模式的转变

生物医学模式是从局部和生物的角度去界定健康与疾病，忽略了人的社会属性，不利于护理工作的进行。现代医学模式不仅把患者看成是生物的人，也是心理的社会的人。参与社会活动与他人交往和沟通是人类重要的心理社会需求，要求护理人员从整体的观念出发，主动关心患者，与患者进行良好的沟通，了解患者的心理精神状态，从整体的角度满足患者的综合要求。

二、护理活动中的治疗性沟通

护士与患者之间的沟通成功与否，除了护患双方本身的因素外，还存在沟通技能的问题。护理活动中的沟通必须是双向的，既需要接收信息，又需要发送信息，才能达到预期的沟通效果。人与人之间由于年龄、性别、背景、受教育程度、生活环境、种族文化差异等因素，使人形成不同的价值观念和生活方式，这些价值观念和生活方式的差异，将直接影响护患之间的沟通效果。认识这些因素，将有助于沟通的成功。

（一）治疗性沟通的含义与特点

治疗性沟通是指护患之间、护理人员之间、护理人员与医师及其他医务人员之间，围绕患者的治疗问题并能对治疗起积极作用而进行的信息传递和理解。治疗性沟通是一般沟通在护理实践中的应用，除一般沟通的特征外，还具有自身的特征。

1.以患者为中心

在日常生活中，沟通的双方处于平等互利的地位，沟通的双方能关注对方的动机、情绪，并能根据对方的反应做出相应的改变。在这种沟通中，双方是平等的，无主动与被动之分。而在治疗性沟通中信息传递的焦点是围绕着患者进行的，在护理服务过程中，应以满足患者的需求为主要沟通目的。

2.治疗性沟通有明确的目的性

治疗性沟通的目的在于：①建立和维护良好的护患关系，有利于护理工作的顺利进行。②收集患者的资料，进行健康评估，确定患者的健康问题。③针对患者存在的健康问题实施护理活动。④了解患者的心理精神状态，对患者实施心理护理，促进患者的心理健康。⑤共同讨论确定解决患者的护理问题。医疗护理活动中所有的沟通内容都是为了解决患者的健康问题，达到恢复、促进、维持患者健康的目的，这是治疗性沟通的一个重要特征。

3.沟通过程中的护患自我暴露的要求

这是与一般性沟通的重要区别。一般说来，在社交性沟通中，沟通双方都会有一定程度和内容的自我暴露，虽然在暴露的量和程度上不一定对等，而在治疗性沟通中，比较注重的是促进患者的自我暴露，以增加患者对自我问题的洞察力和便于护理人员了解患者实际情况，评估患者的需求。而对护理人员,则要求在患者面前尽量减少自我暴露,以免患者反过来担心护理人员而增加患者的压力。

(二)评估患者的沟通能力

评估患者的沟通能力是有效进行治疗性沟通的基础条件。人的沟通能力是不同的,影响患者沟通能力的因素很多,除了不同的经济文化背景、价值观因素外,患者自身的生理、心理状况等因素也会影响到患者的沟通能力。护理人员只有充分了解患者沟通能力方面的有关信息,才能有的放矢地进行沟通,达到预期目的。患者沟通能力评估主要包括以下几方面。

1.听力

一定程度的听力是语言沟通应具备的基本条件。当患者的听觉器官受到损伤后,会出现听力的缺陷,直接影响与患者进行有声语言的沟通。除了各种原因引起的耳聋外,老年人随着年龄的增长,也会出现听力下降。

2.视力

据统计,人的信息80%以上是通过视觉获得,视力的好坏直接影响患者对非语言的沟通,良好的视力能提高沟通的效率。

3.语言表达能力

每个人的语言表达能力不同。如对同一件事情的陈述,有些人描述得很清楚,而有些人却不知道怎样叙述。语言表达能力还受到个体年龄、教育文化背景、个体患病经验等因素影响。

4.语言的理解能力

良好的沟通,不仅仅需要良好的表达能力,而且需要良好的理解能力。如有些人听不懂外语、方言,容易造成沟通困难。人的理解能力同样受到文化教育等因素的影响。

5.病情和情绪

患者病情的轻重和情绪直接影响沟通的效果。患者病重时无兴趣和精力进行,甚至不能进行语言沟通。护士可以通过观察患者的身体语言获取信息,评估患者,制订护理计划,进行护理干预。

(三)如何引导患者谈话

1.护士要有同情心

护士是否关心患者,对患者是否有同情心,是患者是否愿意与护士沟通的基础和关键。对患者而言,患病后总认为自己的病情很严重,希望护士特别关注、关心、照顾,以他为中心,一切以他为重。但事实上护士不能满足患者的所有要求。因为一个护士不仅要照顾这个特定的患者,同时还要护理其他患者。但护士要从态度和行为上表现出对患者的关心和同情,并对患者做适当的解释,如"请稍候,等我把手里的事处理完就来"。

2.使用开放式谈话方式

开放式谈话原则上是向患者提出问题,即询问患者,患者根据其实际情况回答。而不是由护士提供答案,让患者在几个答案中选择。

例如,患者:"我可以留陪护吗?"护士:"不行,这是医院的规定"。这样,患者与护士的谈话就结束了。这是一种封闭式谈话,护士只能获取少量信息。如果改变问话方式,谈话就会进行下去,并且能获取更多信息。

护士:"按医院规定是不能留陪护的,请问你为什么想留陪护?"患者:"我明天手术,心里有些紧张,希望家属能陪伴我。"这样,护士就可以获得患者紧张的信息,并采取相应措施缓解患者的紧张情绪。

3.学会询问

在医疗护理实践中护理人员可向患者提出一些问题,并采用鼓励的语言和促使患者把自己的真实感受讲出来,询问可帮助医护人员获取信息和确认有关健康问题,以保证医疗护理措施的有效进行。

（四）其他常用护患沟通策略

1.了解患者的价值观、情感和态度

患者的文化程度、生活环境、文化背景、信仰和价值观,直接影响患者对某些事件的看法和采取的行为。护理人员只有在充分了解患者情况的基础上,才能与患者进行很好的沟通,避免误解。

2.尊重患者

每个患者都有尊严,护士应该以礼貌、尊重的态度对待他们,以真心、爱心赢得患者的信任。尊重患者是与患者进行良好沟通并建立良好护患关系的先决条件。病重或视力差的患者,存在生活部分或完全不能自理等问题,易产生孤独、焦虑、自卑的感觉,护士应主动关心患者,多与其沟通,了解和满足患者的需要。

3.掌握谈话节奏

不同的患者,其谈话和反应的节奏不同,有快有慢,护士应根据患者的具体情况,注意掌握沟通的节奏,尽量与患者保持一致,而不能强迫患者与护士保持一致。如与某患者的沟通一直都很顺利,按计划今天护士要与患者进行某个问题的沟通,但患者拒绝回答,或干脆不理睬。这时,护士就要考虑是否交谈进行得太快,患者不能适应是否应该调整谈话节奏或进程。

4.合理分配时间

与患者的沟通需要进行时间安排,如果是比较正式的沟通,如对患者进行评估,进行健康教育,则要有一定的时间计划。如这个话题将要花多长时间,是否需要事先约定。如对糖尿病患者实施胰岛素的自我注射方法教育,在时间安排上注意与主要的治疗和其他护理的时间错开,有足够的时间实施教育计划而不被打断,才能保证健康教育顺利和有效。

5.积极的倾听态度

护士认真、积极的倾听态度,表示出对患者的谈话感兴趣,愿意听患者诉说,是鼓励患者继续交谈下去的动力。如果是正式谈话,需事先安排合适的时间,不要让其他事情分散自己的注意力。仔细倾听患者的诉说,不轻易打断患者的陈述。护士应用自己的眼睛、面部表情、话语传递出对患者的关注。在与患者交谈的过程中,护士注意观察患者的面部表情、姿势、动作、说话的语调等,有时患者的身体语言更能表达患者的真实意思。沟通中最重要的技巧是关注对方,关注患者的需要,而不是关注护士的需要。谈话过程中注意不要有东张西望和分散注意力的小动作,如不停地看表、玩弄手指或钥匙等,这些会使对方认为你心不在焉,影响沟通的进行。同时,护士应及时回应患者,对视力好或有残余视力的患者,可用点头等身体语言示意;对视力差的患者应给予口头上的反应,如"是吗""你说得对"等话语,以促进沟通的继续进行。

6.传递温暖的感觉

护士在与患者沟通时,尽量在各方面使患者感到舒适,如安排谈话的时间、地点、沟通的方式等。在日常护理工作中,护士应表现出愿意与患者接触、愿意帮助他,关心他的行为和态度,使患者感到被尊重、被关心和被重视。真诚对待患者,赢得患者的信任。护患之间只有建立较深的信任感,才能达到较高层次的沟通。

7.巧用非语言沟通

护士的手势、面部表情、语调等也能传递出对患者的关心和对沟通的关注等信息。在患者行走时搀扶他(她),痛苦时抚慰他(她),紧张时握住他(她)的双手以及帮助患者整理用物,将其用物放在患者易于取拿之处,这些行为都是无声的语言,传递着护士的关心和爱心。

8.注意观察患者的非语言表达方式

护士可通过观察患者的面部表情、姿势、眼神等,了解患者的真实信息。患者可能并没有用语言表达自己的情绪,但从患者的表情中护士也可以得到一些信息,如从患者捂住腹部的姿势上,护士能判断出患者可能有腹部不适等。

9.保护患者的隐私

如谈话的内容涉及患者的隐私,不要传播给与治疗和护理无关的医务人员,更不能当笑料或趣闻四处播散。如有必要转达给他人时,应告诉患者并征得其同意。如患者告诉护士她的人工流产情况,若与治疗方案的选择有关,需转告医师时,护士要向患者说明将把这一信息告诉医师并解释转告医师的必要性。

10.理解患者的感觉

人是经验主义的,对于人和事的理解高度依赖于自己的直接经验。人的思维常常以自我为中心,没有切身体验过的事往往觉得难以理解。只有当别人经历的情感是自己曾经体验过或正在体验的,才能真正理解。因此,自我经验的丰富无疑是护理人员理解和同情患者的前提。但是,由于受年龄、阅历和生活视野等因素的限制,人们亲身体验、亲眼所见的事物总是不够的,这就需要靠"移情"来补偿。移情不是指情感的转移,而是对人更高一层的理解与同情。它的含义包括:①用对方的眼光来看待对方世界。②用对方的心灵来体会对方的世界。在护理队伍中,绝大多数护士都不曾体会疾病缠身对人的身心折磨,也未曾遭遇更多的人生坎坷与磨难,故对患者的某些要求及表现缺乏同情和理解。如果我们能设身处地地从患者的角度理解患者的疾苦,倾听他们的诉说并给予真诚的关怀,就能使护理工作更有成效。

11.对患者的需要及时做出反应

在绝大多数情况下,护士与患者交谈都带有一定的目的性。患者的一般需要和情感需要将得到回应。如患者诉说某处疼痛,护士应立即评估患者的疼痛情况,并给予及时处理;如问题严重,护士不能单独处理时,应及时通知医师进行处理,不能因有其他事情而怠慢患者。

12.向患者提供健康有关的信息

护理活动中、护士应尽量利用和患者接触的时间,向患者提供有关信息,解答患者的疑问。在向患者提供信息时,应使用通俗易懂的语言,尽量不用或少用医学专业术语。

对一时不能解答的问题,护士应如实告诉患者并及时、努力地寻求答案,切忌对患者说谎或胡乱解答,对一些可能医师才了解的信息,护士可告诉患者会去问医师,或建议患者直接去问医师。

三、建立良好的护患沟通途径

由于护患之间存在个体差异和群体差异,如儿童与老年患者就有其年龄特点,在沟通过程中既具有一般人际沟通共同的特点,也具有护患沟通独有的特点和途径,了解和掌握好这些特殊年龄段患者的特点,将有利于进行护患沟通,提高护理措施的有效性,促进患者的康复。

(一)儿童与青少年的特点及沟通要求

与儿童进行沟通需要一些特别的考虑,才能与儿童及其家长建立良好的治疗性人际关系。不同年龄段的儿童有不同的沟通特点,护士只有了解这些特殊年龄段患者的特点,才能与他们进行有效的沟通。

1.婴儿的特点和沟通技巧

婴儿阶段的患者不具备用语言进行沟通和表达个体感受的能力,常以哭、笑动作等非语言形式表达自己的舒适与否、好恶等。护士在与婴儿沟通时应避免过大和刺耳的声音,不要突然移动,动作应轻缓,轻柔的抚摸有助于使婴儿安静下来。沟通时,护士应面带微笑、在婴儿的视野范围内。多与婴儿接触,特别是将他们抱在胸前,让他们熟悉护士,使他们感到安全和温暖。

2.幼儿或学龄前儿童的特点和沟通技巧

此年龄段的幼儿能用语言和非语言的形式简单地表达自己的意见和感受,他们自我中心意识较强,说话和思维是具体的,不抽象。与这个年龄段的儿童沟通,重点是关注孩子的个人需要和兴趣。告诉孩子他(她)应该怎样做,怎样去感觉,允许孩子自己去探索周围环境(如玩听诊器、压舌板等,但须注意安全)。在与孩子谈话时注意用简单的短句、熟悉的词汇和具体形象的解释。注意避免使用含糊不清的话语,直截了当的语言更利于他们的理解,如直接对孩子说:"现在该吃药了"。

3.学龄期儿童的特点和沟通技巧

学龄期儿童能使用语言进行沟通。他们有较强的求知欲,对周围世界感兴趣,关心自己身体的完整性。在与学龄期儿童交往时,护士应对其感兴趣的事物给予简单的说明和解释,必要时给他们示范怎样操作一些仪器和设备,如给洋娃娃打针,以帮助他们克服对打针的恐惧;鼓励他们表达自己的兴趣、爱好、恐惧等,便于护士针对性地进行护理。

4.少年的特点和沟通技巧

少年人群的抽象思维、逻辑判断能力和行为介于成人和儿童之间,喜欢独立行事。护士应允许他们有自己的想法,不要强迫他们;认真倾听他们的诉说,了解他们的想法。在这个阶段的孩子可能有他们年龄段的一些独特的词汇,所以护士应熟悉并且能运用这些独特的词汇,以利于更好地与孩子进行沟通。

值得注意的是,儿童特别是年龄较小的儿童,对非语言信息比语言信息更敏感,他们往往对一定的姿势和移动的物体更有兴趣,突然的移动或威胁的动作可能会使儿童惊吓,所以护士的任何动作都必须轻缓,温柔、友善和平缓的语调能使患儿感到舒适和容易接受。

儿童也有被尊重的需要,当大人以俯视姿势与他们谈话时,他们会感到不高兴。所以在与儿童交谈时,护士的眼睛应尽量与他们的眼睛处于一个水平面。当孩子患病后,他们会感到无助,护士在与他们交谈时,应坐在矮椅子上或蹲下身来,有时甚至可以将他们抱在怀里或放在腿上。

任何时候,护士在给患儿做解释或指导时,都应使用简单的和直接的语言,并且告诉儿童你希望他怎样做。为了减少儿童的恐惧和焦虑,给儿童的一些解释应该在操作前进行,一般不提早告知。

绘画和游戏是与幼儿有效沟通的两种重要方式。绘画给儿童提供了非语言表达(绘画)和语言表达(解释画面)的机会。儿童的绘画通常能显示出他们自己的经历、喜好等信息,有时候可以作为心理分析的资料。护士也可以从儿童的绘画上开始与他们的交谈。游戏是一种独特的沟通方式。在游戏过程中,儿童与护士逐渐熟悉,戒备和恐惧心理得到缓解,护士就能了解儿童的真实情况。治疗性的游戏能减轻患儿的焦虑和因疾病引起的不适。在给患儿进行体格检查前,先与他们游戏,再进行体格检查,可取得他们的配合。

儿童与他们的父母接触的时间最多,如果患儿不能表达或表达不清,患儿的相关信息就可以从他们的家长处得到核实或由家长提供。

（二）老年人的特点及沟通要求

老年人是社会中一个特殊的群体,随着社会的老龄化,老年人口会越来越多。老年人患病率和住院率也高于其他人群,所以与老年人的沟通是做好老年患者护理服务的关键。

1.老年人的沟通特点

老年人随着机体的生理性老化,感觉器官的功能也逐渐减退或出现病变,如老年性白内障、青光眼、黄斑变性、糖尿病视网膜病变、眼底血管性病变以及老年聋等,加上老年患者的记忆力下降,将严重影响患者与他人的沟通。一般老年人的共同特点如下。

(1)视力差:老年人视力减退的程度和持续时间各异,但都不同程度地影响与他人沟通的能力,特别是患者对他人身体语言的感受。人从外界环境接受各种信息时,有 80% 以上的信息是从视觉通道输入。由于视力受损,患者接受信息的能力减弱和变慢,所以老年患者对护士所给信息的反应速度不及正常人或年轻人快。

(2)反应变慢:老年人对外界事物的灵敏性和反应速度下降,会不同程度地影响老年人与他人的沟通。

(3)记忆力下降:会直接影响老年人对某些信息的记忆和回忆,从而影响沟通效果。

(4)听力下降:也会直接影响沟通双方口头语言信息的传递和理解。

2.与老年人沟通时的注意事项

(1)选择适当的沟通方式:通过评估老年人的沟通能力,选择适当的方式与老年人进行沟通。如交谈、表情与手势、书写等,强化沟通效果。

(2)语速要慢:因为老年人的反应速度减慢,在与老年人进行沟通时,要适当减缓语言速度,说完一句话后应给一定的时间让老年人反应,切忌催促。

(3)创造一个适宜沟通的环境:如患者舒适的体位,安静的环境,没有人打断,时间充裕。

(4)简短、重复:在与老年人沟通时,注意语句简短,一次交代一件事情,以免引起老年人的混淆。对重要的事情,有必要重复交代,直到老年人理解、记住为止,必要时可用书面记录提示或告知其家属,协助老年人完成。

（马雪花）

第二章 常用护理操作

第一节 口腔护理

一、卧床患者

（一）目的

保持患者口腔清洁，预防口腔感染，观察口腔黏膜和舌苔有无异常，便于了解病情变化。

（二）操作前准备

1.告知患者或家属

告知患者或家属操作目的、方法、注意事项、指导配合。

2.评估患者

(1)病情、意识状态、自理能力、治疗情况、合作程度。

(2)口唇、口腔黏膜、牙龈、舌苔状况；有无活动性义齿。

3.操作护士

操作护士应着装整洁、修剪指甲、洗手、戴口罩。

4.物品准备

准备治疗车、治疗盘、口腔护理包、口腔护理液、温开水、一次性多用巾（或毛巾）、手电筒、隔离衣、快速手消毒剂、消毒桶、污物桶；遵医嘱准备口腔用药。

5.环境

保持环境整洁、安静。

（三）操作过程

(1)穿隔离衣，携带用物至患者床旁，核对腕带及床头卡。

(2)协助患者取适宜体位、头偏向操作者。

(3)患者颌下垫多用巾，放置弯盘。

(4)用温水棉球湿润口唇。

(5)用药液棉球擦拭牙齿表面、颊部、舌面、舌下及硬腭部。

(6)清点棉球，温开水漱口。

(7)擦净面部，观察口腔情况，必要时遵医嘱用药。

(8)撤去多用巾。

(9)整理床单位,协助患者恢复舒适体位。

(10)整理用物,按医疗垃圾分类处理用物。

(11)脱隔离衣。

(12)擦拭治疗车。

(13)洗手、记录、确认医嘱。

(四)注意事项

(1)擦拭过程中,动作应轻柔,特别是对有凝血功能障碍的患者,应防止碰伤黏膜及牙龈。

(2)协助有活动性义齿的患者清洗义齿。

(五)评价标准

(1)患者或家属知晓护士告知的事项,对服务满意。

(2)患者感觉舒适,口腔清洁,黏膜、牙齿无损伤。

(3)遵循查对制度,符合标准预防原则。

(4)操作过程规范、安全,动作轻柔。

二、昏迷患者

(一)目的

为昏迷患者行口腔护理,使患者感觉舒适,预防感染。

(二)操作前准备

1.告知家属

告知家属操作目的、方法。

2.评估患者

(1)病情、意识状态、自理能力、治疗情况、合作程度。

(2)口唇、口腔黏膜、牙龈、舌苔状况;有无活动性义齿。

3.操作护士

操作护士应着装整洁、修剪指甲、洗手、戴口罩。

4.物品准备

准备治疗车、口腔护理包、口腔护理液、手电筒,遵医嘱选择口腔药物、开口器、温开水、快速手消毒剂、隔离衣、消毒桶、污物桶。

(三)操作步骤

(1)穿隔离衣,携带用物至患者床旁,核对腕带、床头卡。

(2)协助患者取安全、适宜体位。

(3)颌下垫治疗巾,放置弯盘。

(4)用温水棉球湿润嘴唇,牙关紧闭者使用开口器。

(5)用药液棉球擦洗方法同口腔护理。

(6)用温水棉球再次擦洗。

(7)清点棉球,观察口腔情况。

(8)协助患者取舒适卧位。

(9)整理用物及床单位,按医疗垃圾分类处理用物。

(10)脱隔离衣,擦拭治疗车。

(11)洗手、记录、确认医嘱。

(四)注意事项

(1)操作时避免弯钳触及牙龈或口腔黏膜。

(2)棉球不宜过湿,操作中注意夹紧棉球,防止棉球遗留在口腔内,禁止漱口。

(3)协助有活动性义齿的患者清洗义齿。

(4)使用开口器时从第二臼齿处放入。

(五)评价标准

(1)家属知晓护士告知的事项,对服务满意。

(2)遵循查对制度,消毒隔离、标准预防原则。

(3)护士操作过程规范、熟练,动作轻柔。

三、气管插管患者

(一)目的

为气管插管患者行口腔护理,使患者舒适、预防感染。

(二)操作前准备

1.告知患者或家属

告知患者或家属操作目的、方法。

2.评估患者

(1)病情、生命体征、意识状态与合作程度。

(2)口腔黏膜有无出血点、溃疡、异味,以及口腔卫生状况。

(3)气管导管外露部分距门齿的长度。

3.操作护士

操作护士应着装整洁、修剪指甲、洗手、戴口罩。

4.物品准备

准备治疗车、口腔护理包、一次性密闭式吸痰管、快速手消毒剂、隔离衣、消毒桶、污物桶等。

5.环境

保持环境整洁、安静。

(三)操作步骤

(1)穿隔离衣,携带用物至患者床旁,核对腕带、床头卡。

(2)根据患者的病情,协助患者摆好体位。

(3)检查气囊压力,进行气管插管吸痰,并吸净口腔内的分泌物。

(4)测量气管导管外露部分距门齿的长度。

(5)两人配合,一人固定导管,另一人进行口腔护理(同昏迷患者口腔护理操作)。

(6)操作完毕后,将牙垫置于导管的一侧并固定,定期更换牙垫位置。

(7)再次测量气管导管外露长度和气囊压力。

(8)观察胸廓起伏情况,听诊双肺呼吸音。

(9)整理用物及床单位,按医疗垃圾分类处理用物。

(10)脱隔离衣,擦拭治疗车。

(11)洗手、记录、确认医嘱。

(四)注意事项

(1)操作前测量气囊压力。

(2)操作前后认真清点棉球数量,禁止漱口,可采取口鼻腔冲洗。

(3)检查气管导管深度和外露长度,避免移位和脱出。

(4)适当约束躁动者或对其应用镇静药。

(五)评价标准

(1)患者或家属能够知晓护士告知的事项,对服务满意。

(2)遵循查对制度,符合无菌技术、标准预防原则。

(3)操作过程规范、安全,动作娴熟。

(李华蕾)

第二节　氧 疗 技 术

一、鼻导管/面罩吸氧

(一)目的

鼻导管/面罩吸氧可以纠正各种原因造成的缺氧状态,提高患者血氧含量及动脉血氧饱和度。

(二)操作前准备

1.告知患者

告知患者操作目的、方法、注意事项、配合方法。

2.评估患者

(1)病情、意识、呼吸状态、缺氧程度、心理反应、合作程度。

(2)鼻腔状况:有无鼻息肉、鼻中隔偏曲或分泌物阻塞等。

3.操作护士

操作护士应着装整洁、修剪指甲、洗手、戴口罩。

4.物品准备

准备治疗车、一次性吸氧管或吸氧面罩、湿化瓶、蒸馏水、氧流量表、水杯、棉签、吸氧卡、笔、快速手消毒剂、污物桶、消毒桶。

5.环境

保持环境安全、安静、整洁。

(三)操作过程

(1)携带用物至患者床旁,核对腕带及床头卡。

(2)协助患者取适宜体位。

(3)清洁双侧鼻腔。

(4)正确安装氧气装置,管路或面罩连接紧密,确定氧气流出通畅。

(5)根据病情调节氧流量。

(6)固定吸氧管或面罩。

(7)填写吸氧卡。

(8)用氧过程中密切观察患者呼吸、神志、氧饱和度及缺氧程度改善情况等。

(9)整理床单位,协助患者取舒适卧位。

(10)整理用物,按医疗垃圾分类处理用物。

(11)擦拭治疗车。

(12)洗手、记录、确认医嘱。

(四)注意事项

(1)保持呼吸道通畅,注意气道湿化。

(2)保持吸氧管路通畅,无打折,分泌物堵塞或扭曲。

(3)面罩吸氧时,检查面部、耳郭皮肤受压情况。

(4)吸氧时先调节好氧流量再与患者连接,停氧时先取下鼻导管或面罩,再关闭氧流量表。

(5)注意用氧安全,尤其是使用氧气筒给氧时注意防火、防油、防热、防震。

(6)长期吸氧患者,每天更换一次湿化瓶内蒸馏水,每周浸泡消毒一次湿化瓶,每次 30 分钟,然后洗净、待干、备用。

(7)新生儿吸氧应严格控制用氧浓度和用氧时间。

(五)评价标准

(1)患者能够知晓护士告知的事项,对服务满意。

(2)操作过程规范、安全,动作娴熟。

二、一次性使用吸氧管

(一)目的

一次性使用吸氧管可以纠正各种原因造成的缺氧状态,提高患者血氧含量及动脉血氧饱和度。

(二)操作前准备

1.告知患者或家属

告知患者或家属操作目的、方法、注意事项、配合方法。

2.评估患者

(1)病情、意识、缺氧程度、呼吸、自理能力、合作程度。

(2)鼻腔状况。

3.操作护士

操作护士应着装整洁、修剪指甲、洗手、戴口罩。

4.物品准备

准备治疗车、氧流量表、人工肺、水杯、棉签、快速手消毒剂、吸氧卡、笔,必要时备吸氧面罩。

5.环境

保持环境安静、整洁。

(三)操作过程

(1)携带用物至患者床旁,核对腕带及床头卡。

（2）协助患者取舒适卧位。

（3）正确安装氧气装置。

（4）清洁鼻腔。

（5）根据病情调节氧流量。

（6）吸氧并固定吸氧管或面罩。

（7）观察患者缺氧改善情况。

（8）整理床单位，协助患者取舒适、安全卧位。

（9）整理用物，按医疗垃圾分类处理用物。

（10）擦拭治疗车。

（11）洗手、签字、确认医嘱。

（四）注意事项

（1）保持呼吸道通畅，注意气道湿化。

（2）保持吸氧管路通畅，无打折、分泌物堵塞或扭曲。

（3）面罩吸氧时，检查面部、耳郭皮肤受压情况。

（4）吸氧时先调节好氧流量再与患者连接，停氧时先取下鼻导管或面罩，再关闭氧流量表。

（5）注意用氧安全，尤其是使用氧气筒给氧时注意防火、防油、防热、防震。

（6）新生儿吸氧应严格控制用氧浓度和用氧时间。

（五）评价标准

（1）患者或家属能够知晓护士告知的事项，并能配合，对服务满意。

（2）操作过程规范、安全，动作娴熟。

（李华蕾）

第三节　导尿技术

一、女患者导尿

（一）目的

为昏迷、尿潴留、尿失禁或会阴部有损伤者留置尿管，以保持局部干燥清洁，协助临床诊断、治疗、手术。

（二）操作前准备

（1）告知患者或家属操作目的、方法、注意事项、配合方法及可能出现的并发症。

（2）签知情同意书。

（3）评估患者：病情、意识状态、自理能力、合作程度、耐受力、膀胱充盈度、会阴部清洁程度及皮肤黏膜状况。

（4）操作护士：着装整洁、修剪指甲、洗手、戴口罩。

（5）物品准备：治疗车、一次性导尿包、一次性多用巾、快速手消毒剂、隔离衣、污物桶、消毒桶；必要时备会阴冲洗包、冲洗液、便盆。

(6)环境:整洁、安静、温度适宜、私密。

(三)操作过程

(1)穿隔离衣,携带用物至患者床边,核对患者腕带及床头卡。

(2)关闭门窗。

(3)协助患者摆好体位,脱去对侧裤腿,盖在近侧腿部,取仰卧屈膝位。

(4)两腿外展,暴露会阴部。

(5)多用巾铺于患者臀下,打开导尿包外包装,初步消毒物品置于两腿之间。

(6)一手戴手套,将碘伏棉球放入消毒弯盘内,另一手持镊子,依次消毒阴阜,双侧大阴唇,双侧小阴唇外侧、内侧和尿道口(每个棉球仅用 1 次),顺序为由外向内、自上而下。

(7)脱手套,处理用物,使用快速手消毒剂洗手。

(8)将导尿包置于患者双腿之间,打开形成无菌区。

(9)戴无菌手套,铺孔巾。

(10)检查气囊,将导尿管与引流袋连接备用,将碘伏棉球放于无菌盘内,用液状石蜡纱布润滑尿管前端至气囊后 4～6 cm。

(11)用纱布分开并固定小阴唇,再次按照无菌原则消毒尿道口,左、右小阴唇内侧,最后 1 个棉球在尿道口停留 10 秒。

(12)更换镊子,夹住导尿管插入尿道内 4～6 cm,见尿后再插入 5～7 cm,夹闭尿管开口。

(13)按照导尿管标明的气囊容积,向气囊内缓慢注入无菌生理盐水,轻拉尿管至有阻力后,连接引流袋。

(14)摘手套,妥善固定引流管及导尿袋,使其位置低于膀胱,尿管标识处注明置管日期。

(15)整理床单位,协助患者取舒适卧位。

(16)整理用物,按医疗垃圾分类处理用物。

(17)脱隔离衣,擦拭治疗车。

(18)洗手,记录置管日期,尿液的量、性质、颜色等,确认医嘱。

(四)注意事项

(1)严格执行查对制度和无菌操作技术原则。

(2)保护患者隐私。

(3)对膀胱高度膨胀且极度虚弱的患者,第一次放尿不得超过 1 000 mL,以免膀胱骤然减压,引起血尿和血压下降,导致虚脱。

(4)为女患者插尿管时,如导尿管误入阴道,应另换无菌导尿管重新插管。

(5)插入尿管的动作要轻柔,以免损伤尿道黏膜。

(6)维持密闭的尿路排泄系统于患者的膀胱水平以下,避免挤压导尿袋。

(五)评价标准

(1)患者或家属知晓护士告知的事项,对操作满意。

(2)遵循查对制度,符合无菌技术、标准预防原则。

(3)操作规范、安全,动作娴熟。

(4)尿管与尿袋连接紧密,引流通畅,固定稳妥。

二、男患者导尿

(一)目的

男患者导尿的目的同女性患者。

(二)操作前准备

评估男性患者有无前列腺疾病等引起尿路梗阻的情况,余同女性患者。

(三)操作过程

(1)穿隔离衣,携带用物至患者床边,核对患者腕带及床头卡。

(2)关闭门窗。

(3)协助患者摆好体位,脱去对侧裤腿,盖在近侧腿部,取仰卧屈膝位。

(4)两腿外展,暴露会阴部。

(5)多用巾铺于患者臀下,打开导尿包外包装,初步消毒物品置于两腿之间。

(6)一手戴手套,将碘伏棉球放入消毒弯盘内,另一手持镊子,依次消毒阴阜、阴茎、阴囊。用纱布裹住患者阴茎,使阴茎与腹壁呈60°角,将包皮向后推,暴露尿道口,用碘伏棉球由内向外螺旋式消毒尿道口、龟头及冠状沟3次,每个棉球仅用1次。

(7)脱手套,处理用物,用快速手消毒剂洗手。

(8)将导尿包置于患者双腿之间,打开形成无菌区。

(9)戴无菌手套,铺孔巾。

(10)检查气囊,将导尿管与引流袋连接备用,将碘伏棉球放于无菌盘内,用液状石蜡纱布润滑尿管前端至气囊后20~22 cm。

(11)一手持纱布,包裹阴茎后稍提起,与腹壁呈60°角,将包皮后推,暴露尿道口。以螺旋方式消毒尿道口、龟头、冠状沟3次,每个棉球仅用1次,最后一个棉球在尿道口停留10秒。

(12)提起阴茎,与腹壁呈60°角,更换镊子,持导尿管对准尿道口,轻轻插入20~22 cm,见尿后再插入5~7 cm。

(13)按照导尿管标明的气囊容积,向气囊内缓慢注入无菌生理盐水,轻拉尿管有阻力后,撤孔巾。

(14)摘手套,妥善固定引流管及尿袋,尿袋的位置应低于膀胱,尿管应有标识并注明置管日期。

(15)整理床单位,协助患者取舒适卧位。

(16)整理用物,按医疗垃圾分类处理用物。

(17)脱隔离衣,擦拭治疗车。

(18)洗手,记录置管日期,尿液的量、性质、颜色等,确认医嘱。

(四)注意事项

(1)严格执行查对制度和无菌操作技术原则。

(2)保护患者隐私。

(3)对膀胱高度膨胀且极度虚弱的患者,第一次放尿不得超过1 000 mL,以免膀胱骤然减压引起血尿和血压下降,导致虚脱。

(4)插入尿管的动作要轻柔,以免损伤尿道黏膜。

(5)男性患者包皮和冠状沟易藏污垢,导尿前要彻底清洁,插入导尿管前建议使用润滑止痛胶,插管遇阻力时切忌强行插入,必要时请专科医师插管。

(五)评价标准

(1)患者或家属知晓护士告知的事项,对操作满意。

(2)遵循查对制度,符合无菌技术、标准预防原则。

(3)操作规范、安全,动作娴熟。

(4)尿管与尿袋连接紧密,引流通畅,固定稳妥。

(李华蕾)

第四节 灌 肠 技 术

一、保留灌肠

(一)目的

(1)镇静、催眠。

(2)治疗肠道感染。

(二)操作前准备

1.告知患者

告知患者操作目的、方法、注意事项、配合方法。

2.评估患者

(1)病情、意识状态、自理情况、合作及耐受程度。

(2)排便情况、肛周皮肤、黏膜情况。

3.操作护士

操作护士应着装整洁,修剪指甲,洗手,戴口罩、手套。

4.物品准备

准备治疗车、灌肠药液(不超过 200 mL)、注洗器(灌洗器)、量杯、手套、卫生纸、多用巾、隔离衣、快速手消毒剂、污物桶、消毒桶,必要时备便盆。

5.环境

保持环境安静、整洁、私密。

(三)操作过程

(1)穿隔离衣,携带用物至患者床旁,核对腕带及床头卡。

(2)协助患者取合适卧位,暴露臀部。

(3)戴手套,将多用巾置于臀下,臀部垫高约 10 cm。

(4)润滑肛管,连接灌洗器,排气。

(5)暴露肛门,插入肛管 15~20 cm(液面高度低于肛门 30 cm),缓慢注入药液。

(6)药液注入完毕,反折肛管并拔出,擦净肛门。

(7)整理床单位,协助患者取适宜卧位,药液保留 20~30 分钟。

(8)整理用物,按医疗垃圾分类处理用物。

(9)摘手套、脱隔离衣,擦拭治疗车。

(10)洗手、记录、确认医嘱。

(四)注意事项

灌肠技术的注意事项与不保留灌肠相同。

(五)评价标准

(1)患者能够知晓护士告知的事项,对服务满意。

(2)遵循查对制度、消毒隔离原则。

(3)操作过程规范、安全,动作娴熟。

二、不保留灌肠

(一)目的

(1)解除便秘及肠胀气。

(2)清洁肠道,为肠道手术、检查或分娩做准备。

(3)稀释并清除肠道内的有害物质,减轻中毒。

(4)灌入低温液体,为高热患者降温。

(二)操作前准备

1.告知患者或家属

告知患者或家属操作目的、方法、注意事项、配合方法。

2.评估患者

(1)病情、意识状态、心理反应、耐受程度、自理能力、合作程度。

(2)患者肛周皮肤黏膜及排便习惯。

3.操作护士

操作护士应着装整洁、修剪指甲、洗手、戴口罩。

4.物品准备

治疗车、治疗盘内准备:灌肠包(灌肠筒 1 个、弯盘 1 个、纱布 2 块、液状石蜡、止血钳 1 把、镊子 1 把)、一次性肛管、灌肠溶液(39～41 ℃)、量杯、水温计、一次性多用巾、手套、隔离衣、卫生纸、快速手消毒剂、消毒桶、污物桶,必要时备便盆。

5.环境

保持环境安静、整洁、私密。

(三)操作过程

(1)穿隔离衣,携带用物至患者床旁,核对腕带及床头卡。

(2)戴手套,协助患者取左侧卧位,臀部垫一次性多用巾,屈膝,卫生纸置于患者易取之处。

(3)灌肠筒挂于输液架上,液面比肛门高 40～60 cm。

(4)将肛管与灌肠筒的排液管连接,润滑肛管,排出管道气体,将肛管缓缓插入肛门 7～10 cm。

(5)固定肛管,松开止血钳,观察液体流入及患者耐受情况;根据患者耐受程度,适当调整灌肠筒高度。

(6)灌肠结束,夹闭排液管,拔出肛管,擦净肛门。

(7)嘱患者尽量保留 5～10 分钟后排便。

(8)观察排出大便的量、颜色、性质,如果是结、直肠手术,排出的大便要澄清无渣。

（9）视患者排便情况决定灌肠次数和灌肠液量。

（10）整理床单位,协助患者取舒适卧位。

（11）整理用物,按医疗垃圾分类处理用物。

（12）摘手套、脱隔离衣,擦拭治疗车。

（13）洗手、记录、确认医嘱。

（四）注意事项

（1）妊娠、急腹症、消化道出血、严重心脏病等患者不宜灌肠;直肠、结肠和肛门等手术者及大便失禁的患者不宜灌肠。

（2）伤寒患者灌肠时溶液不超过 500 mL,液面不高于肛门 30 cm,肝性脑病患者禁用肥皂水灌肠,充血性心力衰竭和水钠潴留患者禁用生理盐水灌肠。

（3）若灌肠过程中发现患者脉搏细速、面色苍白、出冷汗、剧烈腹痛、心慌等,应立即停止灌肠并报告医师。患者如有腹胀或便意时,应嘱患者做深呼吸,以减轻不适。

（4）保留灌肠时,肛管宜细,插入宜深,速度宜慢,量宜少,防止气体进入肠道。

（5）保护患者隐私,尽量少暴露,注意保暖。

（五）评价标准

（1）患者或家属能够知晓护士告知的事项,并能配合,对护士的服务满意。

（2）护士操作过程规范、准确。

（3）遵循查对制度,符合标准预防及安全原则。

（4）注意观察患者灌肠后情况及不适症状。

三、结肠透析灌洗

（一）目的

清除肠道内的污物及毒素,调节机体内环境。

（二）操作前准备

1.告知患者

告知患者操作目的、方法、注意事项、配合方法。

2.评估患者

（1）病情、意识、生命体征、心理反应、合作程度。

（2）肛周情况及有无相对禁忌证。

3.操作护士

操作护士应着装整洁、修剪指甲、洗手、戴口罩。

4.物品准备

准备治疗车、结肠透析机、透析液、温水（39～41 ℃）、弯盘、肛管、液状石蜡、纱布、手套、隔离衣、一次性多用巾、卫生纸、快速手消毒剂。

5.环境

保持环境整洁、安静、私密。

（三）操作步骤

（1）穿隔离衣,携带用物至患者床旁,核对腕带及床头卡。

（2）连接结肠透析机电源,启动电脑,进入结肠透析界面。

（3）患者取左侧卧位,暴露臀部。

（4）液状石蜡润滑肛管,插入肛门 7～10 cm。

（5）点击肠道清洗模式,反复多次,直至排出清亮液体。

（6）再点击进入结肠透析模式,反复多次,总量约 5 000 mL。

（7）透析完毕,拔出肛管,协助患者排便。

（8）更换一次性细肛管,润滑肛管,插入肛门 15～20 cm,进行中药保留灌肠。

（9）整理床单位,协助患者取适宜体位。

（10）整理用物,按医疗垃圾分类处理用物。

（11）脱隔离衣,擦拭治疗车,消毒结肠透析机。

（12）洗手、记录、确认医嘱。

（四）注意事项

（1）肛管拔出后嘱患者取屈膝仰卧位,将臀部垫高 15 cm,保持 1 小时后再取左侧卧位或右侧卧位（根据病变部位）,至少保持 2 小时。

（2）注意观察患者病情变化,如出现腹痛、腹胀、头晕、头痛、心慌气短、出汗、血压下降等异常情况时,及时报告医师处理。

（五）评价标准

（1）患者或家属能够知晓护士告知的事项,对服务满意。

（2）遵循消毒隔离制度原则。

（3）操作过程规范、安全,动作轻柔。

（张东霞）

第五节　休息与睡眠护理

休息与睡眠是人类最基本的生理需要。良好的休息和睡眠如同充分的营养和适度的运动一样,对保持和促进健康起着重要作用。作为护士,必须了解睡眠的分期、影响睡眠的因素及患者的睡眠习惯,切实解决患者的睡眠问题,帮助患者达到可能的最佳睡眠状态。

一、休息

休息是指在一段时间内,通过相对地减少机体活动,使身心放松,处于一种没有紧张和焦虑的松弛状态。休息包括身体和心理两方面的放松,通过休息,可以减轻疲劳和缓解精神紧张。

（一）休息的意义和方式

1.休息的意义

对健康人来说,充足的休息是维持机体身心健康的必要条件;对患者来说,充足的休息是促进疾病康复的重要措施。休息对维护健康具有重要的意义,具体表现为:①休息可以减轻或消除疲劳,缓解精神紧张和压力。②休息可以维持机体生理调节的规律性。③休息可以促进机体正常的生长发育。④休息可以减少能量的消耗。⑤休息可以促进蛋白质的合成及组织修复。

2.休息的方式

休息的方式是因人而异的,取决于个体的年龄、健康状况、工作性质和生活方式等因素。对不同的人而言,休息有着不同的含义。例如,对从事脑力劳动的人而言,他的休息方式可以是散步、打球、游泳等;而对于从事这些活动的运动员来讲,他的休息反而是读书、看报、听音乐。无论采取何种方式,只要达到缓解疲劳、减轻压力、促进身心舒适和精力恢复的目的,就是有效的休息。在休息的各种形式中,睡眠是最常见也是最重要的一种。

(二)休息的条件

要想得到充足的休息,应满足以下 3 个条件,即充足的睡眠、生理上的舒适和心理上的放松。

1.充足的睡眠

休息的最基本的先决条件是充足的睡眠。充足的睡眠可以促进个体精力和体力的恢复。虽然每个人所需要的睡眠时间有较大的区别,但都有最低限度的睡眠时数,满足了一定的睡眠时数,才能得到充足的休息。护理人员要尽量使患者有足够的睡眠时间和建立良好的睡眠习惯。

2.生理上的舒适

生理上的舒适也就是身体放松,是保证有效休息的前提。因此,在休息之前必须将患者身体上的不适降至最低程度。护理人员应为患者提供各种舒适服务,包括祛除或控制疼痛、提供舒适的体位或姿势、协助患者搞好个人卫生、保持适宜的温湿度、调节睡眠时所需要的光线等。

3.心理上的放松

要得到良好的休息,必须有效地控制和减少紧张和焦虑,心理上才能得到放松。由于生病、住院时个体无法满足社会上、职业上或个人角色在义务上的需要,加之住院时对医院环境及医务人员感到陌生,对自身疾病的担忧等,患者常常会出现紧张和焦虑。因此,护理人员应耐心与患者沟通,恰当地运用知识和技能,提供及时、准确的服务,尽量满足患者的各种需要,才能帮助患者减少紧张和焦虑。

二、睡眠

睡眠是各种休息中最自然、最重要的方式。人的一生中有 1/3 的时间要用在睡眠上。任何人都需要睡眠,通过睡眠可以使人的精力和体力得到恢复,可以保持良好的觉醒状态,这样人才能精力充沛地从事劳动或其他活动。睡眠对于维持人的健康,尤其是促进疾病的康复,具有重要的意义。

(一)睡眠的定义

现代医学界普遍认为睡眠是一种主动过程,是一种知觉的特殊状态。睡眠时,人脑并没有停止工作,只是换了模式,虽然对周围环境的反应能力降低,但并未完全消失。通过睡眠,人的精力和体力得到恢复,睡眠后可保持良好的觉醒状态。

由此,可将睡眠定义为周期性发生的持续一定时间的知觉的特殊状态,具有不同的时相,睡眠时可相对地不做出反应。

(二)睡眠原理

睡眠是与较长时间的觉醒交替循环的生理过程。目前认为,睡眠由睡眠中枢控制。睡眠中枢位于脑干尾端,它向上传导冲动,作用于大脑皮质(也称上行抑制系统),与控制觉醒状态的脑干网状结构上行激动系统的作用相拮抗,引起睡眠和脑电波同步化,从而调节睡眠与觉醒的相互转化。

(三)睡眠分期

通过脑电图(EEG)测量大脑皮质的电活动,眼电图(EOG)测量眼睛的运动,肌电图(EMG)测量肌肉的状况,发现睡眠的不同阶段,脑、眼睛、肌肉的活动处于不同的水平。正常的睡眠周期可分为两个相互交替的不同时相状态,即慢波睡眠和快波睡眠。成人进入睡眠后,首先是慢波睡眠,持续80~120分钟后转入快波睡眠,维持20~30分钟后,又转入慢波睡眠。整个睡眠过程中有4或5次交替,越近睡眠的后期,快波睡眠持续时间越长。两种睡眠时相状态均可直接转为觉醒状态,但在觉醒状态下,一般只能进入慢波睡眠,而不能进入快波睡眠。

1.慢波睡眠

脑电波呈现同步化慢波时相,伴有慢眼球运动,肌肉松弛但仍有一定张力,亦称正相睡眠或非快速眼球运动睡眠(NREM)。在这段睡眠期间,大脑的活动下降到最低,使得人体能够得到完全的舒缓。此阶段又可分为4期。

(1)第Ⅰ期:为入睡期,是所有睡眠时相中睡得最浅的一期,常被认为是清醒与睡眠的过渡阶段,仅维持几分钟,很容易被唤醒。此期眼球有着缓慢的运动,生理活动开始减少,同时生命体征和新陈代谢逐渐减缓,在此阶段的人们仍然认为自己是清醒的。

(2)第Ⅱ期:为浅睡期。此期的人们已经进入无意识阶段,不过仍可听到声音,仍然容易被唤醒。此期持续10~20分钟,眼球不再运动,机体功能继续变慢,肌肉逐渐放松,脑电图偶尔会产生较快的宽大的梭状波。

(3)第Ⅲ期:为中度睡眠期,持续15~30分钟。此期肌肉完全放松,心搏缓慢,血压下降,但仍保持正常,难以唤醒并且身体很少移动,脑电图显示梭状波与δ波(大而低频的慢波)交替出现。

(4)第Ⅳ期:为深度睡眠期,持续15~30分钟。此期全身松弛,无任何活动,极难唤醒,生命体征比觉醒时明显下降,体内生长激素大量分泌,人体组织愈合加快,遗尿和梦游可能发生,脑电波为慢而高的δ波。

2.快波睡眠

快波睡眠亦称异相睡眠或快速眼球运动睡眠(REM)。此期的睡眠特点是眼球转动很快,脑电波活跃,与觉醒时很难区分。其表现与慢波睡眠相比,各种感觉功能进一步减退,唤醒阈值提高,极难唤醒,同时骨骼肌张力消失,肌肉几乎完全松弛。此外,这一阶段还会有间断的阵发性表现,如眼球快速运动、部分躯体抽动,同时有心排血量增加、血压上升、心率加快、呼吸加快而不规则等交感神经兴奋的表现。多数在醒来后能够回忆的生动、逼真的梦境都是在此期发生的。

睡眠中的一些时相对人体具有特殊的意义,如在NREM第Ⅳ期的睡眠中,机体会释放大量的生长激素来修复和更新上皮细胞和某些特殊细胞,如脑细胞,故慢波睡眠有利于促进生长和体力的恢复。而REM睡眠则对于学习记忆和精力恢复似乎很重要。因为在快波睡眠中,脑耗氧量增加,脑血流量增多,且脑内蛋白质合成加快,有利于建立新的突触联系,可加快幼儿神经系统成熟。同时快波睡眠对保持精神和情绪上的平衡最为重要。因为这一时期的梦境都是生动的、充满感情色彩的,此梦境可减轻、缓解精神压力,使人将忧虑的事情从记忆中消除。非快速眼球运动睡眠与快速眼球运动睡眠的比较见表2-1。

表 2-1　非快速眼球运动睡眠与快速眼球运动睡眠的比较

项目	非快速眼球运动睡眠	快速眼球运动睡眠
脑电图	第Ⅰ期:低电压α节律 8~12 次/秒 第Ⅱ期:宽大的梭状波 14~16 次/秒 第Ⅲ期:梭状波与δ波交替 第Ⅳ期:慢而高的δ波 1~2 次/秒	去同步化快波
眼球运动	慢的眼球转动或没有	阵发性的眼球快速运动
生理变化	呼吸、心率减慢且规则 血压、体温下降 肌肉渐松弛 感觉功能减退	感觉功能进一步减退 肌张力进一步减弱 有间断的阵发性表现: 心排血量增加,血压升高,呼吸 加快且不规则,心率加快
合成代谢	人体组织愈合加快	脑内蛋白质合成加快
生长激素	分泌增加	分泌减少
其他	第Ⅳ期发生夜尿和梦游	做梦且为充满感情色彩、稀奇古怪的梦
给你	有利于个体体力的恢复	有利于个体精力的恢复

(四)睡眠周期

对大多数成人而言,睡眠是每 24 小时循环一次的周期性程序。一旦入睡,成人平均每晚经历 4~6 个完整的睡眠周期,每个睡眠周期由不同的睡眠时相构成,分别是 NREM 睡眠的 4 个时相和 REM 睡眠,持续 60~120 分钟,平均为 90 分钟。睡眠周期各时相按一定的顺序重复出现。这一模式总是从 NREM 第Ⅰ期开始,依次经过第Ⅱ期、第Ⅲ期、第Ⅳ期之后,返回 NREM 的第Ⅲ期然后到第Ⅱ期,再进入 REM 期,当 REM 期完成后,再回到 NREM 的第Ⅱ期(图 2-1),如此周而复始。在睡眠时相周期的任一阶段醒而复睡时,都需要从头开始依次经过各期。

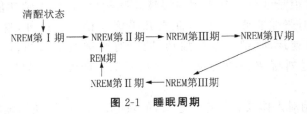

图 2-1　睡眠周期

在睡眠周期中,每一时相所占的时间比例随睡眠的进行而有所改变。一般刚入睡时,个体进入睡眠周期约 90 分钟后才进入 REM 睡眠,随睡眠周期的进展,NREM 第Ⅲ、Ⅳ时相缩短,REM 阶段时间延长。在最后一个睡眠周期中,REM 睡眠可达到 60 分钟。因此,大部分 NREM 睡眠发生在上半夜,REM 睡眠则多在下半夜。

(五)影响睡眠的因素

1.生理因素

(1)年龄:通常人睡眠的需要量与其年龄成反比,但有个体差异。新生儿期每天睡眠时间最长,可达 16~20 小时,成人 7~8 小时。

(2)疲劳:适度的疲劳,有助于入睡,但过度的精力耗竭反而会使入睡发生困难。

(3)昼夜节律:"睡眠-觉醒"周期具有生物钟式的节律性,如果长时间频繁地夜间工作或航空时差,就会造成该节律失调,从而影响入睡及睡眠质量。

(4)内分泌变化:妇女月经前期和月经期常出现嗜睡现象,绝经期妇女常失眠,与内分泌变化有关。

(5)寝前习惯:睡前的一些行为习惯,如看报纸杂志、听音乐、喝牛奶、洗热水澡或泡脚等,当这些习惯突然改变或被阻碍进行时,可能使睡眠发生障碍。

(6)食物因素:含有较多 L-色氨酸的食物,如肉类、乳制品和豆类都能促进入睡,缩短入睡时间,是天然的催眠剂;少量饮酒能促进放松和睡眠,但大量饮酒会干扰睡眠,使睡眠变浅;含有咖啡因的浓茶、咖啡及可乐饮用后使人兴奋,即使入睡也容易中途醒来,且总睡眠时间缩短。

2.病理因素

(1)疾病影响:几乎所有疾病都会影响睡眠。例如,各种原因引起的疼痛未能及时缓解时严重影响睡眠,精神分裂症、强迫性神经症等患者常处于过度觉醒状态。生病的人需要更多时间的睡眠来促进机体康复,却往往因为多种症状困扰或特殊的治疗限制而无法获得正常的睡眠。

(2)身体不适:身体的舒适是获得休息与安睡的先决条件,饥饿、腹胀、呼吸困难、憋闷、身体不洁、皮肤瘙痒、体位不适等都是常见的影响睡眠的原因。

3.环境因素

睡眠环境影响睡眠状况,适宜的温湿度、安静、整洁、舒适、空气清新的环境常可增进睡眠,反之则会对睡眠产生干扰。

4.心理因素

焦虑不安、强烈的情绪反应(如恐惧、悲哀、激动、喜悦)、家庭或人际关系紧张等常常影响患者的睡眠。

5.其他

食物摄入多少、体育锻炼情况、某些药物等也会影响睡眠形态。

(六)促进睡眠的护理措施

1.增进舒适

人们在感觉舒适和放松时才能入睡。为了使患者放松,对于一些遭受病痛折磨的患者采用有效镇痛的方法;做好就寝前的晚间护理,如协助患者洗漱、排便;帮助患者处于正确的睡眠姿势;妥善安置身体各部位的导管、引流管以及牵引、固定等特殊治疗措施。

2.环境控制

人们睡眠时需要的环境条件包括适宜的室温和通风、最低限度的声音、舒适的床和适当的照明。一般冬季室温 18~22 ℃、夏季 25 ℃左右、湿度以 50%~60% 为宜;根据患者需要,睡前开窗通风,清除病房内异味,使空气清新;保持病区尽可能地安静,尽量减少晚间交谈;提供清洁、干燥的卧具和舒适的枕头、被服;夜间调节住院单元的灯光。

3.重视心理护理

多与患者沟通交流,找出影响患者休息与睡眠的心理社会因素,通过鼓励倾诉、正确指导,消除患者紧张和焦虑情绪,恢复平静、稳定的状态,提高休息和睡眠质量。

4.建立休息和睡眠周期

针对患者的不同情况,帮助患者建立适宜的休息和睡眠周期。患者入院后,原有的休息和睡眠规律被打乱,护士应在患者醒时进行评估、治疗和常规护理工作,避免因一些非必要任务而唤醒患者,同时鼓励患者合理安排日间活动,适当锻炼。

5.尊重患者的睡眠习惯

病情允许的情况下,护理人员应尽可能根据患者就寝前的一些个人习惯,选择如提供温热饮料,允许短时间的阅读、听音乐,协助沐浴或泡脚等方式促进睡眠。

6.健康教育

使患者了解睡眠对健康与康复的重要作用,心、身放松的重要意义和一些促进睡眠的常用技巧。与患者一起讨论有关休息和睡眠的知识,分析困扰患者睡眠的因素,针对具体情况给予相应指导,帮助患者建立有规律的生活方式,养成良好的睡眠习惯。

（马雪花）

第三章　常见症状的护理

第一节　呼吸困难

呼吸困难是指患者呼吸时主观上自觉空气不足或呼吸急促,客观上可看到患者呼吸活动费力、辅助呼吸肌参与呼吸运动,以增加通气量。呼吸频率、深度与节律发生异常,严重时可出现张口、抬肩、鼻翼翕动、发绀甚至端坐呼吸,而引起严重不适的异常呼吸。正常人在安静状态下,因年龄不同,呼吸次数有很大的差异,一般情况下,呼吸频率随年龄的增长而减慢,但当从事运动或情绪波动时,呼吸次数也会有明显的变化。

一、病因与发病机制

（一）病因

呼吸困难的发生与呼吸运动密切相关,调节呼吸运动的机制:①神经调节,包括各种反射系统和高级中枢神经系统。②呼吸力学,主要为弹性阻力与非弹性阻力。③气体交换,通过气体交换,机体吸入氧,呼出二氧化碳。

一般来说,呼吸运动受很多因素的影响,如年龄、运动、睡眠、精神兴奋、剧痛等均可使呼吸频率减慢或增快。临床上当人体呼吸不能适应机体的需要时,则发生呼吸困难,呼吸困难常见于呼吸、循环、神经、血液系统疾病及中毒患者。

1.呼吸系统疾病

（1）喉部疾病:主要是因为肺外的通气路径即上呼吸道阻塞,如吞入异物、喉头血管性水肿、白喉等。

（2）气管、支气管疾病:支气管哮喘、毛细支气管炎、异物、肿瘤、气管或支气管受压(如甲状腺肿大、主动脉瘤、纵隔肿瘤)。

（3）肺部疾病:肺炎、肺脓肿、肺不张、肺梗死、弥漫性肺结核、肺动脉栓塞等。

（4）胸膜疾病:胸膜炎、胸腔积液、自发性气胸、血胸等。

（5）胸壁改变:多源于胸廓畸形,如漏斗胸、鸡胸,脊柱侧弯或后侧弯、后弯、前弯及脊柱炎等。

（6）呼吸肌病变:呼吸肌麻痹是由于横膈神经受损或格林巴利综合征造成支配呼吸肌的运动神经元损害。

2.心脏疾病

充血性心力衰竭,心包大量快速积液等。

3.血液变化

重度贫血,失血,一氧化碳中毒,糖尿病,尿毒症等。

4.神经精神性疾病

脊髓灰质炎,吉兰-巴雷综合征所致的肋间肌或膈肌麻痹,脑出血,癔症,重症肌无力等。

5.其他

大量腹水,气腹,腹腔内巨大肿瘤,怀孕后期等。

(二)发病机制

造成呼吸困难的机制大致分为以下几个方面。

1.通气不足

(1)呼吸道阻力增加。

(2)呼吸运动受限,胸肺顺应性降低,顺应性由弹性决定,弹性丧失,则由不顺应变为僵硬。

(3)呼吸肌的神经调节或胸廓功能障碍。

2.弥散功能障碍

肺泡中的氧透过气-血间的一切屏障进入血液并与血红蛋白结合的量下降。肺泡-毛细血管膜面积减少或肺泡-毛细血管膜增厚,均会影响换气功能而导致呼吸困难。

3.肺泡通气与血流比例失调

肺泡通气与血流比值大于或小于 0.8 时,分别造成无效通气与生理性动静脉分流,导致缺氧。

4.吸入的氧气不足

空气中的氧含量较低或组织无法利用氧,如氰化物中毒,不正常的血红蛋白无法携带氧气,虽有足够的氧气到达组织,但是却无法为组织所利用等。

由于以上因素刺激延髓呼吸中枢,增加呼吸肌的工作量,企图增加氧的供给量,从而造成呼吸困难的症状。

二、分类

(1)按其病因可分为呼吸源性、心源性、血源性、中毒性、神经精神性呼吸困难。

(2)按其发病急缓可分为突发性、阵发性和慢性呼吸困难。

(3)按其程度可分为轻度呼吸困难,即指运动时出现呼吸困难;中度呼吸困难,指安静状态下无症状,但稍微运动即造成呼吸困难;重度呼吸困难,指安静状态下也出现明显的呼吸困难。

(4)按呼吸周期可分为吸气性呼吸困难,指吸气时出现显著的呼吸困难,有明显的三凹征,即吸气时胸骨上窝、锁骨上窝、肋间隙出现凹陷;呼气性呼吸困难,指呼气费力,呼气时间延长;混合性呼吸困难,指吸气与呼气均费力。

三、临床表现

(一)呼吸困难会导致呼吸频率、节律及深度的变化

1.潮式呼吸

潮式呼吸指呼吸由浅慢至深快,再由深快至浅慢直至暂停数秒,再开始如上的周期性呼吸。

2.间停呼吸

间停呼吸即毕奥呼吸,指在有规律地呼吸几次后,突然停止呼吸,间隔一个短的时期后,又开始呼吸,如此周而复始。

3.叹息样呼吸及点头呼吸

叹息样呼吸及点头呼吸是临终性呼吸。

4.呼吸频率异常

呼吸频率异常指呼吸过快或过慢。

5.呼吸深度异常

呼吸深度异常指呼吸深大或呼吸微弱而呼吸频率不变,也可为频率、深度均异常。

(二)循环系统反应

呼吸困难刺激心脏使心率加快,心搏出量增加,血压上升。但严重呼吸困难可导致血压下降、脉率减慢和心排血量减少,而发生心肌缺氧、坏死、心律失常,甚至心搏骤停。表现为出冷汗、发绀、胸部压迫感、杵状指等。

(三)中枢神经系统反应

呼吸困难可致低氧血症和高碳酸血症,神经细胞对低氧极为敏感。一般说来,轻度低氧血症时,最早出现的功能紊乱表现在智力、视觉方面,短暂或轻微的缺氧后功能可迅速恢复,重而持久的缺氧则导致神经细胞死亡。严重时,可出现脑皮质功能紊乱而发生一系列功能障碍,直接威胁生命。中枢神经系统功能障碍表现为头痛、不安、空白与记忆障碍、计算障碍、精神紊乱、嗜睡、惊厥、昏迷等。

(四)泌尿系统反应

呼吸困难引起轻度缺氧时,尿中可出现蛋白、红细胞、白细胞与管型,严重时可发生急性肾衰竭,出现少尿、氮质血症和代谢性酸中毒,甚至无尿。

(五)消化系统反应

呼吸困难致严重缺氧时,可使胃壁血管收缩,降低胃黏膜的屏障作用,出现消化道出血;另外,二氧化碳潴留可增强胃壁细胞的碳酸酐酶活性,而使胃酸分泌增加。

(六)酸碱度与电解质变化反应

呼吸困难可致呼吸性酸中毒、代谢性酸中毒或呼吸性酸中毒合并代谢性酸中毒、呼吸性碱中毒。

(七)耐力反应

严重的呼吸困难致患者能量消耗增加和缺氧,故感胸闷、气急、耐力下降,而使活动量减少。

(八)心理反应

呼吸困难与心理反应是相互作用、相互影响的关系。呼吸困难的心理反应受个性、人群关系、情绪及既往经验等影响。如极度紧张会导致呼吸困难,激怒、焦虑或挫折等易加剧哮喘者的呼吸困难,惊吓、疼痛等易发生过度换气的呼吸困难。呼吸困难一般可导致表情痛苦、紧张、疲劳、失眠;严重时会有恐惧、惊慌、濒死感;慢性呼吸困难患者自觉预后差,另外,家庭经济不宽裕、家属或人群缺乏同情心也可使患者悲观、失望甚至厌世。呼吸困难的病因是否明确、其性质和发作持续时间也会使患者产生不良的心理反应。

四、治疗

(一)药物治疗

常用药物有肾上腺素,为治疗支气管哮喘药,禁用于高血压及心脏病患者,且注射时要测量患者的脉搏、血压等生命体征;异丙肾上腺素,禁用于伴冠状动脉粥样硬化性心脏病(简称冠心病)、心动过速、甲亢的支气管哮喘者,且用量不宜过大,并应舌下含服;氨茶碱,禁用于伴严重心血管病、肾脏病的呼吸困难患者,静脉注射液的配制一般为氨茶碱 0.25 g+25% 葡萄糖 20 mL,缓慢推注,同时应严密观察患者,静脉注射后至少 4 小时再开始口服治疗。本品不宜与麻黄碱或其他拟肾上腺素药同时注射,否则会增加氨茶碱的毒性作用。

(二)氧疗法

氧疗法指用提高吸入气中氧浓度的方法增加肺泡中的氧分压、提高动脉血氧分压和氧含量、改善或消除低氧血症的治疗方法。氧疗吸入气的氧浓度,低的可只稍高于空气,如 24%~28%,高的可达 100%,即"纯氧",应根据呼吸困难的程度而定。氧疗法一般包括使用鼻导管、面罩、气管插管等给氧方式。在氧疗过程中,会因使用不当而出现如下危险。

1.慢性气道阻塞患者

用氧之初,若氧的浓度太高,则有导致二氧化碳积聚的危险,因为这些病的呼吸运动是由低的血氧分压刺激外周感受器所驱动的,一旦用过高浓度氧,则消除了这种刺激,引起通气减少甚至暂停,反而导致更严重的二氧化碳积聚。

2.氧中毒

长时间使用高浓度氧将发生氧中毒。持续用氧 24 小时,胸骨会产生难受的感觉,用 36 小时则发生血氧分压下降,连续用 2 天 50% 浓度的氧,则可产生氧中毒的反应。

(三)人工机械通气法

人工机械通气是帮助重度呼吸困难者度过危险期的重要手段。使用人工通气,须用气管内插管或气管切开。机械通气类型有间歇正压通气(IPPV)、呼气末正压通气(PEEP)、连续气道正压通气(CPAP)等。

五、护理

(一)护理目标

(1)呼吸困难的程度及伴随症状减轻或消失。

(2)患者舒适感增加。

(3)患者及家属配合治疗的自我管理能力提高。

(二)护理措施

1.减轻呼吸困难

(1)维持患者呼吸道通畅:①对意识清醒、能自行咳嗽、咳痰者,应协助其翻身、叩背,指导其有效咳嗽、排痰的动作。②痰液多且黏稠时,可服祛痰药或行雾化吸入。③对于咳痰无力、痰不易咳出者,应及时给予吸痰。④对于气道部分或完全堵塞、神志不清者,应及时建立人工气道,如行气管切开或气管内插管,进行吸痰。

(2)维持患者的舒适体位:①根据病情,可借助枕头、靠背椅或床旁桌,采取半坐卧或坐位身体前倾的体位,并维持患者舒适。②若无法躺下或坐下,则可采取背靠墙、重心放于双脚、上半身前倾的姿势,使胸廓和横膈放松,以利呼吸。③少数患者也可采取特殊卧位,如自发性气胸者应取健侧卧位,大量胸腔积液患者取患侧卧位,严重阻塞性肺气肿患者应静坐,缓慢呼吸。

(3)保证休息:减少活动量,可减少氧及能量的消耗,减轻缺氧,改善心、肺功能。

(4)穿着适当:避免穿紧身衣物和盖厚重被子,以减轻胸部压迫感。

(5)提供舒适环境:保持环境安静,避免噪音,调整室内温度、相对湿度,保持空气流通、清新。

(6)稳定情绪:必要时限制探视者,并避免谈及引起患者情绪波动的事件,使患者心情平静。

(7)指导患者采取放松技巧:①吸气动作应缓慢,尽量能保持 5 秒以上,直至无法再吸气后,再缓慢吐气。②噘嘴呼吸以减慢呼吸速率,增加气道压力,减轻肺塌陷,缓解呼吸异常现象。

2.指导患者日常生活方式

(1)禁烟、酒,以减轻对呼吸道黏膜的刺激。

(2)进易消化、不易发酵的食物,控制体重,避免便秘、腹部胀气及肥胖,因为肥胖时代谢增加,氧耗量增加,而使呼吸困难加重。

(3)根据自我呼吸情况,随时调整运动类型及次数。

(4)避免接触可能的变应原,减少呼吸困难的诱因。

(5)保持口腔、鼻腔清洁,预防感染。

3.严密观察病情并记录

(1)观察呼吸频率、节律、形态的改变及伴随症状的严重程度等。

(2)及时分析血气结果,以判断呼吸困难的程度。

(3)记录出入水量,如心源性呼吸困难者,应准确记录出入水量,以了解液体平衡情况;哮喘引起的呼吸困难者,在不加重心脏负担的前提下,应适当进水。

4.提高患者自我管理能力

(1)指导患者掌握各种药物的正确使用方法,尤其是呼吸道喷雾剂的使用,并给予反复示教,以确定患者能正确使用。

(2)指导患者及家属执行胸部物理治疗,如呼吸锻炼、有效咳嗽、背部叩击、体位引流等,使之能早日自行照顾。

(3)向患者解释饮食的重要性,使之了解饮食习惯与呼吸困难的利害关系。

(4)教会患者观察呼吸困难的各种表现,严重时应及时就医。

(5)保持心情愉快,适当休息,避免劳累,减少谈话。

(6)向患者解释氧疗及建立人工气道的重要性,使之能理解与配合。

5.氧疗护理

正确的氧疗可缓解缺氧引起的全身各器官系统生理学改变,提高患者的活动耐力和信心。鼻导管氧气吸入较为普遍,一般流量为 2～4 L/min。

(1)轻度呼吸困难伴轻度发绀,$PaO_2 > 34.6$ kPa(260 mmHg),$PaCO_2 < 6.7$ kPa(50 mmHg),可给低流量鼻导管吸氧。

(2)中度呼吸困难伴明显发绀,PaO_2 为 4.7～6.7 kPa(35～50 mmHg),可给低流量吸氧,必要时也可加大氧流量,氧浓度为 25%～40%。

(3)重度呼吸困难伴明显发绀,$PaO_2 < 4.0$ kPa(30 mmHg),$PaCO_2 > 9.3$ kPa(70 mmHg),可给持续低流量吸氧,氧浓度为 25%～40%,并间断加压给氧或人工呼吸给氧。

6.加强用药管理

用药期间应密切监测呼吸情况、伴随症状及体征,以判断疗效,注意药物不良反应,掌握药物配伍禁忌。

（陈粉粉）

第二节　发　　热

发热是人体对于致病因子的一种全身性反应。正常人在体温调节中枢的调控下,机体的产热和散热过程保持相对平衡,当机体在致热源的作用下或体温调节中枢的功能发生障碍时,使产热过程增加,而散热不能相应地随之增加,散热减少,体温升高超过正常范围,称为发热。当腋下温度高于 37 ℃,口腔温度高于 37.2 ℃,或直肠温度高于 37.6 ℃,一昼夜间波动在 1 ℃以上时,可认作发热。按发热的高低可分为:低热（37.3～38 ℃）、中等度热（38.1～39 ℃）、高热（39.1～40 ℃）、超高热（40 ℃以上）。

一、常见病因

发热是由于各种原因引起的机体散热减少、产热增多或体温调节中枢功能障碍所致。发热的原因可分为感染性和非感染性两类,其中以感染性最为常见。

(一)感染性发热

各种病原体,如病毒、细菌、支原体、立克次体、螺旋体、真菌、寄生虫等所引起的感染。由于病原体的代谢产物或毒素作用于单核细胞-巨噬细胞系统而释放出致热源,从而导致发热。

(二)非感染性发热

(1)结缔组织与变态反应性疾病,如风湿热、类风湿病、系统性红斑狼疮、结节性多动脉炎、血清病、药物热等。

(2)组织坏死与细胞破坏,如白血病、各种恶性肿瘤、大手术后、大面积烧伤、重度外伤、急性溶血、急性心肌梗死、血管栓塞等。

(3)产热过多或散热减少,如甲状腺功能亢进(产热过多)、重度脱水(散热减少)等。

(4)体温调节中枢功能障碍失常,如中暑、颅脑损伤、颅内肿瘤等。

(5)自主神经功能紊乱,如功能性低热、感染后低热等。

二、热型及临床意义

(一)稽留热

体温恒定地维持在 39～40 ℃的高水平,达数天或数周。24 小时内体温波动范围不超过 1 ℃。常见于大叶性肺炎、斑疹伤寒及伤寒高热期。

(二)弛张热

体温常在 39 ℃以上,波动幅度大,24 小时内波动范围超过 2 ℃,但都在正常水平以上。常见于败血症、风湿热、重症肺结核及化脓性炎症等。

（三）间歇热

体温骤升达高峰后持续数小时，又迅速降至正常水平，无热期（间歇期）可持续1天至数天。如此高热期与无热期反复交替出现，见于疟疾、急性肾盂肾炎等。

（四）波状热

体温逐渐上升达39℃或更高，数天又逐渐下降至正常水平，持续数天后又逐渐升高，如此反复多次。常见于布鲁菌病。

（五）回归热

体温急剧上升至39℃或更高，数天后又骤然下降至正常水平。高热期与无热期各持续若干天后规律交替一次。可见于回归热、霍奇金病、周期热等。

（六）不规则热

发热的体温曲线无一定规律，可见于结核病、风湿热、支气管肺炎、渗出性胸膜炎等。

三、护理

（一）护理要点

体温反映机体调节产热和散热的情况。

（1）急性病期以感染性发热为多见，对发热患者应注意热型及发热前有无寒战，发热时伴随症状，有无持续高热或高热骤退现象。

（2）高热患者应卧床休息，给予易消化、高热量、高维生素流质或半流质饮食，鼓励多饮水，保持环境安静，有寒战时注意保暖。

（3）体温超过39℃需进行物理降温，如头部冷敷、冰袋置于大血管部位、冰水或酒精擦浴、4℃冷盐水灌肠、吲哚美辛栓塞肛。

（4）按医嘱应用药物（如布洛芬、吲哚美辛、柴胡注射液、清开灵）降温，但年老体弱者不宜连续使用退热剂。

（5）加强口腔护理，发热患者唾液分泌减少，机体抵抗力下降，易引起口腔黏膜损害或口腔感染，因此，应按时做好口腔护理。

（6）退热时患者常大汗淋漓，应及时补充液体，并擦身换衣，防止虚脱和受凉。

（7）如有中枢性高热服用解热剂效果较差时，可给予物理降温，以减少脑细胞耗氧量，包括盖薄被、酒精擦浴、头置冰袋或冰帽，对不宜降温者可行人工冬眠，高热惊厥者应按医嘱给抗惊厥药。

（8）重症结核伴高热者，可按医嘱在有效抗结核药治疗的同时，加用糖皮质激素，并按高热护理处理。

（二）用药及注意事项

（1）一般处理：卧床休息，补充能量，纠正水与电解质平衡。

（2）在发热的病因诊断过程中，若体温低于39℃且诊断尚未明确，可暂不用退热药物，观察体温变化曲线，以明确病因。若体温高于39℃，不管什么情况均需立即降温治疗（物理或药物方法）至39℃以下（尤其是小儿），以防高热惊厥发生。必要时可考虑转上级医院。

（3）对疑诊感染性疾病，经病原学检查后可针对性地给予敏感的抗生素、抗结核药、抗真菌及抗原虫药物等。

（4）物理降温：见"护理要点"。

(5)药物降温:对高热惊厥者,除物理降温外,应配合药物降温。①小儿可使用亚冬眠疗法。②成人可用吲哚美辛、布洛芬、柴胡及复方奎宁等解热剂,亦可用激素类药物如地塞米松 5～10 mg,静脉推注或静脉滴注等。③针灸疗法:针刺合谷、曲池、太冲、大椎等穴,必要时针刺少商、委中穴出血。

(刘　梅)

第三节　疼　痛

疼痛是临床上一些疾病常见的症状或一种综合征,是患者就医的主要原因之一。据某医院对 550 名普通综合门诊连续就诊的患者统计,有 40％患者主诉是疼痛。除不可测定疼痛的疾病外,美国每年有 8 800 万人患急、慢性疼痛,其中 7 700 万是慢性疼痛,每年用于这方面的花费约60 亿美元。20 世纪 70 年代以来,对疼痛的理论研究使人们对疼痛产生的机制和疼痛的治疗、护理有了许多新的认识。

一、概述

疼痛是一种复杂的病理生理活动,是人体对有害刺激的一种保护性防御反应。1979 年国际疼痛研究会(international association of studying pain,IASP)对疼痛的定义是“疼痛是一种令人不快的感觉和情绪上的感受,伴随着现有的或潜在的组织损伤,疼痛经常是主观的,每个人在生命的早期就通过损伤的经历学会了表达疼痛的确切词汇。无疑这是身体局部状态或整体的感觉,而且也总是令人不愉快的一种情绪上的感受”。简而言之,疼痛是由于现有的或潜在的组织损伤而产生的一种令人不快的感觉和情绪上的感受。这种感受是一个广泛涉及社会心理因素的问题,受个性、社会文化、宗教信仰及个人经历等因素的影响。疼痛感觉和反应因人而异,因时而异。所以每个人对疼痛的表达形式也不同。若严重的持续性疼痛,会使患者身心健康受到极大影响,因此,帮助患者避免疼痛、适应疼痛、解除疼痛,详细观察疼痛的性质和特点,有助医师正确地诊断和治疗,这是护理工作中的一项重要内容。提高疼痛护理的效果,与护士所具备的镇痛的知识、技能及对患者的态度密切相关。提高护士教育质量、加强职业培训,尤其是使护士掌握控制疼痛的有效方法,是改善疼痛护理的关键。

(一)疼痛的临床分类

临床上可以根据疼痛的病因、发病机制、病程、疼痛的程度及部位等进行不同的分类。疼痛的分类对于诊断、治疗有一定帮助,同时对于总结分析病例及治疗效果有一定参考价值。常用分类方法如下。

1.按病情缓急分类

急性和慢性痛

2.按疼痛轻重分类

轻度痛(微痛、隐痛、触痛)、中度痛(切割痛、烧灼痛)、重度痛(疝痛、绞痛)、极度痛(剧痛、惨痛)。

3.按时间分类

一过性、间断性、周期性、持续性疼痛等。

4.按机体部位分类

躯体性痛(表面痛)、内脏痛(深部痛)。

5.按疼痛的表现形式分类

原位痛、牵涉痛、反射痛、转移性痛。

临床上可以根据以上不同的角度,作出各种疼痛的分类,但由于疼痛包含许多复杂因素,不是一种分类方式可以概括的。因此,临床上要结合具体患者,根据病因、病情的主要特点进行分类。

(二)常见疼痛的病理生理变化

1.急性疼痛

急性疼痛常有明确的病因,由疾病或损伤所致单独的或多种的急性症状,严重者伴有休克、虚脱、高热等全身症状。患者的精神和情绪常表现为处于兴奋焦虑状态,进行有防御的反应。疼痛程度较重,为锐痛、快痛,一般发病及持续时间较短,临床上见于急性炎症、心肌梗死、脏器穿孔、创伤、手术等。

2.慢性疼痛

慢性疼痛的病因可以是明确的或不明确的。患者常有复杂的精神、心理变化,常表现为精神抑郁,久病则可能出现厌世、悲观情绪。疼痛程度为轻、中度,发病慢,病程较长,常伴有自主神经功能紊乱,如表现为食欲缺乏,心动过缓,低血压等。临床上见于慢性腰腿痛、神经血管疾病性疼痛、晚期癌痛等。

3.表面疼痛

表面疼痛又称浅表痛,是指体表如皮肤、黏膜等处所感受的疼痛,如穿刺、压迫、捻挫、冷热、酸碱等物理性、化学性刺激所引起的疼痛。性质多为锐痛、快痛,比较局限,有防御反应,严重者可以产生休克等全身症状。

4.深部疼痛

肌腱、韧带、关节、骨膜、内脏、浆膜等部位的疼痛,性质一般为钝痛,不局限,患者只能笼统地申诉疼痛部位,严重者常伴有呕吐、出汗、脉缓、低血压等症状。

5.内脏疼痛

内脏疼痛是深部疼痛的一部分,疼痛刺激多由于无髓纤维传入,痛阈较高。一般由挤压、切割、烧灼等引起,并伴有自主神经症状。由于其传入通路不集中,并涉及几个节段的脊神经,故疼痛定位不精确。内脏疼痛可以产生牵涉性,因为该脏器传入纤维进入脊髓神经后根后,和躯体传入纤维在同节脊髓后角细胞水平发生聚合,从而在远距离脏器的体表皮肤发生牵涉性疼痛。

(三)疼痛对全身各系统的影响

1.精神心理状态

急性剧痛的疼痛可以引起患者精神兴奋、烦躁不安甚至强烈的反应,如大哭大喊。长时间的慢性疼痛使大部分患者呈抑制状态,情绪低落,表情淡漠。

2.神经内分泌系统

急剧强烈的刺激,中枢神经系统表现为兴奋状态,疼痛刺激兴奋了交感神经和肾上腺髓质,使儿茶酚胺和肾上腺素分泌增多;肾上腺素抑制胰岛素分泌,促进胰血糖素分泌,增强糖原分解和异生,导致血糖升高,同时出现负氮平衡;皮质醇、醛固酮、抗利尿激素、甲状腺素和三碘塞罗宁都增加。

3.循环系统

剧烈疼痛可引起心电图 T 波变化,特别是冠状动脉病变患者。在浅表痛时脉搏增快,深部痛时减慢,变化与疼痛程度有关,强烈的内脏痛甚至可以引起心搏骤停。血压一般与脉搏变化一致,高血压病患者因疼痛而促使血压升高。而剧烈的深部疼痛会引起血压下降,发生休克。

4.呼吸系统

强烈疼痛时呼吸快而浅,尤其是发生胸壁或腹壁痛时表现得更明显,而每分钟通气量通常无变化。但是与呼吸系统无关部位的疼痛,患者由于精神紧张、兴奋不安,也可产生过度换气。

5.消化系统

强烈的深部疼痛引起恶心、呕吐,一般多伴有其他自主神经症状,表现为消化功能障碍,消化腺分泌停止或被抑制。

6.泌尿系统

疼痛可引起反射性肾血管收缩及垂体抗利尿激素分泌增加,导致尿量减少。

二、疼痛的护理评估

在某些国家,学者们已经把疼痛的控制作为一门学科来研究。研究人员包括医师、护士及其他辅助治疗人员。疼痛控制是广义的概念,包括一切解除、减轻和预防疼痛的方法及措施。在对疼痛控制的过程中,疼痛的评估是一个重要环节。要选择合适的护理措施,护士不仅要客观地判断疼痛是否存在,还要确定疼痛的强度。因此,评估疼痛的强度,分析采集到的信息及选择合适的护理措施都是护士的责任。

对疼痛的反应和描述,个体差异很大,很难作为疼痛的客观指标。评估疼痛的目的:①提供疼痛的正式记录。②提供有价值的主观经历的记录。③监测缓解疼痛措施的效果。④监测治疗的不良反应。⑤认识病情进展的体征。⑥促进交流。

(一)影响疼痛表达的因素

1.主观因素

主观因素包括人的性格、精神心理状态等。

(1)个性因素:从生理和心理两方面来考虑患者的疼痛十分重要。通常,内向性格的人对疼痛的耐受性大于外向性格的人,主诉较少。

(2)注意力的集中或分散、转移:在日常生活中疼痛可以因为从事注意力集中的工作而忘却,事实表明痛冲动可以由于应用其他刺激而改变或减弱。

(3)对疼痛的态度:Beecher 曾比较了战伤士兵与一般创伤患者对麻醉药的需要量,发现前者虽然创伤范围大,但所需麻醉药量却相对的少,认为这与对待创伤疼痛的不同态度有关。

(4)情绪的影响:Bronzo 用辐射热法研究情绪与痛阈的关系,发现焦虑不安使痛阈降低。

(5)既往经验:对疼痛的感受,除了极少数先天性痛觉缺失患者外,过去的生活经历、疼痛的经验及对疼痛的理解都与疼痛的感受和反应有关。

(6)精神异常与疼痛:精神分裂症、神经官能症、精神抑郁症等患者,常伴有疼痛症状。据某疼痛治疗中心分析,精神抑郁症患者主诉头痛占 40%,腰背痛 62.5%,四肢关节痛 56%,胃痛 6.3%。有人认为这种没有躯体器质性损伤或病变的心因性疼痛,不是一种感觉体验而是一种复杂的心理状态。

2.客观因素

(1)环境的变化:昼夜不同的时间内疼痛的感受不同,如夜间疼痛常加重。充满噪音或强烈的光线照射可以影响患者疼痛的感受和反应。

(2)社会文化背景:每个人所受的教育程度和文化水平不同,对疼痛的耐受性和反应也不同。生活在一个推崇勇敢和忍耐精神的文化背景之中,往往更善于耐受疼痛。

(3)性别:一般认为男性的耐受性大于女性,女性比男性更易表达疼痛。

(4)年龄:一般老年患者较年轻患者主诉疼痛机会少、程度低,这可能是由于老年患者感觉降低及过去有较多的疼痛经历,因而对疼痛的耐受性增高。

3.护理人员的因素

护理人员的因素包括:①对患者的类比心理往往导致主观偏差,如认为同一种肿瘤患者的疼痛程度应该类似。②凭一般经验将患者的疼痛与某些疾病种类相联系。③缺乏有关疼痛的理论、实践知识。④过分担心药物不良反应和成瘾性,使患者得不到必要的药物治疗。⑤与患者缺乏思想交流,仅依据主诉来判断疼痛的存在与程度。以上这些因素往往使一部分患者的疼痛得不到及时处理。

(二)疼痛的护理评估

正确评估疼痛便于选择治疗方式和评价治疗效果。由于痛觉是主观的精神活动,旁观者无法直接察觉到,所以只能依赖间接方法的综合分析,做动态观察和多方位间接评估。

以往通常用简单的方法测量疼痛的次数和程度,或是简单地问:"你还疼吗?疼痛减轻了吗?"近年来,许多学者从多方面进行研究,试图找到测量疼痛的理想方法。目前常用的方法有以下几种。

1.详细询问病史

(1)初次疼痛的表现:出现时间,整个过程疼痛特征的变化,痛的部位、分布、强度、性质、时间特性,持续性或周期性等。

(2)相差的感觉现象:如感觉异常、感觉障碍及麻木。伴随症状常见肌萎缩、消瘦、乏力、出汗、流泪、鼻塞、头晕、眼花、视力障碍、恶心、呕吐、内脏功能障碍等。

(3)激化或触发疼痛的因素:不同体位对疼痛的影响。体力活动、社交活动、情绪、药物等对疼痛的影响。

(4)用药史:包括止痛和其他治疗史。

(5)癌性疼痛:若是癌症患者,应知道癌肿的病理诊断、手术、转移和扩散、化疗和放疗的剂量和疗程、计算机体层成像(CT)或磁共振成像(MRI)检查结果等。

2.视觉模拟评分测量法(VAS)

此法由日本学者发明。具体方法:在白纸上画一条粗直线,通常为 10 cm,一端为"0",表示"无痛",另一端为"10",表示"最剧烈的疼痛"(图 3-1)。患者根据自己所感受的疼痛程度,在直线上某一点作一记号,以表示疼痛的强度及心理上的冲击。从起点至记号处的距离就是疼痛的量。此评分法较多地用于衡量疼痛强度,也可作多方位的疼痛评估。它的优点是简单明白,易行易评,对疼痛强度有量的表达。此法的灵敏度较高,微细的变化均可以表示出来,可让 7 岁以上意识正常的患者自己填写疼痛的等级。

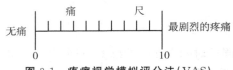

图 3-1　疼痛视觉模拟评分法（VAS）

3.马克盖尔疼痛调查表（MPQ）

这是由疼痛闸门学说的提出者 Melzack 以他所在的大学名称命名的疼痛调查表,他是在 Dallenbach 于 1939 年列出的 44 个形容疼痛性质的词的基础上,广泛地从书刊上收集有关疼痛的词汇达 102 个之多,如轻度、重度疼痛,可怕的疼痛及无法忍受的疼痛等来帮助描述自己的疼痛,使患者更好地表达疼痛。它是目前被英语国家最为广泛应用的评估疼痛的工具。由于它的合理性,已被翻制成法语、德语、芬兰语、意大利语、西班牙语及阿拉伯语等多种版本。

这些疼痛描绘词汇分散在三个大组中:感觉的、情感的和评价的。感觉组又分为 10 个亚小组,分别代表不同性质的疼痛,包括时间性疼痛（如搏动性痛）、空间性疼痛（如穿透样痛）、点样压力、切样压力、收缩压力、牵引压力、热感、钝性、明快性和杂类感觉。情感分为 5 个亚小组,包括紧张、油然自发的情绪、恐惧性、惩罚性、情绪-评估-感觉的杂类。评价不分类,共 16 个亚小组,61 个字。由于以上范围内的描述字汇不敷应用,故又补充 4 个亚小组,共 17 个字,供患者选择合适的描绘字（表 3-1,表 3-2）。

此调查表应用时费时 15～20 分钟,随着经验的增加,时间可缩短至 5～10 分钟。MPQ 的结果可靠有效,重复性好,而且可多方面地反映疼痛的情况。

MPQ 虽然是目前较为合理的测痛手段,但由于语言文字结构学上的问题,不能将英语的描绘字简单地直译而全盘照搬过来,在英语国家里,不少人对某些词汇也不是轻易能理解的。其他国家首先收集有关疼痛的词汇,如阿拉伯语的痛词汇为 100 个,意大利语为 203 个,然后在大批群众中进行每个字评级,如德国将 122 人分三批,意大利将 160 人分两批对痛的词汇评级。可见这是非常艰巨的工作。美国的 Memillan 设计了一份短期形式的 MPQ 疼痛估计表（SFM.P.Q）,该表简化了 MPQ 调查表的内容,缩短了填写时间。由 15 个描述信息组成,11 个感觉（跳痛、针刺样痛、刀割样痛、刺骨痛、痉挛性痛、咬痛、烧灼痛、剧烈痛、触痛、痛苦的痛、撕裂样痛）,4 个情感（疲劳、厌倦、恐惧、痛苦的折磨）。将每一个信息从 0～3 分为 4 个等级。我们只能采用 MPQ 的原理,制作我国自己的中文版 MPQ。

4.上海医科大学华山医院的疼痛评估表

参照 Karnofsky 的 100 等分法和 Keele 的 24 小时记录的方法,设计了疼痛缓解程度评价表。这是疼痛缓解百分制评分法,把患者在治疗前所感受到的最痛的程度假定为 100 分,不管患者的疼痛程度如何。在 100 分以下表示疼痛减轻,超过 100 分表示疼痛加重。记录的次数由患者自己掌握,并不严格要求患者必须每小时记录一次,但必须记录最痛和最轻的时间和程度,以免患者把注意力终日集中在疼痛上。此法的优点是,100 分法比较符合中国人的习惯,可以看到动态变化和药物治疗的关系。缺点是不能反映疼痛的程度和性质。这方面只能依靠详细的病史记录来补充。从我国人群的总体文化水平考虑,此方法是切实可行的（表 3-3）。

表 3-1　马克盖尔疼痛调查表

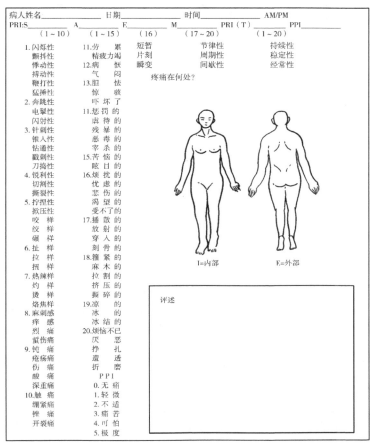

病人姓名_____ 日期_____ 时间_____ AM/PM
PRI:S_____ A_____ E_____ M_____ PRI（T）_____ PPI_____

S（1~10）	A（1~15）	（16）	M（17~20）	PRI（T）（1~20）
1.闪烁性 　颤抖性 　悸动性 　搏动性 　鞭打性 　猛捶性 2.奔跳性 　电掣性 　闪射性 3.针刺性 　锥入性 　钻通性 　戳刺性 　刀搅性 4.锐利性 　切割性 　撕裂性 5.拧捏性 　扼压性 　咬样 　绞样 　碾样 6.扯样 　拉样 　扭样 7.热辣样 　灼样 　烫样 　烙焦样 8.麻刺感 　痒感 　烈痛 　蜇伤痛 9.钝痛 　疮疡痛 　伤痛 　酸痛 　深重痛 10.触痛 　绷紧痛 　锉痛 　开裂痛	11.劳累 　精疲力竭 12.病恹 　气闷 13.胆怯 　惊骇 　吓坏了 14.惩罚的 　虐待的 　残暴的 　恶毒的 　宰杀的 15.苦恼的 　眩目的 16.烦扰的 　忧虑的 　悲伤的 　渴望的 　受不了的 17.播散的 　放射的 　穿入的 　刻骨的 18.箍紧的 　麻木的 　拉割的 　挤压的 　撕碎的 19.凉的 　冰的 　冰结的 20.烦恼不已 　厌恶 　折磨 　折磨 　PPI 0.无痛 1.轻微 2.不适 3.痛苦 4.可怕 5.极度	短暂 片刻 瞬变	节律性 周期性 间歇性	持续性 稳定性 经常性

疼痛在何处？

I=内部　　　E=外部

评述

1~10 为感觉,11~15 为情感,16 为评估,17~20 为杂
类,PRI 为疼痛分级指数,PPI 为目前疼痛强度

表 3-2　马克盖尔疼痛调查表的总体评级法的举例

	感觉	指数	情绪	指数	评估	指数
	1.闪烁性	1	11.劳累	1	16.烦忧的	1
	颤抖性	2	精疲力竭	2	忧虑的	2
	悸动性	3			悲伤的	3
	搏动性	4			渴望的	4
	鞭打性	5			受不了的	5
	猛锤性	6				
亚小组评级		3/6＝0.50		1/2＝0.50		1/5＝0.20
	4.锐利性	1	14.惩罚的	1		
	切割性	2	虐待的	2		
	撕裂性	3	残暴的	3		
	恶毒的	4				

续表

	感觉	指数	情绪	指数	评估	指数
	宰杀的	5				
亚小组评级		3/3＝1.00		2/5＝0.40		
	7.热辣样	1				
	灼样	2				
	烫样	3				
	烙焦样	4				
亚小组评级		1/4＝0.25				
亚小组总分		1.75		0.90		0.20
小组 PRI		$\frac{1.75}{10}=0.175$		$\frac{0.90}{5}=0.18$		$\frac{0.20}{1}=0.20$
总评级			$\frac{0.175+0.18+0.20}{3}=0.185$			

注:PRI 为疼痛分级指数

表 3-3　上海医科大学华山医院麻醉科所设计的疼痛缓解程度评价表

姓名＿＿＿　性别:男、女　年龄＿＿＿　日期＿＿＿年＿＿＿月＿＿＿日　编号＿＿＿

病员同志:

下表是请你对自己的疼痛作一评价,横线表示时间,从早上 6 点到第 2 天早晨 6 点,每格代表 1 小时,纵线表示疼痛程度,以原来疼痛作为 100％,将现在的疼痛与其作比较,如增加则为大于 100％,如减轻 20％,则为 80％,依次类推,每小时记录 1 次,并且,请把用药情况记录下来。

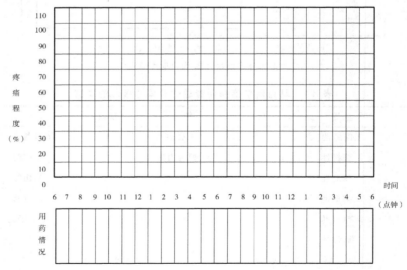

5.疼痛的监护

疼痛的监护包括心跳、呼吸、局部肌肉紧张度、掌心出汗、血浆皮质醇水平等指标,其他如表情、体位、儿童哭闹等也可间接了解疼痛的程度。

另外,学者们还研制了评估疼痛的仪器,以记录疼痛的感觉和情感的尺度及对生活的影响。

尽管方法很多,但至今仍未找到理想的客观评估疼痛的仪器和方法。

护士对疼痛患者管理的重要步骤是对病史的收集,其主要内容如下:①疼痛的部位。②疼痛的程度,让患者自己描述。③疼痛的性质,即疼痛感觉像什么。④疼痛的频率和持续的时间。⑤加重或缓解的有关因素。⑥疼痛对生活的影响。⑦以前和现在缓解疼痛的方法。⑧当前患者的期望是什么。通过以上诸项调查,可较全面了解疼痛的原因,从而正确评估疼痛的程度,制定控制疼痛的措施。

(三)小儿疼痛的评估

对小儿疼痛性质和强度的客观评估是一个难题。婴儿尚未有直接表达疼痛的能力,较大儿童有口述表达的能力,但他们的词汇量是随着年龄增长而积累的。由于背景不同,所用的词汇也不同,所以医护人员一般并不信赖儿童的口述,而依赖小儿行为的表现。

1.行为评估法

对婴儿疼痛的评估,目前只限于急性疼痛,如声音的表达包括尖叫声、哭声的强度、时间、哭周期的数目、频率、音调、曲调等作为疼痛程度的标志。婴儿哭声的 11 个声学特性可被鉴别出来。哭声的长度及发音可用于预测哭的类型,如冷热、饥饿、疼痛。面部表情是婴儿对伤害性刺激的先天性反应,"鉴别面部活动的系统"将面部分为三个区域,即前额及眉头、眼及鼻脊、嘴等;有 9 种面部表情,即眉收紧、鼻唇沟加深、双唇张开、嘴垂直拉开(唇角拉紧、下巴明显下拉)、嘴水平拉大、嗷嘴、舌拉紧(舌呈高耸的杯状,舌边紧锐)及下巴抖动。身体部位分为上身、手臂及双腿。疼痛动作如上身的僵硬、回缩、四肢的猛烈移动和护卫。

2.生理学的痛测试

疼痛时呼吸频率及心率增加,手掌出汗被看作焦虑的标志。

3.疼痛评估法

(1)推测式方法:此法特别适合于年龄较小的儿童。①颜色选择法。Stewart 最初让小儿从 7 种颜色中选择一种代表疼痛,红、黑、紫等被选为疼痛的标志,以后采用很多组的不同直径的同心圆,以红色代表疼痛、黑色代表情绪,直径长度代表强度。②Hester 的扑克牌方法。0～4 选择的扑克牌以代表不同程度的疼痛,让小儿选择以表示所受痛苦的程度。

(2)直接自报法:包括口述自报、面谈、视觉模拟评分法及各种间距度量法,如表达情绪的面部变化。①口头描述法。儿童的口述难免带有偏见,或夸张,或缩小,应配合仔细观察。根据口述,了解疼痛性质、强度、部位、高峰期、持续时间等。②面谈。面谈有独特的作用,可以了解很多信息,包括疼痛原因,环境的或内源性的疼痛激化因素,家庭成员或朋友的反应,患儿对治疗的态度和祈求。③Jeans 及 Gorden 的画图法。要求 54 名 3～13 岁的健康儿童画出他们自己想象中和经历中的关于疼痛的图画。画后,和儿童们面谈,了解他们以往的疼痛经历、痛的字汇、痛的言语及应付痛的能力。根据图的内容、所用的颜色、类型、痛的来源(自伤或他伤)及意向(意外的或意料的),将图画编码。患儿画出一人或身体的一部分,选择红色或黑色代表疼痛程度,然后根据编码评分。

三、疼痛的护理措施

控制疼痛的方法很多,归纳起来主要是药物治疗、手术治疗及心理行为的治疗。

(一)疼痛护理的要点

(1)护士首先要有同情心,用亲切和蔼的态度对待患者,表现出对患者痛苦的充分理解。国外曾报道一组癌症患者通过护士及家属的鼓励,96%获得止痛效果,一般的止痛方法可能产生80%以上的效果。

(2)保持病室环境安静,尽量减少噪音,使患者充分休息。避免对患者的一切恶性刺激。在进行护理工作时,动作要轻柔,避免粗暴操作,减少疼痛刺激。

(二)药物止痛

1. 常用的止痛药物

(1)抗胆碱能药:用以解痉止痛,对各种平滑肌痉挛如肠绞痛有明显效果,常用药有颠茄片、颠茄合剂、溴苯胺太林、阿托品等,服后可出现口干舌燥。

(2)解热镇痛药:用以抗风湿性解热镇痛药治疗头痛、风湿性神经痛等,常用药有阿司匹林、水杨酸钠等。

(3)镇痛药:如阿片、吗啡、可卡因、哌替啶等为全身性止痛剂,有镇痛、镇静、解痉作用,多用于严重疼痛患者,但有成瘾性。

(4)非麻醉性镇痛药:这类药物对肌肉、韧带、骨关节的疼痛有效,对内脏疼痛则无效。

(5)麻醉性镇痛药:此类药物对癌症性疼痛最有效,由于会产生耐药性与成瘾性,故倾向于作为最后的治疗手段。但深部的绞痛和胀痛,任何部位剧烈的锐痛,有时必须注射麻醉性镇痛药。针对晚期癌症患者的剧烈疼痛使用麻醉性镇痛药缓解疼痛时,不宜迟延,因为药物成瘾并不重要,最后阶段应尽一切可能让患者感到舒适。

只有依据疼痛的不同原因,选用恰当的止痛药物,采用适当的给药途径,才能获得止痛效果。

2. 给药方法

(1)经口给药:口服止痛药是最常见的方法,患者也易接受。如阿司匹林、吲哚美辛等,由于对胃肠道黏膜有一定的损伤,临床应用受到一定限制。近年来文献报道了对慢性癌痛采用布洛芬与美沙酮痛合用取得了良好效果。

口服吗啡制剂控制癌痛已沿用多年,过去每4小时给药一次较为麻烦。多年来研究者们试图研制长效口服吗啡制剂,以克服上述剂型的缺点。近来应用控制释放硫酸吗啡片剂治疗晚期癌痛取得了较好的临床效果。

关于给药时间,以往习惯于疼痛时给药,近来研究发现,定时给药血清中浓度较稳定,止痛效果较好,同时用药总量还会减少。但不能千篇一律,如病情加重超出定时给药控制疼痛的效力时,则按需要给药更为适宜。也有一些人喜欢疼痛开始时给药。制定治疗方案时,要依据患者的意愿及影响止痛成败的各种因素做出选择。

(2)经胃肠外给药:当大量口服止痛药不能控制疼痛,或有严重的胃肠道反应如恶心、呕吐等不良反应时,需采用胃肠道外给药途径。①连续皮下输入麻醉剂。安全性和效果较好,深受患者欢迎,现已为普遍采用。②静脉给药患者自控止疼(PCA)。用一个计数电子仪控制的注药泵——微泵,由患者或患者家属控制,在患者疼痛时给予一定剂量的止痛药物。可以提供麻醉剂的剂量、增减范围和估计两剂量的间隔最短时间及提供一个稳定的注药间隔周期。优点是能较好地控制疼痛,减少止痛药用量及不良反应,并提供患者独立地管理止痛药的机会,对改善肺功能和减少术后并发症也有帮助。适用于不同的临床病例,包括7岁以上的儿童,已日趋广泛地应用于临床。早年用于手术后止痛,近来,这一技术广泛用于意识正常而没有阿片类药物成瘾的各种癌痛患者,其安全性和止痛效果是可靠的,在使用PCA泵时应注意要有完整的医疗记录:医嘱记录、护理计划、疼痛管理计划、护理记录和医疗记录等。此外,所有医护人员都要知道患者正在实施的疼痛管理情况,有的医院是在患者的门上或病历上贴上带有 PCA 标志的标签,提示护理人员做好患者的疼痛管理工作。③硬膜外镇痛法(epidural inducing analgesia,EIA)。经硬膜外导管通过人工或可控性微泵持续给小剂量止痛药,方法简便有效,尤其适用于长期疼痛患者。a.特点:提供持久的止痛效果,降低麻醉镇痛剂用量。b.不良反应:呼吸抑制、血压降低及小腿水肿,一般呼吸抑制的危险性存在于中断给药后 6～24 小时。c.减少呼吸抑制发生率可采用以下措施:高龄全身情况差者减量;避免与其他镇痛方法联合使用;注意呼吸类型。据报道,通过静脉、肌肉、吸入等途径的中枢性镇痛与通过硬膜外腔等途径的局部镇痛比较,后者效果更佳,不影响意识,无成瘾。

(三)针刺和刺激镇痛

1.针刺

这是一种值得推广的安全、简便、经济、有效的止痛方法。针刺镇痛是用特制的不锈钢针刺入机体一定的穴位来解除疼痛的一种方法。有时也采用电针刺激。经大量的临床试验和观察研究表明,针刺利用可控制的低振幅频率的电流刺激局部组织,或兴奋深部组织包括肌肉在内的牵张、压力等多种感受器,通过各种传入神经纤维将信息传入中枢神经系统,在中枢神经系统的各级水平阻遏或调制伤害性信号的传递和感受。电针的传入冲动主要进入中枢神经系统,激活内源性阿片肽镇痛系统、非阿片肽镇痛系统和经典递质系统而达到镇痛效果。

2.经皮肤电刺激神经

这是根据痛觉产生的闸门控制学说和电针镇痛而发展起来的一种方法。这种方法常被用于慢性疼痛,刺激电极可放在某些穴位、疼痛部位或邻近关节。其镇痛范围限于同一脊髓节段或同神经支配区。根据刺激脉冲的频率及强度不同,其作用机制也不尽相同,低频低强度刺激可兴奋神经干中粗的神经纤维。在脊髓水平,粗神经纤维的冲动可抑制细神经纤维或中间神经元对痛觉信号的向上传递。如果刺激较强,则可激活脑内源性镇痛系统,通过下行抑制作用抑制痛觉信息在脊髓的传递。

3.表皮刺激止痛法

冷、温湿敷法,可使神经末梢的敏感性降低而减轻疼痛。

涂薄荷脑软膏止痛法止痛的原理尚不清楚。用法:取薄荷脑软膏(如清凉油)涂在疼痛部位附近。对疼痛不易触及的"内在疼"可用以上方法或用按摩七星针敲打刺激对侧皮肤以达到止痛的目的。

4.脑刺激镇痛

在脑内某些核团如中脑水管周围灰质、下丘脑、尾核等埋藏电极,电刺激这些部位可控制癌症患者的顽痛。

(四)常用的疼痛护理措施

1.松弛

这种方法是通过各种放松训练,使患者在精神上和肉体上从应激中释放出来。放松训练包括生物反馈,进行性肌肉松弛、深呼吸等。最简单的松弛性动作,如叹气、打呵欠、腹式呼吸等。

2.想象

想象是现实和幻想在精神上的表现。它不仅包括精神上的画面,而且也包括听觉、触觉、嗅觉、味觉及运动的再现。想象包括会话式的、简单的症状替换、标准想象技术、系统的个体想象技术等。

3.分散注意力

引导患者注意其他事物,"忽视"疼痛感觉,从而提高患者疼痛阈值以减轻疼痛。这种方法能提高对痛的耐受力,但不能去除疼痛,只可短期应用。分散注意力,采用的方法:当患者疼痛很轻时,可讲述患者感兴趣的故事;选放患者喜欢的音乐,播放快速高音调的音乐,嘱患者边听边随节奏打拍并闭目,疼痛减轻时音量放小;缓慢有节奏的呼吸,嘱患者眼睛注意室内前方物体,进行深慢吸气与缓慢呼出,继续慢吸慢呼并数数,闭目想象空气缓慢进肺或意想眼前是海滨和绿色原野。

4.催眠

这是在有意识的状态下,由催眠师所执行的通过强化暗示改变意识状态而使行为改变的一种方法。

催眠状态是一种注意力或精神高度集中的状态,可产生多种效果。许多研究都证实催眠术对抑制疼痛十分有效,但其神经生理学基础尚不清楚。

5.音乐

选择适当的音乐,使患者放松,不仅能改善患者的疼痛,而且对克服焦虑也有效。

6.幽默

有人报道,对某些患者来说,大笑 10 分钟后,患者的疼痛可缓解 2 小时。

7.按摩

皮肤和皮下组织施以不同程度的按压,能松弛肌肉,改善循环,以减轻疼痛。

8.气功

剧烈疼痛时可先用镇痛剂,待疼痛缓解后再练功。练功可使镇痛时间延长,防止疼痛再发生。众所周知,应用药物止痛,与病因治疗无关。而气功止痛通过唤起机体的自然治愈能力,有可能达到病因治疗,使机体处于良好的内环境状态,这是气功控制疼痛的优点所在。目前,气功止痛的机制尚不清楚。

9.心理疗法

(1)生物反馈疗法:通过机器让患者本人感觉到自主神经系统反应(血压、脉搏、体温、肌电图),通过附加自发反应条件用意志控制这些功能。自我催眠疗法可减轻疼痛的感觉和苦恼,其内容是同疼痛作斗争,好像疼痛从伤口出来而消失。

(2)图像法:通过交谈制成图像以提供患者控制疼痛的感觉。Doake 初次报道了图像法可减少止痛药的使用剂量并减轻疼痛。

四、癌症疼痛的护理

疼痛是癌症患者最主要的症状之一。世界上每天有 350 万例以上的癌症患者忍受着疼痛的折磨。一般癌症的疼痛率占 53%,晚期癌症则高达 91%。根据研究,疼痛发生率最高的是骨癌和口腔癌,为 80%～90%;其次是肝癌、泌尿系统癌肿、乳腺癌、肺癌等;发生最低的是白血病,仅占 5%。老年患者癌症出现的疼痛在程度上可能稍轻,但疼痛仍是晚期癌症患者护理的一项重要内容。世界卫生组织(WHO)近来公布了治疗癌痛的指导原则,强调用药的三个步骤:首先用非麻醉药,如非甾体抗炎药物(NSAIDs);然后用弱麻醉镇痛剂如可卡因;最后选用强麻醉镇痛剂与复合止痛药联用,如吗啡制剂等。

(一)癌性疼痛的护理原则

1.变按需给药为按时给药

对癌性疼痛的治疗,传统的做法多以患者超过忍耐力为给药标准,并有意识地尽可能延长给药间隔时间,以减少止痛药用量,这样不仅不能使患者摆脱疼痛的痛苦,还会提高对疼痛的警觉和恐惧,甚至形成索取更多、更强的止痛药愿望,造成对止痛药的"心理性成瘾"。因此,最好根据药物半衰期按时给药,一般在前次服药效果消失 1 小时前给药为宜。尽可能口服,其次直肠给药,最后才考虑注射。

2.分阶梯复合用药

WHO 建议癌性痛治疗选用镇痛剂必须从弱到强按三个阶梯进行。首选第 1 类非阿片镇痛剂,代表药是阿司匹林,代替药是氨基比林,对于轻、中度疼痛有效。如果止痛不满意,可选用第2 类阿片镇痛剂,代表药是可待因,代替药是右旋丙氧酚。只有效果仍不满意时才选用第 3 类强阿片镇痛剂,代表药是吗啡,代替药有美沙酮、哌替啶等。由于癌性疼痛具有急性和慢性疼痛两种特点,用止痛药可长期安排应付持续性疼痛,并应根据疼痛程度经常变换止痛药,在充分缓解的前提下尽可能减少止痛药用量。实践表明,合理的间隔时间、充足的剂量、科学的搭配药物,应用非麻醉性止痛药可使大多数癌性疼痛缓解。

3.注重心理护理

疼痛患者极为敏感,需要格外关注,不仅需要技术上治疗,也需要情感上的照料。给予疼痛患者心理安慰、鼓励,使其精神上摆脱恐惧感,并教育患者及家属改变对药物不良反应及耐受性的错误认识,使广大的癌症患者从疼痛的痛苦中解脱出来。

(二)麻醉技术控制癌痛

1.神经阻滞

神经阻滞是经皮将局麻药或神经破坏药直接注入神经节、神经干或神经丛及其周围,阻断疼痛传导的一类方法,在晚期癌痛患者中已应用了多年。近年来提倡给早期癌痛患者应用。治疗性神经阻滞常用破坏神经的不可逆的药物,如酚、酒精等。

2.椎管内应用麻醉剂

椎管内应用麻醉剂已有十余年的历史。这项技术是通过导管或泵,连续或间断将药物输入硬膜外或鞘内。这种方法避免了口服给药法和其他方法给药的不良反应,同时还减少了辅助药物的应用。然而,耐药性是影响止痛效果的一个因素。

(三)神经外科技术控制癌痛

神经外科手术已广泛用于治疗癌痛。这些技术近期才应用于临床,手术治疗的目的是在周围神经与中枢神经之间某一点切断传导疼痛的途径。如周围神经切断术、脊髓前侧切断术、脑回切断术等。

（马雪花）

第四节　腹　　泻

腹泻是指排便次数较平时增加,且粪质稀薄、容量及水分增加,并含有异常成分,如未消化的食物、黏液、脓血及脱落的肠黏膜等。腹泻时常伴有腹痛及里急后重。

正常排便次数因人而异,每天 2~3 次或 2~3 天一次。但每天排出水量不应超过 200 mL,粪便成形,不含有异常成分。病程不足 2 个月者为急性腹泻,超过 2 个月者为慢性腹泻。

一、病因与发病机制

每天进入肠道的水分有两个来源：其一为体外摄入，共约 2 500 mL（包括饮水 1 500 mL 及食物中含水约 1 000 mL）；另一来源为消化器官分泌进入肠道的消化液，共约 7 000 mL（包括唾液 1 000 mL、胃液 2 000 mL、胆汁 1 000 mL、胰液 2 000 mL、小肠液 1 000 mL、大肠液 60 mL），二者合计约 9 000 mL。其中绝大部分被重吸收，空肠每天吸收水分约 4 500 mL，回肠吸收约 3 500 mL，结肠吸收约 900 mL。因此，每天从粪便排出的水分为 100～200 mL。当某些原因造成肠道分泌增加、吸收障碍或肠蠕动过快时，即可造成腹泻。但腹泻的发生常不是单一因素所致，有些腹泻是通过几种机制共同作用而产生的，根据发病机制可分为以下几种。

（一）感染性腹泻

造成的机制有二：①毒素，主要由于细菌毒素与肠黏膜上皮细胞的受体结合，使腺苷环化酶活力增强，细胞内 cAMP 增加，使肠黏膜细胞分泌的电解质和水增加。②由于细菌直接侵犯造成肠黏膜的破坏，使肠黏膜无法吸收而造成腹泻，如霍乱、沙门氏菌属感染及葡萄球菌毒素中毒。

（二）渗透性腹泻

由于水溶性物质吸收障碍，使肠腔内渗透压增加，影响水的吸收，肠内容积增大，肠管扩张，肠蠕动加速，从而发生腹泻。引起渗透性腹泻的原因如下。

1.消化不良

消化不良可因胃、胰腺、肝胆系统疾病引起。

（1）胃原性腹泻：如胃大部分切除、空肠吻合术后，食物到达胃内未经充分消化即进入空肠，肠蠕动加快，引起腹泻。其次还可见于萎缩性胃炎等。

（2）胰原性腹泻：见于慢性胰腺炎、胰腺癌等，由于胰腺分泌胰酶减少，食物中蛋白质、脂肪及淀粉的消化发生障碍，未经消化的营养物质不能被吸收而产生腹泻。

（3）肝、胆原性腹泻：常见于肝脏疾病、胆管梗阻等。因胆汁中含有胆盐和胆汁酸，对脂肪的消化和吸收具有重要作用。肝脏疾病时胆盐产生减少，胆管梗阻时胆汁不能进入肠道，皆可导致肠道胆盐缺乏，使脂肪的消化和吸收不良而发生腹泻。

2.吸收不良

吸收不良见于吸收不良综合征，是由于肠道吸收功能障碍所致，口服不易吸收的药物，如硫酸镁、甘露醇、山梨醇等引起的腹泻亦为渗透性腹泻。

（三）分泌性腹泻

此类腹泻乃因肠黏膜不但无法吸收水及电解质，反而不断地分泌水及电解质进入肠道内，这种腹泻即使在没有吃东西时也会发生。例如，心力衰竭、肝硬化门脉高压等，由于肠道静脉压升高，细胞外液容量增大，影响水分吸收也增加水的分泌，因而造成腹泻。另外还有内分泌因素，如类癌瘤释放出的血清素及组胺、儿茶酚胺、前列腺素等物质，亦可造成肠局部血管扩张及肠黏膜的分泌作用。其他胃肠道肿瘤如佐-埃二氏综合征（分泌胃泌素的肿瘤）等也会有此类腹泻。另肠道切除后，尤其是末端回肠切除 100 cm 以上时，会造成原本应在该处吸收的盐类进入大肠，刺激大肠的分泌作用而造成腹泻。

（四）肠运动速度改变造成的腹泻

此类腹泻最常见的是肠敏感综合征，这是因为食物由口至形成粪便需要一定的时间，假使肠道运动速度太快，则水分还未在大肠吸收足够便由肛门排出而形成腹泻。最需注意的是某些时候有肿瘤或粪便堵住直肠时,如未完全堵塞反而会出现腹泻的症状,主要是因为只有水分可由堵住处通过而排出体外。此时给予止泻药物是其禁忌。

(五)假造的腹泻

假造的腹泻指本来无病,却为了逃学、休假等而吃泻药或是在正常大便中加水混合,以达到其特殊目的。

二、临床表现

腹泻可造成脱水、电解质不平衡,如低血钾、低血钠等。低血钾可造成肌肉无力、心律不齐,甚至可因心律失常而死亡。长期腹泻可造成营养不良,血中清蛋白降低,使血中渗透压不足而造成全身性水肿,肛门局部出现溃烂、疼痛。患者感觉食欲缺乏、腹鸣、呃逆、腹痛,可合并发热(感染或脱水热)、失眠、头晕、全身倦怠。腹泻可产生低渗性脱水,即细胞外渗透压低于细胞内,引起细胞外液的水分移向细胞内,严重时导致脑细胞水肿,产生颅高压,表现为头痛、视物模糊、神志不清,甚至抽搐、惊厥、昏迷。

三、护理

(一)护理目标

(1)腹泻所带来的症状减轻或消除。

(2)患者的排便次数及大便性状恢复正常。

(3)维持水、电解质平衡和良好的营养。

(4)药物治疗次数及剂量减少或停止使用。

(5)患者能说出日常生活中导致腹泻的原因、诱因及预防方法。

(6)患者能够描述腹泻时的自我照顾方法,如饮食、饮水、药物等。

(二)护理措施

1.休息

创造舒适安静的环境,避免紧张性刺激,保持身体用物及床单位的整洁、舒适,频繁腹泻、全身症状明显者应卧床休息,腹部应予保暖,以使肠蠕动减少。腹泻症状减轻后可适当运动。

2.病情观察与标本采集

严密观察生命体征变化,注意皮肤弹性、排便情况如大便次数、间隔时间、量、气味、性状等,及伴随症状如发热、恶心、呕吐、腹痛、腹胀等情况,以提供病情依据。及时采集各项检验标本如大便标本做常规、潜血及培养,采集标本时应注意不要放过那些有追踪病原菌价值的脓血便、红白冻状便等,并注意及时送检。

3.补液治疗

遵医嘱给予补液治疗和药物治疗,并观察排便情况,评估药物治疗效果。

4.肛门周围皮肤的护理

频繁的排便易造成肛门周围的皮肤擦伤而引起感染,应指导患者及家属便后用软纸轻拭并用温水清洗。有脱肛者可用手隔以消毒纱布轻揉局部,以助肠管还纳。每天用 1∶5 000 PP 粉水坐浴,肛周局部涂以无菌凡士林或其他无菌油膏,保持清洁,保护局部皮肤。

5.饮食护理

(1)严重腹泻者应禁食,以后按医嘱做渐进式饮食治疗(禁食→流质饮食→半流质饮食→普通饮食）。

（2）轻症者宜摄取高蛋白、高热量、低脂、少纤维素、易消化的流质、半流质饮食，如能适应可逐渐增加食量，对食欲差者应鼓励进食。

（3）避免过冷、过热及易产气的食物。

6.心理护理

避免精神紧张、烦躁，耐心细致地给患者讲述疾病的发展、治疗及转归过程，以减轻患者的思想负担，对假造腹泻者予以疏导并矫正其行为。

7.穴位按压

取内关、公孙做穴位按压30～50次（2～3分钟），通常可协助改善症状。内关位于前臂掌侧桡尺骨之间腕关节以上2寸，公孙位于第一跖骨基底部前下缘处。

8.健康教育

告诉患者饮食水不洁、机体抵抗力低下等都是导致腹泻的原因和诱因。指导患者及家属注意饮食卫生，如食物要洗净、煮熟；在夏秋季节，煮熟的食物不宜放置过久，食用前要再加热，生、熟食分开加工。便后及进食前要洗手等。同时，要注意吃易消化、少渣、少纤维素、低油脂的食物，如稀饭、牛奶、豆浆、豆腐等，多饮水。腹泻时暂不吃冷食、冷饮、水果。禁食酒类、油炸食物及刺激性调料等。

指导患者遵医嘱按时、按量用药，疗程足够，治疗彻底，并说明中断治疗的危害，治疗不彻底或转变成慢性腹泻，会影响今后的工作、学习和生活。只有当患者具备了有关知识才能提高自我护理能力，有利于腹泻的治愈。

（刘　梅）

第五节　大便失禁

一、概述

大便失禁（FI）是指反复发生的不能随意控制大便和气体，且症状持续至少3个月的情况。包括被动性大便失禁（患者无意识的粪便外漏）、急迫性大便失禁（患者有意识但主观无法控制）。大便失禁是排便功能紊乱的一种，虽然不直接致命，但能造成患者身体和精神上的痛苦，甚至可导致人格改变。临床上对于神经发育尚未健全、偶然出现稀便和气体失控、肛门仅有黏液溢出或肛肠术后近期肛门不洁的情况，均不视为大便失禁。

二、临床表现

大便失禁的临床表现为不能自主控制排泄粪便和气体，导致会阴部经常潮湿，粪便污染衣裤。完全失禁时，粪便可随时自行流出；咳嗽、走路、下蹲及睡眠时，常有粪便、黏液从肛门外流，肛门周围潮湿、糜烂、瘙痒或肛周皮肤呈湿疹样改变。不完全失禁时，虽能控制干便，但对稀便不能控制，只有集中精力控制肛门才可使粪便不流出。

大便失禁有不同病因和不同程度，因此临床表现也各有不同。有些患者的表现被主要病变所掩盖，如脑外伤和脑血管意外患者，神志不清，粪便溺床，人们多集中注意对脑部情况的处理。

先天性巨结肠患者主要表现为大便秘结、腹胀和腹部极度膨隆等。由于大量粪便充塞结肠,使结、直肠协调作用失控,加之肠壁神经缺如、硬粪嵌塞直肠等因素,患者会出现肛门失禁,粪水从硬粪旁漏出。在常见的肛门直肠手术后并发肛门失禁的患者中,有些患者症状较轻,主诉腹泻时稀便不能控制,患者主诉会阴部常有黏液和粪便沾染、粪便不能随意控制或夜间不能控制、排气时有漏粪等不同程度的大便失控表现。

大便失禁应与急性菌痢、急性肠炎等腹泻患者偶尔出现的大便失控相鉴别,这些患者的大便多数情况下能随意控制,并且多有腹痛及脓血便或水样便,经对症治疗后,随着腹泻症状的缓解、大便成形,偶发的大便失禁会消失。

三、分类

(一)按临床表现分类

1.被动性大便失禁

患者无知觉时漏粪,通常与内括约肌功能障碍和最大肛管静息压降低有关。

2.急迫性大便失禁

患者表现为便急、不能延迟排便,通常与外括约肌功能障碍或外括约肌压力不能对抗的、过分强烈的肠道收缩有关。

肌源性损害根据每个患者内括约肌和外括约肌的损害程度可表现为单纯的被动性或急迫性大便失禁,也可表现为二者混合存在。肠源性损害则表现为急迫性大便失禁,但是功能性损坏与肛瘘、直肠脱垂、遗便和智力障碍导致的大便失禁,表现为被动性大便失禁。

(二)按失禁程度分类

1.完全性失禁

不能控制干便、稀便和气体,粪便不自主地流出肛门。当咳嗽、走路、下蹲、睡眠时都有粪便和肠液流出,污染衣裤和被褥。

2.不完全性失禁

能控制干便,不能控制稀便和气体。

(三)在儿童中的分类

1.真性大便失禁

由于先天性生理缺陷及手术等因素,患儿出现部分或完全排便感觉缺失,基本不能自主控制排便,保守治疗不能改善排便状况。

2.假性大便失禁

假性大便失禁也称非器质性大便失禁,属功能性大便失禁范畴,包括两种类型:①功能性粪便潴留(FFR),有2/3以上的大便失禁患儿有便秘史;②非潴留性大便失禁(FNFI),也称情绪性大便失禁,此类患儿无便秘现象,多数受心理行为因素影响,常发生于愤怒、抑郁时。由于此类大便失禁患儿未表现出生理功能异常,故常被家长忽视而延误最佳治疗时机。

四、护理策略

(一)调整生活方式

1.排便训练

恢复正常的排便习惯是大便失禁治疗的关键。指导患者定时、规律排便,及时排空肠道。强调及时如厕的重要性,提供便利的如厕条件。指导患者记录饮食和排便情况,排便训练普遍适用于存在粪便潴留的假性大便失禁。通过正确合理的排便训练可尽快恢复肛门直肠环的功能,锻炼肠道储便能力,逐渐在大脑皮层形成定时排便的兴奋性和加强盆底肌力量。嘱患者尽量每天早餐后排便,因为早餐后容易引起胃-结肠反射,此时训练排便,易建立条件反射。在训练过程中尽可能让患者蹲位排便,因为蹲位排便时肛管直肠角增大,更利于粪便通过。训练过程中要避免久蹲久坐,以每天去厕所蹲20分钟左右为宜,逐渐建立定时排便的习惯。排便时尽量不要分散注意力,如看书、看报等均不利于排便反射的连续性,反而降低排便训练效果。建议患者每天记排便日记,能更直观准确地监测患者排便功能的改善情况。

2.饮食指导

指导患者记录饮食和排便情况,寻找与疾病有关的饮食因素。

避免可诱发腹泻或大便失禁的食物,增加膳食纤维的摄入。美国结直肠外科医师协会推荐的膳食纤维摄入量为 25～30 g/d;腹泻患者在增加膳食纤维摄入的同时需限制饮水。对乳糖或果糖不耐受者,应减少相关食物的摄入。咖啡因可增加结肠运动、促进胃-结肠反射、增加小肠液分泌,因此,减少咖啡因摄入(尤其是饭后)可减轻餐后排便急迫感和腹泻。高纤维素食物包括麦麸、玉米、燕麦、韭菜、芹菜、苦瓜、红薯、水果(香蕉、去皮苹果含有鞣酸成分,应除外)等,此类食物可使大便维持一定的体积并成形,刺激肠蠕动,有助于恢复肠道功能,加强排便的规律性,有效地改善大便失禁状况。忌食碳酸饮料、浓茶及辛辣刺激性饮食,少食荤腥厚味的食物。

(二)皮肤护理

大便失禁患者多有会阴部、骶尾部、肛周皮肤炎症,因此需做好肛周皮肤护理。水样便或稀烂便,易造成肛周皮肤发红、水肿、溃烂。应指导患者及其家属及时处理粪便,轻柔的会阴部清洗,皮肤的保湿,保护剂的使用,可以有效预防和治疗会阴部皮炎。使用辅助器具收集粪便,如吸收型产品、收集型产品、引流装置等措施,更好地管理粪便,减少粪便对皮肤的刺激。

(三)心理指导

心理干预对意识清醒的大便失禁患者非常重要。由于大便失禁患者可能会感到自卑,加之有的家属会表现出嫌恶,可能使患者变得敏感多疑,可能逐渐发展为焦虑、抑郁甚至绝望。心理支持可增强患者及其家属的信心,引导他们正确面对疾病,缓解心灵上的痛苦。大部分患者存在心理障碍,导致社会适应能力下降。应给予患者心理支持治疗,强调大便失禁的可治愈性,鼓励患者主动交流感受,回归社会。

(四)盆底肌功能训练

有效的盆底肌功能训练能够使患者的排便自控能力得到不同程度的改善,提高了患者的生活质量。

对于无条件进行生物反馈训练的患者,可选择盆底肌功能训练。第1次的训练由医护人员戴上无菌手套,将适量的石蜡油涂在示范的手指上,然后轻轻地将手指插入患者的肛门,同时让患者收缩附近的盆底肌肌肉群,要感觉到肌肉的收缩比较有力量,让患者每次至少持续10秒。确保患者掌握正确方法之后,让其每天锻炼4次,依次是早上、中午、傍晚以及入睡之前各1次,每次进行10下。加强盆底肌肉力量的生物反馈训练,提升肛门收缩盆底肌群时加紧双臂,但不影响呼吸,避免增加腹压。不管站立或卧位,每次有便意时立即反应为收缩肛门,并要求持续10秒,不要急于上卫生间。

(毛 旭)

第四章　神经内科护理

第一节　面神经炎

一、概念和特点

面神经炎是由茎乳孔内面神经非特异性炎症所致的周围性面瘫，又称为特发性面神经麻痹，或称贝尔麻痹，是一种最常见的面神经瘫痪疾病。

二、病理生理

其早期病理改变主要为神经水肿和脱髓鞘病变，严重者可出现轴突变性，以茎乳孔和面神经管内部分尤为显著。

三、病因与诱因

面神经炎的病因尚未完全阐明。受凉、感染、中耳炎、茎乳孔周围水肿及面神经在面神经管出口处受压、缺血、水肿等均可引起发病。

四、临床表现

（1）本病任何年龄、任何季节均可发病，男性比女性略多。一般为急性发病，常于数小时或1～3天症状达到高峰。

（2）主要表现为一侧面部表情肌瘫痪，额纹消失，不能皱额蹙眉；眼裂闭合不能或闭合不完全；病侧鼻唇沟变浅，口角歪向健侧（露齿时更明显）；吹口哨及鼓腮不能等。

（3）病初可有侧耳后麻痹或下颌角后疼痛。少数人可有茎乳孔附近及乳突压痛。面神经病变在中耳鼓室段者可出现说话时回响过度和病侧舌前2/3味觉缺失。影响膝状神经节者，除上述表现外，还出现病侧乳突部疼痛，耳郭与外耳道感觉减退，外耳道或鼓膜出现疱疹，称为Hunt综合征。

五、辅助检查

面神经传导检查对早期（起病5～7天）完全瘫痪者的预后判断是一项有用的检查方法，肌电图(EMG)检查表现为病侧诱发的肌电动作电位 M 波波幅明显下降,如为正常的 30% 或以上者,则可望在 2 月内完全恢复。如为 10%～29% 者则需要 2～8 月才能恢复,且有一定程度的并发症;如仅为 10% 以下者则需要 6～12 月才有可能恢复,并常伴有并发症(面肌痉挛等);如病后 10 天内出现失神经电位,恢复时间将延长。

六、治疗

改善局部血液循环,减轻面部神经水肿,促使功能恢复。

(1)急性期应尽早使用糖皮质激素,可用泼尼松 30 mg 口服,1 次/天,或地塞米松静脉滴注 10 mg/d,疗程 1 周左右,并用大剂量维生素 B_1、维生素 B_{12} 肌内注射,还可以采用红外线照射或超短波透热疗法。若为带状疱疹引起者,可口服阿昔洛韦 7～10 天。眼裂不能闭合者,可根据情况使用眼膏、眼罩,或缝合眼睑以保护角膜。

(2)恢复期可进行面肌的被动或主动运动训练,也可采用碘离子透入理疗、针灸、高压氧等治疗。

(3)2～3 个月后,对自愈较差的高危患者可行面神经减压手术,以争取恢复的机会。发病后 1 年以上仍未恢复者,可考虑整容手术或面-舌下神经或面-副神经吻合术。

七、护理评估

(一)一般评估

1.生命体征

一般无特殊。体温升高常见于感染。

2.患者的主诉

(1)诱因:发病前有无受凉、感染、中耳炎。

(2)发作症状:发作时有无侧耳后麻痹或下颌角后疼痛,一侧面部表情肌瘫痪,额纹消失,不能皱额蹙眉;眼裂闭合不能或闭合不完全;病侧鼻唇沟变浅,口角歪向健侧(露齿时更明显);不能吹口哨及鼓腮。

(3)发病形式:是否急性发病,持续时间,症状的部位、范围、性质、严重程度等。

(4)既往检查、治疗经过及效果,是否有遵医嘱治疗。目前情况包括使用药物的名称、剂量、用法和有无不良反应。

3.其他

体重与身高(BMI)、体位、皮肤黏膜、饮食状况及排便情况的评估和/或记录结果。口腔卫生评估:评估患者的口腔卫生清洁程度,患侧脸颊是否留有食物残渣。疼痛的评估:使用口诉言词评分法、数字等级评定量表、面部表情测量图对疼痛程度、疼痛控制及疼痛不良作用的评估。

(二)身体评估

1.头颈部

(1)外观评估:患侧额皱纹是否浅,眼裂是否增宽。鼻唇沟是否浅,口角是否低,口是否向健侧歪斜。

(2)运动评估:让患者做皱额、闭眼、吹哨、露齿、鼓气动作,比较两侧是否相等。

(3)味觉评估:让患者伸舌,检查者以棉签或毛笔蘸少许试液(醋、盐、糖等),轻擦于舌的前部,如有味觉可以手指预定符号表示,不能伸舌和讲话。先试可疑一侧再试健侧。每种味觉试验完毕时,需用温水漱口,一般舌尖对甜、咸味最敏感,舌后部对酸味最敏感。

2.胸部

无特殊。

3.腹部

无特殊。

4.四肢

无特殊。

（三）心理-社会评估

（1）了解患者对疾病知识（特别是预后）的了解。

（2）观察患者有无心理异常的表现,患者面部肌肉出现瘫痪,自身形象改变,容易导致其焦虑和急躁的情绪。

（3）了解其患者家庭经济状况,家属及社会支持程度。

（四）辅助检查结果的评估

1.常规检查

一般无特殊,注意监测体温、血常规有无异常。

2.面神经传导检查

评估患者面神经传导功能检查有无异常。

（五）常用药物治疗效果的评估

以糖皮质激素为主要用药。

（1）服用药物的具体情况:是否餐后服用,主要剂型、剂量与持续用药时间。

（2）胃肠道反应评估:这是口服糖皮质激素最常见的不良反应,主要表现为上腹痛、恶心及呕吐等。

（3）出血评估:糖皮质激素可诱发或加剧胃和十二指肠溃疡的发生,严重时引起出血甚至穿孔。患者服药期间,应定期检测血常规和异常出血的情况。

（4）体温变化及其相关感染灶的表现:糖皮质激素对机体免疫反应有多个环节的抑制作用,削弱机体的抵抗力。容易诱发各种感染的发生,尤其是上呼吸道、泌尿道、皮肤（含肛周）的感染。

（5）神经、精神症状的评估:小剂量糖皮质激素可引起精神欣快感,而大剂量则出现兴奋、多语、烦躁不安、失眠、注意力不集中和易激动等精神症状,少数尚可出现幻觉、谵妄、昏睡等症状,也有企图自杀者,这种精神失常可迅速恶化。

八、主要护理诊断/问题

（1）身体意象紊乱:与面神经麻痹所致口角歪斜等有关。

（2）疼痛:下颌角或乳突部疼痛,与面神经病变累及膝状神经节有关。

九、护理措施

（一）心理护理

患者突然出现面部肌肉瘫痪,自身形象改变,害怕遇见熟人,不敢出现在公共场所。容易导致焦虑、急躁情绪。应观察有无心理异常的表现,鼓励患者表达对面部形象改变后的心理感受和对疾病预后担心的真实想法;告诉患者本病大多预后良好,并介绍治愈病例,指导克服焦躁情绪和害羞心理,正确对待疾病,积极配合治疗;同时护士在与患者谈话时应语言柔和、态度和蔼亲切,避免任何伤害患者自尊的言行。

(二)休息与修饰指导

急性期注意休息,防风、防寒,尤其患侧耳后茎乳孔周围应予保护,预防诱发。外出时可戴口罩,系围巾,或使用其他改善自身形象的恰当修饰。

(三)饮食护理

选择清淡饮食,避免粗糙、干硬、辛辣食物,有味觉障碍的患者应注意食物的冷热度,以防烫伤口腔黏膜;指导患者饭后及时漱口,清除口腔患侧滞留食物,保持口腔清洁,预防口腔感染。

(四)预防眼部并发症

眼睑不能闭合或闭合不全者予以眼罩、眼镜遮挡及点眼药等保护,防止角膜炎、溃疡。

(五)功能训练

指导患者尽早开始面肌的主动运动与被动运动。只要患侧面部能运动,就应进行面肌功能训练,可对着镜子做皱眉、举额、闭眼、露齿、鼓腮和吹口哨等运动,每天数次,每次5～15分钟,并辅以面肌按摩,以促进早日康复。

(六)就诊指标

受凉、感染、中耳炎后出现一侧面部表情肌瘫痪,额纹消失,不能皱额蹙眉;眼裂闭合不能或闭合不完全;病侧鼻唇沟变浅,口角歪向健侧(露齿时更明显);不能吹口哨及鼓腮及侧耳后麻痹或下颌角后疼痛,及时就医。

十、护理效果评价

(1)患者能够正确对待疾病,积极配合治疗。

(2)患者能够掌握相关疾病知识,做好外出的自我防护。

(3)患者口腔清洁舒适,无口腔异物、异味及口臭,无烫伤。

(4)患者无角膜炎、溃疡的发生。

(5)患者积极参与康复锻炼,坚持自我面肌功能训练。

(6)患者对治疗效果满意。

(许 淼)

第二节　三叉神经痛

一、概念和特点

三叉神经痛是一种原因未明的三叉神经分布区内闪电样反复发作的剧痛,不伴三叉神经功能破坏的症状,又称为原发性三叉神经痛。

二、病理生理

三叉神经感觉根切断术活检可见神经节细胞消失、炎症细胞浸润,神经鞘膜不规则增厚、髓鞘瓦解、轴索节段性蜕变、裸露、扭曲、变形等。

三、病因与诱因

原发性三叉神经痛病因尚未完全明了,周围学说认为病变位于半月神经节到脑桥间部分,是由于多种原因引起的压迫所致;中枢学说认为三叉神经痛为一种感觉性癫痫样发作,异常放电部位可能在三叉神经脊束核或脑干。

发病机制迄今仍在探讨之中。较多学者认为是各种原因引起三叉神经局部脱髓鞘产生异位冲动,相邻轴索纤维伪突触形成或产生短路,轻微痛觉刺激通过短路传入中枢,中枢传出冲动亦通过短路传入,如此叠加造成三叉神经痛发作。

四、临床表现

(1)70%～80%的病例发生在 40 岁以上,女性稍多于男性,多为一侧发病。

(2)以面部三叉神经分布区内突发的剧痛为特点,似触电、刀割、火烫样疼痛,以面颊部、上下颌或舌疼痛最明显;口角、鼻翼、颊部和舌等处最敏感,轻触、轻叩即可诱发,故有"触发点"或"扳机点"之称。严重者洗牙、刷牙、谈话、咀嚼都可以诱发,以致不敢做这些动作。发作时患者常常双手紧握拳或握物,或用力按压痛部,或用手擦痛部,以减轻疼痛。因此,患者多出现面部皮肤粗糙、色素沉着、眉毛脱落等现象。

(3)每次发作从数秒至 2 分钟不等。其发作来去突然,间歇期完全正常。

(4)疼痛可固定累及三叉神经的某一分支,尤以第二、三支多见,也可以同时累及两支,同时三支受累者少见。

(5)病程可呈周期性,开始发作次数较少,间歇期长,随着病程进展使发作逐渐频繁,间歇期缩短,甚至整日疼痛不止。本病可以缓解,但极少自愈。

(6)原发性三叉神经痛者神经系统检查无阳性体征。继发性三叉神经疼痛,多伴有其他脑神经及脑干受损的症状及体征。

五、辅助检查

(一)螺旋 CT 检查

螺旋 CT 检查能更好地显示颅底三孔区正常和病理的颅脑组织结构和骨质结构。对于发现和鉴别继发性三叉神经痛的原因及病变范围尤为有效。

(二)MRI 综合成像

快速梯度回波(FFE)加时间飞跃法即 TOF 法技术。它可以同时兼得三叉神经和其周围血管的影像,已作为 MRI 对于三叉神经痛诊断和鉴别诊断的首选检查。

六、治疗

(一)药物治疗

首选卡马西平,开始为 0.1 g,2 次/天,以后每天增加 0.1 g,最大剂量不超过 1.0 g/d。直到疼痛消失,然后再逐渐减量,最小有效维持剂量常为 0.6~0.8 g/d。如卡马西平无效可考虑苯妥英钠 0.1 g 口服3 次/天。如两药无效时可试用氯硝西泮 6~8 mg/d 口服。40%~50%病例可有效控制发作,25%疼痛明显缓解。可同时服用大剂量维生素 B_{12},1 000~2 000 μg,肌内注射,2~3 次/周,4~8 周为 1 个疗程,部分患者可缓解疼痛。

(二)经皮半月神经节射频电凝治疗法

采用射频电凝治疗对大多数患者有效,可缓解疼痛数月至数年。但可致面部感觉异常、角膜炎、复视、咀嚼无力等并发症。

(三)封闭治疗

药物治疗无效者可行三叉神经纯乙醇或甘油封闭治疗。

(四)手术治疗

以上治疗长达数年无效且又能耐受开颅手术者可考虑三叉神经终末支或半月神经节内感觉支切断术,或行微血管减压术。手术治疗虽然止痛疗效良好,但也有可能失败,或产生严重的并发症,术后复发,甚至有生命危险等。因此,只有经过上述几种治疗后仍无效且剧痛难忍者才考虑手术治疗。

七、护理评估

(一)一般评估

1.生命体征

一般无特殊。

2.患者的主诉

患者有无三叉神经痛的临床表现。

3.相关记录

患者神志、年龄、性别、体重、体位、饮食、睡眠、皮肤等记录结果。尤其疼痛的评估,包括对疼痛程度、疼痛控制及疼痛不良作用的评估。主要包括以下 3 个方面。

(1)疼痛强度的单维测量。

(2)疼痛分成感觉强度和不愉快两个维度来测量。

(3)对疼痛经历的感觉、情感及认知评估方面的多维评估。

(二)身体评估

1.头颈部

(1)角膜反射:患者向一侧注视,用捻成细束的棉絮由外向内轻触角膜,反射动作为双侧直接和间接的闭眼活动。角膜反射可以受多种病变的影响。如一侧三叉神经受损造成角膜麻木时,刺激患侧角膜则双侧均无反应,而在做健侧角膜反射时,仍可引起双侧反应。

(2)腭反射:用探针或棉签轻刺软腭弓、咽腭弓边缘,正常时可引起腭帆上提,伴恶心或呕吐反应。当一侧反射消失,表明检查侧三叉神经、舌咽神经和迷走神经损害。

(3)眉间反射:用叩诊锤轻轻叩击两眉之间的部位,可出现两眼轮匝肌收缩和两眼睑闭合。一侧三叉神经及面神经损害,均可使该侧眉间反射减弱或消失。

(4)运动功能的评估:检查时,首先应注意观察患者两侧颞部及颌部是否对称,有无肌萎缩,然后让患者用力反复咬住磨牙,检查时双手掌按触两侧咬肌和颞肌,如肌肉无收缩,或一侧有明显肌收缩减弱,即有判断价值。另外可嘱患者张大口,观察下颌骨是否有偏斜,如有偏斜证明三叉神经运动支受损。

（5）感觉功能的评估：检查时，可用探针轻划（测触感）与轻刺（测痛感）患侧的三叉神经各分布区的皮肤与黏膜，并与健侧相比较。如果痛觉丧失时，需再做温度觉检查，以试管盛冷、热水测试。可用两支玻璃管分盛 0～10 ℃的冷水和 40～50 ℃温水交替地接触患者的皮肤，请其报出"冷"和"热"。

2.胸部

无特殊。

3.腹部

无特殊。

4.四肢

无特殊。

（三）心理-社会评估

1.疾病知识

患者对疾病的性质、过程、防治及预后知识的了解程度。

2.心理状况

了解疾病对其日常生活、学习和工作的影响，患者能否面对现实、适应角色转变，有无人格改变、反应迟钝、记忆力及计算力下降或丧失等精神症状。

3.社会支持系统

了解家庭的组成、经济状况、文化教育背景；家属对患者的关心、支持及对患者所患疾病的认识程度；了解患者的工作单位或医疗保险机构所能承担的帮助和支持情况；患者出院后的继续就医条件，居住地的社区保健资源或继续康复治疗的可能性。

（四）辅助检查结果的评估

1.常规检查

一般无特殊，注意监测肝、肾功能有无异常。

2.头颅 CT

颅底三孔区的颅脑组织结构和骨质结构有无异常。

3.MRI 综合成像

三叉神经和其周围血管的影像有无异常。

（五）常用药物治疗效果的评估

1.卡马西平

（1）用药剂量、时间、方法的评估与记录。

（2）不良反应的评估：头晕、嗜睡、口干、恶心、消化不良等，多可消失。出现皮疹、共济失调、昏迷、肝功能受损、心绞痛、精神症状时需立即停药。

（3）血液系统毒性反应的评估：本药最严重的不良反应，但较少见，可产生持续性白细胞计数减少、单纯血小板计数减少及再生障碍性贫血。

2.苯妥英钠

（1）服用药物的具体情况：是否餐后服用，主要剂型、剂量与持续用药时间。

（2）不良反应的评估：本品不良反应小，长期服药后常见眩晕、嗜睡、头晕、恶心、呕吐、厌食、失眠、便秘、皮疹等反应，亦可有变态反应。有时有牙龈增生（儿童多见，使用钙盐可减轻），偶有共济失调、白细胞数减少、巨细胞贫血、神经性震颤；严重时有视力障碍及精神错乱、紫癜等。长期服用可引起骨质疏松，孕妇服用有可能致胎儿畸形。

3.氯硝西泮

(1)服用药物的具体情况：是否按时服用，主要剂型、剂量与持续用药时间。

(2)不良反应的评估：最常见的不良反应为嗜睡和步态不稳及行为紊乱，老年患者偶见短暂性精神错乱，停药后消失。偶有一过性头晕、全身瘙痒、复视等不良反应。对孕妇及闭角性青光眼患者禁用。对肝、肾功能有一定的损害，故对肝、肾功能不全者应慎用或禁用。

八、主要的护理诊断/问题

(1)疼痛：面颊、上下颌及舌疼痛，与三叉神经受损(发作性放电)有关。

(2)焦虑：与疼痛反复、频繁发作有关。

九、护理措施

(一)避免发作诱因

由于本病为突然、反复发作的阵发性剧痛，患者非常痛苦，加之咀嚼、哈欠和讲话均可能诱发，患者常不敢洗脸、刷牙、进食和大声说话等，故表现为面色憔悴、精神抑郁和情绪低落，应指导患者保持心情愉快，生活有规律、合理休息、适度娱乐；选择清淡、无刺激的饮食，严重者可进食流质；帮助患者尽可能减少刺激因素，如保持周围环境安静、室内光线柔和，避免因周围环境刺激而产生焦虑情绪，以致诱发或加重疼痛。

(二)疼痛护理

观察患者疼痛的部位、性质，了解疼痛的原因与诱因；与患者讨论减轻疼痛的方法与技巧，鼓励患者运用指导式想象、听轻音乐、阅读报纸杂志等分散注意力，以达到精神放松、减轻疼痛的目的。

(三)用药护理

指导患者遵医嘱正确服用止痛药，并告知药物可能出现的不良反应，如服用卡马西平应先行血常规检查以了解患者的基本情况，用药2个月内应每2周检查血常规1次。如无异常情况，以后每3个月检查血常规1次。

(四)就诊指标

出现头晕、嗜睡、口干、恶心、步态不稳、肝功能损害、皮疹和白细胞计数减少及时就医；患者不要随意更换药物或自行停药。

十、护理效果评价

(1)患者疼痛程度得到有效控制，达到预定疼痛控制目标。

(2)患者能正确认识疼痛并主动参与疼痛治疗护理。

(3)患者不舒适被及时发现，并予以相应处理。

(4)患者掌握相关疾病知识，遵医行为好。

(5)患者对治疗效果满意。

(许　淼)

第三节　偏　头　痛

偏头痛是一类发作性且常为单侧的搏动性头痛。发病率各家报告不一,Solomon 描述约 6％的男性,18％的女性患有偏头痛,男女之比为 1∶3;Wilkinson 的数字为约 10％的英国人口患有偏头痛;Saper 报告在美国约有 2 300 万人患有偏头痛,其中男性占 6％,女性占 17％。偏头痛多开始于青春期或成年早期,约 25％的患者于 10 岁以前发病,55％的患者发生在 20 岁以前,90％以上的患者发生于 40 岁以前。在美国,偏头痛造成的社会经济负担为 10 亿～17 亿美元。在我国也有大量患者因偏头痛而影响工作、学习和生活。多数患者有家庭史。

一、病因与发病机制

偏头痛的确切病因及发病机制仍处于讨论之中。很多因素可诱发、加重或缓解偏头痛的发作。通过物理或化学的方法,学者们也提出了一些学说。

(一)激发或加重因素

对于某些个体而言,很多外部或内部环境的变化可激发或加重偏头痛发作。

(1)激素变化:口服避孕药可增加偏头痛发作的频度;月经是偏头痛常见的触发或加重因素(周期性头痛);妊娠、性交可触发偏头痛发作(性交性头痛)。

(2)某些药物:某些易感个体服用硝苯地平、硝酸异山梨酯或硝酸甘油后可出现典型的偏头痛发作。

(3)天气变化:特别是在天气转热、多云或天气潮湿时。

(4)某些食物添加剂和饮料:最常见的是酒精性饮料,如某些红葡萄酒;奶制品、奶酪,特别是硬奶酪;咖啡;含亚硝酸盐的食物,如汤、热狗;某些水果,如柑橘类水果;巧克力(巧克力性头痛);某些蔬菜;酵母;人工甜食;发酵的腌制品,如泡菜;味精。

(5)运动:头部的微小运动可诱发偏头痛发作或使之加重,有些患者因惧怕乘车引起偏头痛发作而不敢乘车;踢足球的人以头顶球可诱发头痛(足球运动员偏头痛);爬楼梯上楼可出现偏头痛。

(6)睡眠过多或过少。

(7)一顿饭漏吃或延后。

(8)抽烟或置身于烟中。

(9)闪光、灯光过强。

(10)紧张、生气、情绪低落、哭泣(哭泣性头痛);很多女性逛商场或到人多的场合可致偏头痛发作;国外有人骑马时尽管拥挤不到一分钟,也可使偏头痛加重。

在激发因素中,剂量、联合作用及个体差异尚应考虑。如对于敏感个体,吃一片橘子可能不会引起头痛,而吃数枚橘子则可引起头痛。有些情况下,吃数枚橘子也不引起头痛发作,但如同时有月经的影响,这种联合作用就可引起偏头痛发作。有的个体在商场中待一会儿即出现偏头痛,而有的个体仅于商场中久待才出现偏头痛。

偏头痛尚有很多改善因素。有人于偏头痛发作时静躺片刻,即可使头痛缓解。有人于光线较暗淡的房间闭目而使头痛缓解。有人于头痛发作时喜以双手压迫双颞侧,以期使头痛缓解,有人通过冷水洗头使头痛得以缓解。妇女绝经后及妊娠 3 个月后偏头痛趋于缓解。

(二)有关发病机制的几个学说

1.血管活性物质

在所有血管活性物质中,5-HT 学说是学者们提及最多的一个。人们发现偏头痛发作期血小板中5-HT 浓度下降,而尿中 5-HT 代谢物 5-HT 羟吲哚乙酸增加。脑干中 5-HT 能神经元及去甲肾上腺素能神经元可调节颅内血管舒缩。很多 5-HT 受体拮抗剂治疗偏头痛有效。

2.三叉神经血管脑膜反应

曾通过刺激啮齿动物的三叉神经,可使其脑膜产生炎性反应,而治疗偏头痛药物麦角胺、双氢麦角胺、舒马曲坦等可阻止这种神经源性炎症。在偏头痛患者体内可检测到由三叉神经所释放的降钙素基因相关肽(CGRP),而降钙素基因相关肽为强烈的血管扩张剂。双氢麦角胺、舒马曲坦既能缓解头痛,又能降低降钙素基因相关肽含量。因此,偏头痛的疼痛是由神经血管性炎症产生的无菌性脑膜炎。Wilkinson 认为三叉神经分布于涉痛区域,偏头痛可能就是一种神经源性炎症。Solomon 在复习儿童偏头痛的研究文献后指出,儿童眼肌瘫痪型偏头痛的复视源于海绵窦内颈内动脉的肿胀伴第Ⅲ对脑神经的损害。另一种解释是小脑上动脉和大脑后动脉肿胀造成的第Ⅲ对脑神经的损害,也可能为神经的炎症。

3.内源性疼痛控制系统障碍

中脑水管周围及第四脑室室底灰质含有大量与镇痛有关的内源性阿片肽类物质,如脑啡肽、β-内啡肽等。正常情况下,这些物质通过对疼痛传入的调节而起镇痛作用。虽然报告的结果不一,但多数报告显示偏头痛患者脑脊液或血浆中 β-内啡肽或其类似物降低,提示偏头痛患者存在内源性疼痛控制系统障碍。这种障碍导致患者疼痛阈值降低,对疼痛感受性增强,易于发生疼痛。鲑钙紧张素治疗偏头痛的同时可引起患者血浆 β-内啡肽水平升高。

4.自主功能障碍

自主功能障碍很早即引起了学者们的重视。瞬时心率变异及心血管反射研究显示,偏头痛患者存在交感功能低下。24 小时动态心率变异研究提示,偏头痛患者存在交感、副交感功能平衡障碍。也有学者报道偏头痛患者存在瞳孔直径不均,提示这部分患者存在自主功能异常。有人认为在偏头痛患者中的猝死现象可能与自主功能障碍有关。

5.偏头痛的家族聚集性及基因研究

偏头痛患者具有肯定的家族聚集性倾向。遗传因素最明显,研究较多的是家族性偏瘫型偏头痛及基底型偏头痛。有先兆偏头痛比无先兆偏头痛具有更高的家族聚集性。有先兆偏头痛和偏瘫发作可在同一个体交替出现,并可同时出现于家族中,基于此,学者们认为家族性偏瘫型偏头痛和非复杂性偏头痛可能具有相同的病理生理和病因。Baloh 等报告了数个家族,其家族中多个成员出现偏头痛性质的头痛,并有眩晕发作或原发性眼震,有的晚年继发进行性周围性前庭功能丧失,有的家族成员发病年龄趋于一致,如均于 25 岁前出现症状发作。

有报告,偏瘫型偏头痛家族基因缺陷与 19 号染色体标志点有关,但也有发现有的偏瘫型偏头痛家族与 19 号染色体无关,提示家族性偏瘫型偏头痛存在基因的变异。与 19 号染色体有关的家族性偏瘫型偏头痛患者出现发作性意识障碍的频度较高,这提示在各种与 19 号染色体有关的偏头痛发作的外部诱发阈值较低是由遗传决定的。Ophoff 报告 34 例与 19 号染色体有关的家族性偏瘫型偏头痛家族,在电压闸门性钙通道 α_1 亚单位基因代码功能区域存在 4 种不同的错义突变。

有一种伴有发作间期眼震的家族性发作性共济失调,其特征是共济失调。眩晕伴以发作间期眼震,为显性遗传性神经功能障碍,这类患者约有 50% 出现无先兆偏头痛,临床症状与家族性偏瘫型偏头痛有重叠,二者亦均与基底型偏头痛的典型状态有关,且均可有原发性眼震及进行性共济失调。Ophoff 报告了 2 例伴有发作间期眼震的家族性共济失调家族,存在 19 号染色体电压依赖性钙通道基因的突变,这与在家族性偏瘫型偏头痛所探测到的一样。所不同的是其阅读框架被打断,并产生一种截断的 α_1 亚单位,这导致正常情况下可在小脑内大量表达的钙通道密度的减少,由此可能解释其发作性及进行性加重的共济失调。同样的错义突变如何导致家族性偏瘫型偏头痛中的偏瘫发作尚不明。

Baloh 报告了 3 个伴有双侧前庭病变的家族性偏头痛家族。家族中多个成员经历过偏头痛性头痛、眩晕发作(数分钟),晚年继发前庭功能丧失。晚期,当眩晕发作停止,由于双侧前庭功能丧失导致平衡障碍及走路摆动。

6.血管痉挛学说

颅外血管扩张可伴有典型的偏头痛性头痛发作。偏头痛患者是否存在颅内血管的痉挛尚有争议。以往认为偏头痛的视觉先兆是由血管痉挛引起的,现在有确切的证据表明,这种先兆是由于皮层神经元活动由枕叶向额叶的扩布抑制(3 mm/min)造成的。血管痉挛更像是视网膜性偏头痛的始动原因,一些患者经历短暂的单眼失明,于发作期检查,可发现视网膜动脉的痉挛。另外,这些患者对抗血管痉挛剂有反应。与偏头痛相关的听力丧失和/或眩晕可基于内听动脉耳蜗和/或前庭分支的血管痉挛来解释。血管痉挛可导致内淋巴管或囊的缺血性损害,引起淋巴液循环损害,并最终发展成为水肿。经颅多普勒(TCD)脑血流速度测定发现,不论是在偏头痛发作期还是发作间期,均存在血流速度的加快,提示这部分患者颅内血管紧张度升高。

7.离子通道障碍

很多偏头痛综合征所共有的临床特征与遗传性离子通道障碍有关。偏头痛患者内耳存在局部细胞外钾的积聚。当钙进入神经元时钾退出。因为内耳的离子通道在维持富含钾的内淋巴和神经元兴奋功能方面是至关重要的,脑和内耳离子通道的缺陷可导致可逆性毛细胞除极及听觉和前庭症状。偏头痛中的头痛则是继发现象,这是细胞外钾浓度增加的结果。偏头痛综合征的很多诱发因素,包括紧张、月经,可能是激素对有缺陷的钙通道影响的结果。

8.其他学说

有人发现,偏头痛于发作期存在血小板自发聚集和黏度增加。另有人发现,偏头痛患者存在 TXA_2、PGI_2 平衡障碍、P 物质及神经激肽的改变。

二、临床表现

(一)偏头痛发作

Saper 在描述偏头痛发作时将其分为 5 期来叙述。需要指出的是,这 5 期并非每次发作所必备的,有的患者可能只表现其中的数期,大多数患者的发作表现为两期或两期以上,有的仅表现其中的一期。另一方面,每期特征可以存在很大不同,同一个体的发作也可不同。

1.前驱期

60% 的偏头痛患者在头痛开始前数小时至数天出现前驱症状。前驱症状并非先兆,不论是有先兆偏头痛还是无先兆偏头痛均可出现前驱症状。可表现为精神、心理改变,如精神抑郁、疲乏无力、懒散、昏昏欲睡;也可情绪激动、易激惹、焦虑、心烦或欣快感等;尚可表现为自主神经症状,如面色苍白、发冷、厌食或明显的饥饿感、口渴、尿少、尿频、排尿费力、打哈欠、颈项强直、恶心、肠蠕动增加、腹痛、腹泻、心慌、气短、心率加快,对气味过度敏感等,不同患者前驱症状具有很大的差异,但每例患者每次发作的前驱症状具有相对稳定性。这些前驱症状可在前驱期出现,也可于头痛发作中,甚至持续到头痛发作后成为后续症状。

2.先兆

约有 20% 的偏头痛患者出现先兆症状。先兆多为局灶性神经症状,偶为全面性神经功能障碍。典型的先兆应符合下列 4 条特征中的 3 条,即重复出现,逐渐发展、持续时间不多于 1 小时,并跟随出现头痛。大多数病例先兆持续 5~20 分钟。极少数情况下先兆可突然发作,也有的患者于头痛期间出现先兆性症状,尚有伴迁延性先兆的偏头痛,其先兆不仅始于头痛之前,尚可持续到头痛后数小时至 7 天。

先兆可为视觉性的、运动性的、感觉性的,也可表现为脑干或小脑性功能障碍。最常见的先兆为视觉性先兆,约占先兆的 90%。如闪电、暗点、单眼黑蒙、双眼黑蒙、视物变形、视野外空白等。闪光可为锯齿样或闪电样闪光、城垛样闪光。视网膜动脉型偏头痛患者眼底可见视网膜水肿,偶可见樱红色黄斑。仅次于视觉现象的常见先兆为麻痹。典型的是影响一侧手和面部,也可出现偏瘫。如果优势半球受累,可出现失语。数十分钟后出现对侧或同侧头痛,多在儿童期发病。这称为偏瘫型偏头痛。偏瘫型偏头痛患者的局灶性体征可持续 7 天以上,甚至在影像学上发现脑梗死。偏头痛伴迁延性先兆和偏头痛性偏瘫以前曾被划入"复杂性偏头痛"。偏头痛反复发作后出现眼球运动障碍称为眼肌瘫痪型偏头痛。多为动眼神经麻痹所致,其次为滑车神经和展神经麻痹。多有无先兆偏头痛病史,反复发作者麻痹可经久不愈。如果先兆涉及脑干或小脑,则这种状况被称为基底型偏头痛,又称基底动脉型偏头痛。可出现头昏、眩晕、耳鸣、听力障碍、共济失调、复视,视觉症状包括闪光、暗点、黑蒙、视野缺损、视物变形。双侧损害可出现意识抑制,后者尤见于儿童。尚可出现感觉迟钝,偏侧感觉障碍等。

偏头痛先兆可不伴头痛出现,称为偏头痛等位症,多见于儿童偏头痛,有时见于中年以后。先兆可为偏头痛发作的主要临床表现而头痛很轻或无头痛;也可与头痛发作交替出现,可表现为闪光、暗点、腹痛、腹泻、恶心、呕吐、复发性眩晕、偏瘫、偏身麻木及精神心理改变。如儿童良性发作性眩晕、前庭性梅尼埃病、成人良性复发性眩晕。有跟踪研究显示,为数不少的以往诊断为梅尼埃病的患者,其症状大多数与偏头痛有关。有报告描述了一组成人良性复发性眩晕患者,年龄在 7~55 岁,晨起发病症状表现为反复发作的头晕、恶心、呕吐及大汗,持续数分钟至 4 天不等。发作开始及末期表现为位置性眩晕,发作期间无听觉症状。发作间期几乎所有患者均无症状,这些患者眩晕发作与偏头痛有着几个共同的特征,包括可因酒精、睡眠不足、情绪紧张造成及加重,女性多发,常见于经期。

3.头痛

头痛可出现于围绕头或颈部的任何部位,可位颞侧、额部、眶部。多为单侧痛,也可为双侧痛,甚至发展为全头痛,其中单侧痛者约占 2/3。头痛性质往往为搏动性痛,但也有的患者描述为钻痛。疼痛程度往往为中、重度痛,甚至难以忍受。往往是晨起后发病,逐渐发展,达高峰后逐渐缓解。也有的患者于下午或晚上起病,成人头痛大多历时 4 小时至 3 天,而儿童头痛多历时 2 小时至 2 天。尚有持续时间更长者,可持续数周。有人将发作持续 3 天以上的偏头痛称为偏头痛持续状态。

头痛期间,不少患者伴随出现恶心、呕吐、视物不清、畏光、畏声等,喜独居。恶心为最常见伴随症状,达一半以上,且常为中、重度恶心。恶心可先于头痛发作,也可于头痛发作中或发作后出现。近一半的患者出现呕吐,有些患者的经验是呕吐后发作即明显缓解。其他自主功能障碍也可出现,如尿频、排尿障碍、鼻塞、心慌、高血压、低血压,甚至可出现心律失常。发作累及脑干或小脑者可出现眩晕、共济失调、复视、听力下降、耳鸣、意识障碍。

4.头痛终末期

此期为头痛开始减轻至最终停止这一阶段。

5.后续症状期

为数不少的患者于头痛缓解后出现一系列后续症状,表现为怠倦、困顿、昏昏欲睡。有的感到精疲力竭、饥饿感或厌食、多尿、头皮压痛、肌肉酸痛。也可出现精神心理改变,如烦躁、易怒、心境高涨或情绪低落、少语、少动等。

(二)儿童偏头痛

儿童偏头痛是儿童期头痛的常见类型。儿童偏头痛与成人偏头痛在一些方面有所不同。性别方面,发生于青春期以前的偏头痛,男女患者比例大致相等,而成人期偏头痛,女性比例大大增加,约为男性的 3 倍。

儿童偏头痛的诱发及加重因素有很多与成人偏头痛一致,如劳累和情绪紧张可诱发或加重头痛,为数不少的儿童可因运动而诱发头痛,儿童偏头痛患者可有睡眠障碍,而上呼吸道感染及其他发热性疾病在儿童比成人更易使头痛加重。

在症状方面,儿童偏头痛与成人偏头痛亦有区别。儿童偏头痛持续时间常较成人短。偏瘫型偏头痛多在儿童期发病,成年期停止,偏瘫发作可从一侧到另一侧,这种类型的偏头痛常较难控制。反复的偏头痛发作可造成永久性神经功能缺损,并可出现病理征,也可造成认知障碍。基底动脉型偏头痛,在儿童也比成人常见,表现闪光、暗点、视物模糊、视野缺损,也可出现脑干、小脑及耳症状,如眩晕、耳鸣、耳聋、眼球震颤。在儿童出现意识恍惚者比成人多,尚可出现跌倒发作。有些偏头痛儿童尚可仅出现反复发作性眩晕,而无头痛发作。一个平时表现完全正常的儿童可突然恐惧、大叫、面色苍白、大汗、步态蹒跚、眩晕、旋转感,并出现眼球震颤,数分钟后可完全缓解,恢复如常,称之为儿童良性发作性眩晕,属于一种偏头痛等位症。这种典型眩晕发作始于4 岁以前,可每天数次发作,其后发作次数逐渐减少,多数于 7～8 岁以后不再发作。与成人不同,儿童偏头痛的前驱症状常为腹痛,有时可无偏头痛发作而代之以腹痛、恶心、呕吐、腹泻,称为腹型偏头痛等位症。在偏头痛的伴随症状中,儿童偏头痛出现呕吐较成人更加常见。

儿童偏头痛的预后较成人偏头痛好。6 年后约有一半儿童不再经历偏头痛,约 1/3 的偏头痛得到改善。而始于青春期以后的成人偏头痛常持续几十年。

三、诊断与鉴别诊断

(一)诊断

偏头痛的诊断应根据详细的病史做出,特别是头痛的性质及相关的症状非常重要。如头痛的部位、性质、持续时间、疼痛严重程度、伴随症状及体征、既往发作的病史、诱发或加重因素等。

对于偏头痛患者应进行细致的一般内科查体及神经科检查,以除外症状与偏头痛有重叠、类似或同时存在的情况。诊断偏头痛虽然没有特异性的实验室指标,但有时给予患者必要的实验室检查非常重要,如血、尿、脑脊液及影像学检查,以排除器质性病变。特别是中年或老年期出现的头痛,更应排除器质性病变。当出现严重的先兆或先兆时间延长时,有学者建议行颅脑 CT 或MRI 检查。也有学者提议当偏头痛发作每月超过 2 次时,应警惕偏头痛的原因。

国际头痛协会(IHS)头痛分类委员会制定了一套头痛分类和诊断标准,这个旧的分类与诊断标准在世界范围内应用了 20 余年,至今我国尚有部分学术专著仍在沿用或参考这个分类。此后,国际头痛协会头痛分类委员会制定了新的关于头痛、脑神经痛及面部痛的分类和诊断标准。目前临床及科研多采用这个标准。本标准将头痛分为 13 个主要类型,包括了总数 129 个头痛亚型。其中常见的头痛类型为偏头痛、紧张型头痛、丛集性头痛和慢性发作性偏头痛,而偏头痛又被分为 7 个亚型(表 4-1～表 4-4)。这 7 个亚型中,最主要的两个亚型是无先兆偏头痛和有先兆偏头痛,其中最常见的是无先兆偏头痛。

表 4-1　偏头痛分类

无先兆偏头痛

有先兆偏头痛

　　偏头痛伴典型先兆

　　偏头痛伴迁延性先兆

　　家族性偏瘫型偏头痛

　　基底动脉型偏头痛

　　偏头痛伴急性先兆发作

眼肌瘫痪型偏头痛

视网膜型偏头痛

可能为偏头痛前驱或与偏头痛相关联的儿童期综合征

　　儿童良性发作性眩晕

　　儿童交替性偏瘫

偏头痛并发症

　　偏头痛持续状态

　　偏头痛性偏瘫

不符合上述标准的偏头痛性障碍

表 4-2　国际头痛协会(1988)关于无先兆偏头痛的定义

无先兆偏头痛

诊断标准:

　　1.至少 5 次发作符合第 2～4 项标准

　　2.头痛持续 4～72 小时(未治疗或没有成功治疗)

　　3.头痛至少具备下列特征中的 2 条

　　　　(1)位于单侧

　　　　(2)搏动性质

　　　　(3)中度或重度(妨碍或不敢从事每天活动)

　　　　(4)因上楼梯或类似的日常体力活动而加重

　　4.头痛期间至少具备下列 1 条

续表

(1)恶心和/或呕吐

(2)畏光和畏声

5.至少具备下列1条

(1)病史、体格检查和神经科检查不提示器质性障碍

(2)病史和/或体格检查和/或神经检查确实提示这种障碍(器质性障碍),但被适当的观察所排除

(3)这种障碍存在,但偏头痛发作并非在与这种障碍有密切的时间关系上首次出现

表 4-3 国际头痛协会(1988)关于有先兆偏头痛的定义

有先兆偏头痛

先前用过的术语:经典型偏头痛,典型偏头痛;眼肌瘫痪型、偏身麻木型、偏瘫型、失语型偏头痛

诊断标准:

1.至少2次发作符合第2项标准

2.至少符合下列4条特征中的3条

(1)1个或1个以上提示局灶大脑皮质或脑干功能障碍的完全可逆性先兆症状

(2)至少1个先兆症状逐渐发展超过4分钟,或2个或2个以上的症状接着发生

(3)先兆症状持续时间不超过60分钟,如果出现1个以上先兆症状,持续时间可相应增加

(4)继先兆出现的头痛间隔期在60分钟之内(头痛尚可在先兆前或与先兆同时开始)

3.至少具备下列1条

(1)病史:体格检查及神经科检查不提示器质性障碍

(2)病史和/或体格检查和/或神经科检查确实提示这障碍,但通过适当的观察被排除

(3)这种障碍存在,但偏头痛发作并非在与这种障碍有密切的时间关系上首次出现

有典型先兆的偏头痛

诊断标准:

1.符合有先兆偏头痛诊断标准,包括第2项全部4条标准

2.有1条或1条以上下列类型的先兆症状

(1)视觉障碍

(2)单侧偏身感觉障碍和/或麻木

(3)单侧力弱

(4)失语或非典型言语困难

表 4-4 国际头痛协会(1988)关于儿童偏头痛的定义

1.至少5次发作符合第(1)、(2)项标准

(1)每次头痛发作持续2~48小时

(2)头痛至少具备下列特征中的2条

位于单侧

搏动性质

中度或重度

可因常规的体育活动而加重
2.头痛期间内至少具备下列 1 条
(1)恶心和/或呕吐
(2)畏光和畏声

国际头痛协会的诊断标准为偏头痛的诊断提供了一个可靠的、可量化的诊断标准,对于临床和科研的意义是显而易见的,有学者特别提到其对于临床试验及流行病学调查有重要意义。但临床上有时遇到患者并不能完全符合这个标准,对这种情况学者们建议随访及复查,以确定诊断。

由于国际头痛协会的诊断标准掌握起来比较复杂,为了便于临床应用,国际上一些知名的学者一直在探讨一种简单化的诊断标准。其中 Solomon 介绍了一套简单标准,符合这个标准的患者 99%符合国际头痛协会关于无先兆偏头痛的诊断标准。这套标准较易掌握,供参考。

(1)具备下列 4 条特征中的任何 2 条,即可诊断无先兆偏头痛:①疼痛位于单侧;②搏动性痛;③恶心;④畏光或畏声。

(2)另有 2 条附加说明:①首次发作者不应诊断;②应无器质性疾病的证据。

在临床工作中尚能遇到患者有时表现为紧张型头痛,有时表现为偏头痛性质的头痛,为此有学者查阅了国际上一些临床研究文献后得到的答案是,紧张型头痛和偏头痛并非是截然分开的,其临床上确实存在着重叠,故有学者提出二者可能是一个连续的统一体。有时遇到有先兆偏头痛患者可表现为无先兆偏头痛,同样,学者们认为二型之间既可能有不同的病理生理,又可能是一个连续的统一体。

(二)鉴别诊断

偏头痛应与下列疼痛相鉴别。

1.紧张型头痛

紧张型头痛又称肌收缩型头痛。临床特点:头痛部位较弥散,可位于前额、双颞、顶、枕及颈部。头痛性质常呈钝痛,头部压迫感、紧箍感,患者常述犹如戴着一个帽子。头痛常呈持续性,可时轻时重。多有头皮、颈部压痛点,按摩头颈部可使头痛缓解,多有额、颈部肌肉紧张。多少伴有恶心、呕吐。

2.丛集性头痛

丛集性头痛又称组胺性头痛、Horton 综合征,表现为一系列密集的、短暂的、严重的单侧钻痛。与偏头痛不同,丛集性头痛的部位多局限并固定于一侧眶部、球后和额颞部。发病时间常在夜间,并使患者痛醒。发病时间固定,起病突然而无先兆,开始可为一侧鼻部烧灼感或球后压迫感,继之出现特定部位的疼痛,常疼痛难忍,并出现面部潮红、结膜充血、流泪、流涕、鼻塞。为数不少的患者出现 Horner 征,可出现畏光,不伴恶心、呕吐。诱因可为发作群集期饮酒、兴奋或服用扩血管药引起。发病年龄常较偏头痛晚,平均 25 岁,男女之比约 4:1,罕见家族史。治疗包括:非甾体抗炎药;激素治疗;睾丸素治疗;吸氧疗法(国外介绍为100%氧,8～10 L/min,共 10～15 分钟,仅供参考);麦角胺咖啡因或双氢麦角碱睡前应用,对夜间头痛特别有效;碳酸锂疗效尚有争议,但多数介绍其有效,但中毒剂量有时与治疗剂量很接近,曾有老年患者(精神患者)服一片致昏迷者,建议有条件者监测血锂水平,不良反应有胃肠道症状、肾功能改变、内分泌改变、震颤、眼球震颤、抽搐等;其他药物尚有钙通道阻滞剂、舒马曲坦等。

3.痛性眼肌麻痹

痛性眼肌麻痹又称 Tolosa-Hunt 综合征,是一种以头痛和眼肌麻痹为特征,涉及特发性眼眶和海绵窦的炎性疾病。病因可为颅内颈内动脉的非特异性炎症,也可能涉及海绵窦。常表现为球后及眶周的顽固性胀痛、刺痛,数天或数周后出现复视,并可有第Ⅲ、Ⅳ、Ⅵ脑神经受累表现,间隔数月数年后复发,需行血管造影以排除颈内动脉瘤。糖皮质激素治疗有效。

4.颅内占位所致头痛

占位早期,头痛可为间断性或晨起为重,但随着病情的发展,多成为持续性头痛,进行性加重,可出现颅内高压的症状与体征,如头痛、恶心、呕吐、视盘水肿,并可出现局灶症状与体征,如精神改变。偏瘫、失语、偏身感觉障碍、抽搐、偏盲、共济失调、眼球震颤等,典型者鉴别不难。但需注意,也有表现为十几年的偏头痛,最后被确诊为巨大血管瘤者。

四、防治

(一)一般原则

偏头痛的治疗策略包括两个方面:对症治疗和预防性治疗。对症治疗的目的在于消除、抑制或减轻疼痛及伴随症状。预防性治疗用来减少头痛发作的频度及减轻头痛严重性。对偏头痛患者是单用对症治疗还是同时采取对症治疗及预防性治疗,要具体分析。一般说来,如果头痛发作频度较小,疼痛程度较轻,持续时间较短,可考虑单纯选用对症治疗。如果头痛发作频度较大,疼痛程度较重,持续时间较长,对工作、学习、生活影响较明显,则在给予对症治疗的同时,给予适当的预防性治疗。总之,既要考虑到疼痛对患者的影响,又要考虑到药物不良反应对患者的影响,有时还要参考患者个人的意见。Saper 的建议是每周发作 2 次以下者单独给予药物性对症治疗,而发作频繁者应给予预防性治疗。

不论是对症治疗还是预防性治疗均包括两个方面,即药物干预和非药物干预。

非药物干预方面,强调患者自助。嘱患者详细记录前驱症状、头痛发作与持续时间及伴随症状,找出头痛诱发及缓解的因素,并尽可能避免。如避免某些食物,保持规律的作息时间、规律饮食。不论是在工作日,还是周末抑或假期,坚持这些方案对于减轻头痛发作非常重要,接受这些建议对 30% 的患者有帮助。另有人倡导有规律的锻炼,如长跑等,可能有效地减少头痛发作。认知和行为治疗,如生物反馈治疗等,已被证明有效,另有患者于头痛时进行痛点压迫,于凉爽、安静、暗淡的环境中独处,或以冰块冷敷均有一定效果。

(二)药物对症治疗

偏头痛对症治疗可选用非特异性药物治疗,包括简单的止痛药,非甾体抗炎药及麻醉剂。对于轻、中度头痛,简单的镇痛药及非甾体抗炎药常可缓解头痛的发作。常用的药物有脑清片、对乙酰氨基酚、阿司匹林、萘普生、吲哚美辛、布洛芬、罗通定等。麻醉药的应用是严格限制的,Saper 提议主要用于严重发作,其他治疗不能缓解,或对偏头痛特异性治疗有禁忌或不能忍受的情况下应用。偏头痛特异性 5-HT 受体拮抗剂主要用于中、重度偏头痛。偏头痛特异性 5-HT 受体拮抗剂结合简单的止痛剂,大多数头痛可得到有效的治疗。

5-HT 受体拮抗剂治疗偏头痛的疗效是肯定的。麦角胺咖啡因既能抑制去甲肾上腺素的再摄取,又能拮抗其与 β 肾上腺素受体的结合,于先兆期或头痛开始后服用 1 片,常可使头痛发作终止或减轻。如效不显,于数小时后加服 1 片,每天不超过 4 片,每周用量不超过 10 片。该药缺点是不良反应较多,并且有成瘾性,有时剂量会越来越大。常见不良反应为消化道症状、心血管症状,如恶心、呕吐、胸闷、气短等。孕妇,有心肌缺血、高血压、肝肾疾病者等忌用。

麦角碱衍生物酒石酸麦角胺,舒马曲坦和双氢麦角胺为偏头痛特异性药物,均为 5-HT 受体拮抗剂。这些药物作用于中枢神经系统和三叉神经中受体介导的神经通路,通过阻断神经源性炎症而起到抗偏头痛作用。

酒石酸麦角胺主要用于中、重度偏头痛,特别是当简单的镇痛治疗效果不足或不能耐受时。其有多项作用:既是 $5-HT_{1A}$、$5-HT_{1B}$、$5-HT_{1D}$ 和 $5-HT_{1F}$ 受体拮抗剂,又是 α-肾上腺素受体拮抗剂,通过刺激动脉平滑肌细胞 5-HT 受体而产生血管收缩作用,它可收缩静脉容量性血管、抑制交感神经末端去甲肾上腺素再摄取。作为 $5-HT_1$ 受体拮抗剂,它可抑制三叉神经血管系统神经源性炎症,其抗偏头痛活性中最基础的机制可能在此,而非其血管收缩作用。其对中枢神经递质的作用对缓解偏头痛发作亦是重要的。给药途径有口服、舌下及直肠给药。生物利用度与给药途径关系密切。口服及舌下含化吸收不稳定,直肠给药起效快,吸收可靠。为了减少过多应用导致麦角胺依赖性或反跳性头痛,一般每周应用不超过 2 次,应避免大剂量连续用药。

Saper 总结酒石酸麦角胺在下列情况下慎用或禁用:年龄 55~60 岁(相对禁忌);妊娠或哺乳;心动过缓(中至重度);心室疾病(中至重度);胶原-肌肉病;心肌炎;冠心病,包括血管痉挛性心绞痛;高血压(中至重度);肝、肾损害(中至重度);感染或高热;败血症;消化性溃疡性疾病;周围血管病;严重瘙痒。另外,该药可加重偏头痛造成的恶心、呕吐。

舒马曲坦亦适用于中、重度偏头痛发作。作用于神经血管系统和中枢神经系统,通过抑制或减轻神经源性炎症而发挥作用。曾有人称舒马曲坦为偏头痛治疗的里程碑。皮下用药 2 小时,约 80% 的急性偏头痛有效。尽管 48 小时内 40% 的患者重新出现头痛,这时给予第 2 剂仍可达到同样的有效率。口服制剂的疗效稍低于皮下给药,起效亦稍慢,通常在 4 小时内起效。皮下用药后 4 小时给予口吸制剂不能预防再出现头痛,但对皮下用药后 24 小时内出现的头痛有效。

舒马曲坦具有良好的耐受性,其不良反应通常较轻和短暂,持续时间常在 45 分钟以内。包括注射部位的疼痛、耳鸣、面红、烧灼感、热感、头晕、体重增加、颈痛及发音困难。少数患者于首剂时出现非心源性胸部压迫感,仅有很少患者于后续用药时再出现这些症状。罕见引起与其相关的心肌缺血。

Saper 总结应用舒马曲坦注意事项及禁忌证:年龄超过 55~60 岁(相对禁忌证);妊娠或哺乳;缺血性心肌病(心绞痛、心肌梗死病史、记录到的无症状性缺血);不稳定型心绞痛;高血压(未控制);基底型或偏瘫型偏头痛;未识别的冠心病(绝经期妇女,男性>40 岁,心脏病危险因素如高血压、高脂血症、肥胖、糖尿病、严重吸烟及强阳性家族史);肝肾功能损害(重度);同时应用单胺氧化酶抑制剂或单胺氧化酶抑制剂治疗终止后 2 周内;同时应用含麦角胺或麦角类制剂(24 小时内),首次剂量可能需要在医师监护下应用。

酒石酸双氢麦角胺的效果超过酒石酸麦角胺。大多数患者起效迅速,在中、重度发作特别有用,也可用于难治性偏头痛。与酒石酸麦角胺有共同的机制,但其动脉血管收缩作用较弱,有选择性收缩静脉血管的特性,可静脉注射、肌内注射及鼻腔吸入。静脉注射途径给药起效迅速。肌内注射生物利用度达 100%。鼻腔吸入的绝对生物利用度 40%,应用酒石酸双氢麦角胺后再出现头痛的频率较其他现有的抗偏头痛剂小,这可能与其半衰期长有关。

酒石酸双氢麦角胺较酒石酸麦角胺具有较好的耐受性、恶心和呕吐的发生率及程度非常低,静脉注射最高,肌内注射及鼻吸入给药低。极少成瘾和引起反跳性头痛。通常的不良反应包括胸痛、轻度肌痛、短暂的血压上升。不应给予有血管痉挛反应倾向的患者,包括已知的周围性动脉疾病,冠状动脉疾病(特别是不稳定性心绞痛或血管痉挛性心绞痛)或未控制的高血压。注意事项和禁忌证同酒石酸麦角胺。

(三)药物预防性治疗

偏头痛的预防性治疗应个体化,特别是剂量的个体化。可根据患者体重,一般身体情况、既往用药体验等选择初始剂量,逐渐加量,如无明显不良反应,可连续用药 2～3 天,无效时再加用其他药物。

1.抗组织胺药物

苯噻啶为一有效的偏头痛预防性药物。可每天 2 次,每次 0.5 mg 起,逐渐加量,一般可增加至每天 3 次,每次 1.0 mg,最大量不超过 6 mg/d。不良反应为嗜睡、头晕、体重增加等。

2.钙通道阻滞剂

氟桂利嗪,每晚 1 次,每次 5～10 mg,不良反应有嗜睡、锥体外系反应、体重增加、抑郁等。

3.β 受体阻滞剂

普萘洛尔,开始剂量 3 次/天,每次 10 mg,逐渐增加至 60 mg/d,也有介绍 120 mg/d,心率<60 次/分者停用。哮喘、严重房室传导阻滞者禁用。

4.抗抑郁剂

阿米替林每天 3 次,每次 25 mg,逐渐加量。可有嗜睡等不良反应,加量后不良反应明显。氟西汀每片 20 mg,每晨 1 片,饭后服,该药初始剂量及有效剂量相同,服用方便,不良反应有睡眠障碍、胃肠道症状等,常较轻。

5.其他

非甾体抗炎药,如萘普生;抗惊厥药,如卡马西平、丙戊酸钠等;舒必剂、硫必利;中医中药(辨证施治、辨经施治、成方加减、中成药)等皆可试用。

(四)关于特殊类型偏头痛

与偏头痛相关的先兆是否需要治疗及如何治疗,目前尚无定论。通常先兆为自限性的、短暂的,大多数患者于治疗尚未发挥作用时可自行缓解。如果患者经历复发性、严重的、明显的先兆,考虑舌下含化尼非地平,但头痛有可能加重,且疗效亦不肯定。给予舒马曲坦及酒石酸麦角胺的疗效亦尚处观察之中。

(五)关于难治性、严重偏头痛性头痛

这类头痛主要涉及偏头痛持续状态,头痛常不能为一般的门诊治疗所缓解。患者除持续的进展性头痛外尚有一系列生理及情感症状,如恶心、呕吐、腹泻、脱水、抑郁、绝望,甚至自杀倾向。用药过度及反跳性依赖、戒断症状常促发这些障碍。这类患者常需收入急症室观察或住院,以纠正患者存在的生理障碍,如脱水等;排除伴随偏头痛出现的严重的神经内科或内科疾病;治疗纠正药物依赖;预防患者于家中自杀等。应注意患者的生命体征,可做心电图检查。药物可选用酒石酸双氢麦角胺、舒马曲坦、阿片类及止吐药,必要时亦可谨慎给予氯丙嗪等。可选用非肠道途径给药,如静脉用药或肌内注射给药。一旦发作控制,可逐渐加入预防性药物治疗。

(六)关于妊娠妇女的治疗

Schulman 建议给予地美罗注射剂或片剂,并应限制剂量。还可应用泼尼松,其不易穿过胎

盘,在妊娠早期不损害胎儿,但不宜应用太频繁。如欲怀孕,最好尽最大可能不用预防性药物并避免应用麦角类制剂。

(七)关于儿童偏头痛

儿童偏头痛用药的选择与成人有很多重叠,如止痛药物、钙通道阻滞剂、抗组胺药物等,但也有人质疑酒石酸双麦角胺药物的疗效。如能确诊,重要的是对儿童及其家长进行安慰,使其对本病有一个全面的认识,以缓解由此带来的焦虑,对治疗当属有益。

五、护理

(一)护理评估

1.健康史

(1)了解头痛的部位、性质和程度:询问是全头疼还是局部头疼,是搏动性头疼还是胀痛、钻痛,是轻微痛、剧烈痛还是无法忍受的疼痛。偏头疼常描述为双侧颞部的搏动性疼痛。

(2)头疼的规律:询问头疼发病的急缓,是持续性还是发作性,起始与持续时间,发作频率,激发或缓解的因素,与季节、气候、体位、饮食、情绪、睡眠、疲劳等的关系。

(3)有无先兆及伴发症状:如头晕、恶心、呕吐、面色苍白、潮红、视物不清、闪光、畏光、复视、耳鸣、失语、偏瘫、嗜睡、发热、晕厥等。典型偏头疼发作常有视觉先兆和伴有恶心、呕吐、畏光。

(4)既往史与心理社会状况:询问患者的情绪、睡眠、职业情况及服药史,了解头疼对日常生活、工作和社交的影响,患者是否因长期反复头疼而出现恐惧、忧郁或焦虑心理。大部分偏头疼患者有家族史。

2.身体状况

检查意识是否清楚,瞳孔是否等大等圆、对光反射是否灵敏;体温、脉搏、呼吸、血压是否正常;面部表情是否痛苦,精神状态怎样;眼睑是否下垂、有无脑膜刺激征。

3.主要护理问题及相关因素

(1)偏头疼:与发作性神经血管功能障碍有关。

(2)焦虑:与偏头疼长期、反复发作有关。

(3)睡眠形态紊乱:与头疼长期反复发作和/或焦虑等情绪改变有关。

(二)护理措施

1.避免诱因

告知患者可能诱发或加重头疼的因素,如情绪紧张、进食某些食物、饮酒、月经来潮、用力性动作等;保持环境安静、舒适、光线柔和。

2.指导减轻头疼的方法

如指导患者缓慢深呼吸,听音乐,练气功,生物反馈治疗,引导式想象,冷、热敷及理疗,按摩,指压止痛法等。

3.用药护理

告知患者止痛药物的作用与不良反应,让其了解药物依赖性或成瘾性的特点,如大量使用止痛剂,滥用麦角胺咖啡因可致药物依赖。指导患者遵医嘱正确服药。

(许　淼)

第四节　脑　卒　中

脑血管病(cerebral vascular disease,CVD)是一组由脑血管发生血液循环障碍而引起的脑功能障碍的疾病。脑卒中又称中风或脑血管意外,是一组以急性起病、局灶性或弥漫性脑功能缺失为共同特征的脑血管病,通常指脑出血、脑梗死、蛛网膜下腔出血。脑卒中主要是由于血管壁异常、血栓、栓塞以及血管破裂等所造成的神经功能障碍性疾病。我国脑卒中呈现高发病率、高复发率、高致残率、高死亡率的特点。据世界卫生组织调查结果显示,我国脑卒中发病率高于世界平均水平。世界卫生组织 MONICA 研究表明,我国的脑卒中发生率正以每年 8.7％ 的速率上升。我国居民第三次死因调查报告显示,脑血管病已成为国民第一位的死因。我国脑卒中的死亡率高于欧美国家 4～5 倍,是日本的 3.5 倍,甚至高于泰国、印度等发展中国家。MONICA 研究也表明,脑卒中病死率为 20％～30％。世界卫生组织对中国脑卒中死亡的人数进行了预测,如果死亡率维持不变,到 2030 年,我国每年将有近 400 万人口死于脑卒中;如果死亡率增长 1％,到 2030 年,我国每年将有近 600 万人口死于脑卒中。我国现幸存脑卒中患者近 700 万,其中致残率高达 75％,约有 450 万患者不同程度地丧失了劳动能力或生活不能自理。脑卒中复发率超过 30％,5 年内再次发生率达 54％。

一、脑出血的护理评估

脑出血(intra cerebral hemorrhage,ICH)是指原发于脑内动脉、静脉和毛细血管的病变出血,以动脉出血为多见,血液在脑实质内积聚形成脑内血肿。脑内出血临床病理过程与出血量和部位有关。小量出血时,血液仅渗透在神经纤维之间,对脑组织破坏较少;出血量较大时,血液在脑组织内积聚形成血肿,血肿的占位效应压迫外周脑组织,撕裂神经纤维间的横静脉使血肿进一步增大,血液成分特别是凝血酶、细胞因子 IL-1、TNF-α、血红蛋白的溶出等致使血肿外周的脑组织可在数小时内形成明显脑水肿、缺血和点状的微出血,血肿进一步扩大,导致邻近组织受压移位以致形成脑疝。脑内血肿和脑水肿可向内压迫脑室使之移位,向下压迫丘脑、下丘脑,引起严重的自主神经功能失调症状。幕上血肿时,中脑受压的危险性很大;小脑血肿时,延髓易于受下疝的小脑扁桃体压迫。脑内血肿可破入脑室或蛛网膜下腔,形成继发性脑室出血和继发性蛛网膜下腔出血。

(一)病因分析

高血压动脉硬化是自发性脑出血的主要病因,高血压患者约有 1/3 的概率发生脑出血,而 93.91％ 脑出血患者中有高血压病史。其他还包括脑淀粉样血管病、动脉瘤、动脉-静脉畸形、动脉炎、血液病等。

(二)临床观察

高血压性脑出血以 50 岁左右高血压患者发病最多。由于与高血压的密切关系以致在年轻高血压患者中,个别甚至仅 30 余岁也可发生。脑出血虽然在休息或睡眠中也会发生,但通常是在白天情绪激动、过度用力等体力或脑力活动紧张时即刻发病。除有头昏、头痛、工作效率差、鼻出血等高血压症状外,平时身体一般情况常无特殊。脑出血发生前常无预感。极个别患者在出血前数小时或数天诉有瞬时或短暂意识模糊、手脚动作不便或说话含糊不清等脑部症状。高血压性脑出血常突然发生,起病急骤,往往在数分钟到数小时内病情发展到高峰(图 4-1)。

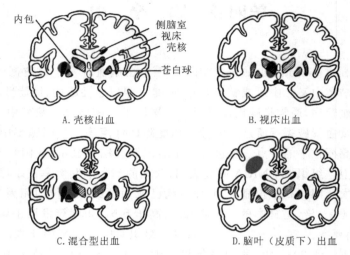

A.壳核出血   B.视床出血

C.混合型出血   D.脑叶(皮质下)出血

图 4-1 高血压性脑出血

1.壳核出血

大脑基底节为最常见的出血部位,约占脑出血的 60%。由于损伤到内囊故称为内囊出血。除具有脑出血的一般症状外,内囊出血的患者常有头和眼转向出血病灶侧,呈"凝视病灶"状和"三偏"症状,即偏瘫、偏身感觉障碍和偏盲。

(1)偏瘫:出血病灶对侧的肢体偏瘫,瘫痪侧鼻唇沟较浅,呼气时瘫侧面颊鼓起较高。瘫痪肢体由弛缓性瘫痪逐渐转为痉挛性瘫痪,上肢呈屈曲内收,下肢强直,腱反射转为亢进,可出现踝阵挛,病理反射阳性,呈典型上运动神经元性偏瘫。

(2)偏身感觉障碍:出血灶对侧偏身感觉减退,用针刺激肢体、面部时无反应或反应较另一侧迟钝。

(3)偏盲:在患者意识状态能配合检查时还可发现病灶对侧同向偏盲,主要是由于经过内囊的视放射受累所致。

另外,主侧大脑半球出血可伴有失语症,脑出血患者亦可发生顶叶综合征,如体象障碍(偏瘫无知症、幻多肢、错觉性肢体移位等)、结构性失用症、地理定向障碍等。记忆力、分析理解、计算等智能活动往往在脑出血后明显减退。

2.脑桥出血

患者常突然起病,出现剧烈头痛、头晕、眼花、坠地、呕吐、复视、吞咽困难、一侧面部发麻等症状。起病初意识可部分保留,但常在数分钟内进入深度昏迷。出血往往先自一侧脑桥开始,表现为交叉性瘫痪,即出血侧面部瘫痪和对侧上下肢弛缓性瘫痪。头和两眼转向非出血侧,呈"凝视瘫肢"状。脑桥出血常迅速波及两侧,出现两侧面部和肢体均瘫痪,肢瘫大多呈弛缓性。少数呈痉挛性或呈去脑强直。双侧病理反射呈阳性。头和两眼位置回到正中,两侧瞳孔极度缩小。这种"针尖样"瞳孔见于 1/3 的脑桥出血患者,为特征性症状,系由于脑桥内交感神经纤维受损所致。脑桥出血常阻断下丘脑对体温的正常调节而使体温急剧上升,呈持续高热状态。由于受脑干呼吸中枢的影响常出现不规则呼吸,可于早期就出现呼吸困难。脑桥出血后,如两侧瞳孔散大、对光反射消失、呼吸不规则、脉搏和血压失调、体温不断上升或突然下降,则提示病情危重。

3.小脑出血

小脑出血多发生在一侧小脑半球,可导致急性颅内压增高,脑干受压,甚至发生枕大孔疝。起病急骤,少数病情凶险异常,可即刻出现神志深度昏迷,短时间内呼吸停止;多数患者于起病时神志清楚,常诉一侧后枕部剧烈头痛和眩晕,呕吐频繁,发音含糊;瞳孔往往缩小,两眼球向病变对侧同向凝视,病变侧肢体动作共济失调,但瘫痪可不明显,可有脑神经麻痹症状、颈项强直等。病情逐渐加重,意识渐趋模糊或昏迷,呼吸不规则。

4.脑室出血

脑室出血(intraventricular hemorrhage,IVH)多由于大脑基底节处出血后破入侧脑室,以致血液充满整个脑室和蛛网膜下腔系统。小脑出血和脑桥出血也可破入第四脑室,这种情况极其严重。意识往往在1~2小时陷入深度昏迷,出现四肢抽搐发作或四肢瘫痪。双侧病理反射呈阳性。四肢常呈弛缓性瘫痪,所有腱反射均引不出,可阵发出现强直性痉挛或去脑强直状态。呕吐咖啡色残渣样液体,高热、多汗和瞳孔极度缩小,呼吸深沉带有鼾声,后转为浅速和不规则。

(三)辅助检查

1.CT检查

CT检查可显示血肿部位、大小、形态,是否破入脑室,血肿外周有无低密度水肿带及占位效应、脑组织移位等。24小时内出血灶表现为高密度,边界清楚(图4-2)。48小时以后,出血灶高密度影外周出现低密度水肿带。

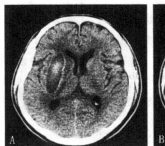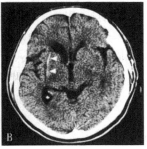

图4-2　壳核外囊型脑出血的演变CT

注:脑出血发病40天后CT平扫(图4-2A)显示右侧壳核外囊区有一个卵圆形低密度病灶,其中心密度略高,同侧侧脑室较对侧略小。2.5个月后复查CT(图4-2B)平扫可见原病灶部位呈裂隙状低密度,为后遗脑软化灶,并行伴有条状血肿壁纤维化高密度(白箭头),同侧侧脑室扩大

2.DSA

脑血管DSA对颅内动脉瘤、脑血管畸形等的诊断均有重要价值(图4-3)。颈内动脉造影正位像可见大脑前、中动脉间距在正常范围,豆纹动脉外移。

3.MRI

MRI具有比CT更高的组织分辨率,且可直接多方位成像,无颅骨伪影干扰,又具有血管流空效应等特点,使对脑血管疾病的显示率及诊断准确性,比CT更胜一筹。CT能诊断的脑血管疾病,MRI均能做到;而对发生于脑干、颞叶和小脑等的血管性疾病,MRI比CT更佳;对脑出血、脑梗死的演变过程,MRI比CT显示更完整;对CT较难判断的脑血管畸形、烟雾病等,MRI比CT更敏感。

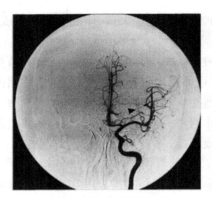

图 4-3　内囊出血 DSA

4.TCD

多普勒超声检查最基本的参数为血流速度与频谱形态。血流速度增加可表示高血流量、动脉痉挛或动脉狭窄;血流速度减慢则可能是动脉近端狭窄或循环远端阻力增高的结果。

(四)内科治疗

(1)静脉补液:静脉给予生理盐水或乳酸 Ringer 溶液静脉滴注,维持正常的血容量。

(2)控制血糖:既往有糖尿病病史和血糖>200 mg/L 者应给予胰岛素。低血糖者最好给予10%～20%葡萄糖静脉输液,或静脉推注 50%葡萄糖溶液纠正。

(3)血压的管理:有高血压病史的患者,血压水平应控制在平均动脉压(mean arterial pressure,MAP)17.3 kPa(130 mmHg)以下。颅内压(ICP)监测增高的患者,脑灌注压(cerebral perfusion pressure,CPP)[CPP＝(MAP－ICP)]应保持>9.3 kPa(70 mmHg)。刚手术后的患者应避免平均动脉压>14.7 kPa(110 mmHg)。心力衰竭、心肌缺血或动脉内膜剥脱,血压>26.7/14.7 kPa(200/110 mmHg)者,应控制平均动脉压在 17.3 kPa(130 mmHg)以下。

(4)控制体温:体温>38.5 ℃的患者及细菌感染者,给予退烧药及早期使用抗生素。

(5)维持体液平衡。

(6)禁用抗血小板和抗凝治疗。

(7)降颅压治疗:甘露醇(0.25～0.5 g/kg 静脉滴注),每隔 6 小时给药 1 次。通常每天的最大量是2 g/kg。

(8)纠正凝血异常:常用药物如华法林、鱼精蛋白、6-氨基己酸、凝血因子Ⅷ和新鲜血小板。

(五)手术治疗

1.开颅血肿清除术

对基底节区出血和皮层下出血,传统手术为开颅血肿清除。壳核出血一般经颞叶中回切开入路。1972 年 Suzuki 提倡经侧裂入路,以减少颞叶损害。对脑室积血较多者可经额叶前角或经侧脑室三角区入路清除血肿,并行脑室外引流术。传统开颅术因时间较长,出血较多,手术常需全麻,术后并发症较多,易发生肺部感染及上消化道出血,而使年龄较大、心肺功能较差的患者失去手术治疗的机会。其优点在于颅压高、有脑疝的患者可同时行去骨片减压术。

2.颅骨开窗血肿清除术

颅骨开窗血肿清除术用于壳核出血、皮层下出血及小脑出血。壳核出血在患侧颞部做一向前的弧形皮肤切口,分开颞肌,颅骨钻孔后扩大骨窗至 3 cm×3 cm 大小,以星形剪开脑膜,手术宜在显微镜下进行,既可减小皮层切开以及脑组织切除的范围,还能窥清出血点。在颞中回做1.5 cm皮层切开,用窄脑压板轻轻牵开脑组织,见血肿后用吸引器小心吸除血块,其内侧壁为内囊方向不易出血,应避免压迫或电灼,而血肿底部外侧常见豆纹动脉出血点,用银夹夹闭或用双极电凝止血,其余地方出血常为静脉渗血,用吸收性明胶海绵片压迫即可止血。小脑出血如血肿不大,无扁桃体疝者也可在患侧枕外隆凸水平下2 cm,正中旁开3 cm为中心做皮肤切口,钻颅后咬除枕鳞部成3 cm直径骨窗即可清除小脑出血。该手术方法简单、快捷、失血较少,在局麻下也可完成,所以术后意识恢复较快,并发症特别是肺部感染相对减少,即使高龄、一般情况差的患者也可承受该手术。

3.钻颅血肿穿刺引流术

多采用CT引导下立体定向穿刺加引流术。现主要有3种方法:以CT示血肿中心为靶点,局麻下颅骨钻孔行血肿穿刺,首次抽吸量一般达血肿量的1/3～1/2,然后注入尿激酶6 000 U,6～12小时后再次穿刺及注药,或同时置入硅胶引流管做引流,以避免反复穿刺而损伤脑组织。Niizuma用此方法治疗除脑干外的其他各部位出血175例,半年后随访优良率达86%,死亡率11%。优点在于操作简单、安全、局麻下能完成,同时应用尿激酶可较全清除血肿,高龄或危重患者均可采用,但在出血早期因血肿无液化效果不好。

4.椎颅血肿碎吸引流术

椎颅血肿碎吸引流术以CT示血肿中心为靶点,局麻下行椎颅血肿穿刺,置入带螺旋绞丝的穿刺针于血肿中心,在负压吸引下将血块粉碎吸出,根据吸除量及CT复查结果,血肿清出量平均可达70%。此法简单易行,在急诊室和病床旁均可施行,高龄及危重患者也可应用。但有碎吸过度损伤脑组织及再出血的危险,一般吸出量达血肿量的50%～70%即应终止手术。

5.微创穿刺冲洗尿激酶引流术

微创穿刺冲洗尿激酶引流术是使用带锥颅、穿刺、冲洗引流为一体的穿刺管,将其置入血肿中心后用含尿激酶、肝素的生理盐水每天冲洗1次的引流术,现已有许多医院应用。

6.脑室外引流术

单纯脑室出血和脑内出血破入脑室无开颅指征者,可行脑室外引流术。一般行双额部钻孔引流,1980年Suzuki提出在双侧眶上缘、中线旁开3 cm处分别钻孔,置管行外引流,因放入引流管与侧脑室体部大致平行,可引流出后角积血。也有人主张双侧置管,一管做冲洗另一管用于引流,或注入尿激酶加速血块的溶解。

7.脑内镜辅助血肿清除术

颅骨钻孔或小骨窗借助脑内镜在直视下清除血肿,其对脑组织的创伤小,清除血肿后可以从不同角度窥清血肿壁。

二、蛛网膜下腔出血的护理评估

颅内血管破裂后血液流入蛛网膜下腔时,称为蛛网膜下腔出血(subarachnoid hemorrhage,SAH)。自发性蛛网膜下腔出血可由多种病因所致,临床表现为急骤起病的剧烈头痛、呕吐、意识障碍、脑膜刺激征和血性脑脊液,占脑卒中的10%～15%。其中半数以上是先天性颅内动脉瘤破裂所致,其余是由各种其他的病因所造成的。

(一)病因分析

引起蛛网膜下腔出血的病因很多,在SAH的病因中以动脉瘤破裂占多数,达76%,动-静脉畸形占 6%～9%,动-静脉畸形合并动脉瘤占 2.7%～22.8%。较常见的如下:①颅内动脉瘤及动-静脉畸形的破裂。②高血压、动脉硬化引起的动脉破裂。③血液病,如白血病、血友病、恶性贫血等。④颅内肿瘤,原发者有胶质瘤、脑膜瘤等;转移者有支气管性肺癌等。⑤血管性变态反应,如多发性结节性动脉炎、系统性红斑狼疮等。⑥脑与脑膜炎症,包括化脓性、细菌性、病毒性、结核性等。⑦抗凝治疗的并发症。⑧脑血管闭塞性疾病引起的出血性脑梗死。烟雾病常以蛛网膜下腔出血为主要表现。⑨颅内静脉的血栓形成。⑩妊娠并发症。

(二)临床观察

蛛网膜下腔出血任何年龄均可发病,以青壮年多见,最常见的表现为颅内压增高症状、意识障碍、脑膜刺激征、脑神经损伤症状、肢体活动障碍或癫痫等。

1.出血前症状及诱因

部分患者于数天或数周前出现头痛、头昏、动眼神经麻痹或颈强直等先驱症状,又称前兆渗漏。其产生与动脉瘤扩大压迫邻近结构有关(图 4-4)。只有 1/3 的患者是在活动状态下发病,如解大小便、弯腰、举重、咳嗽、生气等。

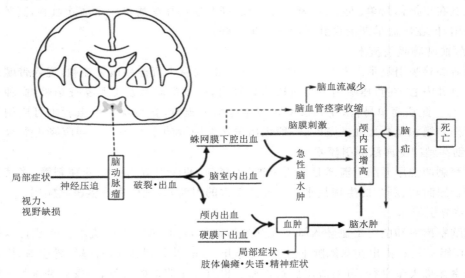

图 4-4 动脉瘤破裂

2.出血后观察

由于脑血管突然破裂,起病多很急骤。患者突感头部劈裂样剧痛,分布于前额、后枕或整个头部,并可延及颈、肩、背、腰及两腿部。伴有面色苍白、全身出冷汗、恶心、呕吐。半数以上的患者出现不同程度的意识障碍。轻者有短暂的神志模糊,重者则昏迷逐渐加深。有的患者意识始终清醒,但表现为淡漠、嗜睡,并有畏光、胆小、怕响、拒动,有的患者出现谵妄、木僵、定向及记忆障碍、幻觉及其他精神症状。有的患者伴有部分性或全身性癫痫发作。起病初期,患者血压上升,1～2 天后逐渐恢复至原有水平,脉搏明显加快,有时节律不齐,呼吸无显著改变。起病24 小时后可逐渐出现发热、脉搏不稳、血压波动、多汗、皮肤黏膜充血、腹胀等。重症患者立即陷入深昏迷,伴有去大脑强直发作及脑疝形成,可很快导致死亡。老年患者临床表现常不典型,头痛多不明显,而精神症状和意识障碍则较多见。

3.护理查体

颈项强直明显,凯尔尼格征及布鲁津斯基征阳性。往往发病1～2天出现,是蛛网膜下腔出血最常见的体征。眼底检查可见视盘外周、视网膜前的玻璃体下出血。

(三)辅助检查

1.CT检查

利用血液浓缩区判定动脉瘤的部位。急性期(1周内)多数可见脑沟、脑池或外侧裂中有高密度影。在蛛网膜下腔高密度区中出现局部特高密度影者,可能为破裂的动脉瘤。脑表面出现局部团块影像者,可能为脑血管畸形。

2.DSA检查

脑血管DSA是确定颅内动脉瘤、脑血管畸形等的"金标准"。一般选在发病后3天内或3周后。

3.脑脊液检查

脑脊液压力一般均增高,多为均匀一致的血性脑脊液。

4.血液检查

监测血糖、血脂等化验检查。

5.MRI检查

急性期不宜显示病变,亚急性期T_1加权像上蛛网膜下腔呈高信号,MRI对超过1周的蛛网膜下腔出血有重要价值。

三、脑梗死的护理评估

(一)疾病概述

脑梗死是指局部脑组织(包括神经细胞、胶质细胞和血管)由于血液供应缺乏而发生的坏死。引起脑梗死的根本原因如下:供应脑部血液的颅外或颅内动脉中发生闭塞性病变而未能获得及时、充分的侧支循环,使局部脑组织的代谢需要与可能得到的血液供应之间发生超过一定限度的供不应求现象所致。

血液供应障碍的原因,有以下3个方面。

1.血管病变

最重要而常见的血管病变是动脉粥样硬化和在此基础上发生的血栓形成。其次是高血压病伴发的脑小动脉硬化。其他还有血管发育异常,如先天性动脉瘤和脑血管畸形可发生血栓形成,或出血后导致邻近区域的血供障碍、脉管炎,如感染性的风湿热、结核病和国内已极罕见的梅毒等所致的动脉内膜炎等。

2.血液成分改变

血管病变处内膜粗糙,使血液中的血小板易于附着、积聚以及释放更多的五羟色胺等化学物质;血液成分中脂蛋白、胆固醇、纤维蛋白原等含量的增高,可使血液黏度增高和红细胞表面负电荷降低,致血流速度减慢;以及血液病如白血病、红细胞增多症、严重贫血等和各种影响血液凝固性增高的因素均使血栓形成易于发生。

3.血流速度改变

脑血流量的调节受到多种因素的影响。血压的改变是影响局部血流量的重要因素。当平均动脉压低于9.3 kPa(70 mmHg)和高于24.0 kPa(180 mmHg)时,由于血管本身存在的病变,血管狭窄,自动调节功能失调,局部脑组织的血供即将发生障碍。

一些全身性疾病如高血压、糖尿病等可加速或加重脑动脉粥样硬化,亦与脑梗死的发生密切相关。通常临床上诊断为脑梗死或脑血栓形成的患者中,大多数是动脉粥样硬化血栓形成性脑梗死,简称为动脉硬化性脑梗死。

此外,导致脑梗死的另一类重要病因是脑动脉的栓塞即脑动脉栓塞性脑梗死,简称为脑栓塞。脑栓塞患者供应脑部的血管本身多无病变,绝大多数的栓子来源于心脏。

(二)动脉硬化性脑梗死的护理评估

动脉粥样硬化血栓形成性脑梗死简称动脉硬化性脑梗死,是供应脑部的动脉系统中的粥样硬化和血栓形成使动脉管腔狭窄、闭塞,导致急性脑供血不足所引起的局部脑组织坏死。临床上常表现为偏瘫、失语等突然发生的局灶性神经功能缺失。

1.病因分析

动脉硬化性脑梗死的基本病因是动脉粥样硬化,最常见的伴发病是高血压,两者之间虽无直接的病因联系,但高血压常使动脉粥样硬化的发展加速、加重。动脉粥样硬化是可以发生在全身各处动脉管壁的非炎症性病变。其发病原因与脂质代谢障碍和内分泌改变有关,确切原因尚未阐明。

脑动脉的粥样硬化和全身各处的动脉粥样硬化相同,主要改变是动脉内膜深层的脂肪变性和胆固醇沉积,形成粥样硬化斑块及各种继发病变,使管腔狭窄甚至闭塞。管腔狭窄需达80%～90%方才影响脑血流量。硬化斑块本身并不引起症状。如病变逐渐发展,则内膜分裂、内膜下出血(动脉本身的营养血管破裂所致)和形成内膜溃疡。内膜溃疡处易发生血栓形成,使管腔进一步变狭窄或闭塞;硬化斑块内容物或血栓的碎屑可脱入血流形成栓子。

2.临床观察

脑动脉粥样硬化性发展较同样程度的冠状动脉粥样硬化一般在年龄方面晚10年,60岁以后动脉硬化性脑梗死发病率增高,男性较女性稍多。高脂肪饮食者血胆固醇高而高密度脂蛋白胆固醇偏低时,易有动脉粥样硬化形成。在高血压、糖尿病、吸烟、红细胞增多症患者中,均有较高发病率。

动脉硬化性脑梗死占卒中的60%～80%。本病起病较其他脑卒中稍慢些,常在数分钟到数小时、半天,甚至一两天达到高峰。数天到1周内逐渐加重到高峰极为少见。不少患者在睡眠中发生。约占小半数的患者以往经历过短暂脑缺血发作。

起病时患者可有轻度头痛,可能由于侧支循环血管代偿性扩张所致。头痛常以缺血侧头部为主,有时可伴眼球后部疼痛。动脉硬化性脑梗死发生偏瘫时意识常很清楚。如果起病时即有意识不清,要考虑椎-基底动脉系统脑梗死。大脑半球较大区域梗死、缺血、水肿可影响间脑和脑干的功能,而在起病后不久出现意识障碍。

脑的局灶损害症状主要根据受累血管的分布而定。如颈动脉系统动脉硬化性脑梗死的临床表现主要为病变对侧肢体瘫痪或感觉障碍;主侧半球病变常伴不同程度的失语、非主侧半球病变伴偏瘫无知症,患者的两眼向病灶侧凝视。如病灶侧单眼失明伴对侧肢体运动或感觉障碍,为颈内动脉病变无疑。颈内动脉狭窄或闭塞可使整个大脑半球缺血造成严重症状,也可仅表现为轻微症状。这种变异极大的病情取决于前、后交通动脉,眼动脉,脑浅表动脉等侧支循环的代偿功能状况。如瘫痪和感觉障碍限于面部和上肢,以大脑中动脉供应区缺血的可能性为大。大脑前动脉的脑梗死可引起对侧的下肢瘫痪,但由于大脑前交通动脉的侧支循环供应,这种瘫痪亦可不发生。大脑后动脉供应大脑半球后部、丘脑及上脑干,脑梗死可出现对侧同向偏盲,如病变在主侧半球时除皮质感觉障碍外还可出现失语、失读、失写、失认和顶叶综合征。椎-基底动脉系统动脉硬化性脑梗死主要表现为眩晕、眼球震颤、复视、同向偏盲、皮质性失明、眼肌麻痹、发音不清、吞咽困难、肢体共济失调、交叉性瘫痪或感觉障碍、四肢瘫痪。可有后枕部头痛和程度不等的意识障碍。

3.辅助检查

(1)血生化、血流变学检查、心电图等。

(2)CT检查:早期多正常,24~48小时后出现低密度灶(图4-5)。

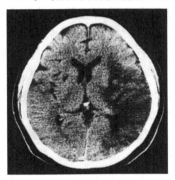

图4-5 CT左侧颞顶叶大片状低密度梗死灶

(3)MRI:急性脑梗死及伴发的脑水肿,在 T_1 加权像上均为低信号,T_2 加权像上均为高信号,如伴出血,T_1 加权像上可见高信号区(图4-6)。

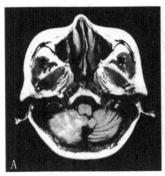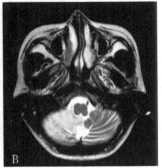

图4-6 小脑出血性梗死

注:小脑出血性梗死发病4天MRI平扫横断 T_1 加权像(A)可见右侧小脑半球脑沟消失,内部混杂斑点状高信号;T_2 加权像(B)显示右侧小脑半球为均匀高信号

(4)TCD和颈动脉超声检查:发现有血管高度狭窄或局部血流异常。

(5)脑脊液检查多正常。

4.防治

患动脉粥样硬化者应摄取低脂饮食,多吃蔬菜和植物油,少吃胆固醇含量丰富的食物和动物内脏、蛋黄及动物油等。如伴有高血压、糖尿病等,应重视对该病的治疗。注意防止可能引起血压骤降的情况,如降压药物过量、严重腹泻、大出血等。生活要有规律,注意劳逸结合、避免身心过度疲劳。经常进行适当的保健体操,加强心血管的应激能力。对已有短暂性脑缺血发作者,应积极治疗。这是防止发生动脉硬化性脑梗死的重要环节。

(三)脑栓塞的护理评估

由于异常的物体(固体、液体、气体)沿血液循环进入脑动脉或供应脑的颈部动脉,造成血流阻塞而产生脑梗死,称为脑栓塞,亦属于缺血性卒中。脑栓塞占卒中发病率的 $10\% \sim 15\%$。2/3 的患者的复发均发生在第一次发病后的 1 年之内。

1.病因分析

脑栓塞的栓子来源可分为心源性、非心源性、来源不明性三大类。

2.临床观察

脑栓塞的起病年龄不一。因多数与心脏病尤其是风湿性心脏病有关,所以发病年龄以中青年居多。起病急骤,大多数并无任何前驱症状。起病后常于数秒钟或很短时间内症状发展到高峰。个别患者可在数天内呈阶梯式进行性恶化,由反复栓塞所致,脑栓塞可仅发生在单一动脉,也可广泛多发,因而临床表现不一。除颈内动脉栓塞外患者一般并不昏迷。一部分患者可在起病时有短暂的意识模糊、头痛或抽搐。神经系统局灶症状突然发生,并限于一个动脉支的分布区。约 4/5 的患者栓塞发生在脑底动脉环前半部的分布区,因而临床表现为面瘫、上肢单瘫、偏瘫、失语、局灶性抽搐等颈内动脉-大脑中动脉系统病变的表现。偏瘫也以面部和上肢为重,下肢较轻。感觉和视觉可能有轻度影响。但一般不明显。抽搐大多数为局限性,如为全身性大发作,则提示梗死范围广泛,病情较重。1/5 的患者脑栓塞发生在脑底部动脉环的后半部的分布区,可出现眩晕、复视、共济失调、交叉性瘫痪等椎-基底动脉系统病变的表现。

3.辅助检查

(1)血生化、血流变学检查等。

(2)CT 检查:一般于 $24 \sim 48$ 小时后出现低密度灶。病程中如低密度区中有高密度影,则提示为出血性梗死。

(3)颈动脉和主动脉超声检查可发现有不稳定斑块。

(4)TCD 栓子检测可发现脑血流中有过量的栓子在。

(5)脑脊液检查:感染性梗死者脑脊液中的白细胞增加,出血性梗死者可见红细胞。脂肪栓塞时,可见脂肪球。

(6)心电图:有心房颤动。必要时做超声心动图检查。

4.治疗

防治心脏病是防治脑栓塞的一个重要环节。一旦发生脑栓塞,其治疗原则上与动脉硬化性脑梗死相同。患者应取左侧卧位。右旋糖酐、扩血管药物、激素均有一定作用。由于风湿性二尖瓣病变等心源性脑栓塞的充血性梗死区极易出血,故抗凝治疗必须慎用。

四、短暂性脑缺血发作的护理评估

短暂性脑缺血发作(transient ischemic attacks,TIA)是指颈内动脉系统或椎-基底动脉系统的短暂性血液供应不足,表现为突然发作的局限性神经功能缺失,在数秒钟、数分钟及数小时,最长不超过 24 小时完全恢复,而不留任何症状和体征,常反复发作。该定义是在 20 世纪 50 年代提出来的。随着临床脑卒中的研究,尤其是缺血性卒中起病早期溶栓治疗的应用,国内外有关 TIA 的时限提出争议。最近美国 TIA 工作组推荐的定义为:TIA 是由于局部脑组织或者视网膜缺血,引起短暂的神经功能异常发作,典型的临床症状持续不超过 1 小时,没有临床急性梗死的证据。一旦出现持续的临床症状或者临床症状虽很短,但是已经出现典型的影像学异常就应该诊断为脑梗死而不是 TIA。

(一)病因分析

主动脉弓、颈总动脉和颅内大血管动脉粥样斑块脱落,是引起动脉至动脉微栓塞最常见的原因。

(二)临床观察

TIA 发作好发于中年以后,50～70 岁多见,男性多于女性。起病突然,历时短暂,症状和体征出现后迅速达高峰,持续时间为数秒至数分钟、数小时,24 小时内完全恢复正常而无后遗症。各个患者的局灶性神经功能缺失症状常按一定的血管支配区而反复刻板地出现,多则一日数次,少则数周、数月甚至数年才发作 1 次,椎-基底动脉系统 TIA 发作较频繁。根据受累的血管不同,临床上将 TIA 分为两大类:颈内动脉系统和椎-基底动脉系统 TIA。

1.颈内动脉系统 TIA

症状多样,以大脑中动脉支配区 TIA 最常见。常见的症状可有患侧上肢和/或下肢无力、麻木、感觉减退或消失,亦可有失语、失读、失算、书写障碍,偏盲较少见,瘫痪通常以上肢和面部较重。短暂的单眼失明是颈内动脉分支眼动脉缺血的特征性症状,为颈内动脉系统 TIA 所特有。如果发作性偏瘫伴有瘫痪对侧的短暂单眼失明或视觉障碍,则临床上可诊断为失明侧颈内动脉短暂性脑缺血发作。上述症状可单独或合并出现。

2.椎-基底动脉系统 TIA

椎-基底动脉系统 TIA 有时仅表现为头昏、眼花、走路不稳等含糊症状而难以诊断,局灶性症状以眩晕为最常见,一般不伴有明显的耳鸣。若有脑干、小脑受累的症状如复视、构音障碍、吞咽困难、交叉性或双侧肢体瘫痪等感觉障碍、共济失调,则诊断较为明确,大脑后动脉供血不足可表现为皮质性盲和视野缺损。倾倒发作为椎-基底动脉系统 TIA 所特有,患者突然双下肢失去张力而跌倒,而无可觉察的意识障碍,患者可即刻站起,此乃双侧脑干网状结构缺血所致。枕后部头痛、猝倒,特别是在急剧转动头部或上肢运动后发作,上述症状均提示椎-基底动脉系统供血不足并有颈椎病、锁骨下动脉盗血征等存在的可能。

3.共同症状

症状既可见于颈内动脉系统,亦可见于椎-基底动脉系统。这些症状包括构音困难、同向偏盲等。发作时单独表现为眩晕(伴或不伴恶心、呕吐)、构音困难、吞咽困难、复视者,最好不要轻易诊断为 TIA,应结合其他临床检查寻找确切的病因。上述两种以上症状合并出现,或交叉性麻痹伴运动、感觉、视觉障碍及共济失调,即可诊断为椎-基底动脉系统 TIA 发作。

4.发作时间

TIA 的时限短暂,持续 15 分钟以下,一般不超过 30 分钟,少数也可达 12～24 小时。

(三)辅助检查

1.CT 和 MRI 检查

多数无阳性发现。恢复几天后,MRI 检查可有缺血改变。

2.TCD 检查

了解有无血管狭窄及动脉硬化程度。椎-基底动脉供血不足患者早期发现脑血流量异常。

3.单光子发射计算机断层扫描

单光子发射计算机断层扫描(singlephoton emission computed tomography,SPECT)脑血流

灌注显像可显示血流灌注减低区。发作和缓解期均可发现异常。

4.其他

血生化检查血液成分或流变学检查等。

（四）临床治疗

1.抗血小板聚集治疗

阿司匹林是治疗 TIA 首选的抗血小板药物。对服用阿司匹林仍有 TIA 发作者,可改用噻氯匹定或氯吡格雷。

2.抗凝治疗

肝素或低分子肝素。

3.危险因素的干预

控制高血压、糖尿病;治疗冠状动脉性疾病和心律不齐、充血性心力衰竭、瓣膜性心脏病;控制高脂血症;停用口服避孕药;终止吸烟;减少饮酒;适量运动。

4.外科治疗

对于颈动脉狭窄达 70% 以上的患者可做颈动脉内膜剥脱术。颅内动脉狭窄的血管内支架治疗正受到重视,但对 TIA 预防效果正在评估中。

五、脑卒中的常见护理问题

（一）意识障碍

患者出现昏迷,说明患者病情危重,而正确判断患者意识状态,给予适当的护理,则可以防止不可逆的脑损伤。

（二）气道阻塞

分泌物及胃内容物的吸入造成气道阻塞或通气不足可引起低氧血症及高碳酸血症,导致心肺功能的不稳定,缺氧加重脑组织损伤。

（三）肢体麻痹或畸形

大脑半球受损时,对侧肢体的运动与感觉功能便发生了障碍,再加上脑血管疾病初期,肌肉呈现张力弛缓的现象,紧接着会发生肌肉痉挛,若发病初期未给予适当的良肢位摆放,则肢体关节会有僵硬、挛缩的现象,将导致肢体麻痹或畸形。

（四）语言沟通障碍

左侧大脑半球受损时,因语言中枢的受损部位不同而产生感觉性失语、表达性失语或两者兼有,因而与患者间会发生语言沟通障碍的问题。

（五）吞咽障碍

因口唇、颊肌、舌及软腭等肌肉的瘫痪,食物团块经口腔向咽部及食管入口部移动困难,食管入口部收缩肌不能松弛,食管入口处开大不全等阻碍食物团块进入食管,导致食物易逆流入鼻腔及误入气管。吞咽障碍可致营养摄入不足。

（六）恐惧、绝望、焦虑

脑卒中患者在卒中突然发生后处于急性心理应激状态,由于生理的、社会的、经济的多种因素,可引起患者一系列心理变化:害怕病治不好而恐惧;对疾病的治疗无信心,自己会成为一个残疾的人而绝望;来自对工作、家庭等的忧虑,担心自己并不会好,成为家庭和社会的负担。

(七)知觉刺激不足

由于中枢神经的受损,在神经传导上,可能在感觉刺激传入时会发生障碍,以致知觉刺激无法传达感受,尤其是感觉性失语症的患者,会失去语言讯息的刺激感受。此外,患者由于一侧肢体麻痹,因此所感受的触觉刺激也减少,常造成知觉刺激不足。

(八)并发症

1.神经源性肺水肿

脑卒中引起下丘脑功能紊乱,中枢交感神经兴奋,释放大量儿茶酚胺,使外周血管收缩,血液从高阻的体循环向低阻的肺循环转移,肺血容量增加,肺毛细血管压力升高而诱发肺水肿;中枢神经系统的损伤导致体内血管活性物质大量释放,使肺毛细血管内皮和肺泡上皮通透性增高,肺毛细血管流体静压增高,致使动-静脉分流,加重左心负担,出现左心功能衰竭而加重肺部淤血;颅内高压引起的频繁呕吐,患者昏迷状态下误吸入酸性胃液,可使肺组织发生急性损伤,引起急性肺水肿。由于脑卒中,呼吸中枢处于抑制状态,支气管敏感部位的神经反应性及敏感性降低,咳嗽能力下降,不能有效排出过多的分泌物而流入肺内造成肺部感染。平卧、床头角度过低增加向食管反流及分泌物逆流入呼吸道的机会。

2.发热

体温升高的原因包括体内产热增加、散热减少和下丘脑体温调节中枢功能异常。脑卒中患者发热的原因可分为感染性和非感染性。

3.压疮

由于脑卒中患者发生肢体瘫痪或长期卧床而容易发生压疮,临床又叫压迫性溃疡。它是脑卒中患者的严重并发症之一。

4.应激性溃疡

脑卒中患者常因颅内压增高,下丘脑及脑干受损而引起上消化道应激性溃疡出血。多在发病后7~15天,也有发病后数小时就发生大量呕血而致患者死亡者。

5.肾功能损害

由于脑损伤使肾血管收缩,肾血流减少,造成肾皮质损伤,肾小管坏死;另外脑损伤神经体液调节紊乱直接影响肾功能;脑损伤神经体液调节紊乱,心肺功能障碍,造成肾缺血、缺氧;脑损伤神经内分泌调节功能紊乱,肾素-血管紧张素分泌增加,肾缺血加重。加之使用脱水药,肾血管和肾小管的细胞膜通透性改变,易出现肾缺血、坏死。

6.便失禁

脑卒中引起上运动神经元或皮质损害,可出现粪嵌塞伴溢出性便失禁。长期粪嵌塞,直肠膨胀感消失和外括约肌收缩无力导致粪块外溢;昏迷、吞咽困难等原因导致营养不良及低蛋白血症,肠道黏膜水肿,容易发生腹泻。

7.便秘

便秘是由于排便反射被破坏、长期卧床、脱水治疗、摄食减少、排便动力不足、焦虑及抑郁所致。

8.尿失禁

脑卒中可直接导致高反射性膀胱或48小时内低张力性膀胱;当皮质排尿中枢损伤,不能接收和发出排尿信息,出现不择时间和地点的排尿,表现为尿失禁。由于脑桥水平以上的中枢抑制解除,膀胱表现为高反射性,或者脑休克导致膀胱表现为低反射性,引起膀胱-骶髓反射弧的自主控制功能丧失,导致尿失禁;长期卧床导致耻骨尾骨肌和尿道括约肌松弛,使患者在没有尿意的情况下而发生尿液流出。

9.下肢深静脉血栓

下肢深静脉血栓(deepvein thrombosis,DVT)是指血液在下肢深静脉系统的不正常凝结,若未得到及时诊治可导致下肢深静脉致残性功能障碍。有资料显示卧床2周的发病率明显高于卧床3天的患者。严重者血栓脱落可继发致命性肺栓塞(pulmonary embolism,PE)。

六、脑卒中的护理目标

(1)抢救患者生命,保证气道通畅。

(2)摄取足够营养。

(3)预防并发症。

(4)帮助患者达到自我照顾。

(5)指导患者及家属共同参与。

(6)稳定患者的健康和保健。

(7)帮助患者达到期望。

七、脑卒中的护理措施

(一)脑卒中的院前救护

发生脑卒中时要启动急救医疗服务体系,以使患者得到快速救治,并能在关键的时间窗内获得有益的治疗。脑卒中处理的要点可记忆为7"D":检诊(Detection)、派送(Dispatch)、转运(Delivery)、收入急诊(Door)、资料(Data)、决策(Decision)、药物(Drug)。前3个"D"是基本生命支持阶段,后4个"D"是进入医院脑卒中救护急诊绿色通道流程。在脑卒中紧急救护中护理人员起着重要的作用。

1.分诊护士职责

(1)鉴别下列症状、体征为脑血管常见症状,需分诊至神经内科:①身体一侧或双侧,上肢、下肢或面部出现无力、麻木或瘫痪。②单眼或双眼突发视物模糊,或视力下降,或视物成双。③言语表达困难或理解困难。④头晕目眩、失去平衡,或任何意外摔倒,或步态不稳。⑤头痛(通常是严重且突然发作)或头痛的方式意外改变。

(2)出现下列危及生命的情况时,迅速通知神经内科医师,并将患者护送至抢救室:①意识障碍。②呼吸、循环障碍。③脑疝。

(3)对极危重患者监测生命体征:意识、瞳孔、血压、呼吸、脉搏。

2.责任护士职责

(1)生命体征监测。

(2)开辟静脉通道,留置套管针。

(3)采集血标本:血常规、血生化(血糖、电解质、肝肾功能)、凝血四项。

(4)行心电图(ECG)检查。

(5)静脉输注第一瓶液体:生理盐水或林格液。

3.护理员职责

(1)对佩戴绿色通道卡片者,一对一地负责患者。

（2）运送患者行头颅 CT 检查。

（3）对无家属陪同者，必要时送血、尿标本。

（二）院中护理

1.观察病情变化，防止颅内压增高

（1）患者急性期要绝对卧床休息，避免不必要的搬动，保持环境安静。出血性卒中患者应将床头抬高 30°，缺血性卒中患者可平卧。意识障碍者头偏向一侧，如呼吸道有分泌物应立即协助吸出。

（2）评估颅内压变化，密切观察患者生命体征、意识和瞳孔等变化，评估患者吞咽、感觉、语言和运动等情况。

（3）了解患者思想情况，防止过度兴奋、情绪激动。对癫痫、偏瘫和有精神症状的患者，应加用床挡或适当约束，防止坠床发生意外。感觉障碍者，保暖时注意防止烫伤。患者应避免用力咳嗽、用力排便等，保持大便通畅。

（4）若有发热，应设法控制患者的体温。

2.评估吞咽情况，给予营养支持

（1）暂禁食：首先评价患者吞咽和胃肠功能情况，如是否有呕吐、腹胀、排便异常、未排气及肠鸣音异常、应激性溃疡出血量在 100 mL 以上者，必要时应暂禁食。

（2）观察脱水状态：很多患者往往会出现相对脱水状态，脱水所致血细胞比容和血液黏稠度增加，血液明显减少，使动脉血压降低。护理者可通过观察颈静脉搏动的强或弱、外周静脉的充盈度和末梢体温来判断患者是否出现脱水状态。

（3）营养支持：在补充营养时，应尽量避免静脉内输液，以免增加缺血性脑水肿的蓄积作用，最好的方法是鼻饲法。多数吞咽困难患者需要 2 周左右的营养支持。有误吸危险的患者，则需将管道末端置于十二指肠。有消化道出血的患者应暂停鼻饲，可改用胃肠外营养。经口腔进食的患者，要给予高蛋白、高维生素、低盐、低脂、富有纤维素的饮食，还可多吃含碘的食物。

（4）给予鼻饲喂养预防误吸护理：评估胃管的深度和胃潴留量。鼻饲前查看管道在鼻腔外端的长度，嘱患者张口查看鼻饲管是否盘卷在口中。用注射器注入 10 mL 空气，同时在腹部听诊，可听到气过水声；或鼻饲管中抽吸胃内容物，表明鼻饲管在胃内。无肠鸣音或胃潴留量过 100～150 mL 应停止鼻饲。抬高床头 30°呈半卧位减少反流，通常每天喂入总量以 2 000～2 500 mL 为宜，天气炎热或患者发热和出汗多时可适当增加。可喂入流质饮食，如牛奶、米汤、菜汁、西瓜水、橘子水等，药品要研成粉末。在鼻饲前后和注药前后，应冲洗管道，以预防管道堵塞。对于鼻饲患者，要注意固定好鼻饲管。躁动患者的手要适当加以约束。

（5）喂食注意：对面肌麻痹的患者，喂食时应将食物送至口腔健侧近舌根处。进食时宜采用半卧位、颈部向前屈的姿势，这样既可以利用重力使食物容易吞咽，又可减少误吸。每口食物量要从少量开始，逐步增加，寻找合适的"一口量"。进食速度应适当放慢，出现食物残留口腔、咽部而不能完全吞咽情况时，应停止喂食并让患者重复多次吞咽动作或配合给予一些流质来促进残留食物吞入。

3.心脏损害的护理

心脏损害是脑卒中引起的循环系统并发症之一，大都在发病 1 周左右发生，如心电图显示心肌缺血、心律不齐和心力衰竭等，故护理者应经常观察心电图变化。在患者应用脱水剂时，应注意尿量和血容量，避免脱水造成血液浓缩或入量太多加重心脏负担。

4.应激性溃疡的护理

应注意患者的呕吐物和大便的性状,鼻饲患者于每天喂食前应先抽取胃液观察,同时定期检查胃中潜血及酸碱度。腹胀者应注意肠鸣音是否正常。

5.泌尿系统并发症的护理

对排尿困难的患者,尽可能避免导尿,可用诱导或按摩膀胱区的方法以助患者排尿。患者由于限制活动,处于某些妨碍排尿的位置;也可能是由于失语不能表达所致。护理者应细心观察,主动询问,定时给患者便器,在可能情况下尽量取直立姿势解除排尿困难。

(1)尿失禁的男患者可用阴茎套连接引流尿袋,每天清洁会阴部,以保持会阴部清洁舒适。

(2)女性尿失禁患者,留置导尿管虽然影响患者情绪,但在急性期内短期的应用是必要的,因为它明显增加了患者的舒适感并减少了压疮发生的机会。

(3)留置导尿管期间要每天进行会阴部护理。密闭式集尿系统除因阻塞需要冲洗外,集合系统的接头不可轻易打开。应定时查尿常规,必要时做尿培养。

6.压疮的护理

可因感染引起骨髓炎、化脓性关节炎、蜂窝织炎,甚至迅速通过表浅组织引起败血症等,这些并发症往往严重威胁患者的生命。

(1)压疮好发部位:多在受压和缺乏脂肪组织保护、无肌肉包裹或肌层较薄的骨骼隆突处,如枕骨粗隆、耳郭、肩胛部、肘部、脊椎体隆突处、髋部、骶尾部、膝关节的内外侧、内外踝、足跟部等处。

(2)压疮的预防措施:①压疮的预防要求做到"七勤",勤翻身、勤擦洗、勤按摩、勤换洗、勤整理、勤检查、勤交代。定时变换体位,1~2小时翻身1次。如皮肤干燥且有脱屑者,可涂少量润滑剂,以免干裂出血。另外还应监测患者的清蛋白指标。②患者如有大、小便失禁,呕吐及出汗等情况,应及时擦洗干净,保持干燥,及时更换衣服、床单,褥子应柔软、干燥、平整。③对肢体瘫痪的卧床患者,配备气垫床以达到对患者整体减压的目的,气垫床使用时应注意根据患者的体重调节气垫床充其量。骨骼隆突易受压处,放置海绵垫或棉圈、软枕、气圈等,以防受压水肿、肥胖者不宜用气圈,以软垫更好,或软枕置于腿下,并抬高肢体,变换体位,更为重要。可疑压疮部位使用减压贴保护。④护理患者时动作要轻柔,不可拖拽患者,以防止关节牵拉、脱位或外周组织损伤。翻身后要仔细观察受压部位的皮肤情况,有无将要发生压疮的迹象,如皮肤呈暗红色。检查鼻管、尿管、输液管等是否脱出、折曲或压在身下。取放便盆时,动作更轻巧,防止损伤皮肤。

7.下肢深静脉血栓的护理

长期卧床者,首先在护理中应帮助他们减少形成静脉血栓的因素,例如抬高下肢20°~30°,下肢远端高于近端,尽量避免膝下垫枕,过度屈髋,影响静脉回流。另外,肢体瘫痪者应增加患肢活动量,并督促患者在床上主动屈伸下肢做跖屈和背屈运动,内、外翻运动,足踝的"环转"运动;被动按摩下肢腿部比目鱼肌和腓肠肌,下肢应用弹力长袜,以防止血液滞留。还应减少在下肢输血、输液,并注意观察患肢皮温、皮色,倾听患者疼痛主诉,因为下肢深静脉是静脉血栓形成的好发部位,鼓励患者深呼吸及咳嗽和早期下床活动。

8.发热的护理

急性脑卒中患者常伴有发热,主要分为感染性发热、中枢性发热、吸收热和脱水热。

(1)感染性发热:多在急性脑卒中后数天开始,体温逐渐升高,常不规则,伴有呼吸、心率增快,白细胞总数升高。应做细菌培养,应用有效抗生素治疗。

(2)中枢性发热:是病变侵犯了下丘脑,患者的体温调节中枢失去调节功能,导致的发热。主要表现为两种情况:其一是持续性高热,发病数小时后体温升高至 39~40 ℃,持续不退,躯干和肢体近端大血管处皮肤灼热,四肢远端厥冷,肤色灰暗,静脉塌陷等,患者表现深昏迷、去大脑强直(一种病理性体征)、阵挛性或强直性抽搐、无汗、肢体发凉,患者常在 1~2 天死亡。其二是持续性低热,患者表现为昏迷、阵发性大汗、血压不稳定、呼吸不规则、血糖升高、瞳孔大小多变,体温多在 37~38 ℃。对中枢性发热患者的治疗主要是采用对病因进行治疗,同时给予物理降温,如乙醇擦浴、头置冰袋或冰帽等。但应注意缺血性脑卒中患者禁用物理降温法,可行人工冬眠疗法。

物理降温:①乙醇、温水擦浴。可通过在皮肤上蒸发、吸收而带走机体大量的热;②冰袋降温。冰袋可放置在前额或体表大血管处(如颈部、腋下、腹股沟、腘窝等处);③冰水灌肠。要保留 30 分钟后再排出,便后 30 分钟测量体温。

人工冬眠疗法:冬眠法分冬眠Ⅰ号和冬眠Ⅱ号,应用人工冬眠疗法可降低组织代谢,减少氧的消耗,并增强脑组织对创伤和缺氧的耐受力,减轻脑水肿和降低颅内压,改善脑缺氧,有利于损伤后的脑细胞功能恢复。

人工冬眠疗法的注意事项:①用药前应测量体温、脉搏、呼吸和血压。②注入冬眠药半小时内不宜翻身和搬动患者,防止直立性低血压。③用药半小时,患者进入冬眠状态后,方可行物理降温,因镇静降温作用较强。④冬眠期间,应严密观察生命体征变化及神经系统的变化,如有异常及时报告医师处理。冬眠期间每 2 小时测量生命体征 1 次,并详细记录,警惕颅内血肿引起脑疝。结束冬眠仍应每 4 小时测体温 1 次,保持观察体温的连贯性。⑤冬眠期间应加强基础护理,防止并发症发生。⑥减少输液量,并注意水、电解质和酸碱平衡。⑦停止冬眠药物和物理降温时,首先停止物理降温,然后逐渐停用冬眠药,以免引起寒战或体温升高,如有体温不升者要适当保暖,增加盖被和热水袋保温。

(3)吸收热:是脑出血或蛛网膜下腔出血时,红细胞分解后吸收而引起的反应热。常在患者发病后 3~10 天发生,体温多在 37.5 ℃左右。吸收热一般不需特殊处理,但要观察记录液体出入量并加强生活护理。

(4)脱水热:是由于应用脱水剂或补水不足,使血浆渗透压明显升高,脑组织严重脱水,脑细胞和体温调节中枢受损导致的发热。患者表现体温升高,意识模糊,皮肤黏膜干燥,尿少或比重高,血清钠升高,血细胞比容增高。治疗给予补水或静脉输入 5% 葡萄糖溶液,待缺水症状消失后,根据情况补充电解质。

9.介入治疗的护理

神经介入治疗是指在 X 线下,经血管途径借助导引器械(针、导管、导丝)递送特殊材料进入中枢神经系统的血管病变部位,如各种颅内动脉瘤、颅内动静脉畸形、颈动脉狭窄、颈动脉海绵窦瘘、颅内血管狭窄及其他脑血管病。治疗技术分为血管成形术(血管狭窄的球囊扩张、支架植入)、血管栓塞术(固体材料栓塞术、液体材料栓塞术、可脱球囊栓塞术、弹簧圈栓塞术等)、血管内药物灌注(超选择性溶栓、超选择性化疗、局部止血)。广义的神经介入治疗还包括经皮椎间盘穿刺髓核抽吸术、经皮穿刺椎体成形术、微创穿刺电刺激等,以及在影像仪器定位下进行和神经功能治疗有关的各种穿刺、活检技术等。相比常规开颅手术的优点:血管内治疗技术具有创伤小、恢复快,疗效好的特点(图 4-7)。

在护理上应做到如下。

(1)治疗前护理:①遵医嘱查血、尿、便常规,血型及生化,凝血四项和出、凝血时间等。②准备好物品。注射泵,监护仪器,药品如甘露醇等。③建立可靠的静脉通路(套管针),尽量减少患者的穿刺,防止出血及瘀斑。④须手术者术前手术区域备皮,沐浴,更衣。遵医嘱局麻4～6小时、全麻9～12小时前,需禁食、水、药。遵医嘱给予留置导尿管。监测生命体征,遵医嘱给术前药。⑤心理护理。术前了解患者思想动态,减轻心理负担,创造安静的修养环境,使患者得到充分休息。

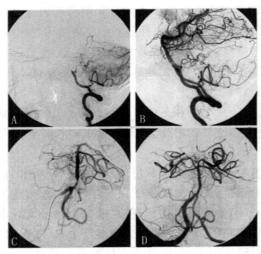

图4-7　神经介入治疗

A.大脑后动脉栓塞;B.大脑后动脉栓塞溶栓治疗后;C.大脑基底动脉不全栓塞;D.大脑基底动脉栓塞溶栓治疗后

(2)治疗中护理:①密切观察给药时间及患者的病情变化,遵医嘱调节好给药的速度及浓度,并做好详细记录,以利于了解病情。②注意血压的变化,溶栓过程中每15分钟测量1次,如出现异常应及时处理。③患者如在溶栓过程中出现烦躁、意识障碍加重、瞳孔异常等生命体征的改变,并伴有鼻出血和四肢肌力瘫痪加重等各种异常反应时,应及时通知医师停止溶栓。④患者如在用药过程中出现寒战、高热等不良反应时,应停止溶栓。⑤护理者应准确、熟练地遵医嘱给药。

(3)治疗后护理:①神经系统监测。严密观察病情变化,如意识、瞳孔、生命体征、感觉、运动、语言等。特别是血压、心率的异常变化。②行腹股沟穿刺者穿刺区加压包扎制动24小时,观察有无出血及血肿。避免增加腹压动作,咳嗽时用手压迫穿刺部位,防止出血。观察穿刺肢体皮肤的色泽、温度,15分钟测量1次足背动脉搏动共2小时。保持动脉鞘通畅,防止脱落。鼓励患者多饮水,增加血容量,促进造影剂的排泄。③注意观察四肢的肌力,防止血栓再形成而引起的偏瘫、偏身感觉障碍。④24小时监测出血时间、凝血时间、凝血酶原时间、纤维蛋白原,防止血栓再形成。⑤应用抗凝药前进行凝血功能和肝、肾功能测定。用肝素初期应每小时测定出、凝血时间,稳定后可适当延长。注意观察穿刺处、切口是否渗血过多或有无新的渗血,有无皮肤、黏膜、消化道、泌尿道出血,反复检查大便潜血及尿中有无红细胞。⑥用肝素时主要观察APTT,为正常的1.5～2.5倍;用华法林时主要监测AT,应降至正常的20%～50%。注意观察药物的其他不良反应,肝素注意有无变态反应如荨麻疹、哮喘、发热、鼻炎等;注意华法林有无皮肤坏死、有无脱发、皮疹、恶心、腹泻等不良反应。⑦使用速避凝皮下注射时应选择距肚脐4.5～5.0 cm处的皮下脂肪环行注射,并捏起局部垂直刺入,拔出后应按压片刻。注射前针头排气时要避免肝素挂在针头外面,造成皮下组织微小血管出血。⑧术后遵医嘱行颈动脉超声,观察支架的位置及血流情况。

10.患者早期康复训练,提高患者的生活质量

(1)早期康复的内容:①保持良好的肢体位置。②体位变换。③关节的被动活动。④预防吸入性肺炎。⑤床上移动训练。⑥床上动作训练。⑦起坐训练。⑧坐位平衡训练。⑨日常生活活动能力训练。⑩移动训练等。

(2)早期康复的时间:康复治疗开始的时间应为患者生命体征稳定,神经病学症状不再发展后48小时。有人认为,康复应从急性期开始,只要不妨碍治疗,康复训练越早,功能恢复的可能性越大,预后就越好。脑卒中后,只要不影响抢救,马上就可以康复治疗、保持良肢位、体位变换和适宜的肢体被动活动等,而主动训练则应在患者神志清醒、生命体征平稳且精神症状不再进展后48小时开始。由于SAH近期再发的可能性很大,故对未手术的患者,应观察1个月左右再谨慎地开始康复训练。

(3)影响脑卒中预后和康复的主要因素:①不利因素。影响脑卒中预后和康复的不利因素有发病至开始训练的时间较长;病灶较大;以前发生过脑血管意外;年龄较大;严重的持续性弛缓性瘫痪;严重的感觉障碍或失认症;二便障碍;完全失语;严重认知障碍或痴呆;抑郁症状明显;以往有全身性疾病,尤其是心脏病;缺乏家庭支持。②有利因素。对脑卒中患者预后和康复的有利因素有发病至开始训练的时间较短;病灶较小;年轻;轻偏瘫或纯运动性偏瘫;无感觉障碍或失认症;反射迅速恢复;随意运动有所恢复;能控制小便;无言语困难;认知功能完好或损害甚少;无抑郁症状;无明显复发性疾病;家庭支持。

(4)早期的康复治疗和训练:正确的床上卧位关系到康复预后的好坏。为预防并发症,应使患者肢体置于良好体位,即良肢位。这样既可使患者感觉舒适,又可使肢体处于功能位置,预防压疮和肢体挛缩,为进一步康复训练创造条件。

保持抗痉挛体位:其目的是预防或减轻以后易出现的痉挛模式。取仰卧位时,头枕枕头,不要有过伸、过屈和侧屈。患肩垫起防止肩后缩,患侧上肢伸展、稍外展,前臂旋后,拇指指向外方。患髋垫起以防止后缩,患腿股外侧垫枕头以防止大腿外旋。本体位是护理上最容易采取的体位,但容易引起紧张性迷路反射及紧张性颈反射所致的异常反射活动,为“应避免的体位”。“推荐体位”是侧卧位:取健侧侧卧位时,头用枕头支撑,不让其向后扭转,躯干大致垂直,患侧肩胛带充分前伸,肩屈曲90°~130°,肘和腕伸展,上肢置于前面的枕头上;患侧髋、膝屈曲似踏出一步置于身体前面的枕头上,足不要悬空。取患侧侧卧位时,头部用枕头舒适地支撑,躯干稍后仰,后方垫枕头,避免患肩被直接压于身体下,患侧肩胛带充分前伸,肩屈曲90°~130°,患肘伸展,前臂旋后,手自然地呈背屈位;患髋伸展,膝轻度屈曲;健肢上肢置于体上或稍后方,健腿屈曲置于前面的枕头上,注意足底不放任何支撑物,手不握任何物品(图4-8)。

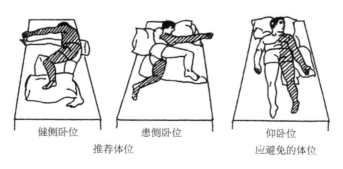

健侧卧位　　　　患侧卧位　　　　仰卧位
推荐体位　　　　　　　　　　　应避免的体位

图4-8 抗痉挛体位

体位变换:主要目的是预防褥疮和肺感染,另外由于仰卧位强化伸肌优势,健侧侧卧位强化患侧屈肌优势,患侧侧卧位强化患侧伸肌优势,不断变换体位可使肢体的伸屈肌张力达到平衡,预防痉挛模式出现。一般每60～120分钟变换体位一次。

关节被动运动:主要是为了预防关节活动受限(挛缩),另外可能有促进肢体血液循环和增加感觉输入的作用。先从健侧开始,然后参照健侧关节活动范围进行患侧运动。一般按从肢体近端到肢体远端的顺序进行,动作要轻柔缓慢。重点进行肩关节外旋、外展和屈曲,肘关节伸展,腕和手指伸展,髋关节外展和伸展,膝关节伸展,足背屈和外翻。在急性期每天做两次,每次每个关节做3～5遍,以后视肌张力情况确定被动运动次数,肌张力越高被动关节运动次数应越多。较长时间卧床者尤其要注意做此项活动。

11.心理护理措施

(1)护理者对患者要热情关心,多与患者交流,在病情允许的情况下,鼓励患者做自己力所能及的事情,减少过多、过细的照顾,给予患者心理上战胜疾病的信念。

(2)注意发挥药物的生理效应,在患病急性期要及时向患者通报疾病好转的消息,减少患者过分的担心和不必要、不准确的对自身疾病的猜疑等。

(3)鼓励患者参与治疗护理计划,教育患者重建生活、学习和工作内容,开始新的生活,使患者能早日回归家庭、回归社会。

12.语言沟通障碍的护理

(1)评估:失语的性质、理解能力,记录患者能表达的基本语言。观察患者手势、表情等,及时满足患者需要。向护理者和/或患者解释语言锻炼的目的、方法,促进语言功能恢复。如鼓励讲话、不耻笑患者,消除其羞怯心理,为患者提供练习机会。

(2)训练。①肌群运动:指进行唇、舌、齿、软腭、咽、喉与颌部肌群运动。包括缩唇、叩齿、卷舌、上下跳举舌、弹舌、鼓腮、吹气-叹气、咳嗽-清嗓子等活动。②发音训练:先练习易发或能够发的音,由无意义的词→有意义的词→短语→句子。举例:你→你好→你住院→你配合医师治疗。发单音后训练发复音,教患者先做吹的动作然后发 p 音。③复述训练:复述单字和词汇。命名训练让患者说出常用物品的名称。词句训练与会话训练,给患者一个字音,让其组成各种词汇造句并与其会话交流;听觉言语刺激训练,听语指图、指物、指字,并接触实物叫出物名。

(3)方法:①手势法。与患者共同约定手势意图,如上竖拇指表示大便,下竖拇指表示小便;张口是吃饭,手掌上、下翻动是翻身。手捂前额表示头痛,手在腹部移动表示腹部不适。除偏瘫或双侧肢体瘫者和听力或听理解力障碍患者不能应用外,其他失语患者均可应用。②实物图片法。利用一些实物图片,进行简单的思想交流以满足生理需要,解决实际困难。利用常用物品如茶杯、便器、碗、人头像、病床等,反复教患者使用。如茶杯表示要喝水,人头像表示头痛,病床表示翻身。此种方法最适合于听力障碍的交流。③文字书写法。适用于文化素质高,无机械书写障碍和视空间书写障碍的患者,在认识疾病的特点后,医护人员、护理者有什么要求,可用文字表达,根据病情和需要进行卫生知识宣教。

(4)沟通。①对理解能力有缺陷的患者(感觉性失语)的沟通:交谈时减少外来的干扰;若患者不注意,他将难以了解对方说了些什么,所以需将患者精神分散的情形减至最低;自患者视野中除去不必要的东西,关掉收音机或电视;一次只有一人对患者说话;若患者精神分散,则重复叫患者的名字或拍其肩膀,走进其视野,使其注意。②对表达能力有缺陷的患者(运动性失语)的沟通:用简短的"是""不是"的问题让患者回答;说话的时候缓慢,并给予患者充分的时间以回答问题;设法了解患者的某些需要,主动询问他们是否需要哪一件东西;若患者所说的话,我们听不懂,则应加以猜测并予以澄清;让患者说有关熟悉的事物,例如,家人的名字、工作的性质,则患者较易表达;可教导患者用手势或用手指出其需要或身体的不适;利用所有的互动方式刺激患者说话;患者若对说出物体的名称有困难,则先对患者说一遍,例如,先对患者说出"水"这个字,然后写下"水",给患者看,让患者跟着念或拿实物给患者看。

13.控制危险因素,建立良好生活方式

(1)了解脑卒中的危险因素。其他危险因素包括不可改变的危险因素、明确且可以改变的危险因素、明确且潜在可改变的危险因素、较少证据的危险因素。

不可改变的危险因素。①年龄:是主要的危险因素,脑卒中发病率随年龄的升高而增高,55岁以后每增加10年卒中危险加倍,60~65岁后急剧增加,发病率和死亡率分别是60岁以前的2~5倍。②性别:一般男性高于女性。③家族史:脑卒中家族史是易发生卒中的一个因素。父母双方直系亲属发生卒中或心脏病时年龄小于60岁即为有家族史。④种族:不同种族的卒中发病率不同,可能与遗传因素有关。社会因素如生活方式和环境,也可能起一部分作用。非洲裔的发病率大于亚洲裔。我国北方各少数民族卒中率水平高于南方。⑤出生低体重:出生体重<2 500 g者发生卒中的概率高于出生体重≥4 000 g者两倍以上(中间出生体重者有显著的线性趋势)。

明确且可以改变的危险因素。①高血压:是脑卒中的主要危险因素,大量研究资料表明,90%的脑卒中归因于高血压,70%~80%的脑卒中患者都患有高血压,无论是缺血还是出血性脑卒中都与高血压密切相关。在有效控制高血压后,脑卒中的发病率和死亡率随之下降。②吸烟:是缺血性脑卒中独立的危险因素,长期吸烟者发生卒中的危险性是不吸烟者的6倍。戒烟者发生卒中的危险性可减少50%。吸烟会促进狭窄动脉的血栓形成,加重动脉粥样硬化,可使不明原因卒中的发生风险提高将近3倍。③心房颤动:是发生缺血性脑卒中重要的危险因素,随年龄的增长,心房颤动患者血栓栓塞性脑卒中的发生率迅速增长。心房颤动可使缺血性脑卒中的年发病率增加0.5%~12.0%。其他血管危险因素调整后单独心房颤动可以增加3~4倍的卒中风险。④冠心病:心肌梗死后卒中危险性为每年1%~2%。心肌梗死后1个月内脑卒中危险性最高可达31%。有冠心病史患者的脑卒中危险性增加2.0~2.2倍。⑤高脂血症:总胆固醇每升高1 mmol/L,脑卒中发生率就会增加25%。⑥无症状颈动脉狭窄:50%~99%的无症状性颈动脉狭窄者脑卒中的年发病率在1.0%~3.4%。⑦TIA或卒中史:TIA是早期脑卒中的危险因素,高达10%的未经治疗的缺血性脑卒中患者将在1个月内发生再次脑卒中。高达15%的未经治疗的缺血性脑卒中患者将在1年内发生再次脑卒中。高达40%的未经治疗的缺血性脑卒中患者将在5年内发生再次脑卒中。⑧镰状细胞病:5%~25%镰状细胞性贫血患者有发生TIA或脑卒中的风险。

明确且潜在可改变的危险因素:①糖尿病是缺血性脑卒中独立的危险因素,2型糖尿病患者发生卒中的危险性增加2倍;②高同型半胱氨酸血症,血浆同型半胱氨酸每升高5 μmol/L,脑卒中风险增高1.5倍。

较少证据的危险因素:肥胖、过度饮酒、凝血异常、缺乏体育锻炼、口服避孕药、激素替代治疗和口服替代治疗、呼吸暂停综合征。

(2)脑卒中危险因素干预建议:①控制高血压。定时测量血压,合理服用降压药,全面评估缺血性事件的病因后,高血压的治疗应以收缩压<18.7 kPa(140 mmHg),舒张压<12.0 kPa

(90 mmHg)为目标。对于患有糖尿病的患者,建议血压小于 17.3/11.3 kPa(130/85 mmHg)。降压不能过快,选用平稳降压的降压药,降压药要长期规律服用;降压药最好在早晨起床后立即服用,不要在睡前服用。②冠状动脉疾病、心律失常、充血性心力衰竭及心脏瓣膜病应给予治疗。③严格戒烟。采取咨询专家、烟碱替代治疗及正规的戒烟计划等戒烟措施。④禁止酗酒,建议正规的戒酒计划。轻到中度的酒精摄入(1～2 杯)可减少卒中的发生率。男性饮酒者每天饮酒的酒精含量不应超过 30 g(相当于葡萄酒 100～150 mL;啤酒250～500 mL;白酒 25～50 mL;果酒 200 mL),女性不应超过 20 g。⑤治疗高脂血症。限制食物中的胆固醇量;减少饱和脂肪酸,增加多烯脂肪酸;适当增加食物中的混合碳水化合物、降低总热量,假如血脂维持较高水平(LDL>130 mg/dL),建议应用降脂药物。治疗的目标应使 LDL<100 mg/dL。⑥控制糖尿病。监测血糖,空腹血糖应<7 mmol/L,可通过控制饮食、口服降糖药物或使用胰岛素控制高血糖。⑦控制体重。适度锻炼,维持理想体重,成年人每周进行 3～4 次适度的体育锻炼活动,每次活动的时间不少于 30 分钟。运动后感觉自我良好,且保持理想体重,则表明运动量和运动方式合适。⑧合理膳食。根据卫健委发布的中国居民膳食指南及平衡膳食宝塔,建议每天食物以谷薯类及豆类为主,辅以蔬菜和水果,适当进食蛋类、鱼虾类、畜禽肉类及奶类,少食菜用油和盐。

(3)注意卒中先兆,及时就诊:卒中虽然多为突然发病,但有些脑卒中在发病前有先兆,生活中要多加注意,如发现一侧手脚麻木、无力、全身疲倦;头痛、头晕、颈部不适;恶心、剧烈呕吐;视物模糊;口眼㖞斜要立即到医院就诊。

(许 淼)

第五节 癫 痫

一、概念和特点

癫痫是由不同病因导致脑部神经元高度同步化异常放电所引起的,以短暂性中枢神经系统功能失常为特征的慢性脑部疾病,是发作性意识丧失的常见原因。因异常放电神经元的位置和异常放电波及的范围不同,患者可表现为感觉、运动、意识、精神、行为、自主神经功能障碍。每次发作或每种发作的过程称为痫性发作。

癫痫是一种常见病,流行病学调查显示其发病率为 5‰～7‰,全国有 650 万～910 万患者。癫痫可见于各个年龄组,青少年和老年是癫痫发病的两个高峰年龄段。

二、病理生理

癫痫的病理改变呈现多样化,我们通常将癫痫病理改变分为两类,即引起癫痫发作的病理改变和癫痫发作引起的病理改变,这对于明确癫痫的致病机制及寻求外科手术治疗具有十分重要的意义。

海马硬化肉眼可见海马萎缩、坚硬,组织学表现为双侧海马硬化病变多呈现不对称性,往往发病一侧有明显的海马硬化表现,而另一侧海马仅有轻度的神经元脱失。镜下典型表现是神经元脱失和胶质细胞增生,且神经元的脱失在癫痫易损区更为明显。

三、发病机制

神经系统具有复杂的调节兴奋和抑制的机制,通过反馈活动,使任何一组神经元的放电频率不会过高,也不会无限制地影响其他部位,以维持神经细胞膜电位的稳定。无论是何种原因引起的癫痫,其电生理改变是一致的,即发作时大脑神经元出现异常的、过度的同步性放电。其原因为兴奋过程的过盛、抑制过程的衰减和/或神经膜本身的变化。脑内最重要的兴奋性递质为谷氨酸和天门冬氨酸,其作用是使钠离子和钙离子进入神经元,发作前,病灶中这两种递质显著增加。不同类型癫痫的发作机制可能与异常放电的传播有关:异常放电被局限于某一脑区,表现为局灶性发作;异常放电波及双侧脑部,则出现全面性癫痫;异常放电在边缘系统扩散,引起复杂部分性发作,异常放电传至丘脑神经元被抑制,则出现失神发作。

四、病因与诱因

癫痫病根据其发病原因的不同通常分原发性(也称特发性)癫痫、继发性(也称症状性)癫痫及隐源性癫痫。

原发性癫痫病指病因不清楚的癫痫,目前临床上倾向于由基因突变和某些先天因素所致,有明显遗传倾向。继发性癫痫病是由多种脑部器质性病变或代谢障碍所致,这种癫痫病比较常见。

(一)年龄

特发性癫痫与年龄密切相关。婴儿痉挛症在 1 岁内起病,6～7 岁为儿童失神发作的发病高峰期,肌阵挛发作在青春期前后起病。

(二)遗传因素

在特发性和症状性癫痫的近亲中,癫痫的患病率分别为 1％～6％和 1.5％,高于普通人群。

(三)睡眠

癫痫发作与睡眠-觉醒周期关系密切,全面强直-阵挛发作常发生于晨醒后,婴儿痉挛症多于醒后和睡前发作。

(四)环境因素

睡眠不足、疲劳、饥饿、便秘、饮酒、情绪激动等均可诱发癫痫发作,内分泌失调、电解质紊乱和代谢异常均可影响神经元放电阈值而导致癫痫发作。

五、临床表现

(一)共性

所有癫痫发作都有的共同特征,包括发作性、短暂性、重复性、刻板性。

(二)个性

不同类型癫痫所具有的特征,如全身强直-阵挛性发作的特征是意识丧失、全身强直性收缩后有阵挛的序列活动;失神发作的特征是突然发生、迅速终止的意识丧失;自动症的特征是伴有意识障碍的,看似有目的,实际无目的的行动,发作后遗忘是自动症的重要特征。

评估癫痫的临床表现时,需了解癫痫整个发作过程如发作方式、发病频率、发作持续时间,包括当时环境,发作时姿态,面色、声音、有无阵挛性抽搐和喷沫,有无自主神经症状、自动症或行为失常、精神失常及发作持续时间等。

癫痫每次发作及每种发作的短暂过程称为痫性发作。依据发作时的临床表现和脑电图特征可将痫性发作分为不同临床类型（表 4-5）。

表 4-5　国际抗癫痫联盟癫痫发作分类

分类	发作形式
部分性发作	单纯部分性：无意识障碍
	复杂部分性：有意识障碍
	部分性继发全身发作：部分性发作起始发展为全面性发作
全面性发作	失神发作
	强直性发作
	阵挛性发作
	强直性阵挛性发作
	肌阵挛发作
	失张力发作
不能分类的发作	起源不明

1.部分性发作

部分性发作包括单纯部分性发作、复杂部分性发作、部分性继发全身性发作 3 类。

（1）单纯部分性发作：除具有癫痫的共性外，发作时意识始终存在，发作后能复述发作的生动细节是单纯部分性发作的主要特征。①运动性发作：身体某一局部发生不自主抽动，多见于一侧眼睑、口角、手指或足趾也可波及一侧面部肢体。②感觉性发作：一侧肢体麻木感和针刺感，多发生于口角、手指、足趾等部位，特殊感觉性发作可表现为视觉性（闪光、黑蒙）、听觉性、嗅觉性和味觉性发作。③自主神经性发作：全身潮红、多汗、呕吐、腹痛、面色苍白、瞳孔散大等。④精神性发作：各种类型的记忆障碍（似曾相识、强迫思维）、情感障碍（无名恐惧、忧郁、愤怒等）、错觉（视物变形、声音变强或变弱）、复杂幻觉等。

（2）复杂部分性发作：占成人癫痫发作的 50% 以上，有意识障碍，发作时对外界刺激无反应，以精神症状及自动症为特征，病灶多在颞叶，故又称颞叶癫痫。①自动症：指在癫痫发作过程中或发作后意识模糊状态下出现的具有一定协调性和适应性的无意识活动。自动症均在意识障碍的基础上发生，表现为反复咀嚼、舔唇、反复搓手、不断穿衣、解衣扣，也可表现为游走、奔跑、乘车上船，还可以出现自言自语、唱歌或机械重复原来的动作。②仅有意识障碍。③先有单纯部分性发作，继之出现意识障碍。④先有单纯部分性发作，后出现自动症。

（3）部分性继发全身性发作：先出现部分性发作，随之出现全身性发作。

2.全面性发作

最初的症状学和脑电图提示发作起源于双侧脑部者，这种类型的发作多在发作初期就有意识丧失。

（1）强直-阵挛发作：意识丧失和全身抽搐为特征，表现全身骨骼肌持续性收缩，四肢强烈伸直，眼球上翻，呼吸暂停，喉部痉挛，发出叫声，牙关紧闭，意识丧失。持续 10～20 秒后出现细微的震颤，继而出现连续、短促、猛烈的全身屈曲性痉挛，阵挛的频率达到高峰后逐渐减慢至停止，一般持续 30 秒左右。阵挛停止后有 5～8 秒的肌肉弛缓期，呼吸先恢复，心率、血压、瞳孔等恢复正常，可发现大小便失禁，5～10 分钟意识才完全恢复。

（2）强直性发作：表现为与强直-阵挛性发作中强直期的表现，常伴有明显的自主神经症状如面色苍白等。

（3）阵挛性发作：类似全身强直-阵挛性发作中阵挛期的表现。

（4）失神发作：儿童期起病，青春期前停止发作。发作时患者意识短暂丧失，停止正在进行的活动，呼之不应，两眼凝视不动，可伴咀嚼、吞咽等简单的不自主动作，或伴失张力如手中持物坠落等。发作过程持续 5～10 秒，清醒后无明显不适，继续原来的活动，对发作无记忆。每天发作数次至数百次不等。

（5）肌阵挛发作：表现为头、颈、躯干和四肢突然短暂单次或反复肌肉抽动，累及一侧或两侧肢体的某一肌肉的一部分或整块肌肉，甚至肌群。发作常不伴有意识障碍，睡眠初醒或入睡过程中易发作，还可呈成串发作。累及全身时常突然倒地或从椅子中弹出。

（6）失张力发作：部分或全身肌肉张力突然降低导致垂颈、张口、肢体下垂和跌倒。持续数秒至 1 分钟。

六、辅助检查

脑电图、脑电地形图、动态脑电图监测：可见明确病理波、棘波、尖波、棘-慢波或尖-慢波。如为继发性癫痫应进一步行头颅 CT、头颅 MRI、磁共振血管成像（MRA）、数字减影血管造影（DSA）、正电子发射断层显像（PET）等检查评估，发现相应的病灶。

脑电生理检查是诊断癫痫的首选检查，脑电图检查（EEG）是将脑细胞微弱的电活动放大 10^6 倍而记录下来，癫痫波常为高波幅的尖波、棘波、尖慢波或棘慢综合波。

应用视频脑电图系统可进行较长时间的脑电图记录和患者的临床状态记录，使医师能直接观察到脑电图上棘波发放的情况及患者临床发作的情况，可记录到多次睡眠 EEG，尤其是在浅睡状态下发现异常波较清醒状态可提高 80%，为癫痫的诊断、致痫灶的定位及癫痫的分型提供可靠的依据。

影像学检查是癫痫定位诊断的最佳手段。CT 检查和 MRI 检查可以了解脑组织形态结构的变化，进而做出病变部位和性质的诊断。

七、治疗

（一）治疗原则

药物治疗为主，达到控制发作或最大限度地减少发作次数；没有或只有轻微的不良反应；尽可能不影响患者的生活质量。

（二）病因治疗

有明确病因者首先进行病因治疗，如手术切除颅内肿瘤、药物治疗寄生虫感染、纠正低血糖、低血钙等。

（三）发作时治疗

立即让患者就地平卧；保持呼吸道通畅，吸氧；防止外伤及其他并发症；应用地西泮或苯妥英钠预防再次发生。

发作间歇期治疗：服用抗癫痫药物。

八、护理评估

(一)一般评估

1.生命体征

癫痫发作时心率增快,血压升高。由于患者意识障碍,牙关紧闭,呼吸道分泌物增多等因素影响,很可能导致呼吸减慢甚至暂停,引起缺氧。

2.患者主诉

(1)诱因:发病前有无疲劳、饥饿、便秘、经期、饮酒、感情冲动、一过性代谢紊乱和变态反应等因素影响;过去是否患有什么重要疾病,如颅脑外伤、脑炎、脑膜炎、心脏疾病;家族成员是否有癫痫患者或与之相关疾病者。

(2)发作症状:发作时有无意识障碍、时间和地点的定向障碍、记忆丧失,身体或局部的不自主抽动程度及持续时间。

(3)发病形式:发作的频率,持续时间及复发的时间,症状的部位、范围、性质、严重程度等。

(4)既往检查、治疗经过及效果,是否有遵医嘱治疗。目前情况包括使用药物的名称、剂量、用法和有无不良反应。

3.相关记录

患者年龄、性别、体重、体位、饮食、睡眠、皮肤、液体出入量、NIHSS 评分、GCS 评分、Norton 评分、吞咽功能障碍评定、癫痫发作评估表等。

(二)身体评估

1.头颈部

患者意识是否清楚,是否存在感觉异常和幻觉现象。眼睑是否抬起,眼球是否上窜或向一侧偏转,两侧瞳孔是否散大、瞳孔对光反射是否消失;角膜反射是否正常。面部表情是否淡漠、颜色是否发绀,有无面肌抽动。有无牙关紧闭,口舌咬伤,吞咽困难、饮水呛咳,有无声音嘶哑或其他语言障碍。咽反射是否存在或消失。

2.胸部

肺部听诊是否异常,防止舌后缀或口鼻分泌物阻塞呼吸道。

3.腹部

患者有无腹胀,有无大、小便失禁,并观察大小便的颜色、量和性质,听诊肠鸣音有无减弱。

4.四肢

四肢有无震颤、抽搐、肌阵挛等不自主运动或瘫痪,四肢有无外伤等;四肢肌力及肌张力,痛刺激有无反应;抽搐后肢体有无脱臼。

(三)心理-社会评估

癫痫是一种慢性疾病,且顽固性癫痫长期反复发作,严重影响日常工作学习,降低生活质量,加之担心随时可能发作,患者不但忍受着躯体的痛苦,还忍受着家庭的歧视、社会的偏见,而这一切深深地影响患者的身心健康,患者有时会感到恐惧、焦虑、紧张、情绪不稳等,因此对癫痫患者进行心理-社会评估,进行思想上的疏导,使其生活在一个良好的生活环境里,从而保持愉快的心情、良好的情绪以积极的态度面对疾病。

目前癫痫患者心理-社会评估主要包括语言能力测试、记忆能力测试、智力水平测试,以及生活质量评估。

（四）用药评估

癫痫患者用药评估包含以下几个方面：用药依从性（包括漏服情况和按时用药情况）、对药品知识的知晓程度、患者用药的合理性（包括平均用药品种数和按等间隔用药情况）、癫痫症状的控制情况，以治疗前 3 个月内患者的各种发作类型、发作频度记录为基线，与治疗后 6 个月的发作频度进行比较，以发作频度减少 50% 为有效标准、患者用药的安全性（包括出现药品不良反应和血药浓度监测）情况、患者的复诊率及对用药教育的满意度。

九、主要护理诊断/问题

（1）有窒息的危险：与癫痫发作时意识丧失、喉痉挛、口腔和气道分泌物增多有关。

（2）有受伤的危险：与癫痫发作时意识突然丧失，判断力失常有关。

（3）知识缺乏：缺乏长期、正确服药的知识。

（4）气体交换受损：与癫痫持续状态、喉头痉挛所致呼吸困难或肺部感染有关。

（5）潜在并发症：脑水肿，酸中毒，水、电解质紊乱。

十、护理措施

（一）保持呼吸道通畅

置患者于头低侧卧位或平卧位头偏向一侧；松开领带和衣扣，解开腰带；取下活动性义齿，及时清除口腔和鼻腔分泌物；立即放置压舌板，必要时用舌钳将舌拖出，防止舌后坠阻塞呼吸道；癫痫持续状态者插胃管鼻饲，防止误吸，必要时备好床旁吸引器和气管切开包。

（二）病情观察

密切观察生命体征及意识、瞳孔变化，注意发作过程中有无心率增快、血压升高、呼吸减慢或暂停、瞳孔散大、牙关紧闭、大小便失禁等；观察并记录发作的类型、发作频率与发作持续时间；观察发作停止后患者意识完全恢复的时间，有无头痛、疲乏及行为异常。

（三）发作期安全护理

告知患者有前驱症状时立即平卧；活动状态时发作，陪伴者应立即将患者缓慢置于平卧位，防止外伤，切忌用力按压患者抽搐肢体，以防骨折和脱臼；将压舌板或筷子、纱布、手绢、小布卷等置于患者口腔一侧上下白齿之间，防止舌、口唇和颊部咬伤；用棉垫或软垫对跌倒时易擦伤的关节加以保护；癫痫持续状态、极度躁动或发作停止后意识恢复过程中有短时躁动的患者，应由专人守护，加保护性床栏，必要时用约束带适当约束。遵医嘱立即缓慢静脉注射地西泮，快速静脉滴注甘露醇，注意观察用药效果和有无出现呼吸抑制，肾脏损害等不良反应。

（四）发作间期安全护理

给患者创造安全、安静的休息环境，保持室内光线柔和，无刺激；床两侧均安装带床栏套的床栏；床旁桌上不放置热水瓶，玻璃杯等危险物品。对于有癫痫发作病史并有外伤病史的患者，在病室内显著位置放置"谨防跌倒，小心舌咬伤"的警示牌，随时提醒患者、家属及医护人员做好防止发生意外的准备。

（五）心理护理

对癫痫患者心理问题疏导应从其原因入手，建立良好的沟通技巧，通过鼓励、疏导的方式解除其精神负担，进行情感交流，提高自尊和自信，以积极配合治疗。同时消除患者家属的偏见和歧视，使患者得到家庭的支持，以提高治疗效果。

（六）健康教育

1.服药指导

向患者家属讲解按医嘱规范用药的重要意义,特别强调按期限、按时间、按用量服药对病情控制的重要性,擅自停、换药物和私自减量对机体的危害,强化患者或家属重视疾病及服药的意识,使之积极配合治疗,如有漏服,一般在下一次服药时补上。定期检测血药浓度,并调整药物剂量。

2.生活指导

对患者和家属进行癫痫知识的宣教,如疾病的病因、发病机制、症状、治疗等,宣教中与患者建立良好的护患关系,进行全程健康教育、个体化教育。癫痫患者生活中要注意生活规律、注意休息、保持充足的睡眠、适当运动、增强机体抵抗力,避免剧烈运动,尽量避免疲劳和减少参加一些带电磁辐射的娱乐活动。不宜从事高空、水上作业、驾驶等带有危险性的工作。饮食宜清淡,不吃辛辣刺激性食物和兴奋性食品(如可乐、浓茶等),戒烟酒,保持大便通畅。告知患者外出时随身携带写有姓名、年龄、所患疾病、住址、家人联系方式的信息卡。在病情未得到良好控制时,室外活动或外出就诊时应有家属陪伴,佩戴安全帽。特发性癫痫且有家族史的女性患者,婚后不宜生育,双方均有癫痫,或一方有癫痫,另一方有家族史者不宜结婚。

3.就诊指标

患者出现意识障碍、精神障碍,某一局部如眼睑、口唇、面部甚至四肢肌肉不自主抽动,口吐白沫等症状时应立即就诊;服药期间应定期复诊,查血常规、肝功能和血药浓度,监控药物疗效及不良反应,调整用药。

十一、护理效果评估

(1)患者呼吸道通畅,无窒息发生。

(2)患者无跌倒、无损伤发生。

(3)患者癫痫控制良好,且无药物不良反应发生。

（许　淼）

第六节　帕金森病

一、概念和特点

帕金森病(Parkinson's disease,PD)又称震颤麻痹,是中老年常见的神经系统变性疾病,以静止性震颤、运动减少、肌强直和体位不稳为临床特征,主要病理改变是黑质多巴胺能神经元变性和路易小体形成。

二、病理生理

黑质多巴胺能神经元通过黑质-纹状体通路将多巴胺输送到纹状体,参与基底节的运动调节。由于 PD 患者的黑质多巴胺能神经元显著变性丢失,黑质-纹状体多巴胺能通路变性,纹状体多巴胺递质浓度显著降低,出现临床症状时纹状体多巴胺浓度一般降低80%以上。多巴胺递质降低的程度与患者的症状严重程度相一致。

三、病因与发病机制

本病的病因未明,发病机制复杂。目前认为PD非单因素引起,可能为多因素共同参与所致,可能与以下因素有关。

(一)年龄老化

本病多见于中老年人,60岁以上人口的患病率高达1%,应用氟多巴显影的PET检查也显示多巴胺能神经元功能随年龄增长而降低,并与黑质细胞的死亡数成正比。

(二)环境因素

流行病学调查显示,长期接触杀虫剂、除草剂或某些工业化学品等可能是PD发病的危险因素。

(三)遗传因素

本病在一些家族中呈聚集现象,包括常染色体显性遗传或常染色体隐性遗传,细胞色素$P450_2D_6$型基因可能是PD的易感基因之一。

高血压脑动脉硬化、脑炎、外伤、中毒、基底核附近肿瘤及吩噻嗪类药物等所产生的震颤、强直等症状,称为帕金森综合征。

四、临床表现

本病常在60岁以后发病,男性稍多,起病缓慢,进行性发展。首发症状多为震颤,其次为步行障碍、肌强直和运动迟缓。

(一)静止性震颤

静止性震多从一侧上肢开始,呈现有规律的拇指对掌和手指屈曲的不自主震颤,类似"搓丸"样动作。具有静止时明显震颤,动作时减轻,入睡后消失等特征,故称为"静止性震颤";随病程进展,震颤可逐步涉及下颌、唇、面和四肢。少数患者无震颤,尤其是发病年龄在70岁以上者。

(二)肌强直

肌强直多从一侧的上肢或下肢近端开始,逐渐蔓延至远端、对侧和全身的肌肉。肌强直与锥体束受损时的肌张力增高不同,后者被动运动关节时,阻力在开始时较明显,随后迅速减弱,呈所谓"折刀"现象,故称"折刀样肌强直"多伴有腱反射亢进和病理反射。

(三)运动迟缓

患者随意动作减少,减慢。多表现为开始的动作困难和缓慢,如行走时起动和终止均有困难。面肌强直使面部表情呆板,双眼凝视和瞬目动作减少,笑容出现和消失减慢,造成"面具脸"。手指精细动作很难完成,系裤带、鞋带等很难进行;有书写时字越写越小的倾向,称为"写字过小症"。

(四)姿势步态异常

早期走路拖步,迈步时身体前倾,行走时步距缩短,颈肌、躯干肌强直而使患者站立时呈特殊屈曲体姿,行走时上肢协同摆动的联合动作减少或消失;晚期由坐位、卧位起立困难。迈步后碎步、往前冲,越走越快,不能立刻停步,称为"慌张步态"。

五、辅助检查

（1）一般检查无异常。

（2）CT 检查：头颅 CT 可显示脑部不同程度的脑萎缩表现。

（3）功能性脑影像：采用 PET 或单光子发射计算机体层成像（SPECT）检查有辅助诊断价值。

（4）基因检测：DNA 印记技术、聚合酶链反应、DNA 序列分析等，在少数家族性 PD 患者中可能发现基因突变。

（5）生化检测：采用高效液相色谱（HPLC）可检测到脑脊液和尿中高香草酸含量降低。

六、治疗

（一）综合治疗

应采取综合治疗，包括药物治疗、手术治疗、康复治疗、心理治疗等，药物治疗是首选且主要的治疗手段。

（二）用药原则

药物治疗应从小剂量开始，缓慢递增，以较小剂量达到较满意疗效。达到延缓疾病进展、控制症状，尽可能延长症状控制的年限，同时尽量减少药物的不良反应和并发症。

（三）药物治疗

早期无须药物治疗，当疾病影响患者日常生活和工作能力时，适当的药物治疗可不同程度地减轻症状，并可因减少并发症而延长生命。以替代药物如复方左旋多巴、多巴受体激动剂等效果较好。

（四）外科治疗

采用立体定向手术破坏丘脑腹外侧核后部可以控制对侧肢体震颤；破坏其前部则可制止对侧肌强直。采用 γ 刀治疗本病近期疗效较满意，远期疗效待观察。

（五）康复治疗

进行肢体运动、语言、进食等训练和指导，可改善患者的生活质量，减少并发症。

（六）干细胞治疗

干细胞治疗是正在探索中的一种较有前景的新疗法。

七、护理评估

（一）一般评估

1.生命体征

一般无特殊。

2.患者主诉

（1）症状：有无静止性震颤，类似"搓丸"样动作；折刀样肌强直及铅管样肌强直；面具脸；写字过小症以及慌张步态。

（2）发病形式：何时发病，持续时间，症状的部位、范围、性质、严重程度等。

（3）既往检查、治疗经过及效果，是否有遵医嘱治疗。目前情况包括使用药物的名称、剂量、用法和有无不良反应。

3.相关记录

患者认知功能、日常生活能力、精神行为症状、年龄、性别、体重、体位、饮食、睡眠、皮肤、液体出入量、跌倒风险评估、吞咽功能障碍评定等记录结果。

(二)身体评估

1.头颈部

患者意识是否清楚,睁眼运动是否正常。两侧瞳孔是否等大、等圆、瞳孔对光反射是否灵敏;角膜反射是否正常。头颅大小、形状,注意有无头颅畸形。面部表情是否淡漠、颜色是否正常,有无畸形、面肌抽动、眼睑水肿、眼球突出、眼球震颤、巩膜黄染、结膜充血,额纹及鼻唇沟是否对称或变浅,鼓腮、示齿动作能否完成,伸舌是否居中,舌肌有无萎缩。有无吞咽困难、饮水呛咳,有无声音嘶哑或其他语言障碍。咽反射是否存在或消失。有无头部活动受限、不自主活动及抬头无力;颈动脉搏动是否对称。颈椎、脊柱、肌肉有无压痛。颈动脉听诊是否闻及血管杂音。

2.胸部

无特殊。

3.腹部

无特殊。

4.四肢

四肢有无震颤、肌阵挛等不自主运动,患者站立和行走时步态是否正常。肱二头肌、肱三头肌反射,桡反射、膝腱反射、跟腱反射是否阳性。

(三)心理-社会评估

1.疾病知识

患者对疾病的性质、过程、防治及预后知识的了解程度。

2.心理状况

了解疾病对其日常生活、学习和工作的影响,患者能否面对现实、适应角色转变,有无人格改变、反应迟钝、记忆力及计算力下降或丧失等精神症状。

3.社会支持系统

了解家庭的组成、经济状况、文化教育背景;家属对患者的关心、支持及对患者所患疾病的认识程度;了解患者的工作单位或医疗保险机构所能承担的帮助和支持情况;患者出院后的继续就医条件,居住地的社区保健资源或继续康复治疗的可能性。评估患者居住的环境舒适程度及其安全性;评估患者的决策能力,决定患者是否需要代理人;评估服药情况和护理评测需求,是否需要制订临终护理计划;确认患者的主要照料者,并对照料者的心理和生理健康也予以评价。

(四)辅助检查结果的评估

(1)常规检查:一般无特殊。

(2)头颅CT:脑部有无脑萎缩表现。

(3)功能性脑影像、基因检测、生化检测有无异常。

(五)常用药物治疗效果的评估

1.应用抗胆碱能药物评估

(1)用药剂量、时间、方法的评估与记录

(2)不良反应的评估:观察并询问患者有无头晕、视物模糊、口干、便秘、尿潴留、抽搐症状。

(3)精神症状的评估:有无出现幻觉等。

2.应用金刚烷胺药物评估

(1)用药剂量、时间、方法的评估与记录。

(2)不良反应的评估:有无神志模糊、下肢网状青斑、踝部水肿。

(3)精神症状的评估:有无出现幻觉等。

3.应用左旋多巴制剂评估

(1)用药剂量、时间、方法的评估与记录。

(2)有无"开-关"现象、异动症及剂末现象。

(3)有无胃肠道症状:初期可出现胃肠不适,表现为恶心、呕吐等。

八、主要护理诊断/问题

(1)躯体活动障碍:与黑质病变、锥体外系功能障碍所致震颤、肌强直、体位不稳、随意运动异常有关。

(2)长期自尊低下:与震颤、流涎、面肌强直等身体形象改变和言语障碍及生活依赖他人有关。

(3)知识缺乏:缺乏本病相关知识与药物治疗知识。

(4)营养失调:低于机体需要量,与吞咽困难、饮食减少和肌强直、震颤所致机体消耗量增加等有关。

(5)便秘:与消化功能障碍或活动量减少等有关。

(6)语言沟通障碍:与咽喉部、面部肌肉强直,运动减少、减慢有关。

(7)无能性家庭应对:与疾病进行性加重,患者长期需要照顾、经济或人力困难有关。

(8)潜在并发症:外伤、压疮、感染。

九、护理措施

(一)生活护理

加强巡视,主动了解患者的需要,既要指导和鼓励患者自我护理,做自己力所能及的事情,又要协助患者洗漱、进食、淋浴、大小便料理和做好安全防护,增进患者的舒适,预防并发症。主要是个人卫生、皮肤护理、提供生活方便、采取有效沟通方式、保持大小便通畅。

(二)运动护理

告知患者运动锻炼的目的在于防止和推迟关节强直与肢体挛缩,与患者和家属共同制订切实可行的具体锻炼计划。

1.疾病早期

应指导患者维持和增加业余爱好,鼓励患者尽量参加有益的社交活动,坚持适当运动锻炼,注意保持身体和各关节的活动强度与最大活动范围。

2.疾病中期

告诉患者知难而退或简单的家人包办只会加速其功能衰退。平时注意做力所能及的家务,尽量做到自己的事情自己做。起步困难和步行时突然僵住不能动时,应思想放松,尽量跨大步伐;向前走时脚要抬高,双臂要摆动,目视前方,不要目视地面;转弯时,不要碎步移动,否则易失去平衡;护士或家人在协助患者行走时,不要强行拉着走;当患者感到脚粘在地上时,可告诉患者先向后退一步,再往前走,这样会比直接向前容易得多。

3.疾病晚期

应帮助患者采取舒适体位,被动活动关节,按摩四肢肌肉,注意动作轻柔,勿造成患者疼痛和骨折。

(三)安全护理

(1)对于上肢震颤未能控制、日常生活动作笨拙的患者,应谨防烧伤、烫伤等。为端碗持筷困难者准备带有大把手的餐具,选用不易打碎的不锈钢饭碗、水杯和汤勺,避免玻璃和陶瓷制品等。

(2)对有幻觉、错觉、欣快、抑郁、精神错乱、意识模糊或智能障碍的患者应特别强调专人陪护。护士应该认真查对患者是否按时服药,有无错服或误服,药物代为保管,每次送服到口;严格交接班制度,禁止患者自行使用锐利器械和危险品;智能障碍患者应安置在有严密监控区域,避免自伤、坠床、坠楼、走失、伤人等意外发生。

(四)心理护理

护士应细心观察患者的心理反应,鼓励患者表达并注意倾听他们的心理感受,与患者讨论身体健康状况改变所造成的影响、不利于应对的因素,及时给予正确的信息和引导,使其能够接受和适应自己目前的状态并能设法改善。鼓励患者尽量维持过去的兴趣与爱好,多与他人交往;指导家属关心体贴患者,为患者创造好的亲情氛围,减轻他们心理压力。告诉患者本病病程长、进展缓慢、治疗周期长,而疗效的好坏常与患者精神情绪有关,鼓励他们保持良好心态。

(五)用药指导

告知患者本病需要长期或终身服药治疗,让患者了解常用的药物种类、用法、服药注意事项、疗效及不良反应的观察和处理。告诉患者长期服药过程中可能会突然出现某些症状加重或疗效减退,让患者了解用药过程可能出现的"开-关现象""剂末现象"以及应对方法。

(六)饮食指导

告知患者及家属导致营养低下的原因、饮食治疗的原则与目的,指导合理选择饮食和正确进食。给予高热量、高维生素、高纤维素、低盐、低脂适量优质蛋白的易消化饮食,并根据病情变化及时调整和补充各种营养素,戒烟、酒。

(七)健康教育

(1)对于被迫退休或失去工作的患者,应指导或协助其培养新的嗜好。

(2)教会家属协助患者计划每天的益智活动及参与社会活动。

(3)就诊指标:症状加重或者出现精神症状及时就诊。

十、护理效果评价

(1)患者能够接受和适应目前的状态并能设法改善。

(2)患者积极参与康复锻炼,尽量能够坚持自我护理。

(3)患者坚持按时服药,无错服、误服及漏服。

(4)患者未发生跌倒或跌倒次数减少。

(5)患者及家属合理选择饮食和正确进食,进食水时不发生呛咳。

(6)患者大便能维持正常。

(7)患者及家属的焦虑症状减轻。

（许　淼）

第五章　心外科护理

第一节　风湿性心脏瓣膜病

一、概述

(一)二尖瓣狭窄

由于各种因素,心脏二尖瓣瓣叶及瓣环等结构出现异常,造成功能障碍,造成二尖瓣开放受限,引起血流动力学发生改变(如左心室回心血量减少、左心房压力增高等),从而影响正常心脏功能而出现一系列症状。其中,由风湿热所致的二尖瓣狭窄最为常见。风湿性心瓣膜病中大约有40%为不合并其他类型的单纯性二尖瓣狭窄。在我国以北方地区较常见,女性发病率较高,二尖瓣狭窄多在发病2~10年后出现明显临床症状。根据瓣膜病变的程度和形态,将二尖瓣狭窄分为隔膜型和漏斗型两类。

正常二尖瓣口面积为4~6 cm²,当瓣口狭窄至2 cm²时,左房压升高,导致左心房增大、肌束肥厚,患者首先出现劳累后呼吸困难、心悸,休息时症状不明显,当瓣膜病变进一步加重,瓣口狭窄至1 cm²左右时,左房扩大超过代偿极限,导致肺循环淤血。患者低于正常活动即感到明显的呼吸困难、心悸、咳嗽。可出现咯血、表现为痰中带血或大量咯血。当瓣口狭窄至0.8 cm²左右时,长期肺循环压力增高。超过右心室代偿能力,继发右心衰竭,表现为肝大、腹水、颈静脉怒张、下肢水肿等。此时患者除典型二尖瓣面容(口唇发绀、面颊潮红)外,面部、乳晕等部位也可出现色素沉着。

瓣膜狭窄病变不明显且症状轻、心功能受损轻者可暂时不手术,随诊观察。症状明显,瓣膜病变造成明显血流动力学改变致症状明显者宜及早手术,伴心力衰竭(简称心衰)者在治疗控制后方可手术。单纯狭窄,瓣膜成分好者可行闭式二尖瓣交界分离术或球囊扩张术。伴左房血栓、瓣膜钙化等,需在直视下行血栓清除及人工心脏瓣膜置换术。

(二)二尖瓣关闭不全

二尖瓣关闭不全指任何二尖瓣装置结构异常或功能障碍致瓣膜在心室射血期闭合不完全,主要病因包括风湿性病变、退行性病变和缺血性病变等较为多见,50%以上病例合并二尖瓣狭窄。

左心室收缩时,由于二尖瓣两个瓣叶闭合不完全,一部分血液由心室通过二尖瓣逆向流入左心房,使排入体循环的血流量减少,左心房血流量增多,压力升高,左心房前负荷增加,左心房扩大,左心室也逐渐扩大和增厚。同时二尖瓣环也相应扩大,使二尖瓣关闭不全加重,左心室长期负荷加重,最终产生左心衰竭。表现为咳嗽频繁,端坐呼吸,咳白色或粉红色泡沫样痰。同时导致肺循环压力增高,最后可引起右心衰竭。表现为颈静脉怒张、肝大、腹水、下肢水肿。

二尖瓣关闭不全症状明显,心功能受影响,心脏扩大时应及时行手术治疗。手术方法分为两种。第一种是二尖瓣成形术,包括瓣环重建或缩小,腱索和乳头肌修复及人工腱索和人工瓣环植入,这种术式可以最大限度地保存自身瓣膜功能,对患者术后恢复及远期预后有较大意义,但要求患者二尖瓣瓣环、腱索、乳头肌等结构和功能病变较轻。近些年来,随着手术技术及介入技术的飞速发展,经皮介入二尖瓣成形术也逐渐成为治疗二尖瓣关闭不全的一种方法。第二种是二尖瓣置换术。若二尖瓣结构和功能严重损坏,如瓣膜严重增厚、钙化,腱索、乳头肌严重粘连,伴或不伴二尖瓣狭窄,不适于实施瓣膜成形的患者需行二尖瓣置换术。二尖瓣置换术效果较好,但需严格抗凝及保护心脏功能治疗。临床常使用的人工心脏瓣膜有机械瓣膜、生物瓣膜两大类。各有其优缺点,应根据实际情况选用(图 5-1)。

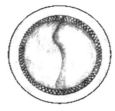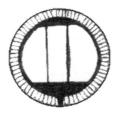

生物瓣膜　　　　　　　　　机械瓣膜

图 5-1　机械瓣膜、生物瓣膜

(三)主动脉瓣狭窄

主动脉瓣狭窄(aortic stenosis,AS)指由于各种因素,主动脉瓣膜及其附属结构病变,致使主动脉瓣开放受限。单纯主动脉瓣狭窄的病例较少,常伴有主动脉瓣关闭不全及二尖瓣病变等。

正常成人主动脉瓣口面积约为 $3.0~cm^2$,按照狭窄的程度可将主动脉瓣狭窄分为轻度狭窄、中度狭窄和重度狭窄。由于左心室收缩力强,代偿功能好,轻度狭窄并不产生明显的血流动力学改变。当瓣膜口面积低于 $1.0~cm^2$ 时,左心室射血受阻,左室后负荷增加,长期病变的结果是左心室代偿性肥厚,单纯的狭窄左室腔常呈向心性肥厚。早期临床表现常不明显,病情加重后常出现心悸、气短、头晕、心绞痛等。心肌肥厚劳损后心肌供血不足更加明显,常呈劳力性心绞痛。心衰后左室扩大,舒张末压增高,导致左心房和肺毛细血管的压力也明显升高,患者出现咳嗽、呼吸困难等症状。在主动脉区可闻及 3~4 级粗糙的收缩期杂音,向颈部传导,伴或不伴有震颤。严重狭窄时,由于心排血量减低,导致收缩压降低,脉压缩小。继而病情发展累及右心功能致右心衰竭时,出现肝大、腹水、全身水肿表现。重症患者可因心肌供血不足发生猝死。

主动脉瓣狭窄早期常没有临床症状,有的重度主动脉瓣狭窄的患者也没有明显的症状,但有猝死和晕厥等潜在的风险,因此把握手术时机很关键,临床上呈现心绞痛、晕厥和心力衰竭的患者,病情往往迅速恶化,故应尽早实施手术治疗,切除病变的瓣膜,进行瓣膜置换术,也有少数报道用球囊扩张术,但远期效果很差,易造成瓣膜关闭不全和钙化赘生物脱落,导致栓塞并发症,因此已基本不使用此方法。

(四)主动脉瓣关闭不全

主动脉瓣关闭不全是指瓣叶变形、增厚、钙化、活动受限不能严密闭合,主动脉瓣关闭不全不常单独存在,常合并主动脉瓣狭窄。一般可由风湿热、细菌性心内膜炎、马方综合征、先天性动脉畸形、主动脉夹层动脉瘤等引起。

主动脉瓣关闭不全时,左心室在舒张期同时接受来自左心房和经主动脉瓣逆向回流的血液,收缩力相应增强,并逐渐扩大、增厚。当病变过重,超过了左室代偿能力,则出现左室舒张末压逐渐升高,心排血量减少,左心房和肺毛细血管的压力升高,出现心慌、呼吸困难、心脏跳动剧烈、颈动脉搏动加强等症状。由于舒张压降低,冠脉供血减少,加上左心室高度肥厚,耗氧量加大,心肌缺血明显,心前区疼痛也逐渐加重,最后出现心力衰竭。听诊时可在胸骨左缘第 3 肋间闻及舒张期泼水样杂音,脉压增大。

人工瓣膜置换术是治疗主动脉瓣关闭不全的主要手段,应在心力衰竭症状出现前实施。风湿热和绝大多数其他病因引起的主动脉瓣关闭不全均宜施行瓣膜置换术,机械瓣和生物瓣均可使用。瓣膜修复术较少用,通常不能完全消除主动脉瓣反流。由于升主动脉动脉瘤使瓣环扩张所致的主动脉瓣关闭不全,可行瓣环紧缩成形术(图 5-2)。

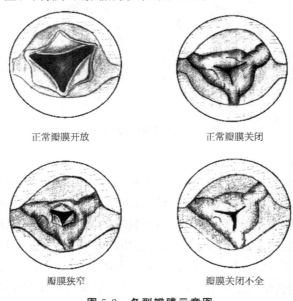

正常瓣膜开放　　　　　　　正常瓣膜关闭

瓣膜狭窄　　　　　　　瓣膜关闭不全

图 5-2　各型瓣膜示意图

二、术前护理

(一)一般准备

1.入院相关准备

护士应热情接待患者,介绍病区周围环境,负责医师、护士及入院须知,遵医嘱给予患者相应的护理及处置。

2.完善术前检查

向患者讲解相关检查的意义及注意事项,并协助其完成。如心尖区有隆隆样舒张期杂音伴X 线或心电图显示左心房增大,一般可诊断为二尖瓣狭窄,如心尖区典型的吹风样收缩期杂音伴有左心房和左心室扩大,可诊断二尖瓣关闭不全,超声心动图检查均可明确诊断。

3.心功能准备

根据心功能情况分级,严密观察病情,注意有无发热、关节痛等风湿活动症状,心律、心率的变化,如心律不齐,脉搏短绌,应及时记录并报告医师给予患者强心、利尿药物治疗,调整心功能,并检查血钾、钠等,发现电解质失衡应及时纠正。

4.呼吸功能准备

避免受凉,防止呼吸道感染的发生。做好口腔清洁。检查全身有无感染病灶,如有应治愈后方能手术,术前一周遵医嘱给予抗生素治疗。合并气管痉挛、肺气肿及咳痰者,使用支气管扩张剂及祛痰药,必要时给予间断吸氧。对于并发急性左心衰的患者,吸氧时湿化瓶里应加入适量的30%酒精,目的是降低肺泡表面张力,改善通气,改善缺氧。做深呼吸及咳嗽训练:指导患者将两手分别放于身体两侧,上腹部、肩、臂及腹部放松,使胸廓下陷,用口逐渐深呼气,每天 3 次,每次做 5～6 遍。有效咳嗽咳痰可预防呼吸道并发症的发生。尤其是对肺炎、肺不张有预防作用。可在深呼吸后,利用腹肌动作用力咳嗽,将痰液排出。

5.练习床上大小便

术后拔除导尿管后仍不能下床的患者,要在床上进行排便。因此,术前 1 周应开始练习在床上排尿。成年人床上排尿比较困难,可指导患者用手掌轻压腹部,增加腹压,以利排尿。

6.消化系统准备

告知患者于术前 12 小时起禁食,4 小时起禁水,以防因麻醉或手术引起呕吐,导致窒息或吸入性肺炎。

7.术区备皮准备

目的是清除皮肤上的微生物,预防切口感染。充分清洁术野皮肤并剃除毛发,范围大于预定切口范围。

8.其他准备

备血、抗生素过敏试验。术前量身高、体重,为术中、术后用药和呼吸机潮气量的调节提供依据。

9.活动与休息

适当进行活动,增强心肺功能,嗜烟者必须戒烟。术前的晚上督促患者及时休息,充分的休息对于疾病的康复起着不容忽视的作用。

(二)心理准备

患者入院时,应主动热情迎接,护士应耐心听取患者的意见,向患者及家属讲解疾病的相关知识及手术治疗的重要性和必要性,介绍手术相关注意事项。告知患者心脏瓣膜手术是在全麻的情况下进行的。另外,医院麻醉科的学术地位、临床经验都处于领先地位。针对文化程度不同的患者,负责医师应用恰当的语言交代手术情况及治疗方案,使患者深感医护人员对其病情十分了解,对手术极为负责。另外做过同类手术的患者的信息,对患者术前的情绪影响较大,护士可有针对性地组织交流。护士还应介绍手术医师和护士情况,在患者面前树立手术医师的威信,以增强患者的安全感。并可使患者正视现实,稳定情绪,配合医疗和护理。术后如需用深静脉置管、引流管、鼻饲管、留置尿管、呼吸机气管插管等,术前也应向患者说明,使患者醒来后不会惧怕。如患者需做气管插管,应耐心向患者解释由于个体的差异性,预后情况也各不相同,如保持良好的情绪、合理的饮食、充足的睡眠、适当的活动等,都能有利于术后早日恢复。经常与患者交流与沟通,及时发现引起情绪或心理变化的诱因,对症实施心理疏导,建立良好的护患关系,以缓解和消除患者及家属的焦虑和恐惧。

(三)术前访视

开展术前访视,让患者及家属了解手术治疗的基本情况、围术期注意事项及手术室环境和监护室环境,手术方法、麻醉方式、术后监护期间可能发生的问题,术后可能留置的各类导管、约束用具及其目的、重要性,满足患者适应需要。可在一定程度上缓解患者的压力,减轻手术所带来的应激反应,使患者主动配合麻醉和手术。

说明来访的目的,向患者介绍自己,建立良好的护患关系。告知患者进入手术室的注意事项及术中有关情况,并详细介绍手术的重要性及安全性。向患者讲解手术前的注意事项:①术前1天洗澡更衣,注意保暖。成人术前6~8小时禁食,术前4小时禁饮;小儿术前4小时禁奶制品,术前2小时禁饮。②术晨洗脸刷牙,但不能饮水,将义齿,手表,项链等贵重物品取下。③不化妆、不涂口红,以免掩盖病情变化,影响观察。④术日晨排空大小便,身着病号服,卧床静候,手术室人员将在7:30~8:00到床旁接患者。⑤患者告知手术室护士是否打了术前针,对药物及消毒液有无过敏史,如患者本身发热或来月经也须手术室护士。⑥因手术床较窄,在床上时不要随意翻身,以免坠床。⑦手术间各种手术仪器、麻醉机、监护仪发出声响时,不要紧张。⑧在手术过程中,如果有任何不适,请及时告诉医师、护士。⑨在病情及条件允许的情况下,可带领患者参观重症监护室,了解其环境,以消除术后回室后的紧张、恐惧感,以防ICU综合征的发生。

三、术中护理

(一)手术体位

仰卧位。

(二)手术切口

一般常用胸骨正中切口。

(三)特殊用物

测瓣器、人工瓣膜、持瓣器、长无损伤镊、长持针器、55号换瓣线、冠脉灌注器。

(四)配合要点

1.巡回护士

(1)患者进入手术间后,尚未麻醉前与之交谈,分散其注意力并鼓励其树立手术成功的信心。

(2)体外循环建立后,可降低室温,复温后升高室温。

(3)摆好患者手术体位(取平卧位),在患者右侧放一骨盆架,右上肢固定于手术床中单下,协助麻醉师行颈内静脉和桡动脉穿刺。

(4)与器械护士共同清点器械,准备好胸骨锯,配制肝素盐水和鱼精蛋白。

(5)与器械护士共同核对术中所需的瓣膜大小,密切观察转机前、中、后尿量的多少和尿液的颜色,并记录及报告医师。

(6)正确控制手术床,行二尖瓣替换时,手术床向左倾斜,开放主动脉前手术床呈头低脚高位。

2.器械护士

(1)开胸体外循环的建立:正中切口锯开胸骨,开胸器牵开胸骨,切开心包显露心脏,缝合主动脉插管荷包,插主动脉管,依次缝上腔荷包,插上腔管,缝下腔荷包,插下腔管,与体外循环机管道连接,开始体外循环,再插左房吸引管。

(2)心肌保护:在阻断和切开主动脉后,向冠状动脉口内直接插入冠状动脉灌注管,左、右冠状动脉分别灌注 4∶1 的冷氧合血心肌麻痹液,心包腔内放冰屑,间歇向心腔内注入 4 ℃的冷盐水,以维持心肌的均匀深低温状态(15 ℃左右)。

(3)手术程序:一般先替换二尖瓣,后替换主动脉瓣,但是切开左房探查二尖瓣后,必须探查主动脉瓣的病变程度和瓣环大小,再切除、缝合二尖瓣。

(4)缝瓣配合。①二尖瓣置换:切开左房,剪下瓣膜后测量瓣环大小,放置二尖瓣自动拉钩,缝合四点定点线,用 2-0 的 20 mm 换瓣线,选用两种颜色交替缝合,一般缝 14～16 针,每缝好一象限后用蛟式钳夹住把针剪下,瓣膜缝合完毕用试瓣器检验瓣膜的开放和关闭功能。②主动脉替换:显露主动脉瓣后切除瓣膜,缝合三点定点线,用 2-0 的 17 mm 换瓣线,选用两种颜色交替缝合,一般缝 10～12 针。如效果好,用 4-0 带垫片的普里灵不可吸收缝合线(PROLENE)缝合主动脉切口,再用 3-0 带垫片的 PROLENE 缝合左房切口。

(5)排气方法:主动脉根部插入 Y 型排气管,然后取头低脚高位再缓慢松开主动脉阻断钳,闭合左房切口前挤肺排气再打结。

(6)复跳和辅助循环:备好除颤板,心脏复跳后应保持心脏表面的湿润,如心率较慢应放置起搏导线,检查心脏切口有无漏血,辅助循环效果好时,撤离体外循环。

(7)关胸:准备好纱布、骨蜡、电刀行伤口止血,放置心包和纵隔引流管,清点器械、纱布无误后,逐层缝合伤口。

四、术后护理

(一)术后常规护理

1.置监护病房加强护理

完善呼吸机、心电监护仪、有创动脉血压监测、中心静脉压及肺动脉压监测。连接好胸腔引流瓶、导尿管、起搏导线和肛温探头等,保持各项监测处于良好工作状态。约束四肢至患者清醒,能合作者可解除约束。向麻醉医师和术者了解术中情况,如有无意外、如何处理、术中出入量(含胶体和晶体)、输血量、尿量、电解质平衡、血气分析和肝素中和情况等,以及目前特殊用药的用法和用量。

2.循环功能的维护

注意监测动态血流动力学的变化,根据病情变化调整血管活性药物,如正性肌力药(洋地黄类、米力农、多巴胺、多巴酚丁胺等)和扩张血管药物的用量并注意药物的不良反应。术后护理应注意维护心功能,控制输液速度和量,以防发生肺水肿和左心衰竭,对于单独二尖瓣狭窄的患者尤为重要。

3.监测心率和心律的变化

术后应严密监测有无期前收缩、房颤、房扑及心动过缓等心律失常的发生。如有异常变化应及时通知医师,及时处理。

4.补充血容量,维持有效循环血量

患者因术中失血、体外循环稀释血液、术后尿量多及应用血管扩张药物,术后往往会血容量不足,应及时补充有效循环血量。

5.呼吸道管理

术后常规应用呼吸机治疗,根据患者的性别、年龄及体重设定呼吸机参数,对于术前有肺动

脉高压或反复肺部感染者,应延长机械通气时间,加强呼吸道管理,保证供氧。加强人工气道的湿化、温化,保持呼吸道内湿润通畅,避免气道黏膜损伤。

拔管指征:停机 24～48 小时患者未出现呼吸窘迫,患者主观上舒适,心率(HR)低于 120 次/分或增加低于 20 次/分,呼吸频率低于 35 次/分,血气分析示无酸中毒或低氧血症。

6.引流管的护理

水封瓶装置要密闭,胸管长度适宜,保持管内通畅,经常挤压,同时注意观察引流液的量、颜色、性质,如每小时引流液的量多于 100 mL,持续达 3 小时,提示可能有活动性出血,应立即报告医师。

7.泌尿系统护理

记录每小时尿量,注意观察尿的颜色、比重、酸碱度等变化。当尿量减少至每小时 20 mL,持续 2 小时以上时,可用利尿剂。若尿量仍不增加,应警惕急性肾衰竭的发生。若为血红蛋白尿,应加强利尿。留置尿管的患者保持管道通畅,每天进行两次会阴护理,以防尿路感染。

8.加强口腔护理

因应用机械通气,24 小时内 88% 的吸气管路被来自患者口腔部的细菌寄殖,并随某些操作(如吸痰)进入下呼吸道,成为肺部感染的原因之一,因此要加强口腔护理。建立人工气道前加强口、鼻腔的清洁,插管后每天检查口腔情况,用生理盐水棉球擦拭,每天两次。口腔护理液要根据口腔 pH 选择,pH 高时应选用 2%～3% 硼酸溶液,pH 低时选用 2% 碳酸氢钠溶液,pH 中性选用 1%～3% 的过氧化氢溶液。对长期应用机械通气的患者,应对口腔分泌物进行常规细菌培养(每周一次),根据培养结果适当选择口腔冲洗液和抗生素,及时清除呼吸道的分泌物。必要时行气管切开,按气管切开护理常规护理。

9.持续监测深部温度

体温低于 36.0 ℃,采取保暖复温措施;一般肛温达 38.0 ℃及以上时,要积极进行降温处理。术后行 5～7 天预防感染常规治疗,连续监测体温 3 天,无发热后可改为每天测量一次。如有发热症状改换抗生素,必要时联合用药,发热时每天测量三次体温。待体温正常后,再监测 3 天,如无异常,3 天后可改为每天测量一次。

10.维持电解质平衡

瓣膜置换术后的患者对电解质特别是血钾的变化很敏感,低钾易诱发心律失常,一般血清钾宜维持在 4～5 mmol/L,为防止低血钾造成的室性心律失常,术后需补高浓度钾,注意补钾的原则,并及时复查血钾,以便为下一步诊疗提供依据。

11.定期测凝血酶原时间

要求凝血酶原时间(PT)维持在正常值的 1.5～2.0 倍。置换机械瓣膜患者必须终身服用抗凝药物,注意观察患者有无出血倾向,如有血尿、鼻血、牙龈出血、皮肤黏膜瘀斑以及女患者月经量增多或栓塞偏瘫等症状出现,应及时通报医师。口服华法林要掌握定时定量,药量准确原则。

12.饮食护理

患者清醒后,若拔除气管插管后 4～6 小时无恶心呕吐,可分次少量饮水。术后 18～24 小时,如无腹胀、肠鸣音恢复可进流质饮食,并逐渐增加进食量和更换食物品种。

13.疼痛护理

切口疼痛影响呼吸的深度和幅度,不利于肺扩张,会增加患者体力消耗,不利于患者休息。遵医嘱适当给予止痛镇静等处理,减轻患者病痛。

（二）术后并发症护理

1.出血

出血是心脏瓣膜置换术后最常见的并发症之一，多发生在术后 36 小时内。主要原因有两点：一是凝血机制紊乱，二是止血不彻底。

对于此类患者，由于凝血机制差，术前应给予肌内注射维生素 K_1，并检查凝血酶原时间及活动度。术后通过有创监测仪，监测血压、脉搏、中心静脉压、左房压的变化，注意尿量的变化，观察心包及纵隔引流的情况，计算和比较每 0.5～1.0 小时内引流量，若每小时大于 100 mL，连续 3～4 小时，则考虑可能有胸内出血。若出血较多或大量出血后突然中止，应警惕并发心脏压塞，注意心脏压塞的症状和体征，如胸闷气急、心搏过速、颈静脉怒张、中心静脉压逐渐上升、动脉血压和脉压逐渐下降、面色灰白、周围发绀、尿量减少等，后期会出现奇脉。另外，注意观察有无切口渗血、鼻腔出血、气管吸引时的血痰、血尿或皮下出血等。

2.心律失常

心房颤动最为常见。早期有室上性心动过速，房性或室性期前收缩，可由创伤、应激、水、电解质紊乱所致。因此一旦出现心律失常，应首先明确病因并协助医师进行处理。可进行临时起搏或电复律等，包括给予抗心律失常药如利多卡因、维拉帕米、毛花苷 C 等，根据检验结果，及时补钾。

术后早期监测内容包括心率、心律、血压、脉搏、中心静脉压、尿量的变化，随时观测电解质的变化，动脉血气的分析，完善呼吸循环恢复。进入普通病房后，仍需注意观察病情，保证饮食及睡眠良好，提供舒适安静的环境，稳定患者的情绪。

3.低心排综合征

低心排综合征是心脏瓣膜置换术后常见严重并发症之一，也是术后造成死亡的最常见因素。心排血量的下降，需心指数低至 2.5 L/(min·m²) 时才出现一些临床症状，如心率增快，脉压变小，血压下降（收缩压低于 12 kPa），足背动脉脉搏细弱，中心静脉压上升，四肢末梢血管收缩，四肢末梢发冷苍白或发绀等。尿量可减少至每小时 0.5～1.0 mL/kg 以下。发生原因一般有心包压塞、有效血容量不足、心功能不全。

术后严密监测患者各项生命体征，严格应用血管活性药物。保持心包、纵隔、胸腔引流管通畅。保证桡动脉及中心静脉置管通路通畅，根据病情合理安排晶体、胶体输液。纠正水、电解质、酸碱失调。

4.心包压塞

一旦确诊，需再次紧急进行开胸手术，清除血肿或血凝块，手术准备过程中，应反复挤压引流管，尽可能引流出积血。

5.有效血容量不足

根据血细胞比容（HCT）、CVP 合理搭配晶体液和胶体液比例，积极合理补液，维持水、电解质、酸碱平衡，必要时应用止血药物，减少血容量丧失，参照激活全血凝固时间（ACT）值，合理应用鱼精蛋白。

6.心功能不全

合理应用血管活性药物，如多巴胺、肾上腺素等，可提高心肌收缩力，增加心排血量。硝普钠、酚妥拉明等，可降低后负荷，减少心肌耗氧，增加心排血量，改善冠脉血供。严格记录并控制液体出入量，必要时行主动脉内球囊反搏（IABP）术辅助循环。

7.感染

感染是心脏瓣膜置换术后较少见的并发症。术前有潜在性的感染来源或菌血症,如皮肤或鼻咽部的金葡菌感染、牙龈炎或尿路感染等,应认真评估,查明并进行处理。术中牢固地对合胸骨,缩短手术时间,是预防继发纵隔感染最重要的环节。术后患者有创性插管很多,需严格遵守无菌操作原则,按规程做好管道护理。加强口腔护理,注意监测体温的变化。定时进行心脏听诊,以便及时发现新的杂音。当患者咳嗽时,应尽量加强胸骨,避免发生感染。对术后长期、大量使用广谱抗生素的患者,常同时服用抗真菌药物,如酮康唑等,以预防真菌引起的二重感染。

(三)术后康复护理

根据心外科手术治疗护理常规,密切观察患者体温、心率、呼吸和血压,进行心电监护,并观察胸管及心包引流管的通畅情况和引流液颜色等,术后需记录尿量,观察尿液颜色,持续心电监护,若心率大于100次/分,给予对症处理,若心率小于60次/分,可按医嘱给阿托品或异丙肾上腺素等,必要时用体外临时起搏器调控,适当补充血容量,尿量维持在每小时1 mL/kg以上。

患者从复苏室转入病房后,开始对其进行床边康复护理,勤翻身,鼓励患者深呼吸及做有效的咳嗽,拍背排痰,当患者咳嗽时,用双手或枕头按其伤口,使其深吸气,用力咳痰。痰黏稠不能咳出时,采用吸痰管将痰液吸出,保持呼吸道通畅。协助患者进行各关节屈伸运动,直至离床活动。在病情稳定的情况下,鼓励并协助患者早期离床活动,教会患者测量脉搏。先平台慢步行走,再走阶梯,每次从60 m增至300 m,每天两次,每次20～30分钟,以休息状态心率为基础值,运动强度保持在心率为基础值心率加20次/分,运动应循序渐进,指导患者纠正术后不正确姿势。

五、健康指导

(一)生活指导

术后早期是恢复手术及其造成的创伤、改善体质、稳定各系统和器官平衡的重要阶段。原则上患者应充分休息和静养,可适当进行室内和室外活动,但要量力而行,以不引起心慌气促为度。另外,还需预防感冒及肺部感染,同时要保证充足的睡眠,以防过度劳累。出院后,一般不限制饮食,饮食注意多样化、少量多餐,进食清淡易消化的食物,保证蛋白质、维生素的摄入。瓣膜置换术后,患者存在不同程度的心理压力,指导患者要保持精神愉快,心情舒畅,尽量消除来自生理、心理的压力,正确认识、对待抗凝治疗,这将有利于病情的稳定和康复。其次,生活要规律,早睡早起,不要过度劳累,避免酗酒与吸烟。

(二)用药指导

抗凝治疗将终生伴随心脏机械瓣膜置换术后的患者,而抗凝治疗的不足或过量都会引发严重的并发症。因此要将坚持按时按量服用抗凝药的重要性及必要性告诉患者及家属,不能擅自更改抗凝药的剂量。同时告知患者有哪些增加抗凝作用的药物,如氯霉素、阿司匹林等,以及有哪些减弱抗凝作用的药物,如维生素 K_1、雌激素、口服避孕药等,必须在医师指导下服用上述药物,尽量避免盲目服用活血化瘀类中药,教会患者自我监测出血征象,如有不适,及时来院就诊和监测 PT 值,以免抗凝过量引起出血或抗凝不足引起血栓。

(三)病情观察指导

指导患者有下述情况应尽快就医复查:身体任何部位有感染;不明原因的发热、呕吐、腹泻;有明显心慌气短,并出现水肿;咯泡沫血痰;有皮下出血、血尿、鼻血及牙龈出血、大便带血或呈暗黑色柏油状等出血倾向;巩膜及周身皮肤出现黄染;发生新的心律不齐、突然晕厥、偏瘫或下肢疼痛、发凉、苍白;女性怀孕或计划怀孕经血或阴道流血量不规则;严重摔伤或遭受严重创伤;某部位疼痛、红肿不适或任何其他不正常症状或体征。

(四)复查指导

心脏手术患者出院时,应保管好出院诊断证明书以及相关病历,复查时应携带出院通知书和其他医院所做的各项检查结果,如心电图、X 线胸片、化验检查单等为参考。华法林抗凝治疗时PT 值早期波动较大,出院后定期定点检查 PT,开始时每周 1 次,逐渐延长至每个月 1 次,6 个月后病情稳定者延长至 3 个月 1 次,1 年后 3～6 个月 1 次,正确记录 PT 的测定值。

(陈　盈)

第二节　房间隔缺损

一、疾病概述

(一)概念

房间隔缺损(atrial septal defect,ASD)是左、右心房之间的间隔先天性发育不全导致的左、右心房之间形成异常通路,是常见的小儿先天性心脏病之一,占我国先天性心脏病发病率的5%～10%。

(二)病因与分类

1.病因

房间隔缺损与胎儿发育的宫内环境因素、母体情况和遗传基因有关。

2.分类

房间隔缺损可分为原发孔缺损和继发孔缺损。

(1)原发孔缺损:位于冠状静脉窦口的前下方,缺损下缘靠近二尖瓣瓣环,多伴有二尖瓣大瓣裂缺。

(2)继发孔缺损:多见,位于冠状静脉窦后上方。绝大多数为单孔缺损,少数为多孔缺损,也有筛状缺损。根据缺损的解剖位置又分为中央型(卵圆孔型)、上腔型(静脉窦型)、下腔型和混合型。继发孔缺损常伴有其他心内畸形,如肺动脉瓣狭窄、二尖瓣狭窄等。

(三)临床表现

继发孔房间隔缺损分流量较小的患者,儿童期可无明显症状,常在体检时发现。一般到了青年期,才出现劳力性气促、乏力、心悸等症状,易出现呼吸道感染和右心衰竭。原发孔房间隔缺损伴有严重二尖瓣关闭不全者,早期可出现心力衰竭及肺动脉高压等症状。严重肺动脉高压时,可引起右向左分流,出现发绀、杵状指(趾)。

(四)治疗原则

以手术治疗为主,适宜的手术年龄为 2～5 岁。

1.非手术治疗

约80%的继发孔中央型房间隔缺损介入治疗是首选的治疗方式。通过介入性心导管术,应用双面蘑菇伞封堵缺损,具有创伤小、术后恢复快的特点,但费用较高。介入治疗禁忌证:原发孔型房间隔缺损及冠状静脉窦型房间隔缺损;合并必须手术治疗的其他心脏畸形;严重肺动脉高压导致右向左分流。

2.手术治疗

无症状,但有右心房室扩大者应手术治疗,原发孔房间隔缺损、继发孔房间隔缺损合并肺动脉高压者应尽早手术。艾森门格综合征则是手术禁忌证。手术方法是在体外循环下切开右心房,直接缝合或修补缺损。

二、护理评估

(一)一般评估

1.生命体征(T、P、R、BP)

继发孔房间隔缺损患儿,当分流量较小时生命体征可正常;分流量大时出现心率、呼吸加快;若合并肺炎等感染症状时,体温可上升。出现心房颤动、右心衰竭时可有心律快慢不等、脉搏短促、脉压缩小。

2.患者主诉

有无出现活动后气促、咳嗽、乏力、心悸、发绀或反复呼吸道感染等症状。

3.相关记录

患儿年龄、身高、体重、发育和营养情况。患儿家族遗传史,患儿母亲怀孕期间有无病毒感染,放射线接触史,服用苯丙胺、黄体酮等药物。患儿有无反复感冒、肺炎、心力衰竭等病史记录结果。

(二)身体评估

1.视诊

面部颜色是否苍白,有无发绀,剧烈哭闹时有无青紫,身体与同龄人相比有无生长发育迟缓、瘦弱,杵状指(趾),颈静脉有无怒张表现。有无肝大、腹水、下肢水肿(右心衰竭表现)。

2.触诊

心前区隆起,心界扩大,触诊可有抬举性搏动,少数可触及震颤。

3.听诊

肺动脉瓣区,即胸骨左缘第2～3肋间可闻及Ⅱ～Ⅲ级吹风样收缩期杂音,伴第二心音亢进和固定分裂。分流量大者心尖部可闻及柔和的舒张期杂音。肺动脉高压者,肺动脉瓣区收缩期杂音减轻,第二心音更加亢进和分裂。

(三)心理-社会评估

患者或家属对该疾病的认知程度以及心理承受程度;患者家属对患者的关心程度、支持力度、家属对手术的期望值、对手术预后及家庭经济承受能力如何等。引导患者及家属正确配合疾病的治疗和护理。

三、主要护理问题

(一)急性疼痛

疼痛与手术切口有关。

(二)活动无耐力

活动无耐力与氧的供需失调有关。

(三)低效性呼吸形态

低效性呼吸形态与缺氧、手术、麻醉、应用呼吸机、体外循环、术后伤口疼痛有关。

(四)潜在并发症

(1)急性左心衰竭:与术中、术后输液的量或速度未控制好有关。

(2)心律失常:与右房切口太靠近窦房结或上腔静脉阻断带太靠近根部而损伤窦房结有关。

四、主要护理措施

(一)休息与活动

休息是减轻心脏负担的重要方法,应多卧床休息,减少活动,尽量避免患儿过度哭闹,以免加重心脏负担,诱发心力衰竭。

(二)充分给氧

予以间断或持续吸氧,提高肺内氧分压,利于肺血管扩张,增加肺的弥散功能,纠正缺氧。

(三)饮食护理

提供合理的膳食结构,保证蛋白质、钾、铁、维生素及微量元素的摄入,给予高蛋白、高热量、富含维生素的饮食,进食避免过饱,保持大便通畅。婴儿喂奶时可用滴管滴入,以减轻患儿体力消耗。

(四)用药护理

严格按医嘱用药,并注意观察有无药物不良反应,发现问题及时处理,严格控制输液的量和速度等。

(五)心理护理

多关心、体贴患者,对患者家属的担心表示理解并予以安慰,鼓励患者说出恐惧、焦虑的内心感受,并认真耐心地回答其提问,以减轻焦虑或恐惧程度。介绍手术成功的实例,促进其与手术成功的患者交流,以增强患者的信心。向患者及家属详细说明手术方案,各种治疗护理的意义、方法、过程、配合要点与注意事项,让患者有充分的心理准备,并动员家属给患者以心理和经济方面的全力支持。

(六)健康教育

1.加强孕期保健

妊娠早期适量补充叶酸,积极预防风疹、流感等病毒性疾病,并避免与发病有关的因素接触,保持健康的生活方式。

2.合理饮食

食用富含高蛋白、高维生素、易消化的食物,保证充足的营养,以利生长发育。

3.休息和活动

养成良好的起居习惯,交代患儿活动范围、活动量及方法,逐步增加活动量,避免劳累。

4.遵医嘱服药

严格遵医嘱服用药物,不可随意增减药物剂量,并按时复诊。

5.自我保健

教会患儿家属观察用药后反应及疾病康复情况,如尿量、脉搏、体温、血压、皮肤颜色、术后切口情况等,出现不适时随诊。

(陈　盈)

第三节 胸主动脉瘤

胸主动脉瘤指的是从主动脉窦、升主动脉、主动脉弓、降主动脉至膈水平的主动脉瘤,是各种原因造成的主动脉局部或多处向外扩张或膨出而形成的包块,如不及时诊断、治疗,病死率极高。

由于先天性发育异常或后天性疾病,引起动脉壁正常结构的损害,主动脉在血流压力的作用下逐渐膨大扩张形成动脉瘤。胸主动脉瘤可发生在升主动脉、主动脉弓、降主动脉各部位。

胸主动脉瘤常见发病原因:①动脉粥样硬化;②主动脉囊性中层坏死,可为先天性病变;③创伤性动脉瘤;④细菌感染;⑤梅毒。

胸主动脉瘤在形态学上可分为囊性、梭形和夹层动脉瘤三种病理类型。

一、临床表现

胸主动脉瘤仅在压迫或侵犯邻近器官和组织后才出现临床症状。常见症状为胸痛,肋骨、胸骨、脊椎等受侵蚀以及脊神经受压迫的患者症状尤为明显。气管、支气管受压时可引起刺激性咳嗽和上呼吸道部分梗阻,致呼吸困难,喉返神经受压可出现声音嘶哑,交感神经受压可出现颈交感神经麻痹综合征(Honer综合征,左无名静脉受压可出现左上肢静脉压高于右上肢静脉压。升主动脉瘤体长大后可导致主动脉瓣关闭不全。

急性主动脉夹层动脉瘤多发生在高血压动脉硬化和主动脉壁中层囊性坏死的患者。症状为突发,剧烈的胸背部撕裂样疼痛,随着壁间血肿的扩大,继之出现相应的压迫症状,如昏迷、偏瘫、急性腹痛、无尿、肢体疼痛等。若动脉瘤破裂,则患者很快死亡。

二、评估要点

(一)一般情况
观察生命体征有无异常,询问患者有无过敏史、家族史、高血压病史。

(二)专科情况
(1)评估并严密观察疼痛性质和部位。

(2)评估、监测血压变化。

(3)评估外周动脉搏动情况。

(4)评估呼吸系统受损的情况。

(5)评估有无排便异常。

三、护理诊断

(一)心排血量减少
其与瘤体扩大、瘤体破裂有关。

(二)疼痛
疼痛与疾病有关。

（三）活动无耐力

这与手术创伤、体质虚弱、伤口疼痛有关。

（四）知识缺乏

缺乏术前准备及术后康复知识。

（五）焦虑

焦虑与疾病突然发作、即将手术、恐惧死亡有关。

四、诊断

通过胸部 CT、MRI、超速螺旋 CT 及三维成像、胸主动脉造影、数字减影造影等影像学检查可明确胸主动脉瘤的诊断，可清楚了解主动脉瘤的部位、范围、大小、与周围器官的关系，不仅为胸主动脉瘤的治疗提供可靠的信息，并且可以与其他纵隔肿瘤或其他疾病进行鉴别诊断。对于主动脉夹层动脉瘤的诊断，关键在于医师对其有清晰的概念和高度的警惕性，对青壮年高血压患者突然出现胸背部撕裂样疼痛，以及出现上述症状者应考虑该病，并选择相应的检查以确定诊断。

五、治疗

（一）手术治疗

手术切除动脉瘤是最有效的外科治疗方法。

1.切线切除或补片修补

对于较小的囊性动脉瘤患者，若主动脉壁病变比较局限，可游离主动脉瘤后，于其颈部放置钳夹，切除动脉瘤，根据情况直接缝合或用补片修补缝合切口。

2.胸主动脉瘤切除与人工血管移植术

对于梭形胸主动脉瘤或夹层动脉瘤患者，若病变较局限，可在体外循环下切除病变胸主动脉，用人工血管重建血流通道。

3.升主动脉瘤切除与血管重建术

对于升主动脉瘤或升主动脉瘤合并主动脉瓣关闭不全的患者，应在体外循环下进行升主动脉瘤切除人工血管重建术，或应用带人工瓣膜的复合人工血管替换升主动脉，并进行冠状动脉口移植［带主动脉瓣人工血管升主动脉替换术（Bentall 手术）］。

4.主动脉弓部动脉瘤或多段胸主动脉瘤的手术方法

此类手术主要在体外循环合并深低温停循环状态下经颈动脉或锁骨下动脉进行脑灌注，做主动脉弓部切除和人工血管置换术（图 5-3、图 5-4）。

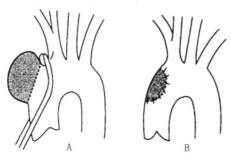

图 5-3　囊型主动脉瘤切除术

A.放置钳夹，切除动脉瘤；B.主动脉壁补片修补

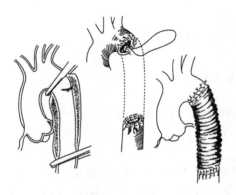

图 5-4　降主动脉瘤切除及人工血管置换术

（二）介入治疗

近年来,由于覆膜人工支架的问世,为胸主动脉瘤的治疗提供了新的治疗方法和手段。一大部分胸主动脉瘤均可通过置入覆膜人工支架而得到治疗,且手术成功率高,并发症相对手术明显减少。

六、护理措施

（一）术前准备

（1）给予心电监护,密切观察生命体征改变,做好急诊手术准备。

（2）卧床制动,情绪稳定,保持环境安静。

（3）充分镇静、止痛,用降压药控制血压在适当的水平。

（4）吸烟者易并发阻塞性呼吸道疾病,术前宜戒烟,给予呼吸道准备。

（二）术后护理

（1）持续监测心电图变化,密切观察心率改变、心律失常、心肌缺血等,备好急救器材。

（2）控制血压稳定,防止术后吻合口瘘,血压的监测以有创动脉压监测为主,术后需分别监测上下肢双路血压,目的是及时发现可能出现的分支血管阻塞及组织灌注不良。

（3）术后保持中心静脉导管通畅,便于快速输液、肠外营养和测定中心静脉压。

（4）监测尿量,以了解循环状况、液体的补充、血管活性药物的反应、肾功能状况、肾灌注情况等。

（5）一般情况和中枢神经系统功能的观察。皮肤色泽与温度、外周动脉搏动情况是反应全身循环灌注的可靠指标。术后对瞳孔、四肢与躯干活动、精神状态、定向力等的观察是了解中枢神经系统功能的最基本指标。术中用深低温停循环的患者常苏醒延迟,这时应注意区分是麻醉状态还是昏迷状态。

（6）体温的监测。体温的监测能反应组织灌注状况,特别是比较肛温与末梢温度差别更有意义。当温差大于 5 ℃时,为末梢循环不良,间接的反应血容量、心功能状况。同时应注意低温体外循环后体温反跳升高,要进行必要的降温处理。

（7）观察单位时间内引流液的颜色、性质和量并准确记录。

（8）及时纠正酸中毒和电解质紊乱。术后早期,每 4 小时做 1 次动脉血气分析和血电解质测定。根据血电解质测定和尿量,及时补钾。

七、应急措施

胸主动脉瘤破裂可出现急性胸痛、休克、血胸、心包填塞症状,患者可能很快死亡。所以重点应在于及时的诊断和治疗,预防胸主动脉瘤破裂的发生。

八、健康教育

(1)注意休息,适量活动,循序渐进地增加活动量。若运动中出现心率明显加快,心前区不适,应立即停止活动,需药物处理,及时与医院联系。

(2)注意冷暖,预防感冒,及时发现和控制感染。

(3)出院后按医嘱服用药物,在服用地高辛时要防止中毒。

(4)合理膳食,多食高蛋白、高维生素、营养价值高的食物,如瘦肉、鸡蛋、鱼类等食物,以增加机体营养、提高机体抵抗力,但不要暴饮暴食。

(5)遵医嘱定时复查。

(陈　盈)

第六章 胸外科护理

第一节 胸外科常用护理技术

一、呼吸道管理

(一)术前指导

1.健康宣教

术前向患者及家属说明呼吸道管理的重要性,说明手术的目的和意义,增加自我护理知识,提高患者的自理能力。并教育吸烟患者术前绝对戒烟,避免术后痰多黏稠难以咳出,增加呼吸道并发症的发生率。

2.呼吸功能锻炼

(1)深呼吸运动。①缩唇呼吸:患者取坐位或半卧位,用鼻尽最大力吸气后屏气2~3秒,呼气时缩唇呈鱼嘴样或吹哨状,让气体从口唇缓慢呼出。尽量做到深吸慢呼,缩唇程度以不感到费力为适度。缩唇呼吸通过缩唇增加外口阻力,提高气道内压,防止小气道过早陷闭,使肺内残气量更易排出,同时增加肺泡通气量,提高肺血氧饱和度。②腹式呼吸:患者取卧位,双肩下垂,双手分别放前胸和上腹部,用鼻缓慢吸气,吸气时胸部不动,腹部鼓起。吸气后屏气1~2秒,使肺泡最大限度充盈,达到肺扩张。呼气时缓慢尽量将气呼出。

(2)咳嗽训练:坐位咳嗽时上身稍向前倾,侧卧位咳嗽时,采取屈膝侧卧位,两者均一手按住胸部,一手按住腹部,做深呼吸2~3次后微张口,深吸一口气,从肺部深处向外咳嗽2~3次。

(3)吸气训练器使用:吸气训练即是鼓励患者进行主动运动的深而慢的最大吸气运动的一种装置,通过观察浮标升起的刻度来判断肺活量的多少。方法:患者取坐位或半卧位,训练器直立放置并保持与心脏同一水平,先将肺内气体呼出,然后用口含住训练器的含嘴,均匀缓慢吸气,使第一个浮标升起,尽可能长时间的保持该浮标所处位置,而第二、三浮标处于原始位置,以此类推,直到三浮标升起至最高位之后缓慢呼气。

3.雾化吸入

通过雾化吸入给药,可以达到缓解支气管痉挛、稀释痰液、防止呼吸道感染的作用。

(二)术后指导

1.呼吸功能的训练

(1)缩唇呼吸:患者取坐位或半卧位,用鼻尽最大力吸气后屏气2~3秒,呼气时缩唇呈鱼嘴样或吹哨状,让气体从口唇缓慢呼出。尽量做到深吸慢呼,缩唇程度以不感到费力为适度。缩唇呼吸通过缩唇增加外口阻力,提高气道内压,防止小气道过早陷闭,使肺内残气量更易排出,同时增加肺泡通气量,提高肺血氧饱和度。

(2)腹式呼吸:患者取卧位,双肩下垂,双手分别放前胸和上腹部,用鼻缓慢吸气,吸气时胸部不动,腹部鼓起。吸气后屏气1～2秒,使肺泡最大限度充盈,达到肺扩张。呼气时缓慢尽量将气呼出。

(3)应用呼吸训练器:患者取坐位或半卧位,训练器直立放置并保持与心脏同一水平,先将肺内气体呼出,然后口含住训练器的含嘴,均匀缓慢吸气,使第一个浮标升起,尽可能长时间的保持该浮标所处位置,而第二、三浮标处于原始位置,以此类推,直到三浮标升起至最高位之后缓慢呼气。

(4)人工阻力呼吸训练:又称吹气球,选择合适气球,深吸气后尽量吹胀气球,可使肺充分膨胀,增加肺活量,同时可以增加气管内压力,防止支气管和小气管过早压瘪。但术后有肺组织漏气的患者在应用此方法时应慎重,避免增加气管内压力导致漏气处的吻合口愈合不良。可用1 mL的空针筒代替气球,深吸气后缓慢通过针筒呼出。

2.咳嗽训练

上身稍向前倾,一手按住胸部,一手按住腹部,做深呼吸2～3后微张口,深吸一口气,从肺部深处向外咳嗽3次。

3.协助排痰

术后每2小时给予翻身,拍背,促进排痰。

(1)震动法拍背:手指弯曲,手心呈弓形,自下而上,由内向外力量均匀的拍打患者背部。每次15～30分钟。

(2)刺激咳嗽法:对于无力咳嗽的患者,在吸气末护士手指压患者胸骨上窝的气管,并通过滑动来刺激气管,引发咳嗽。

(3)鼻咽吸痰法:通过用吸痰管刺激患者咽部来引发咳嗽或者是气管深部吸痰。

(4)环甲膜穿刺:患者仰卧位,头后仰,局部消毒后,术者用示指及中指固定环状软骨两侧,以一5 mL注射器垂直刺入环甲膜。由于环甲膜后为中空的气管,因此刺穿后有落空感,术者会觉得阻力突然消失。接着回抽,如有空气抽出,则穿刺成功。患者可有咳嗽等刺激症状,遂即呼吸道梗阻的症状缓解。

(5)支气管纤维镜下吸痰:对于有大量黏稠痰而无力咳出的患者,经刺激咳嗽及鼻咽部吸痰效果不佳,可采取支气管纤维镜下吸痰。

4.雾化吸入

通过雾化吸入给药,可以达到缓解支气管痉挛、稀释痰液、防止呼吸道感染的作用。

5.充分镇痛

对于疼痛较敏感的患者给予胸带固定胸壁,减少咳嗽时牵拉伤口疼痛,必要时根据医嘱给予止痛药物。

综上所述,及时有效的呼吸道管理方案,对提高患者术后肺功能,减少肺部并发症的发生起重要作用。针对肺叶袖状切除的患者呼吸道的管理尤为重要,对于全肺术后的患者应注意谨慎叩背。

二、深静脉置管

深静脉置管是一种创伤性操作,穿刺时的器械、术后的导管系统均与大气相通,血液与输入液体为外界细菌污染造成条件。因此,操作术中与术后护理的无菌要求十分严格。常用置管方式有右颈内静脉穿刺置管、锁骨下静脉穿刺置管、股静脉穿刺置管,三种置管方式各有利弊,应根据患者具体情况来选择,置入单腔导管首选锁骨下静脉,容易固定,患者舒适方便,其次为颈内静脉。置入双腔导管,因导管粗、留置时间长,易压迫损伤血管,首选颈内静脉和股静脉。

(一)目的

(1)保护患者的外周静脉,防止输注刺激性药物和高渗性或黏稠性药物对静脉造成的不可修复的损伤。

(2)减少反复外周静脉直接穿刺输液的痛苦。

(3)安全方便,维护简单,减少护理工作量。

(5)利于提高患者生活质量。

(二)护理措施

1.置管前护理

(1)心理护理:置管前向清醒患者及家属详细介绍置管目的、优点、作用及注意事项,并尊重患者的知情同意权,让患者了解该操作术中和术后可能发生的并发症,取得患者的合作与理解,使患者对医护人员有充分的信任感和安全感,并签字同意,尽量减轻患者的紧张情绪。

(2)环境准备:患者周围环境要宽敞整洁,便于操作,减少人员走动,调节适宜的室温防止患者术中受凉。

2.置管中护理

(1)病情观察:在置管的过程中,应密切观察病情变化,及时发现异常,及早采取适宜的处理方法,缺氧患者加大氧气流量,保证外周静脉通道畅通,尽量减少患者的痛苦,保证安全。

(2)配合:穿刺时,要严格执行无菌操作,尽量减少人员走动。与术者密切配合,正确选择穿刺点,维持好体位,尽可能提高一次穿刺成功率。

3.置管后护理

(1)置管 24 小时内要注意观察局部有无肿胀、皮下气肿等异常情况,置管后第一天常规换药一次,用无菌小方纱加压后,再用无菌透明敷料贴膜粘贴,另在距穿刺处 8 cm 管道处用胶布交叉固定于患者皮肤上。每班认真交接班,观察敷贴有无松脱并及时处理。

(2)每天消毒穿刺部位,预防感染。换药时沿导管方向由近心端向远心端揭去透明敷料。置管处用2.5%碘伏以穿刺点为中心由里向外消毒皮肤 3 遍,消毒范围要宽于敷料,直径大于 7 cm,待干后再贴敷料贴膜,并做好更换记录。

(3)观察导管周围皮肤有无渗血、渗液、红肿、分泌物等,有无导管滑脱、移位。同时严密观察输液情况,防止液体滴空导致空气栓塞。

(4)每 24 小时更换输液器,三通接头及正压接头常规消毒后每 72 小时更换 1 次,肝素帽或三通管有血迹或高分子颗粒残留时应及时更换。

(5)每次输液前要回抽导管,见回血后方可使用。用生理盐水 10 mL 冲洗导管,后接输液管输液。回抽时如可见小血栓不能推入。

(6)在输注黏度较大的药物、血制品或大分子营养物质时应 8~12 小时冲管 1 次,输液后用生理盐水脉冲式正压封管。输液过程中注意接头、三通等连接紧密牢固,防止松脱漏血或引起空气栓塞。

(7)输液完毕用生理盐水 10 mL 正压脉冲式封管。常规消毒肝素帽,固定部位让患者感到舒适,避开关节及凹陷处。

(8)加强基础护理保持局部的清洁干燥,做好心理护理,告知患者穿着宽松衣物,更衣时勿牵拉拖拽导管。对胶贴变潮不粘者,随时给予换药。

三、PICC 维护

(一)适应证

(1)需要提供可靠的输液通路,但又没有很好的外周静脉通路可用。

(2)需要长期连续或周期性间断静脉输液治疗。

(3)给予高渗液或刺激性溶液,如高渗葡萄糖、脂肪乳等静脉营养液、化疗药物。

(4)放置中心静脉导管风险较高或失败时,如颈、胸部穿刺点位置感染。

(二)禁忌证

没有绝对禁忌证。但患者有以下情况时,根据患者情况慎重使用。

(1)严重的出、凝血障碍。

(2)穿刺部位或附近组织有感染、皮炎、蜂窝织炎、烧伤等情况。

(3)准备放置导管的静脉,其近心端有静脉损伤、栓塞,或有用于动静脉造瘘的可能。

(4)准备放置导管的上肢,有肌肉挛缩、放射治疗等情况。

(5)不合作或躁动。

(三)护理措施

1.固定

(1)选用高通透性的贴膜,导管末端S、U形固定。

(2)胶带先横向粘贴、固定于缝合翼(小飞机)处,一半贴于透明贴上,一半贴于患者皮肤上,第二根胶带在缝合翼处蝶型交叉反折,固定于透明贴膜上,并于其上方用胶带横向粘贴,一半贴于透明贴上,一半贴于患者皮肤上,在胶带上记录日期、时间、并签名。

(3)贴膜应逆向撕除,防止顺向撕除时导管脱出。

(4)不可将透明贴膜贴到导管尾部。

2.更换敷料

(1)置管24小时内要注意观察局部有无肿胀、淤血等异常情况,置管处术后第一天更换敷贴一次,以后换药1～2次/周。换药后注明日期、时间。

(2)应每班认真交接班,观察敷贴有无潮湿、松脱或者卷边,如有应及时更换。

(3)更换肝素帽(正压接头)1～2次/周。更换敷贴时应注意沿导管的方向由下向上(逆向)揭去敷贴,以免将导管拔出,观察导管周围皮肤有无渗血、渗液、发红、分泌物等感染的征象,首先用75%的酒精棉球在穿刺点的外周清洁消毒3次,第1次按顺时针方向消毒,第2次按逆时针方向消毒,第3次按顺时针方向消毒,消毒时避开穿刺点与外露导管。待干后,再按同法用2.5%聚维酮碘以穿刺点为中心,消毒3次,同时彻底消毒外露导管,待干后用透明敷料覆盖。

(4)颈内静脉置管者由于颈部活动度大,易使导管打折或拉出,而且易出汗,使敷贴固定不牢,随时发现给予更换,并再消毒皮肤。

3.冲管

(1)每次输液、给药、输血、肠外营养前后均应用20 mL生理盐水脉冲式冲管。

(2)连续输液时,应12小时冲管一次。连续输注肠外营养、输血时,应8小时冲管一次。

(3)冲管遇到阻力时勿再多次尝试冲管,严禁用小于 10 mL 注射器冲管。

(4)在日常冲洗导管时,每次要检验回血。有回血方可使用。

4.封管

三向瓣膜式导管使用 20 mL 生理盐水正压脉冲冲管;导管前端无三向瓣膜,先用生理盐水正压脉冲式封管,再用肝素盐水溶液(1 支 12 500 U 肝素加入 125 mL 生理盐水中)1~2 mL 正压封管(当剩余0.5~1.0 mL 时一边推注一边撤注射器)。

5.健康宣教

(1)向患者讲解注意事项,包括避免自行对穿刺点消毒,更换无菌敷料,避免重体力劳动和穿刺侧肢体负重,严密观察导管有无回血的情况,如果有回血应及时联系医护人员。

(2)对长期戴管者每周更换无菌敷料,并进行冲管,洗澡时注意保护穿刺点,避免弄湿引起感染。

四、胸腔闭式引流术

(一)胸腔闭式引流的原理及目的

1.原理

把胸腔内的气体液体利用负压吸引的原理吸出体外而减轻胸腔压力。减轻液体和气体对心肺组织的压迫而康复。

2.目的

引流胸腔内的积气,积血和积液;重建胸膜腔内负压,保持纵隔的正常位置;促使术侧肺膨胀,预防肺部感染。

(二)适应证

(1)气胸:经胸穿抽气肺不能复张者。

(2)血胸(中等量以上)。

(3)脓胸或支气管胸膜瘘。

(4)乳糜胸。

(5)开胸手术后。

(三)禁忌证

(1)凝血功能障碍有出血倾向者。

(2)肝性胸腔积液,持续引流可导致大量蛋白质和电解质丢失。

(四)术前准备

1.定位

认真了解病史,根据 X 线胸片、CT 等影像学资料以及超声检查协助定位,尤其是局限性或包裹性积液的引流。

2.物品准备

准备好直径合适的引流管,一般以外径约 0.8 cm 的透明塑料管或硅胶管为好,也可是商用的穿刺套管,外接闭式引流袋或水封瓶。

3.减压

张力性气胸应先穿刺抽气减压。

(五)麻醉与体位

1.麻醉

1%~2%利多卡因或普鲁卡因局部浸润麻醉,包括皮肤、皮下、肌层以及肋骨骨膜,麻醉至壁层胸膜后,再稍进针试验性抽吸,待抽出液体或气体后即可确诊。

2.体位

采取半卧位。气胸引流位置选在第 2 肋间锁骨中线,引流液体选在第 6～8 肋间腋中线附近,若为局限性积液应依据 B 超和影像学资料定位。

(六)手术步骤

(1)沿肋间做 2～3 cm 的切口,用 2 把弯血管钳交替钝性分离胸壁肌层,于肋骨上缘穿破壁层胸膜进入胸腔。此时有明显的突破感,同时切口中有液体溢出或气体喷出。

(2)用止血钳撑开,扩大创口,用另一把血管钳沿长轴夹住引流管前端,顺着撑开的血管钳将引流管送入胸腔,其侧孔应在胸内 3 cm 左右。引流管远端接水封瓶或闭式引流袋,观察水柱波动是否良好,必要时调整引流管的位置。

(3)缝合皮肤,固定引流管,同时检查各接口是否牢固,避免漏气。

(5)也可选择套管针穿刺置管。套管针有两种,一种是针芯直接插在特制的引流管内,用针芯将引流管插入胸腔后,拔出针芯,引流管就留在了胸腔内。另一种为三通金属套管,穿入胸腔后一边拔针芯一边从套管内送入引流管。

(5)如需经肋床置管引流,切口应定在脓腔底部。沿肋骨做切口长 5～7 cm,切开胸壁肌肉,显露肋骨,切开骨膜,剪除一段 2～3 cm 长的肋骨。经肋床切开脓腔,吸除脓液,分开粘连,安放一较粗的闭式引流管。2～3 周后如脓腔仍未闭合,可将引流管剪断改为开放引流。

(七)主要并发症

1.引流不畅或皮下气肿

引流不畅多由插管的深度不够或固定不牢使引流管或其侧孔位于胸壁软组织中所致。皮下气肿多由引流管连接不牢或大量漏气所致。

2.出血

出血多由引流的位置靠近肋骨下缘损伤肋间血管所致。

3.胸腔感染

长时间留置引流管、引流不充分或切口处污染均可引起。

4.复张性肺水肿

对于肺萎陷时间较长者,在排放气体或液体时,速度不能过快,交替关闭、开放引流管,可预防纵隔摆动及肺水肿的发生。

五、导管专项护理

(一)胸腔引流管

1.水封瓶的选择

水封瓶分为单腔、双腔、三腔三种型号。单纯气体引流,最好选择单腔水封瓶。引流液体选择双腔水封瓶,需连接负压吸引器行负压吸引时则选择三腔水封瓶。

2.保持胸腔引流管密闭和通畅

胸管各连接管衔接处必须连接紧密牢固,胸管必须没入水面下 3～4 cm,防止松脱和漏气,以免人为因素导致气胸;定期由上到下挤压胸管,2 小时左右挤压一次,防止血块及纤维条索堵塞引流管,同时避免导管扭曲、打折导致引流不畅。

3.妥善固定胸腔引流管

在患者体内部分胸管必须缝线固定于皮肤上,以免胸管受外力牵拉及重力作用脱出。引流管的长度一般 100 cm 左右,以能将引流管固定在床缘,且能使它垂直降到引流瓶为宜。过短影响患者翻身活动,过长影响引流效果。水封瓶用挂钩固定于手术侧床沿下或放置在手术侧地上,严禁将水封瓶碰倒导致胸管与大气相通。患者活动时避免牵拉引流管导致引流管脱出和牵拉痛。

4.预防逆行感染

水封瓶应置于患者胸部水平下 60～100 cm;搬运患者时,先用两把止血钳双重夹住胸腔引流管,再把引流瓶置于床上或放在患者的双下肢之间进行搬运。搬运后,先把引流瓶放于低于胸腔的位置,再松止血钳。

5.观察引流效果

做好巡视工作,注意观察水柱波动情况及管路连接情况,观察引流液的量及性质,及时发现病情变化。

6.更换水封瓶

单腔水封瓶 24 小时更换瓶内生理盐水,1 周更换水封瓶 1 次。双腔及三腔水封瓶每天统计 24 小时引流量,引流液满时随时更换,1 周内至少更换 1 次。更换时严格无菌操作,必须两把血管钳同时夹闭胸管后再予更换。

7.健康宣教

向患者及家属详细讲解带胸管期间注意事项,让患者及家属了解胸腔闭式引流管的重要性,提高脱管的警惕性。

(二)胃管及十二指肠营养管

1.置入长度

由于消化道重建,术后胃进入胸腔,胃管插入的长度要根据吻合口的高低适当变浅,成人一般 40～45 cm,十二指肠营养管置入长度通常要过十二指肠屈氏韧带。

2.妥善固定

采用 Y 形 3M 黏着性胶带分别固定胃管与十二指肠营养管于鼻翼上,每天晨常规更换胶带,更换时须将脸部及鼻翼周围皮肤油脂擦拭干净以提高牢固性,并注意经常更换粘贴部位,防止发生导管相关性压疮。胶带变湿后随时更换。胃肠减压器可用棉质扁带悬挂于颈部固定,扁带长度小于胃管外置的长度,以降低胃肠减压器及减压液对胃管的外力牵拉,降低计划外脱管的发生。

3.保持导管通畅

术后 24 小时,胃肠减压可有血性液体引出,1～2 小时给予冷盐水冲洗胃管,不仅可以减少堵管的发生,还可以减少切口渗血。十二指肠营养管 6～8 小时给予温水脉冲式封管,必要时给予碳酸氢钠冲管以防止营养液附壁堵塞导管。

4.严密观察导管刻度及引流情况

注意胃管及营养管的刻度,标识清楚,每班交接并记录。若有脱出,不要盲目插入,应通知医师及时处理。

5.口腔护理

每天清洁口腔,意识清楚能合作的患者鼓励其刷牙漱口,刷牙时告知患者固定好胃管及营养管,以防脱出。生活不能自理的患者给予口腔护理,口腔护理时观察胃管及营养管是否盘曲在口内;意识不清或躁动不合作者必要时给予适当的约束。

6.健康宣教

做好术前与术后的宣教工作,让患者及家属了解胃肠减压及营养管的重要性,提高防脱管的警惕性。

六、肠内营养

（一）心理护理

在行肠内营养之前，向患者介绍肠内营养的优点，以及在输注过程中可能发生的并发症，使患者做好心理准备。必要时介绍成功的病例，增强患者的信心，向患者讲明拟采用的置管途径，及时处理鼻饲过程中出现的问题，提高患者的安全感。如长期携带鼻肠管的患者，需做好解释工作，消除顾虑，并教会家属一定的操作技术，可共同参与实施。

（二）正确留置并妥善固定鼻饲管

保持鼻饲管放置深度不变，注意妥善固定，防止牵拉、脱位，同时要保持鼻饲管通畅。由于肠内营养液营养成分高、黏稠、容易造成物质沉积而阻塞管腔，所以每次输注完营养液前后要用足量温开水冲洗管道，保持通畅。

（三）调整好"三度"

"三度"即速度、浓度、温度。使用肠内营养液的量，浓度需由小到大，速度由慢到快。起始浓度 6%，速度 40～60 mL/h，30 分钟后按照 10～15 mL/h 递增。直到预期的液量，然后再增加浓度。最终浓度可达 25%，速度可达 100 mL/h。如使用喂食泵，要按计划调节设置各项参数。做好营养液的加温和保温，一般温度为 38～40 ℃。过热易致黏膜损伤，过冷易致腹泻。

（四）操作卫生及口腔护理

在实施肠内营养时，要注意无菌操作，避免污染营养液，同时每天更换输注管道，以防细菌滋生。营养液 24 小时内必须输注完毕。由于患者不能经口进食，唾液分泌减少，口腔黏膜干燥，同时由于长期带管定植菌易在口腔繁殖，所以应注意口腔护理。意识不清的患者每天进行口腔护理 2～3 次，清醒的患者嘱其每天刷牙，勤漱口，以保持口腔湿润，防止发生口腔感染及吸入性肺炎。

（五）体位

进行肠内营养时把床头抬高 30°～40° 或取半卧位，可以避免呛咳、呕吐等情况的发生。灌注完毕后维持体位 30～60 分钟，防止因体位过低食物反流发生误吸。若发生误吸，应立即停止鼻饲，取右侧卧位，头部放低，吸出气道内吸入物，并抽吸胃内容物，防止进一步反流，并注意观察胃潴留情况。

（六）营养液的选择

根据患者病情，选择合适的肠内营养制剂，消化吸收功能正常或接近正常的患者，可选肠内营养混悬液、整蛋白型肠内营养剂、肠内营养乳剂、肠内营养粉剂或选用肿瘤专用膳食肠内营养乳剂等；炎性肠病、短肠综合征、胰腺炎等患者由于消化吸收功能差，可选用短肽类制剂，如肠内营养混悬液等；糖尿病患者可用低糖膳食，如肠内营养乳剂等。

（七）代谢紊乱护理

肠内营养实施过程中，严密观察患者的反应。腹胀、腹痛时要减慢营养液泵入速度，必要时停止喂养。若患者出现腹泻，要及时通知医师，减慢喂养速度或更换营养液，同时根据患者脱水情况适当补充液体和电解质，必要时给予思密达等止泻药管饲。若为肠道菌群失调，可遵医嘱给予乳酸活菌调节胃肠功能。

七、防止血栓形成

(一)术前护理

1.入院检测与评估

术前认真评估患者的全身情况和凝血情况,明确深静脉血栓形成(DVT)的高危人群,术前仔细检查。如合并脑、心血管疾病,糖尿病及术前有 DVT 既往史的患者,要高度重视。

2.心理护理

患者对疾病和外科大手术后易发生肺栓塞不够了解,容易产生紧张、焦虑、恐惧,或思想上不重视等心理反应,护理人员要正确评估患者的心理特征,针对患者的不同心理反应进行有效的心理护理。要耐心、细致地向患者和家属进行心理疏导,向其说明术后防血栓的重要性,让其积极配合治疗和护理,树立战胜疾病信心,消除不良心态,促进康复。

3.术前指导

嘱患者进食清淡、低脂、富含纤维素、易消化饮食,多饮水,保持大便通畅,以防止因便秘导致腹压增高、影响下肢静脉回流。术前戒烟、戒酒,减少尼古丁等引起血管收缩及血液黏稠度增高的风险。做好高危人群(糖尿病、高血压、肿瘤、肥胖、吸烟酗酒及心脏功能不全者)的健康宣教,保证水电解质平衡。讲解发生 DVT 的病因、危险因素、后果及常见症状,提高患者的警惕性,如有不适,及时告知医师、护士。术前应指导患者适应卧床大小便,熟悉各种功能锻炼的方法,使患者在术后能顺利地开展床上功能锻炼。

(二)术后护理

1.心理护理

做好患者术后的心理护理,向患者及家属耐心讲解术后护理的注意事项,认识术后预防血栓的重要性,积极配合治疗与护理。

2.体位与活动

术后抬高患者双下肢,最好高出心脏水平 20~30 cm,使下肢远端高于近端,不能屈髋过度,以免影响静脉回流。鼓励并协助患者在床上进行肢体活动,勤翻身。鼓励患者早期下床活动,如生命体征平稳,术后第一天晨扶患者床边站立,以促进下肢静脉回流,预防 DVT 的发生。不能下床活动者,指导患者在床上作主动屈伸运动、内外翻转运动、足踝的"环转"运动。不能自主运动患者,由护士或家属协助做跟腱、比目鱼肌和腓肠肌的挤压运动,必要时给予防血栓弹力袜和抗血栓压力泵等器械辅助改善下肢血液回流情况。术后患者因禁食而补液量增多,应避免在同一静脉、同一部位反复穿刺,以保持血管内膜完整性,禁止在下肢静脉输液。

3.术后检测与观察

术后定期检测血常规及血凝情况,及早发现病情变化。仔细观察患者皮肤温度、色泽及感觉。以双手手背同时触摸患者双下肢,评估体表温度高低。观察患肢颜色并与健侧比较,指压患肢部位皮肤是否在 15 秒内转红。观察患者疼痛的部位程度和游走方向,指压毛细血管充盈度,区别是术后疼痛还是 DVT 的早期症状。观察患者有无下肢沉重、胀痛感,如下肢出现水肿,浅静脉怒张,腓肠肌深压痛,应及时报告医师处理。

4.使用抗凝剂的护理

使用抗凝剂易致术后出血的可能性增加。但是为防止术后 DVT 的发生,术后第一天下午如无出血倾向,常规给予抗凝剂治疗。在用药前要了解患者有无出血性疾病,用药期间应检测肝、肾功能及凝血功能。用药后要观察有无出血迹象,观察术区刀口有无出血及渗血,引流液的色、质、量,观察有无黑便,咖啡样或血性呕吐物,及时检测凝血功能。

总之,护理人员应提高预防意识,深刻理解 DVT 的严重危害性。术前认真准备与检查,按照整体护理操作程序,进行系统的、动态的、全方位的评估,明确 DVT 高危人群。术前做好心理疏导和指导,提高患者和家人的预防意识。术中密切观察,术后积极预防,加强围术期护理,加强指导,促进患者早日康复。

八、全麻术后饮食

(一)全身麻醉

全身麻醉简称全麻,是指麻醉药经呼吸道吸入、静脉或肌内注射进入体内,产生中枢神经系统的暂时抑制,临床表现为神志消失、全身痛觉消失、反射抑制和骨骼肌松弛。这种抑制是完全可逆的,当药物被代谢或从体内排出后,患者的神志及各种反射逐渐恢复。手术结束后,麻醉药作用并未结束,即使患者已经清醒,保护性反射也未能恢复正常,如果对发生并发症的可能不够重视,或是缺乏经验,可能酿成事故。主要介绍胸部全麻手术后我们如何进行饮食指导。

(二)饮食指导

1.预防反流与误吸

患者全麻术后可能会因麻醉药物的影响出现恶心、呕吐,因此全麻术后给予去枕平卧4 小时,头偏向一侧,禁饮食 6 小时,抬高床头 30°~40°,以防患者发生反流或者误吸,引起窒息。症状严重者给予关闭止痛泵,通知医师酌情用药。

2.预防呛咳

由于全麻术后患者的吞咽功能还未恢复,全麻术后 6 小时患者完全清醒后,可给予饮水。嘱患者小口慢慢饮用,可少量多次饮用,以免发生呛咳。

3.预防胀气

由于全麻术后患者的胃肠蠕动功能还未恢复,术后第 1~3 天给予清淡饮食,不可过于油腻。糖尿病患者给予糖尿病饮食护理,食管癌术后禁饮食。如果术后患者胀气明显,可给予开塞露或温盐水灌肠,症状还不缓解反而加重者酌情给予胃肠减压并禁饮食,根据医嘱用药。

(刘　梅)

第二节　胸外科常见护理诊断及护理措施

一、清理呼吸道低效

(一)定义

个体处于不能有效地清除呼吸道分泌物而导致呼吸道受阻的状态。

(二)诊断依据

(1)痰液不易咳出甚至无法咳出。

(2)听诊肺部有干、湿啰音,气管部位有痰鸣音。

(3)可伴有发绀、呼吸困难等表现。

(三)预期目标

(1)患者掌握了有效咳痰的方法。

(2)听诊痰鸣音、啰音减少或消失。

(3)发绀、呼吸困难等表现减轻。

(4)无因痰液阻塞而发生窒息。

(四)护理措施

(1)观察患者痰液的性质、量、颜色、是否易咳出,以及干、湿啰音和痰鸣音的变化情况。

(2)观察患者是否有呼吸困难、发绀加重、烦躁不安、意识障碍等呼吸道阻塞的情况发生。

(3)指导患者每 2~4 小时做几次深呼吸,同时护士可协助患者翻身或行胸、背部叩击。

(4)教给患者有效咳嗽的方法,具体方法是让患者尽量取坐位或半坐位,先进行几次深呼吸,然后再深吸气后保持张口,用力进行两次短促的咳嗽,将痰从深部咳出。

(5)保持病室清洁,维持室温在 18~22 ℃,湿度在 50%~60%。

(6)对于咳嗽时疼痛的患者,护士可用双手协助或教给患者用枕头按住疼痛部位。

(7)有大量脓痰的患者应做好体位引流,每天 1~3 次,每次 15 分钟。体位引流应在餐前进行,引流时注意观察患者的反应,严防窒息发生。

(8)气管插管、气管切开、使用呼吸机或昏迷的患者应及时吸痰。

(9)对于痰液黏稠的患者,应保证摄入足够的液体,若患者不伴有心、肾功能障碍,每天摄水量应在 1 500 mL 以上;遵医嘱进行雾化吸入。

二、清理呼吸道无效

(一)定义

个体处于不能清理呼吸道中的分泌物和阻塞物以维持呼吸道通畅的状态。

(二)诊断依据

(1)呼吸音异常,呼吸频率或深度的变化。

(2)呼吸增快。

(3)有效或无效的咳嗽和有痰或无痰的咳嗽,发绀,呼吸困难。

(三)预期目标

患者呼吸道保持通畅,表现为呼吸音清,呼吸正常;皮肤颜色正常;经治疗和深呼吸后能有效地咳出痰液。

(四)护理措施

(1)保持室内空气新鲜,每天通风 2 次,每次 15~20 分钟,并注意保暖。

(2)保持室温在 18~22 ℃,湿度在 50%~60%。

(3)经常检查并协助患者摆好舒适的体位,如半卧位,应注意避免患者翻身滑向床尾。

(4)如果有痰鸣音,指导患者如何有效的咳嗽,遵医嘱给予雾化吸入和湿化吸氧,预防痰液干燥。排痰前可协助患者翻身、拍背,拍背时要由下向上,由外向内。在操作前,用绷带固定切口或伤口部位,必要时遵医嘱给止痛药。

(5)向患者讲解排痰的意义,指导有效的排痰技巧;尽量坐直,缓慢地深呼吸。做腹式呼吸。屏住呼吸 2~3 秒,然后慢慢地尽量由口将气体呼出。做第二次深呼吸,屏住气,用力地自肺的深部咳出来,做两次短而有力的咳嗽。做完咳嗽运动后休息。

(6)如果咳嗽无效,必要时吸痰:向患者解释操作步骤。使用软的吸痰管预防损伤呼吸道黏膜。严格无菌操作。指导患者在每一次鼻导管吸痰前后进行几次深呼吸,预防吸痰引起的低氧血症。如果患者出现心率缓慢、室性期前收缩,停止吸痰并给予吸氧。

(7)如果病情允许,鼓励患者多饮水。指导患者经常交换体位,如下床活动,至少2小时翻身一次。必要时进行体位引流,注意体位引流的时间应在饭前或进食后至少间隔1小时,以预防误吸。

三、活动无耐力

(一)定义

个体处于在生理能力降低,不能耐受日常所希望或必要的活动的状态。

(二)诊断依据

1.主要依据

活动中:虚弱、头晕、呼吸困难;活动3分钟时:头晕、呼吸困难;精疲力竭;呼吸>24次/分;脉搏>95次/分。

2.次要依据

面色苍白或发绀;意识模糊;眩晕。

(三)预期目标

(1)确定降低活动耐力的因素。

(2)患者能描述活动节省体力的方法。

(3)逐渐增加活动以确定可能的最大活动程度。

(四)护理措施

1.评估个体对活动的反应

(1)测量静息时的脉搏、血压和呼吸。

(2)若如生命体征异常,需增加活动时,应与医师协商。

(3)活动后马上检查生命体征。

(4)休息3分钟,然后测量生命体征。

(5)若有生命体征异常及不适症状,应中断活动/降低活动的程度、频率及时间。

2.逐渐增加活动

(1)制订活动安排和目标。

(2)对于长期卧床患者,在床上进行主动或被动的肢体活动,一日3次,以保证肌肉张力和关节活动范围。

(3)合理安排休息活动时间。

(4)从床上活动逐渐过渡到在房间内行走,根据患者耐力决定。

(5)活动时穿舒适的鞋以给足部支持。

(6)准备好日常活动的环境/设备,帮助增加活动量,鼓励其进展情况。

3.认识活动时保存能量的方法

(1)活动中间要休息,1天休息数次,饭后休息1小时。

(2)将用品放在易拿到的地方。

(3)协助生活或活动。

（4）出现疲倦/心肌缺血症状立即停止活动（脉搏加快、呼吸困难、胸痛）。

4.有慢性肺功能不全的人

鼓励患者在活动增加、情绪及身体有压力时，使用控制呼吸的技巧（包括缩唇呼吸法和腹式呼吸法），鼓励每天增加活动以防"肺功能下降"，以及使用适应性呼吸技巧以减少呼吸所需的力气。

四、有感染的危险

（一）定义

个体处于易受内源或外源性病原体侵犯的危险状态。

（二）诊断依据

1.主要依据

有利于感染的情况存在，并有明确的原因，有促成因素和危险因素存在。

（1）第一道防线不完善：如皮肤破损、组织损伤、体液失衡、纤毛的作用降低、分泌物 pH 变化、肠蠕动变化。

（2）第二道防线不完善：如粒细胞减少、血红蛋白下降、免疫抑制、免疫缺陷或获得性免疫异常等。

2.次要依据

（1）有急慢性疾病，营养不良。

（2）药物因素。

（3）避免与病原体接触的知识不足。

（4）新生儿及缺少母体抗体；老年人与感染性增加有关。

（三）预期目标

（1）患者住院期间无感染的症状和体征，表现为生命体征正常，伤口、切口和引流周围无感染。

（2）患者能描述可能会增加感染的危险因素。

（3）患者表示愿意改变生活方式以减少感染的机会。

（4）患者能保持良好的生活卫生习惯。

（四）护理措施

（1）确定潜在感染的部位。

（2）监测患者受感染的症状、体征。

（3）监测患者化验结果。

（4）指导患者/家属认识感染的症状、体征。

（5）帮助患者/家属找出会增加感染危险的因素。

（6）帮助患者/家属确定需要改变的生活方式和计划。

（7）指导并监督搞好个人卫生；对患者进行保护性隔离的各项措施；加强各种管道护理，仔细观察各种引流管及敷料的消毒日期，保持管道通畅，观察引流液的性质。

（8）各种操作严格执行无菌技术，避免交叉感染。

（9）给患者供给足够的营养、水分和维生素。

（10）根据病情指导患者做适当的活动，保持正确体位。

（11）观察患者生命体征及有无感染的临床表现（如发热、尿液浑浊、脓性排泄物等）。

五、恐惧

(一)定义

个体或群体在感知到可识别的危险时所经历的生理或情绪困扰状态。

(二)诊断依据

1.主要依据

(1)恐惧、惊骇、焦虑和警戒的感觉。

(2)退缩行为、专注于危险的事物、注意缺陷、操作、控制、自我安慰。

2.次要依据

(1)主诉恐慌和不能摆脱的感觉。

(2)行为表现:哭泣、攻击、逃脱、过度警觉、功能损害性制动、强迫性举止、疑问增多。

(3)内脏与躯体活动:骨骼肌抖动、肌肉紧张、四肢无力。

(4)心血管表现为:心悸、脉快、血压增加。

(5)呼吸系统表现为:气短、呼吸频率加快。

(6)消化系统表现为:食欲下降、恶心、呕吐、腹泻、急迫便意、口干、喉干。

(7)泌尿生殖系统表现为:尿频、尿急。

(8)皮肤表现为:潮红或苍白、出汗、感觉异常。

(9)中枢神经系统表现为:晕厥、失眠、注意力集中困难、情绪激惹、心不在焉、噩梦、瞳孔增大。

(三)预期目标

(1)识别和表达恐惧的感觉。

(2)采取一种准确的应对方法。

(四)护理措施

(1)鼓励患者表达自己的感受,对患者的恐惧表示理解。

(2)给予可以帮助患者减轻恐惧状态的言语性和非语言性安慰。如握住患者双手,抚摸患者等。

(3)对新入院的患者,详细介绍环境、主管医师和责任护士,消除患者的陌生感,减轻患者对住院的恐惧。

(4)指导患者使用放松方法,如缓慢都是呼吸、全身肌肉放松,练气功,听音乐等。

(5)提供患者有关医院常规、治疗、护理方面的信息。

(6)在患者感到恐惧时或治疗过程中,留在患者身边以增加安全感。

(7)帮助患者确认以前曾使用过的能有效地对付恐惧的方法。

(刘　梅)

第三节　胸部损伤

胸廓由胸椎、胸骨、肋骨和肋间组织组成,外有胸壁和肩部肌肉,内有胸膜。上口由胸骨上缘和第1肋组成,下口为膈所封闭,主动脉、胸导管、奇静脉、食管和迷走神经以及下腔静脉穿过各自裂孔进入腹腔。膈是重要呼吸肌,呼气时变为圆顶形,吸气时变扁平以增加胸腔容量。

纵隔为两肺间的胸内空隙,前为胸骨,后为胸椎,两侧为左右胸膜。除两肺外,胸内器官均居于纵隔。纵隔的位置有赖于两侧胸膜腔压力的平衡。

胸膜腔左右各一。胸膜有内外两层,即脏层和壁层,两层间为胸膜腔,只有少量浆液。腔内压力$-8\sim-10\ cmH_2O(1\ cmH_2O=98\ Pa)$,如负压消失,肺立即萎陷,故在胸部损伤或开胸手术后,保持胸膜腔内的负压至关重要。

一、病因与发病机制

胸部损伤一般根据是否穿破壁层胸膜,造成胸膜腔与外界相通而分为闭合性损伤和开放性损伤两类。闭合性损伤多由暴力挤压、冲撞或钝器打击胸部引起,轻者造成胸壁软组织挫伤或单根肋骨骨折,重者可发生多根多处肋骨骨折或胸腔内器官损伤。开放性损伤多为利器或枪弹所致,胸膜的完整性遭到破坏,导致开放性气胸或血胸,并常伴有胸腔内器官损伤,若同时伤及腹部脏器,为胸腹联合伤。

二、临床表现

(一)胸痛
胸痛是胸部损伤的主要症状,常位于受损处,伴有压痛,呼吸时胸痛加剧。

(二)呼吸困难
胸部损伤后,疼痛可使胸廓活动受限、呼吸浅快。血液或分泌物堵塞气管、支气管,肺挫伤导致肺水肿、出血或淤血,气、血胸使肺膨胀不全等均致呼吸困难。多根多处肋骨骨折,胸壁软化引起胸廓反常呼吸运动,则加重呼吸困难。

(三)咯血
小支气管或肺泡破裂,出现肺水肿及毛细血管出血者,常痰中带血或咯血。大支气管损伤者,咯血量较多,且出现较早。

(四)休克
胸内大出血、张力性气胸、心包腔内出血、疼痛及继发感染等,均可导致休克的发生。

(五)局部体征
因损伤性质和轻重而不同,可有胸部挫裂伤、胸廓畸形、反常呼吸运动、皮下气肿、骨摩擦音、伤口出血、气管和心脏向健侧移位征象。胸部叩诊呈鼓音或浊音,听诊呼吸音减低或消失。

三、护理

(一)护理目标
(1)患者能采取有效的呼吸方式或维持氧的供应,肺内气体交换得到改善。

(2)患者掌握正确的咳嗽排痰方法,保持呼吸道通畅和胸腔闭式引流。

(3)维持体液平衡和血容量。

(4)疼痛缓解或消失。

(5)患者情绪稳定,解除或减轻其心理压力。

(6)防治感染,及时发现或处理并发症。

（二）护理措施

1.严密观察生命体征和病情变化

如患者出现烦躁、口渴、面色苍白、呼吸短促、脉搏快弱、血压下降等休克症状时,应针对导致休克的原因加强护理。对失血性休克的患者,应在检测中心静脉压的基础上,迅速补充血容量,维持水、电解质和酸碱平衡。对开放性气胸患者,应立即在深呼气末用无菌凡士林纱布及厚棉垫加压封闭伤口,以避免纵隔扑动。对张力性气胸患者,则应迅速在锁骨中线第 2 肋间行粗针头穿刺减压,置管行胸腔闭式引流术,以降低胸膜腔压力,减轻肺受压,改善呼吸和循环功能。

经以上措施处理后,若病情无明显好转,血压持续下降或一度好转后又继续下降,血红蛋白、红细胞计数、血细胞比容持续降低,胸穿抽出血很快凝固或因血凝固抽不出血液,X 线显示胸膜腔阴影继续增大,胸腔闭式引流抽出血量大于等于 200 mL/h,并持续 3 小时以上,应考虑胸膜腔内有活动性出血。咯血或咯大量泡沫样血痰,呼吸困难加重,胸腔闭式引流有大量气体溢出,常提示有肺、支气管严重损伤,应迅速做好剖胸手术准备工作。

2.多肋骨骨折

应紧急行胸壁加压包扎固定或牵引固定,矫正胸壁凹陷,以消除或减轻反常呼吸运动,维持正常呼吸功能,促使伤侧肺膨胀。

3.保持呼吸道通畅

严密观察呼吸频率、幅度及缺氧症状,给予氧气吸入,氧流量 2～4 L/min。鼓励和协助患者有效咳嗽排痰,痰液黏稠不易排出时,应用祛痰药以及超声雾化或氧气雾化吸入。疼痛剧烈者,遵医嘱给予止痛剂。及时清除口腔、上呼吸道、支气管内分泌物或血液,可采用鼻导管深部吸痰或支气管镜下吸痰,以防窒息。必要时行气管切开,应用呼吸机辅助呼吸。

4.解除心包压塞

疑有心脏压塞患者,应迅速配合医师施行剑突下心包穿刺或心包开窗探查术,以解除急性心包压塞,并尽快准备剖胸探查术。术前行快速大量输血、抗休克治疗。若刺入心脏的致伤物尚留存在胸壁,手术前不宜拔除。如发生心脏骤停,须配合医师急行床旁开胸挤压心脏,解除心包压塞,指压控制出血,并迅速送入手术室继续抢救。

5.防治胸内感染

胸部损伤尤其是胸部穿透伤引起血胸的患者易并发胸内感染,要密切观察其体温的变化,定时测体温。在清创、缝合、包扎伤口时注意无菌操作,防止伤口感染,合理使用抗生素。对高热患者,给予物理或药物降温。若患者出现寒战、发热、头痛、头晕、疲倦等中毒症状,血象示白细胞计数升高,胸穿抽出血性混浊液体,并查见脓细胞,提示血胸已继发感染形成脓胸,应按脓胸处理。

6.行闭式引流

行胸穿或胸腔闭式引流术患者,按胸穿或胸腔闭式引流常规护理。

7.做好生活护理

因伤口疼痛及带有各种管道,患者自理能力下降,护士应关心体贴患者,根据患者需要做好生活护理。协助患者床上排大小便,做好伤侧肢体及肺的功能锻炼,鼓励患者早期下床活动。

8.做好心理护理

由于意外创伤的打击以及对治疗效果的担心、对手术的恐惧,患者表现为心情紧张、烦躁、忧虑等。护士应加强与患者沟通,做好心理护理。向患者及其家属解释各项治疗、护理过程,愈后情况及手术的必要性,提供有关疾病变化及各种治疗信息,鼓励患者树立信心,积极配合治疗。

（刘　梅）

第四节　气道异物

一、概述

气道异物而引起的气道异物阻塞(FBAO)是导致窒息的紧急情况,如不及时解除,数分钟内即可死亡。FBAO造成心脏停搏并不常见,但有意识障碍或吞咽困难的老人和儿童发生人数相对较多。FBAO是可以预防从而避免发生的。

二、原因及预防

任何人突然的呼吸骤停都应考虑到FBAO。成人通常在进食时易发生,肉类食物是造成FBAO最常见的原因。FBAO的诱因有:吞食大块难咽食物、饮酒、老年人戴义齿或吞咽困难、儿童口含小颗粒状食物及物品。注意以下事项有助于预防FBAO:①进食切碎的食物,细嚼慢咽,尤其是戴义齿者;②咀嚼和吞咽食物时,避免大笑或交谈;③避免酗酒;④阻止儿童口含食物行走、跑或玩耍;⑤将易误吸入的异物放在婴幼儿拿不到处;⑥不宜给小儿需要仔细咀嚼或质韧而滑的食物(如花生、坚果、玉米花及果冻等)。

三、临床表现

异物可造成呼吸道部分或完全阻塞,识别气道异物阻塞是及时抢救的关键。

(一)气道部分阻塞

患者有通气,能用力咳嗽,但咳嗽停止时,出现喘息声。这时救助者不宜妨碍患者自行排出异物,应鼓励患者用力咳嗽,并自主呼吸。但救助者应守护在患者身旁,并监视患者的情况,如不能解除,即求救紧急医疗服务(EMS)系统。

FBAO患者可能一开始表现为通气不良,或一开始通气好,但逐渐恶化,表现乏力、无效咳嗽、吸气时高调噪音、呼吸困难加重、发绀。对待这类患者要同对待气道完全阻塞患者一样,须争分夺秒的救助。

(二)气道完全阻塞

患者已不能讲话,呼吸或咳嗽时,双手抓住颈部,无法通气。对此征象必须能够立即明确识别。救助者应马上询问患者是否被异物噎住,如果患者点头确认,必须立即救助,帮助解除异物。由于气体无法进入肺脏,如不能迅速解除气道阻塞,患者很快就会意识丧失,甚至死亡。如果患者已意识丧失、猝然倒地,则应立即实施心肺复苏。

四、治疗

(一)解除气道异物阻塞

对气道完全阻塞的患者,必须争分夺秒地解除气道异物。通过压迫使气道内压力骤然升高,产生人为咳嗽,把异物从体内排除。具体可采用以下方法。

1.腹部冲击法(Heimlish 法)

此法可用于有意识的站立或坐位患者。急救者站在患者身后,双臂环抱患者腰部,一手握拳,握拳手的拇指侧抵住患者腹部,位于剑突下与脐上的腹中线部位,再用另一手握紧拳头,快速向内向上用拳头冲击腹部,反复冲击腹部直到把异物排出。如患者意识丧失,立即开始心肺复苏术(CPR)。

采用此法后,应注意检查有无危及生命的并发症,如胃内容物反流造成误吸、腹部或胸腔脏器破裂。除必要时,不宜随便使用。

2.自行腹部冲击法

气道阻塞患者本人可一手握拳,用拇指抵住腹部,部位同上,再用另一只手握紧拳头,用力快速向内、向上使拳头冲击腹部。如果不成功,患者应快速将上腹部抵压在一硬质物体上,如椅背、桌缘、护栏,用力冲击腹部,直到把异物排出。

3.胸部冲击法

患者是妊娠末期或过度肥胖者时,救助者双臂无法环抱患者腰部,可用胸部冲击法代替Heimlish法。救助者站在患者身后,把上肢放在患者腋下,将胸部环抱住。一只手握拳,拇指侧放在胸骨中线,避开剑突和肋骨下缘,另一只手握住拳头,向后冲压,直至把异物排出。

(二)对意识丧失者的解除方法

1.解除 FBAO 中意识丧失

救助者立即开始 CPR。在 CPR 期间,经反复通气后,患者仍无反应,急救人员应继续 CPR,严格按30:2的按压/通气比例。

2.发现患者时已无反应

急救人员初始可能不知道患者发生了 FBAO,在反复通气数次后,若患者仍无反应,应考虑到 FBAO。可采用以下方法。

(1)在 CPR 过程中,如果有第二名急救人员在场,一名实施救助,另一名启动急救医疗服务体系(EMSS),患者保持平卧。

(2)用舌-上颌上提法开放气道,并试用手指清除口咽部异物。

(3)如果通气时患者胸廓无起伏,应重新摆正头部位置,注意开放气道,再尝试通气。

(4)异物清除前,如果通气后仍未见胸廓起伏,应考虑进一步抢救措施[如凯利钳(Kelly Forceps),马吉拉镊(Magilla Forceps),环甲膜穿刺/切开术]来开通气道。

(5)如异物取出,气道开通后仍无呼吸,需继续缓慢人工通气。再检查脉搏、呼吸、反应。如无脉搏,即行胸外按压。

五、急救护理

急性呼吸道异物短时间内可危及生命,护士必须有强烈的风险意识,争分夺秒地协助抢救治疗工作。

(一)做好抢救准备

备氧气、吸引器、电动负压吸引器、纤维支气管镜、直接喉镜、气管插管及气管切开包等急救物品。使用静脉留置针建立静脉通道。完善术前准备,与手术室联系,做好气管、支气管镜检查的准备。询问过敏史。一旦出现极度呼吸困难,立即协助医师抢救,给予氧气吸入。

(二)病情观察

密切观察患者的呼吸情况,判断异物所在部位及运动情况。异物进入喉部及声门下时,患者有剧烈呛咳、喉喘鸣、声嘶、面色发绀、吸气性呼吸困难等症状,可在数分钟内引起窒息。发现上述情况立即报告医师抢救。观察双肺呼吸动度是否相同、两侧呼吸音是否一致,吸气时胸骨上窝、锁骨上窝、肋间隙有无凹陷,有无喘鸣、口唇发绀、咳嗽及咳嗽的性质,有无颈静脉怒张及颈胸部皮下气肿。持续监护生命体征和血氧饱和度,记录各项目的基础数据。观察有无颅内压增高或颅内出血的征象,注意瞳孔大小、神经反射,有无惊厥、四肢震颤及肌张力增高或松弛等。

(三)尽量保持患者安静

安排在单人间,保持环境安静。使患者卧床,安定其情绪,避免其紧张,集中进行检查和治疗,尽量避免刺激。减少患儿哭闹,避免因大哭导致异物突然移位阻塞对侧支气管或卡在声门后引起窒息或增加耗氧量。禁饮食。

(四)向患者及家属介绍手术过程及注意事项

确定实施经气管镜取异物者,遵医嘱给予阿托品等术前用药。向患者及家属介绍手术的过程、术中、术后可能发生的并发症,配合治疗及护理的注意事项等。检查手术知情同意书是否签字。

(五)术后护理

(1)全麻术后麻醉尚未清醒前,设专人护理,取平卧位,头偏向一侧,防止误吸分泌物,及时吸净患者口腔及呼吸道分泌物,保持呼吸道通畅,持续吸氧。

(2)严密观察呼吸的节率、频率及形态,保持呼吸道通畅,血氧饱和度应保持在 $95\%\sim100\%$。观察有无口唇发绀、烦躁不安、鼻翼翕动,注意呼吸有无喉鸣或喘鸣音,监测心电和血氧饱和度。检查口腔中有无分泌物和血液,观察双侧胸部呼吸动度是否对称一致。触诊患者颈部、胸部有无皮下气肿,如有应及时通知医师处理,并标记气肿的范围,以便动态观察。检查患者牙齿有无松动或脱落,并详细记录。

(3)了解术中情况和处理结果,包括异物是否取出、异物的种类、有无异物残留,术中是否发生呼吸暂停、出血、心力衰竭、气胸等并发症,便于进行有预见性和针对性的护理。

(4)并发症的观察与护理。①喉头水肿:婴幼儿患者,施行支气管镜取出异物术后,可发生喉头水肿。如患儿出现声音嘶哑、烦躁不安、吸气性呼吸困难等症状,应考虑有喉头水肿。此时应密切观察呼吸,有无口唇、面色发绀等窒息的前驱症状。遵医嘱给予吸氧,应用足量抗生素及激素,定时雾化吸入。若患者症状经上述处理仍无缓解,并呈进行性加重,应及时告知医师,必要时行气管切开术解除梗阻。②气胸和纵隔气肿:术后患者出现咳嗽、胸闷、不同程度的呼吸困难时,应考虑可能并发气胸。立即听诊双肺呼吸音,密切观察呼吸情况、血氧饱和度等,及时通知医师。做好紧急胸腔穿刺放气和胸腔闭式引流的准备,并做好相应护理。③支气管炎、肺炎:注意呼吸道感染的早期征象。反复出现体温升高、咳嗽、气促、多痰等,在确定无异物残留的情况下应考虑并发支气管炎、肺炎等感染。应鼓励患者咳嗽,帮助其每小时翻身1次,定时拍背,促进呼吸道分泌物排出,必要时超声雾化吸入,湿化气道、稀释痰液,使其便于咳出。根据医嘱给予抗生素治疗。

(六)健康指导

呼吸道异物是最常见的儿童意外危害之一,但可以预防。应加强宣传教育,使人们认识到呼吸道异物的危险性,掌握预防知识。

(1)避免给幼儿吃花生、瓜子、豆类等带硬壳的食物,避免给孩子玩能够进入口、鼻孔的细小玩具。

(2)教育儿童进食应保持安静,避免其间逗笑、哭闹、嬉笑或受惊吓,以免深吸气时将食物误吸入气道。

（3）教育儿童不要口中含物玩耍。成人要纠正口中含物作业的不良习惯。

（4）加强对昏迷及全麻患者的护理，防止呕吐物被吸入下呼吸道，活动义齿应取下。

（刘　梅）

第五节　食管异物

食管异物是临床常见急诊之一，常发生于幼童及缺牙老人。食管自上而下有 4 个生理狭窄，食管入口为第一狭窄，异物最常停留在食管入口。

一、食管异物的常见原因

（1）进食匆忙，食物未经仔细咀嚼而咽下，发生食管异物。

（2）进餐时注意力不集中，大口吞吃混有碎骨的汤饭。

（3）松动的牙齿或义齿脱落或使用义齿咀嚼功能差，口内感觉欠灵敏，易误吞。

（4）小儿磨牙发育不全，食物未充分咀嚼或将物件放在口中玩耍误咽等。

（5）食管本身的疾病如食管狭窄或食管癌，引起管腔变细。

二、食管异物的临床分级

Ⅰ级：食管壁非穿透性损伤（食管损伤达黏膜、黏膜下层或食管肌层，未穿破食管壁全层），伴少量出血或食管损伤局部感染。

Ⅱ级：食管壁穿透性损伤，伴局限性食管周围炎或纵隔炎，炎症局限且较轻。

Ⅲ级：食管壁穿透性损伤并发严重的胸内感染（如纵隔脓肿、脓胸），累及邻近器官（如气管）或伴脓毒症。

Ⅳ级：濒危出血型，食管穿孔损伤，感染累及主动脉，形成食管-主动脉瘘，发生致命性大出血。

三、食管异物的临床表现

（1）吞咽困难。异物较小时虽有吞咽困难，但仍能进流质食；异物较大时，会并发感染，可完全不能进食，重者饮水也困难。小儿患者常有流涎症状。

（2）疼痛，异物较小或较圆钝时，常仅有梗阻感。尖锐、棱角异物刺入食管壁时，疼痛明显，吞咽时疼痛更甚，患者常能指出疼痛部位。

（3）呼吸道症状，异物较大，向前压迫气管后壁时，或异物位置较高，未完全进入食管内，且压迫喉部时，可有呼吸困难。

（4）食管异物致食管穿破而引起感染的患者发生食管周围脓肿或脓胸，可有胸痛、吐脓。损伤血管表现为呕血、黑便、休克甚至死亡。

四、治疗原则

食管镜下取出异物；有食管穿孔者应禁经口进食、水，采用鼻饲及静脉给予营养；颈深部或纵隔脓肿形成者切开引流；给足量有效抗生素治疗；对症、支持治疗。

五、急救护理

(一)护理目标

(1)密切观察病情变化，使患者迅速接受治疗，提高救治成功率。

(2)协助患者迅速进入诊疗程序，完善围术期护理。

(3)预防各种并发症，提高救治成功率。

(4)保持呼吸道通畅，增加患者舒适感。

(5)帮助患者及家庭了解食管异物的有关知识。

(二)护理措施

1.密切观察病情变化

Ⅲ级、Ⅳ级食管异物患者病情危重、多变，胸腔、纵隔受累多见，而大血管损伤出血病死率最高。

(1)给予持续心电、血压监护，密切监视心率和心律的变化。必要时需监测中心静脉压和血氧饱和度，随时观察患者的意识、神志变化。

(2)观察患者疼痛的部位、性质和持续时间，胸段食管异物痛常在胸骨后或背；异物位于食管上段时，疼痛部位常在颈根部或胸骨上窝处，为诊断提供依据。

(3)观察有无呕血，估计出血量。观察大便次数、性质和量。注意肢体温度和湿度，睑结膜、皮肤与甲床色泽，如有异常及时通知医师。

(4)记录24小时出入量，病情危重者应记录每小时尿量。

(5)监测体温变化。食管穿孔后伴有局部严重感染，体温是观察、判断治疗效果的重要指标之一，每2小时测量1次。如体温过高应给予物理降温，防止高热惊厥，如出现体温不升，伴血压下降、脉搏细速、面色苍白应警惕有大出血的发生，要及时报告医师。

(6)随时监测电解质，患者有不明原因的腹胀和肌无力时，要警惕低血钾，结合检查结果及时补钾。

(7)注意全身基础疾病的护理。既往有糖尿病、肝硬化等全身基础疾病者，预后极差。合并糖尿病者，需监测血糖。合并高血压者，加强血压监测。

2.食管异物取出术的围术期护理

(1)患者入院后，详细询问病史，包括时间、吞入异物的种类、异物是否有尖、吞咽困难及疼痛部位、有无呛咳史等，以便与气管异物鉴别。及时进行胸片检查，确定异物存留部位，并通知患者禁食，备好手术器械，配合医师及早手术。

(2)注意患者有无疼痛加剧、发热及食管穿孔等并发症的症状。

(3)患者因异物卡入食管，急需手术治疗，常表现出精神紧张、恐惧，应耐心做好解释工作，说明手术的目的、过程，消除患者不良心理，并指导其进行术中配合，避免手术中患者挣扎，使异物不能取出或引起食管黏膜损伤等并发症。

(4)对异物嵌顿时间过长、合并感染、水与电解质紊乱者，首先应用有效的抗菌药物，静脉补液，给予鼻饲，补充足够的水分与营养，待炎症控制，纠正酸碱平衡紊乱后，及时进行食管镜检查加异物取出术。

(5)术前30分钟注射阿托品，减少唾液分泌，以利手术。将患者送入手术室，应将术前拍摄的胸片送入手术室，为手术医师提供异物存留部位的相关资料，避免盲目性手术。

（6）术后及时向术者了解手术过程是否顺利,异物是否取出,有无残留异物,并注意体温、脉搏、呼吸的变化,严密观察有无颈部皮下气肿、疼痛加剧、进食后呛咳、胸闷等症状。术后若出现颈部皮下气肿,局部疼痛明显或放射至肩背部,X线检查见纵隔气肿等,提示有食管穿孔可能。

（7）术后禁食6小时,如病情稳定,可恢复软质饮食,如有食管黏膜损伤或炎症者,勿过早进食,应禁食48小时以上,以防引起食管穿孔,对发生穿孔者,应给予鼻饲,同时注意观察钾、钠、氯及非蛋白氮的变化,防止发生或加重水与电解质紊乱,从而加重病情。

3.并发症的护理

（1）食管周围炎:食管周围脓肿是较常见的并发症,常表现为局部疼痛加重,吞咽困难和发热。应严密观察病情,注意局部疼痛是否加剧,颈部是否肿胀,有无吞咽困难及呼吸困难等,定时测量体温、脉搏、呼吸,体温超过39 ℃者,在给予药物降温的同时,进行物理降温,按时、按量应用抗菌药物,积极控制炎症,给予鼻饲,加强口腔护理。

（2）食管气管瘘的护理:卧床休息,严密观察病情变化,应用大量有效的抗生素、静脉补液、鼻饲饮食,控制病情发展,避免发生气胸。对发生气胸者,进行胸腔闭式引流术,并严格按胸腔闭式引流术常规护理。

（3）食管主动脉瘘的护理:食管主动脉瘘是食管异物最严重的致死性并发症,重点应在预防。一旦疑为此并发症,应严密观察出血先兆,从主动脉损伤到引起先兆性出血,潜伏期一般为5天至3周,此期间应注意观察患者有无胸骨后疼痛、不规则低热等症状,同时做好抢救的各种准备工作,根据患者情况,配合医师进行手术治疗。

4.保持呼吸道通畅

食管异物严重并发症多有气道压迫和肺部感染,通气功能往往受到影响,应加强气道管理。

（1）给予半卧位,减轻压迫症状和肺淤血,以利于呼吸。

（2）吸氧。对呼吸困难、低氧血症患者应给予鼻导管或面罩吸氧,并监测血氧饱和度,定时行血气分析。

（3）及时清除气道分泌物:协助患者变换体位,轻拍其背部,鼓励咳嗽,促进呼吸道分泌物排除。对痰液黏稠者,应给予雾化吸入以稀释痰液,利于咳出,必要时可予以吸痰。

（4）有呼吸困难者,应做好气管插管和气管切开的准备。气管切开后做好气管切开护理,及时有效地吸痰。

5.维持营养和水、电解质平衡

（1）密切观察病情,严格记录出入量,判断有无营养缺乏、失水等表现。

（2）做好胃管护理。对于食管穿孔患者,最好在食管镜下安置胃管,避免盲法反复下插,加重食管损伤。留置胃管者,要保持通畅、固定,防止脱出。管饲饮食要合理配搭,保证足够的热量和蛋白质,适当的微量元素和维生素,以促进伤口愈合。管饲的量应满足个体需要,一般每天1 500～3 000 mL,具体应结合输入液量、丢失液量和患者饮食量来确定。

（3）维持静脉通畅。外周静脉穿刺困难者,应给予中心静脉置管,保证液体按计划输入。低位食管穿孔要禁止胃管管饲,可给予静脉高营养或胃造瘘。

（4）若有其他严重的基础疾病,应注意相应的特殊饮食要求,如糖尿病要控制糖的摄入,心脏病和肾脏病需限制钠盐及水分,以免顾此失彼。

6.做好心理护理,适时开展健康教育

由于病情重,病程长,患者往往有不良情绪反应,应关心、爱护患者,多与其交谈,建立良好的护患关系。应介绍有关疾病的知识、治疗方法及效果，将检查结果及时告知患者，提高遵医率，消除患者不良情绪。

(三)健康教育

食管异物虽不及气管异物危险，但仍是事故性死亡的一个原因，在护理上应予重视。加强卫生宣教，可减少食管异物发生，食管异物发生后应尽早取出异物，可减少或避免食管异物所致的并发症。健康教育的具体内容为下。

(1)教育人们进食不宜太快，提倡细嚼慢咽，进食时勿高声喧哗、大笑。

(2)教育儿童不要把小玩具放在口中玩耍，小儿口内有食物时不宜哭闹、嬉笑及奔跑等。工作时不要将钉子之类的物品含在口中，以免误吞。

(3)照顾好年岁已高的老人，松动义齿应及时修复，戴义齿者尤应注意睡前将义齿取出，团块食物宜切成小块等。昏迷患者或做食管、气管镜检查者，应取下义齿。

(4)强酸、强碱等腐蚀性物品要标记清楚，严格管理，放在小孩拿不到的地方。

(5)误吞异物后要及时到医院就诊，不要强行自吞。切忌自己吞入饭团、韭菜等食物，以免加重损伤或将异物推入深部，增加取出难度。

（刘　梅）

第六节　支气管扩张

一、概述

(一)定义

支气管扩张是由于支气管壁及其周围组织的炎性破坏所造成的一根或多根支气管异常性、永久性扩张的慢性呼吸道疾病。

(二)病因

支气管扩张的主要病因是支气管-肺组织感染和支气管阻塞。可能与先天发育障碍、遗传因素、免疫失衡或解剖缺陷等因素有关。

(三)临床表现及并发症

1.临床表现

临床表现主要为咳痰、咯血。慢性咳嗽、大量脓痰和反复咯血为典型的症状。

2.并发症

胸膜炎、慢性肺源性心脏病、肺脓肿。

(四)主要辅助检查

1.CT 检查

CT 检查为支气管扩张的主要诊断方法。特征性表现为管壁增厚的柱状扩张或成串、成簇的囊样改变。

2.纤维支气管镜

纤维支气管镜有助于支气管扩张的病因诊断。

3.支气管造影

支气管造影检查可明确扩张的部位、范围和形状。

(五)诊断和鉴别诊断

1.诊断

根据临床表现及 CT 影像学的改变与支气管造影,即可明确诊断支气管扩张。

2.鉴别诊断

肺脓肿、慢性支气管炎。

(六)治疗原则

支气管扩张症的内科治疗主要是控制感染和促进痰液引流;必要时应考虑外科手术切除。

二、常见护理诊断

(一)清理呼吸道无效

清理呼吸道无效与肺部感染、肺组织破坏等有关。

(二)营养失调

低于机体需要量与营养素摄入不足、消耗增大有关。

(三)潜在并发症

窒息、肺部感染或胸腔感染。

三、护理措施

(一)术前护理

(1)控制感染,减少痰液,清除慢性感染灶。

(2)保持呼吸道通畅,指导患者体位引流,咯血患者除外。

(3)戒烟:术前戒烟 2 周,减少气管分泌物,预防肺部并发症。

(4)营养:提供高蛋白、高热量、高维生素饮食,鼓励患者摄取足够的水分。

(5)呼吸功能锻炼:练习腹式呼吸与有效咳嗽。

(6)心理护理:多与患者交流,减轻焦虑情绪和对手术的担心。

(7)术前准备:①术前 2～3 天训练患者床上排尿、排便的适应能力。②术前清洁皮肤,常规备皮(备皮范围:上过肩,下过脐,前后过正中线,包括手术侧腋窝)。③术前一日晚给予开塞露或磷酸钠盐灌肠纳肛,按医嘱给安眠药。术前 6～8 小时禁饮食。④手术早术晨穿病员服,戴手腕带,摘除眼镜、活动性义齿及饰物等,备好水封瓶、胸带、X 线片、病历等。

(二)术后护理

(1)按全麻术后护理常规。

(2)生命体征监测:术后密切监测生命体征变化,特别是呼吸、血氧饱和度的变化,注意有无血容量不足和心功能不全的发生。

(3)呼吸道护理:①鼓励并协助深呼吸及咳嗽,协助叩背咳痰;②雾化吸入疗法;③必要时用鼻导管或支气管镜吸痰。

(4)胸腔闭式引流的护理:按胸腔闭式引流常规进行护理。

(5)上肢功能康复训练:早期手臂和肩关节的运动训练可防止患侧肩关节僵硬及手臂挛缩。

四、健康教育

(一)休息与运动

术后尽早下床活动,活动量逐渐增加,劳逸结合。

(二)饮食指导

维持良好的进食环境及口腔清洁,提供高蛋白、高热量、富含维生素、易消化的食物。

(三)用药指导

遵医嘱准确用药。

(四)心理指导

了解患者思想状况,解除顾虑,树立信心。

(五)康复指导

戒烟,注意口腔卫生,避免感冒。继续进行手术侧肩关节和手臂的锻炼,多做深呼吸以扩大肺活量。

(六)复诊须知

告知患者术后定期门诊随访。若出现发热、血痰、胸痛等表现应及时与医师联系。

(刘 梅)

第七节 脓 胸

脓胸是指脓性渗出液聚积于胸膜腔内的化脓性感染,其可分为急性脓胸和慢性脓胸。急性脓胸多为继发性感染,以肺部为最主要的原发灶。一般急性脓胸病程超过 3 个月,脓腔壁硬厚,脓腔容量固定不变者,即为慢性脓胸。急性脓胸常伴有高热、呼吸急促、脉速、胸痛、食欲缺乏及全身乏力等症状。其处理原则为控制感染、排出脓液、消除病因和全身支持治疗。慢性脓胸常有慢性全身中毒症状,表现为长期低热、消瘦、低蛋白血症、食欲缺乏、贫血等。手术治疗包括胸廓成形术、胸膜纤维板剥除术、胸膜肺切除术。

一、术前护理

(1)执行外科术前护理常规。

(2)病情观察:观察患者有无呼吸急促、胸痛;有无发热、发绀、全身乏力、食欲缺乏;观察排痰的量、颜色、性状。

(3)体位:取半坐卧位,利于呼吸和引流;支气管胸膜瘘者取患侧卧位。

(4)全身支持治疗:嘱患者多进食高蛋白、高热量、维生素丰富的食物,注意补充电解质。病情危重者少量多次输入新鲜血或血浆,纠正贫血,增加抵抗力。

(5)改善呼吸功能:遵医嘱给予氧气吸入。痰液多者,协助患者进行有效排痰或体位引流,并遵医嘱给予止咳化痰、抗生素抗感染治疗。

(6)协助医师治疗:急性脓胸者每天或隔天一次行胸腔穿刺抽脓,抽脓后给予抗生素。脓多时,分次抽吸,每次抽吸量小于 1 000 mL,抽吸过程中密切观察患者有无不良反应。脓液稠厚者、治疗后脓液未减少者、伴有气管或食管瘘者、腐败性脓胸者,应行胸腔闭式引流术。执行胸腔闭式引流护理常规。

二、术后护理常规

(1)执行外科术后护理常规。

(2)执行全身麻醉后护理常规。

(3)执行术后疼痛护理常规。

(4)控制反常呼吸:胸廓成形术后患者取术侧向下卧位,用厚棉垫、胸带加压包扎,根据肋骨切除范围,在胸廓下垫一硬枕或用 1～3 kg 沙袋压迫,从而控制反常呼吸。经常检查包扎松紧是否适宜,并随时进行调整。

(5)呼吸功能训练:教患者吹气球或用深呼吸功能训练器等方法进行呼吸功能训练,使患者能有效咳嗽、排痰,促进肺膨胀。

(6)引流管护理:保持引流管通畅,严密观察患者生命体征及引流液的量、颜色和性状,妥善固定引流管,防止其受压、打折、扭曲、堵塞、滑脱。

急性脓胸:患者若能及时排出脓液,肺逐渐膨胀,一般可治愈。胸腔闭式引流置管位置通常选择脓液积聚的最低位,引流脓液的管子较引流气体的管子质地硬,管径为 1.5～2.0 cm,不易打折扭曲和堵塞,以利于引流。

慢性脓胸:除引流管不能过细外,引流位置适当,勿插入过深;若脓腔缩小,纵隔固定,可将胸腔闭式引流改为开放式引流,注意引流口周围皮肤保护,可使用皮肤保护膜或开放式造口袋,防止皮炎的发生。

(7)降温:高热患者嘱其多饮水,可给予物理降温,如冰敷、擦浴等,必要时遵医嘱予以药物降温。

(8)康复锻炼:胸廓成形术后患者宜取直立姿势,坚持头部及上半身运动。

(9)并发症的观察与护理:胸膜纤维板剥脱术后易发生大量渗血,严密观察生命体征、引流液颜色、量、性状;若出现血压下降、心率增快、尿量减少等,立即通知医师给予止血处理,必要时协助医师准备再次开胸手术。

(10)健康指导:注意保暖,防止感冒,防止肺部感染。加强营养,鼓励患者进食高蛋白、高维生素、易消化饮食。保证睡眠,劳逸结合。进行呼吸功能锻炼和散步、太极拳等有氧运动。遵医嘱按时服药,定期复查肺功能。

（刘　梅）

第八节　肺　大　疱

一、概述

(一)定义

肺大疱是指发生在肺实质内的直径超过 1 cm 的气肿性肺泡。一般继发于细小支气管的炎性病变,如肺炎、肺气肿和肺结核,临床最常见与肺气肿并存。

(二)病因

肺大疱一般继发于细小支气管的炎性病变,如肺炎、肺气肿和肺结核,临床上最常与肺气肿并存。

(三)临床表现及并发症

1.临床表现

小的肺大疱可无任何症状,巨大肺大疱可使患者感到胸闷、气短。当肺大疱破裂,产生自发性气胸,可引起呼吸困难、胸痛。

2.并发症

自发性气胸、自发性血气胸。

(四)主要辅助检查

1.X 线检查

X 线检查是诊断肺大疱的主要方法。

2.CT 检查

CT 检查能显示大疱的大小,有助于与气胸的鉴别诊断。

(五)诊断和鉴别诊断

1.诊断

根据临床表现及辅助检查可诊断。

2.鉴别诊断

局限性气胸、肺结核空洞、膈疝。

(六)治疗原则

(1)体积小的肺大疱多采用非手术治疗,如戒烟、抗感染治疗等。

(2)体积大的肺大疱,合并自发性气胸或感染等,应采取手术治疗。

二、常见护理诊断

(一)气体交换受损

气体交换受损与疼痛、胸部损伤、胸廓活动受限或肺萎陷有关。

(二)疼痛

疼痛与组织损伤有关。

(三)潜在并发症

肺部或胸腔感染。

三、护理措施

(一)术前护理

1.戒烟

术前戒烟 2 周,减少气管分泌物,预防肺部并发症。

2.营养

提供高蛋白、高热量、高维生素饮食,鼓励患者摄取足够的水分。

3.呼吸功能锻炼

练习腹式呼吸与有效咳嗽。

4.用药护理

遵医嘱准确用药。

5.心理护理

与患者交流,减轻焦虑情绪和对手术的担心。

6.术前准备

术前2～3天训练患者床上排尿、排便的适应能力;术前清洁皮肤,常规备皮(备皮范围:上过肩,下过脐,前后过正中线,包括手术侧腋窝),做药物过敏试验;术前一日晚给予开塞露或磷酸钠盐灌肠液纳肛,按医嘱给安眠药,术前6～8小时禁饮食;手术日早晨穿病员服,戴手腕带,摘除眼镜、活动性义齿及饰物等。备好水封瓶、胸带、X线片、病历等。

(二)术后护理

1.全麻术后护理常规

麻醉未清醒前去枕平卧位,头偏向一侧,以防误吸而窒息,意识恢复血压平稳后取半卧位。

2.生命体征监测

术后密切监测生命体征变化,特别是呼吸、血氧饱和度的变化,注意有无血容量不足和心功能不全的发生。

3.呼吸道护理

鼓励并协助深呼吸及咳嗽,协助叩背咳痰;雾化吸入疗法;必要时用鼻导管或支气管镜吸痰。

4.胸腔闭式引流的护理

按胸腔闭式引流常规进行护理。

5.上肢功能康复训练

早期手臂和肩关节的运动训练可防止患侧肩关节僵硬及手臂挛缩。

6.疼痛的护理

给予心理护理,分散患者的注意力;给予安置舒适体位;咳嗽时协助患者按压手术切口减轻疼痛,必要时遵医嘱应用止痛药物。

四、健康教育

(一)休息与运动

适当活动,避免剧烈运动,防止并发症发生。

(二)饮食指导

加强营养,多食水果、蔬菜、忌食辛辣油腻,防止便秘。

(三)用药指导

遵医嘱准确用药。

(四)心理指导

了解患者思想状况,解除顾虑,增强战胜疾病信心。

(五)康复指导

加强营养,预防感冒。戒烟,注意口腔卫生,继续进行手术侧肩关节和手臂的锻炼。

(六)复诊须知

告知患者术后定期门诊随访。若出现胸痛、呼吸困难等症状应及时与医师联系。

(刘　梅)

第七章 普外科护理

第一节 胃十二指肠溃疡

一、胃溃疡和十二指肠溃疡

胃十二指肠溃疡是指发生于胃十二指肠黏膜的局限性圆形或椭圆形的全层黏膜缺损。因溃疡的形成与胃酸、胃蛋白酶的消化作用有关,故又称为消化性溃疡。纤维内镜技术的不断完善、新型制酸剂和抗幽门螺杆菌药物的合理应用使得大部分患者经内科药物治疗可以痊愈,需要外科手术的溃疡患者显著减少。外科治疗主要用于溃疡穿孔、溃疡出血、瘢痕性幽门梗阻、药物治疗无效及恶变的患者。

(一)病因与发病机制

胃十二指肠溃疡病因复杂,是多种因素综合作用的结果。其中最为重要的是幽门螺杆菌感染、胃酸分泌异常和黏膜防御机制的破坏,某些药物以及其他因素也参与胃十二指肠溃疡的发病。

1.幽门螺杆菌(Hp)感染

幽门螺杆菌(Hp)感染与消化性溃疡的发病密切相关。90%以上的十二指肠溃疡患者与近70%的胃溃疡患者检出 Hp 感染,Hp 感染者发展为消化性溃疡的累积危险率为15%～20%。Hp 可分泌多种酶,部分 Hp 还可产生毒素,使细胞发生变性反应,损伤组织细胞。Hp 感染破坏胃黏膜细胞与胃黏膜屏障功能,损害胃酸分泌调节机制,引起胃酸分泌增加,最终导致胃十二指肠溃疡。幽门螺杆菌被清除后,胃十二指肠溃疡易被治愈且复发率低。

2.胃酸分泌过多

溃疡只发生在经常与胃酸相接触的黏膜。胃酸过多的情况下,会激活胃蛋白酶,可使胃、十二指肠黏膜发生自身消化。十二指肠溃疡可能与迷走神经张力及兴奋性过度增高有关,也可能与壁细胞数量的增加以及壁细胞对胃泌素、组胺、迷走神经刺激敏感性的增高有关。

3.黏膜屏障损害

非甾体抗炎药(NSAIDs)、肾上腺皮质激素、胆汁酸盐、乙醇等均可破坏胃黏膜屏障,造成氢离子(H^+)逆流入黏膜上皮细胞,引起胃黏膜水肿、出血、糜烂,甚至溃疡。长期使用 NSAIDs者,胃溃疡的发生率显著增加。

4.其他因素

其他因素包括遗传、吸烟、心理压力和咖啡因等。遗传因素在十二指肠溃疡的发病中起一定作用。O型血者患十二指肠溃疡的概率显著高于其他血型者。

正常情况下,酸性胃液对胃黏膜的侵蚀作用和胃黏膜的防御机制处于相对平衡状态。如平衡受到破坏,侵害因子的作用增强、胃黏膜屏障等防御因子的作用减弱,胃酸、胃蛋白酶分泌增加,最终导致消化性溃疡。

(二)临床表现

典型消化性溃疡的表现为节律性和周期性发作的腹痛,与进食有关,且病程较慢。

1.症状

(1)十二指肠溃疡:主要表现为上腹部或剑突下的疼痛,有明显的节律性,与进食密切相关,常表现为餐后延迟痛(餐后3~4小时发作),进食后腹痛能暂时缓解,服制酸药物能止痛。饥饿痛和夜间痛是十二指肠溃疡的特征性症状,与胃酸分泌过多有关,疼痛多为烧灼痛或钝痛,程度不一。腹痛具有周期性发作的特点,好发于秋冬季。十二指肠溃疡每次发作时,症状持续数周后缓解,间歇1~2个月再发。若间歇期缩短,发作期延长,腹痛程度加重,则提示溃疡病变加重。

(2)胃溃疡:腹痛是胃溃疡的主要症状,多于餐后0.5~1.0小时开始疼痛,持续1~2小时,进餐后疼痛不能缓解,有时反而加重,服用抗酸药物疗效不明显。疼痛部位在中上腹偏左,但腹痛的节律性不如十二指肠溃疡明显。胃溃疡经抗酸治疗后常容易复发,除易引起大出血、急性穿孔等严重并发症外,约有5%的胃溃疡可发生恶变,其他症状还有反酸、嗳气、恶心、呕吐、食欲缺失,病程迁延可致消瘦、贫血、失眠、心悸及头晕等。

2.体征

溃疡活动期剑突下或偏右部位有一固定的局限性压痛,十二指肠溃疡压痛点在脐部偏右上方,胃溃疡压痛点位于剑突与脐的正中线或略偏左部位。缓解期无明显体征。

(三)实验室及其他检查

1.内镜检查

胃镜检查是诊断胃十二指肠溃疡的首选检查方法,可明确溃疡部位,并可经活检做病理学检查及幽门螺杆菌检测。

2.X线钡餐检查

X线钡餐检查可在胃十二指肠部位显示一周围光滑、整齐的龛影或见十二指肠壶腹部变形。上消化道大出血时不宜行钡餐检查。

(四)治疗要点

无严重并发症的胃十二指肠溃疡一般均采取内科治疗,外科手术治疗主要针对胃十二指肠溃疡的严重并发症。

1.非手术治疗

(1)一般治疗:包括养成生活规律、定时进餐的良好习惯,避免过度劳累及精神紧张等。

(2)药物治疗:包括根除幽门螺杆菌、抑制胃酸分泌和保护胃黏膜的药物。

2.手术治疗

(1)适应证包括以下两种。十二指肠溃疡外科治疗:外科手术治疗的主要适应证包括十二指肠溃疡急性穿孔、内科无法控制的急性大出血、瘢痕性幽门梗阻以及经内科治疗无效的十二指肠溃疡,即顽固性溃疡。胃溃疡的外科治疗:胃溃疡外科手术治疗的适应证包括以下5种。

①8～12周抗幽门螺杆菌措施在内的严格内科治疗,溃疡不愈合或短期内复发。②胃溃疡急性大出血、溃疡穿孔及溃疡穿透至胃壁外。③溃疡巨大(直径＞2.5 cm)或高位溃疡。④胃十二指肠复合型溃疡。⑤溃疡不能除外恶变或已经恶变。

(2)手术方式包括胃大部切除术和胃迷走神经切断术两种。

1)胃大部切除术。这是治疗胃十二指肠溃疡的首选术式。胃大部切除术治疗溃疡的原理:①切除胃窦部,减少G细胞分泌的胃泌素所引起的体液性胃酸分泌。②切除大部分胃体,减少分泌胃酸、胃蛋白酶的壁细胞和主细胞数量。③切除溃疡本身及溃疡的好发部位。胃大部切除的范围是胃远侧2/3～3/4,包括部分胃体、胃窦部、幽门和十二指肠壶腹部的近胃部分。

胃大部切除术后胃肠道重建的基本术式包括胃十二指肠吻合或胃空肠吻合。术式包括以下3种。①毕(Billrorh)Ⅰ式胃大部切除术:在胃大部切除后将残胃与十二指肠吻合(图7-1),多适用于胃溃疡。其优点是重建后的胃肠道接近正常解剖生理状态,胆汁、胰液较少反流入残胃,术后因胃肠功能紊乱而引起的并发症亦较少;缺点是有时为避免残胃与十二指肠吻合口的张力过大致切除胃的范围不够,增加了术后溃疡的复发机会。②毕(Billrorh)Ⅱ式胃大部切除术:切除远端胃后,缝合关闭十二指肠残端,将残胃与空肠行断端侧吻合(图7-2),适用于各种胃及十二指肠溃疡,特别是十二指肠溃疡。十二指肠溃疡切除困难时,可行溃疡旷置。优点是即使胃切除较多,胃空肠吻合口张力也不致过大,术后溃疡复发率低;缺点是吻合方式改变了正常的解剖生理关系,术后发生胃肠道功能紊乱的可能性较毕Ⅰ式大。③胃大部切除后胃空肠 Roux-en-Y 吻合术:胃大部切除后关闭十二指肠残端,在距十二指肠悬韧带10～15 cm处切断空肠,将残胃和远端空肠吻合,据此吻合口以下 45～60 cm处将空肠与空肠近侧断端吻合。此法临床应用较少,但有防止术后胆汁、胰液进入残胃的优点。

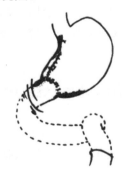

图 7-1　毕Ⅰ式胃大部切除术

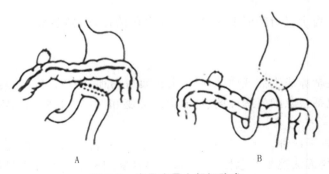

A　　　　　　　　　　　B

图 7-2　毕Ⅱ式胃大部切除术

2)胃迷走神经切断术。此手术方式临床已较少使用。迷走神经切断术治疗溃疡的原理:①阻断迷走神经对壁细胞的刺激,消除神经性胃酸分泌;②阻断迷走神经引起的促胃泌素的分泌,减少体液性胃酸分泌。可分为3种类型:迷走神经干切断术、选择性迷走神经切断术、高选择性迷走神经切断术。

(五)常见护理诊断/问题

1.焦虑、恐惧

焦虑、恐惧与对疾病缺乏了解,担心治疗效果及预后有关。

2.疼痛

疼痛与胃十二指肠黏膜受侵蚀及手术后创伤有关。

3.潜在并发症

出血、感染、十二指肠残端破裂、吻合口瘘、胃排空障碍、消化道梗阻及倾倒综合征等。

(六)护理措施

1.术前护理

(1)心理护理:关心、了解患者的心理和想法,告知有关疾病治疗和手术的知识、手术前和手术后的配合,耐心解答患者的各种疑问,消除患者的不良心理,使其能积极配合疾病的治疗和护理。

(2)饮食护理:一般择期手术患者饮食宜少食多餐,给予高蛋白、高热量、高维生素等易消化的食物,忌酸辣、生冷、油炸、浓茶、烟酒等刺激性食品。营养状况较差或不能进食者常伴有贫血、低蛋白血症,术前应给予静脉输液,补充足够的热量,必要时补充血浆或全血,以改善患者的营养状况,提高其对手术的耐受力。术前1天进流质饮食,术前12小时禁食、水。

(3)协助患者做好各种检查及手术前常规准备,做好健康教育,如教会患者深呼吸、有效咳嗽、床上翻身及肢体活动方法等。

(4)术日晨留置胃管,必要时遵医嘱留置胃肠营养管,并铺好麻醉床,备好吸氧装置,综合心电监护仪等。

2.术后护理

(1)病情观察。术后严密观察患者生命体征的变化,每30分钟测量1次生命体征,直至血压平稳,如病情较重,仍需每1~2小时测量1次,或根据医嘱给予心电监护。同时观察患者神志、体温、尿量及伤口渗血、渗液情况。并且注意有无内出血、腹膜刺激征及腹腔脓肿等迹象,发现异常及时通知医师给予处理。

(2)体位。患者去枕平卧,头后仰偏向一侧,麻醉清醒、血压平稳后改半卧位,以保持腹部松弛,减少切口缝合处张力,减轻疼痛和不适,以利腹腔引流,也有利于呼吸和循环。

(3)引流管护理。十二指肠溃疡术后,患者常留有胃管、尿管及腹腔引流管等。护理时应注意:①妥善固定各种引流管,防止松动和脱出,并做好标识,一旦脱出后不可自行插回。②保持引流通畅、持续有效,防止引流管受压、扭曲及折叠等,可经常挤捏引流管以防堵塞。如若堵塞,可在医师指导下用生理盐水冲洗引流管。③密切观察并记录引流液的性质、颜色和量,发现异常及时通知医师,协助处理。留置胃管可减轻胃肠道张力,促进吻合口愈合。护理时还应注意:胃大部切除术后24小时内,可由胃管内引流出少量血液或咖啡样液体,若引流液有较多鲜血,应警惕吻合口出血,需及时与医师联系并处理;术后胃肠减压量减少,腹胀减轻或消失,肠蠕动功能恢复,肛门排气后可拔除胃管。

(4)疼痛护理。术后切口疼痛的患者,可遵医嘱给予镇痛药物或应用自控止痛泵,对应用自控止痛泵的患者,应注意预防并处理可能发生的并发症,如尿潴留、恶心及呕吐等。

(5)禁食及静脉补液。禁食期间应静脉补充液体。因胃肠减压期间,引流出大量含有各种电解质的胃肠液,加之患者禁食、水,易造成水、电解质及酸碱失调和营养缺乏。因此,术后需及时补充患者所需的各种营养物质,包括糖、脂肪、氨基酸、维生素及电解质等,必要时输血、血浆或清蛋白,以改善患者的营养状况,促进切口的愈合。同时详细记录 24 小时液体出入量,为合理补液提供依据。

(6)早期肠内营养支持的护理。术前或术中放置空肠喂养管的患者,术后早期(术后 24 小时)可经喂养管输注肠内营养制剂,对改善患者的全身营养状况、维持胃肠道屏障结构和功能、促进肠功能恢复等均有益处。护理时应注意:①妥善固定喂养管,避免过度牵拉,防止滑脱、移动、扭曲和受压;保持喂养管的通畅,每次输注前后,每隔 4～6 小时用温开水或温生理盐水冲洗管道,防止营养液残留堵塞管腔。②肠内营养支持早期,应遵循从少到多、由慢至快和由稀到浓的原则,使肠道能更好地适应。③营养液的温度以 37 ℃左右为宜,温度偏低会刺激肠道引起肠痉挛,导致腹痛、腹泻;温度过高则可灼伤肠道黏膜,甚至可引起溃疡或出血。同时观察患者有无恶心、呕吐、腹痛、腹胀、腹泻和水电解质紊乱等并发症的发生。

(7)饮食护理。功能恢复、肛门排气后可拔除胃管,拔除胃管后,当日可给少量饮水或米汤。如无不适,第 2 天进半量流食,每次 50～80 mL,第 3 天进全量流食,每次 100～150 mL。进食后若无不适,第 4 天可进半流食,以温、软、易于消化的食物为好,术后第 10～14 天可进软食,忌生、冷、硬和刺激性食物。要少食多餐,开始时每天 5～6 餐,以后逐渐减少进餐次数并增加每餐进食量,逐步过渡到正常饮食。术后早期禁食牛奶及甜品,以免引起腹胀及胃酸。

(8)鼓励患者早期活动。围床期间,鼓励并协助患者翻身,病情允许时,鼓励并协助患者早期下床活动。如无禁忌,术日可活动四肢,术后第 1 天床上翻身或坐起做轻微活动,第 2～3 天视情况协助患者床边活动,第 4 天可在室内活动。患者活动量应根据个体差异而定,以不感到劳累为宜。

(9)胃大部切除术后并发症的观察及护理如下。

1)术后出血。包括胃和腹腔内出血。胃大部切除术后 24 小时内可由胃管内引流出少量血液或咖啡样液体,一般 24 小时内不超过 300 mL,且逐渐减少、颜色逐渐变浅变清,出血自行停止。若术后短期内从胃管不断引流出新鲜血液,24 小时后仍未停止,则为术后出血。发生在术后 24 小时以内的出血,多属术中止血不确切;术后 4～6 天发生的出血,常为吻合口黏膜坏死脱落所致;术后 10～20 天发生的出血,与吻合口缝线处感染或黏膜下脓肿腐蚀血管有关。术后要严密观察患者的生命体征变化,包括血压、脉搏、心率、呼吸、神志和体温的变化,加强对胃肠减压及腹腔引流的护理,观察和记录胃液及腹腔引流液的量、颜色和性质,若短期内从胃管引流出大量新鲜血液,持续不止,应警惕有术后胃出血。若术后持续从腹腔引流管引出大量新鲜血性液体,应怀疑腹腔内出血,须立即通知医师协助处理。遵医嘱采用静脉给予止血药物、输血等措施,或用冰生理盐水洗胃,一般可控制。若非手术疗法不能有效止血或出血量大于每小时 500 mL,需再次手术止血,应积极完善术前准备,并做好相应的术后护理。

2)十二指肠残端破裂。一般多发生在术后 24～48 小时,是毕Ⅱ式胃大部切除术后早期的严重并发症,原因与十二指肠残端处理不当及胃空肠吻合口输入襻梗阻引起的十二指肠腔内压力升高有关。临床表现为突发性上腹部剧痛、发热和出现腹膜刺激征以及白细胞计数增加,腹腔穿刺可有胆汁样液体。一旦确诊,应立即进行手术治疗。

3)胃肠吻合口破裂或吻合口瘘。是胃大部切除术后早期并发症,常发生在术后1周左右。原因与术中缝合技术不当、吻合口张力过大、组织供血不足有关,表现为高热、脉速等全身中毒症状,有上腹部疼痛及腹膜炎的表现。如发生较晚,多形成局部脓肿或外瘘。临床工作中应注意观察患者生命体征和腹腔引流情况,一般情况下,患者术后体温逐渐趋于正常,腹腔引流液逐日减少和变清。若术后腹腔引流量仍不减、伴有黄绿色胆汁或呈脓性、带臭味,伴腹痛,体温再次升高,应警惕吻合口瘘的可能,须及时通知医师,协助处理。处理包括:①出现吻合口破裂伴有弥漫性腹膜炎的患者须立即手术治疗,做好急症手术准备。②症状较轻无弥漫性腹膜炎的患者,可先行禁食、胃肠减压、充分引流,合理应用抗生素并给予肠外营养支持,纠正水、电解质紊乱和酸碱平衡失调。③保护瘘口周围皮肤,应及时清洁瘘口周围皮肤,并保持皮肤干燥,局部可涂以氧化锌软膏或使用皮肤保护膜加以保护,以免皮肤破溃继发感染。经上述处理后多数患者吻合口瘘可在4~6周自愈,若经久不愈,须再次手术。

4)胃排空障碍。也称胃瘫,常发生在术后4~10天,发病机制尚不完全明了。临床表现为拔除胃管后,患者出现上腹饱胀、钝痛和呕吐,呕吐物含食物和胆汁,消化道X线造影检查可见残胃扩张、无张力、蠕动波少而弱,且内容物通过胃肠吻合口不畅。处理措施:①禁食、胃肠减压,减少胃肠道积气、积液,降低胃肠道张力,使胃肠道得到充分休息,并记录24小时出入量。②输液及肠外营养支持,纠正低蛋白血症,维持水、电解质和酸碱平衡。③应用胃动力促进剂如甲氧氯普安、多潘立酮,促进胃肠功能恢复,也可用3%温盐水洗胃。一般经上述治疗均可痊愈。

5)输入襻梗阻。可分为急、慢性两类:①急性完全性输入襻梗阻,多发生于毕Ⅱ式结肠前输入段对胃小弯的吻合术式。临床表现为上腹部剧烈疼痛,频繁呕吐,呕吐量少、多不含胆汁,呕吐后症状不缓解,且上腹部有压痛性肿块。是输出襻系膜悬吊过紧压迫输入襻,或是输入襻过长,穿入输出襻与横结肠的间隙孔形成内疝所致,属闭襻性肠梗阻,易发生肠绞窄,应紧急手术治疗。②慢性不完全性输入襻梗阻患者,表现为进食后出现右上腹胀痛或绞痛,呈喷射状呕吐,呕吐物为大量不含食物的胆汁,呕吐后症状缓解。多由输入襻过长扭曲或输入襻过短在吻合口处形成锐角,使输入襻内胆汁、胰液和十二指肠液排空不畅而滞留所致。由于消化液潴留在输入襻内,进食后消化液分泌明显增加,输入襻内压力增高,刺激肠管发生强烈的收缩,引起喷射样呕吐,也称输入襻综合征。

6)输出襻梗阻。多因粘连、大网膜水肿或坏死、炎性肿块压迫所致。临床表现为上腹饱胀,呕吐食物和胆汁。如果非手术治疗无效,应手术解除梗阻。

7)吻合口梗阻。因吻合口过小或吻合时胃肠壁组织内翻过多引起,也可因术后吻合口炎性水肿出现暂时性梗阻。患者表现为进食后出现上腹部饱胀感和溢出性呕吐等,呕吐物含或不含胆汁。应即刻禁食,给予胃肠减压和静脉补液等保守治疗。若保守治疗无效,可行手术解除梗阻。

8)倾倒综合征。由于胃大部切除术后,胃失去幽门窦、幽门括约肌、十二指肠壶腹部等结构对胃排空的控制,导致胃排空过速,产生一系列综合征。可分为早期倾倒综合征和晚期倾倒综合征。①早期倾倒综合征:多发生在进食后半小时内,患者以循环系统症状和胃肠道症状为主要表现。患者可出现心悸、乏力、出汗及面色苍白等一过性血容量不足表现,并有恶心、呕吐、腹部绞痛、腹泻等消化道症状。处理:主要采用饮食调整,嘱患者少食多餐,饭后平卧20~30分钟,避免过甜食物、减少液体摄入量并降低食物渗透浓度,多数可在术后半年或一年内逐渐自愈。极少数症状严重而持久的患者需手术治疗。②晚期倾倒综合征：主要因进食后，胃排空过快，高渗性食物迅速进入小肠，使得吸收过快而使血糖急剧升高，刺激胰岛素大量释放，而当血糖下降后，胰岛素并未相应减少，继而发生低血糖，故又称低血糖综合征。表现为餐后 2～4 小时，患者出现心慌、无力、眩晕、出汗、手颤、嗜睡乃至虚脱。消化道症状不明显，可有饥饿感，出现症状时稍进饮食即可缓解。饮食中需减少糖类含量，增加蛋白质比例，少食多餐。

(七)健康指导

(1)向患者及家属讲解有关胃十二指肠溃疡的知识，使之能更好地配合治疗和护理。

(2)指导患者学会自我情绪调整，保持乐观进取的精神风貌，注意劳逸结合，减少溃疡病的客观因素。

(3)指导患者饮食应定时定量，少食多餐，营养丰富，以后可逐步过渡至正常饮食。少食腌、熏食品，避免进食过冷、过烫、过辣及油煎炸食物，切勿酗酒、吸烟。

(4)告知患者及家属有关手术后期可能出现的并发症的表现和预防措施。

(5)定期随访，如有不适及时就诊。

二、胃十二指肠溃疡急性穿孔

胃十二指肠溃疡急性穿孔是胃十二指肠溃疡的严重并发症，为常见的外科急腹症。起病急，变化快，病情严重，需要紧急处理，若诊治不当可危及生命。其发生率呈逐年上升趋势，发病逐渐趋于老龄化。十二指肠溃疡穿孔男性患者较多，胃溃疡穿孔则多见于老年妇女。

(一)病因及发病机制

溃疡穿孔是活动期胃十二指肠溃疡向深部侵蚀、穿破浆膜的结果。60%的胃溃疡穿孔发生在近幽门的胃小弯，而90%的十二指肠溃疡穿孔发生在壶腹部前壁偏小弯侧。急性穿孔后，具有强烈刺激性的胃酸、胆汁、胰液等消化液和食物进入腹腔，引起化学性腹膜炎和腹腔内大量液体渗出，6～8 小时后细菌开始繁殖并逐渐转变为化脓性腹膜炎。病原菌以大肠埃希菌、链球菌多见。因剧烈的腹痛、强烈的化学刺激、细胞外液的丢失及细菌毒素吸收等因素，患者可出现休克。

(二)临床表现

1.症状

穿孔多突然发生于夜间空腹或饱食后，主要表现为突发性上腹部刀割样剧痛，很快波及全腹，但仍以上腹为重。患者疼痛难忍，常伴恶心、呕吐、面色苍白、出冷汗、脉搏细速、血压下降、四肢厥冷等表现。其后由于大量腹腔渗出液的稀释，腹痛略有减轻，继发细菌感染后，腹痛可再次加重。当胃内容物沿右结肠旁沟向下流注时，可出现右下腹痛。溃疡穿孔后病情的严重程度与患者的年龄、全身情况、穿孔部位、穿孔大小和时间以及是否空腹穿孔密切相关。

2.体征

体检时患者呈急性病容，表情痛苦，蜷屈位、不愿移动，腹式呼吸减弱或消失，全腹有明显的压痛、反跳痛，腹肌紧张呈"木板样"强直，以右上腹部最为明显，肝浊音界缩小或消失、可有移动性浊音，肠鸣音减弱或消失。

(三)实验室及其他检查

1.X 线检查

大约 80%的患者行站立位腹部 X 线检查时，可见膈下新月形游离气体影。

2.实验室检查

实验室检查提示血白细胞计数及中性粒细胞比例增高。

3.诊断性腹腔穿刺

临床表现不典型的患者可行诊断性腹腔穿刺,穿刺抽出液可含胆汁或食物残渣。

(四)治疗要点

根据病情选用非手术或手术治疗。

1.非手术治疗

(1)适应证:一般情况良好,症状及体征较轻的空腹状态下穿孔;穿孔超过 24 小时,腹膜炎症已局限;胃十二指肠造影证实穿孔已封闭;无出血、幽门梗阻及恶变等并发症。

(2)治疗措施:①禁欲、食,持续胃肠减压,减少胃肠内容物继续外漏,以利于穿孔的闭合和腹膜炎症消退。②输液和营养支持治疗,以维持机体水、电解质平衡及营养需求。③全身应用抗生素,以控制感染。④应用抑酸药物,如给予 H2 受体阻断剂或质子泵拮抗剂等制酸药物。

2.手术治疗

(1)适应证:①上述非手术治疗措施 6～8 小时,症状无减轻,甚至逐渐加重。②饱食后穿孔、顽固性溃疡穿孔和伴有幽门梗阻、大出血及恶变等并发症,应及早进行手术治疗。

(2)手术方式包括以下两种。①单纯缝合修补术:缝合穿孔处并加大网膜覆盖。此方法操作简单,手术时间短,安全性高。适用于穿孔时间超过 8 小时,腹腔内感染及炎症水肿严重者;以往无溃疡病史或有溃疡病史但未经内科正规治疗,无出血、梗阻并发症者;有其他系统器质性疾病,不能耐受急诊彻底性溃疡切除手术者。②彻底的溃疡切除手术(连同溃疡一起切除的胃大部切除术):手术方式包括胃大部切除术,对十二指肠溃疡穿孔行迷走神经切断加胃窦切除术,或缝合穿孔后行迷走神经切断加胃空肠吻合术,或行高选择性迷走神经切断术。

(五)常见护理诊断/问题

1.疼痛

疼痛与胃十二指肠溃疡穿孔后消化液对腹膜的强烈刺激及手术后切口有关。

2.体液不足

体液不足与溃疡穿孔后消化液的大量丢失有关。

(六)护理措施

1.术前护理/非手术治疗的护理

(1)禁食、胃肠减压:溃疡穿孔患者要禁食禁水,有效地胃肠减压,以减少胃肠内容物继续流入腹腔。做好引流期间的护理,保持引流通畅和有效负压,注意观察和记录胃液的颜色、性质和量。

(2)体位:休克者取休克卧位(头和躯干抬高 20°～30°,下肢抬高 15°～20°),以增加回心血量;无休克者或休克改善后取半卧位,以利于漏出的消化液积聚于盆腔最低位,便于引流,减少毒素的吸收,同时也可降低腹壁张力和减轻疼痛。

(3)静脉输液,维持体液平衡:①观察和记录 24 小时出入量,为合理补液提供依据。②给予静脉输液,根据出入量和医嘱,合理安排输液的种类和速度,以维持水、电解质及酸碱平衡,同时给予营养支持和相应护理。

(4)预防和控制感染:遵医嘱合理应用抗菌药。

(5)做好病情观察:密切观察患者生命体征、腹痛、腹膜刺激征及肠鸣音变化等。若经非手术治疗6～8 小时病情不见好转,症状、体征反而加重,应积极做好急诊手术准备。

2.术后护理

加强术后护理,促进患者早日康复。

三、胃十二指肠溃疡大出血

胃十二指肠溃疡出血是上消化道大出血中最常见的原因,占50%以上。其中5%~10%需要手术治疗。

(一)病因与病理

因溃疡基底的血管壁被侵蚀而导致破裂出血,患者过去多有典型溃疡病史,近期可有服用非甾体抗炎药物、疲劳及饮食不规律等诱因。胃溃疡大出血多发生在胃小弯,出血源自胃左、右动脉及其分支或肝胃韧带内较大的血管。十二指肠溃疡大出血通常位于壶腹部后壁,出血多来自胃十二指肠动脉或胰十二指肠上动脉及其分支,溃疡基底部的血管侧壁破裂出血不易自行停止,可引发致命的动脉性出血。大出血后,因血容量减少、血压下降、血流变慢,可在血管破裂处形成血凝块而暂时止血。由于胃酸和胃十二指肠内容物与溃疡病灶的接触以及胃肠蠕动,部分病例可发生再次出血。

(二)临床表现

1.症状

患者的主要表现是呕血和黑便,多数患者只有黑便而无呕血,迅猛的出血则表现为大量呕血和排紫黑色血便。呕血前患者常有恶心,便血前多突然有便意,呕血或便血前后患者常有心悸、目眩、无力甚至昏厥。如出血速度缓慢则血压、脉搏改变不明显。如果短期内失血量超过400 mL,患者可出现面色苍白、口渴、脉搏快速有力,血压正常或略偏高的循环系统代偿表现;当失血量超过800 mL时,可出现休克症状,患者烦躁不安、出冷汗、脉搏细速、血压下降、呼吸急促、四肢厥冷等。

2.体征

腹稍胀,上腹部可有轻度压痛,肠鸣音亢进。

(三)实验室及其他检查

1.内镜检查

胃十二指肠纤维镜检查可明确出血原因和部位,出血24小时内阳性率可达70%~80%,超过24小时则阳性率下降。

2.血管造影

选择性腹腔动脉或肠系膜上动脉造影可明确病因与出血部位,并可采取栓塞治疗或动脉注射垂体升压素等介入性止血措施。

3.实验室检查

大量出血早期,由于血液浓缩,血常规变化不大,之后红细胞计数、血红蛋白、血细胞比容均呈进行性下降。

(四)治疗要点

胃十二指肠溃疡出血的治疗原则:补充血容量,防止失血性休克,尽快明确出血部位并采取有效止血措施。

1.非手术治疗

(1)补充血容量:迅速建立静脉通路,快速行静脉输液、输血。失血量达全身总血量的20%

时,应输注右旋糖酐、羟乙基淀粉或其他血浆代用品,出血量较大时可输注浓缩红细胞,必要时可输全血,保持血细胞比容不低于30%。

(2)禁食、留置胃管:用生理盐水冲洗胃腔,清除血凝块,直至胃液变清。还可经胃管注入200 mL含8 mg去甲肾上腺素的生理盐水溶液,每4~6小时1次。

(3)应用止血、制酸等药物:经静脉或肌内注射巴曲酶等止血药物;静脉给予H2受体拮抗剂(西咪替丁等)、质子泵抑制剂(奥美拉唑)或生长抑素等。

(4)胃镜下止血:经急诊胃镜检查明确出血部位后,同时实施电凝、激光灼凝、注射或喷洒药物、钛夹夹闭血管等局部止血措施。

2.手术治疗

(1)适应证:①重大出血,短期内出现休克,或短时间内(6~8小时)需输入大量血液(>800 mL)方能维持血压和血细胞比容。②正在进行药物治疗的胃十二指肠溃疡患者发生大出血,说明溃疡侵蚀性大,非手术治疗难以止血,或暂时血止后又复发。③60岁以上伴血管硬化症者自行止血机会较小,应及早手术。④近期发生过类似的大出血或合并溃疡穿孔或幽门梗阻。⑤胃镜检查发现动脉搏动性出血或溃疡底部血管显露、再出血危险性大。

(2)手术方式:①胃大部切除术,适用于大多数溃疡出血的患者。②贯穿缝扎术,在病情危急,不能耐受胃大部切除手术时,可采用单纯贯穿缝扎止血法。③在贯穿缝扎处理溃疡出血后,可行迷走神经干切断加胃窦切除或幽门成形术。

(五)常见护理诊断/问题

1.焦虑、恐惧

焦虑、恐惧与突发胃十二指肠溃疡大出血及担心预后有关。

2.体液不足

体液不足与胃十二指肠溃疡出血致血容量不足有关。

(六)护理措施

1.术前护理/非手术治疗的护理

(1)缓解焦虑和恐惧:关心和安慰患者,给予心理支持,减轻患者的焦虑和恐惧。及时为患者清理呕吐物。情绪紧张者,可遵医嘱适当给予镇静剂。

(2)体位:取平卧位,卧床休息。有呕血者,头偏向一侧。

(3)补充血容量:迅速建立多条畅通的静脉通路,快速输液、输血,必要时可行深静脉穿刺输液。开始输液时速度宜快,待休克纠正后减慢滴速。

(4)采取止血措施:遵医嘱应用止血药物或冰盐水洗胃,以控制出血。

(5)做好病情观察:严密观察患者生命体征的变化,判断、观察和记录呕血、便血情况,观察患者有无口渴、肢端湿冷、尿量减少等循环血量不足的表现。必要时测量中心静脉压并做好记录。观察有无鲜红色血性胃液从胃管流出,以判断有无活动性出血和评估止血效果。若患者出血仍在继续,短时间(6~8小时)内需大量输血(>800 mL)才能维持血压和血细胞比容,或停止输液、输血后,病情又恶化,应及时报告医师,并配合做好急症手术的准备。

(6)饮食:出血时暂禁食,出血停止后,可进流质或无渣半流质饮食。

2.术后护理

加强术后护理,促进患者早日康复。

四、胃十二指肠溃疡瘢痕性幽门梗阻

胃十二指肠溃疡病程中,因幽门管、幽门溃疡或十二指肠壶腹部溃疡反复发作,形成瘢痕狭窄、幽门痉挛水肿而造成幽门梗阻。

(一)病因与病理

瘢痕性幽门梗阻常见于十二指肠壶腹部溃疡和位于幽门的胃溃疡。溃疡引起幽门梗阻的机制有幽门痉挛、炎性水肿和瘢痕三种,前两种情况是暂时的和可逆的,在炎症消退、痉挛缓解后梗阻解除,无需外科手术。而瘢痕性幽门梗阻属于永久性,需要手术方能解除梗阻。梗阻初期,为克服幽门狭窄,胃蠕动增强,胃壁肌肉代偿性增厚。后期,胃代偿功能减退,失去张力,胃高度扩大,蠕动减弱甚至消失。由于胃内容物潴留引起呕吐而致水、电解质的丢失,导致脱水、低钾、低氯性碱中毒。长期慢性不全性幽门梗阻者,由于摄入减少,消化吸收不良,可出现贫血与营养障碍。

(二)临床表现

1.症状

患者表现为进食后上腹饱胀不适并出现阵发性胃痉挛性疼痛,伴恶心、嗳气与呕吐。呕吐多发生在下午或晚间,呕吐量大,一次达 1 000~2 000 mL,呕吐物内含大量宿食,有腐败酸臭味,但不含胆汁。呕吐后自觉胃部舒适,故患者常自行诱发呕吐以缓解症状。常有少尿、便秘及贫血等慢性消耗表现。体检时常可见患者有消瘦、皮肤干燥及皮肤弹性消失等营养不良的表现。

2.体征

上腹部可见胃型和胃蠕动波,用手轻拍上腹部可闻及"振水声"。

(三)实验室及其他检查

1.内镜检查

内镜检查可见胃内有大量潴留的胃液和食物残渣。

2.X 线钡餐检查

X 线钡餐检查可见胃高度扩张,24 小时后仍有钡剂存留(正常 24 小时排空)。已明确幽门梗阻者避免做此检查。

(四)治疗要点

瘢痕性幽门梗阻以手术治疗为主。最常用的术式是胃大部切除术,但年龄较大、身体状况极差或合并其他严重内科疾病者,可行胃空肠吻合加迷走神经切断术。

(五)常见护理诊断/问题

1.体液不足

体液不足与大量呕吐、胃肠减压引起水、电解质的丢失有关。

2.营养失调

营养失调与幽门梗阻致摄入不足、禁食和消耗、丢失体液有关。

(六)护理措施

1.术前护理

(1)静脉输液:根据医嘱和电解质检测结果合理安排输液种类和速度,以纠正脱水及低钾、低氯性碱中毒。密切观察及准确记录 24 小时出入量,为静脉补液提供依据。

(2)饮食与营养支持:非完全梗阻者可给予无渣半流质饮食,完全梗阻者术前应禁食、水,以

减少胃内容物潴留。根据医嘱于手术前给予肠外营养,必要时输血或其他血液制品,以纠正营养不良、贫血和低蛋白血症,提高患者对手术的耐受力。

（3）采取有效措施,减轻疼痛,增进舒适。

禁食,胃肠减压:完全幽门梗阻患者,给予禁食,保持有效胃肠减压,减少胃内积气、积液,减轻胃内张力。必要时遵医嘱给予解痉药物,以减轻疼痛,增加患者的舒适度。

体位:取半卧位,卧床休息。呕吐时,头偏向一侧。呕吐后及时为患者清理呕吐物。对情绪紧张者,可遵医嘱给予镇静剂。

（4）洗胃:完全幽门梗阻者,除持续胃肠减压排空胃内潴留物外,须做术前胃的准备,即术前3天,每晚用 300～500 mL 温盐水洗胃,以减轻胃黏膜水肿和炎症,有利于术后吻合口愈合。

2.术后护理

加强术后护理,促进患者早日康复。

（张东霞）

第二节 胃十二指肠损伤

一、概述

由于胃有肋弓保护且活动度较大,柔韧性较好,壁厚,钝挫伤时很少受累,只有胃膨胀时偶有发生胃损伤。上腹或下胸部的穿透伤则常导致胃损伤,多伴有肝、脾、横膈及胰等损伤。胃镜检查及吞入锐利异物或吞入酸、碱等腐蚀性毒物也可引起穿孔,但很少见。十二指肠损伤是由于上、中腹部受到间接暴力或锐器的直接刺伤而引起的,缺乏典型的腹膜炎症状和体征,术前诊断困难,漏诊率高,多伴有腹部脏器合并伤,病死率高,术后并发症多,肠瘘发生率高。

二、护理评估

（一）健康史

详细询问患者、现场目击者或陪同人员,以了解受伤的时间地点、环境,受伤的原因,外力的特点、大小和作用方向;了解受伤前后饮食及排便情况,受伤时的体位,有无防御,伤后意识状态、症状、急救措施、运送方式,既往疾病及手术史。

（二）临床表现

胃损伤若未波及胃壁全层,可无明显症状。若全层破裂,由于胃酸有很强的化学刺激性,可立即出现剧痛及腹膜刺激征。当破裂口接近贲门或食管时,可因空气进入纵隔而呈胸壁下气肿。当发生较大的穿透性胃损伤时,可自腹壁流出食物残渣、胆汁和气体。

十二指肠破裂后,因有胃液、胆汁及胰液进入腹腔,早期即可发生急性弥漫性腹膜炎,有剧烈的刀割样持续性腹痛伴恶心、呕吐,腹部检查可见板状腹、腹膜刺激征症状。

（三）辅助检查

（1）疑有胃损伤者,应置胃管,若自胃内吸出血性液或血性物可确诊。

（2）腹腔穿刺术和腹腔灌洗术。腹腔穿刺抽出不凝血液、胆汁,灌洗吸出 10 mL 以上肉眼可辨的血性液体,即为阳性结果。

(3)X 线检查:腹部 X 线片显示腹膜后组织积气、肾脏轮廓清晰、腰大肌阴影模糊不清等有助于腹膜后十二指肠损伤的诊断。

(4)CT 检查:可显示少量的腹膜后积气和渗至肠外的造影剂。

(四)治疗原则

抗休克和及时、正确的手术处理是治疗的两大关键。

(五)心理-社会因素

胃十二指肠外伤性损伤多数在意外情况下发生,患者出现突发外伤后,易出现紧张、痛苦、悲哀、恐惧等心理,会担心手术能否成功及疾病预后。

三、护理问题

(一)疼痛

疼痛与胃肠破裂、腹腔内积液、腹膜刺激征有关。

(二)组织灌注量不足

这与大量失血、失液,严重创伤,有效循环血量减少有关。

(三)焦虑或恐惧

这种情绪与经历意外及担心预后有关。

(四)潜在并发症

出血、感染、肠瘘及低血容量性休克。

四、护理目标

(1)患者疼痛减轻。

(2)患者血容量得以维持,各器官血供正常、功能完整。

(3)患者的焦虑或恐惧减轻或消失。

(4)护士密切观察病情变化,如发现异常,及时报告医师,并配合处理。

五、护理措施

(一)一般护理

1.预防低血容量性休克

吸氧、保暖、建立静脉通道,遵医嘱输入温热生理盐水或乳酸盐林格液,抽血查全血细胞计数、血型和交叉配血。

2.密切观察病情变化

每 15～30 分钟评估 1 次患者情况。评估内容包括意识状态、生命体征、肠鸣音、尿量、氧饱和度、有无呕吐、肌紧张和反跳痛等。观察胃管内引流物颜色、性质及量,若引流出血性液体,提示有胃、十二指肠破裂的可能。

3.术前准备

胃十二指肠破裂大多需要手术处理,故患者入院后,在抢救休克的同时,应尽快完成术前准备工作,如备皮、备血、插胃管及留置尿管、做好抗生素皮试等,一旦需要,可立即实施手术。

（二）心理护理

评估患者对损伤的情绪反应，鼓励他们说出自己内心的感受，帮助建立积极有效的应对措施。向患者介绍有关病情、损伤程度、手术方式及疾病预后，鼓励患者，告诉患者良好的心态与积极的配合有利于疾病早日康复。

（三）术后护理

1.体位

患者意识清楚、病情平稳，给予半坐卧位，有利于引流及呼吸。

2.禁食、胃肠减压

观察胃管内引流液颜色、性质及量，引流出血性液体，提示有胃、十二指肠再出血的可能。十二指肠创口缝合后，将胃肠减压管置于十二指肠腔内，使胃液、肠液、胰液得到充分引流，一定要妥善固定，避免脱出。一旦脱出，要在医师的指导下重新置管。

3.严密监测生命体征

术后每15～30分钟监测1次生命体征，直至患者病情平稳。注意肾功能的改变，胃十二指肠损伤后，特别有出血性休克时，肾脏会受到一定的损害，尤其是严重腹部外伤伴有重度休克者，有发生急性肾功能障碍的危险，所以，术后应密切注意尿量，争取保持每小时尿量在50 mL以上。

4.补液和营养支持

根据医嘱，合理补充水、电解质和维生素，必要时输新鲜血、血浆，维持水、电解质及酸碱平衡。给予肠内、外营养支持，促进合成代谢，提高机体防御能力。继续应用有效抗生素，控制腹腔内感染。

5.术后并发症的观察和护理

（1）出血：如胃管内24小时内引流出的新鲜血液大于300 mL，提示吻合口出血，要立即配合医师给予胃管内注入凝血酶粉、冰盐水洗胃等止血措施。

（2）肠瘘：患者术后持续低热或高热不退，腹腔引流管中引流出黄绿色或褐色渣样物，有恶臭或引流出大量气体，提示肠瘘发生，要配合医师进行腹腔双套管冲洗，并做好相应护理。

（四）健康教育

（1）讲解术后饮食注意事项，当患者胃肠功能恢复后，一般3～5天后开始恢复饮食，由流质逐步恢复至半流质、普食，进食高蛋白、高能量、易消化饮食，增强抵抗力，促进愈合。

（2）行全胃切除或胃大部分切除术的患者，因胃肠吸收功能下降，要及时补充微量元素和维生素等营养素，预防贫血、腹泻等并发症。

（3）避免工作过于劳累，注意劳逸结合。讲明饮酒、抽烟对胃、十二指肠疾病的危害性。

（4）避免长期大量服用非甾体抗炎药，如布洛芬等，以免引起胃肠道黏膜损伤。

（张东霞）

第三节　急性阑尾炎

急性阑尾炎是普外科最常见的疾病之一，也是外科急腹症中最常见的疾病之一，其发病率约为1‰。各年龄段人及妊娠期妇女均可发病，但以青年最为多见。阑尾切除术也是外科最常施行的一种手术。急性阑尾炎临床表现变化较多,需要与许多腹腔内、外疾病相区别。早期明确诊断,及时治疗,可使患者在短期内恢复健康。若延误诊治,则可能出现严重后果。因此,对本病的处理须予以重视。

一、病因

阑尾管腔较细且系膜短,常使阑尾扭曲,内容物排出不畅。阑尾管腔内本来就有许多微生物,远侧又是盲端,很容易发生感染。一般认为急性阑尾炎是由下列几种因素综合导致的。

(一)梗阻

梗阻为急性阑尾炎最常见的致病因素,常见的梗阻原因如下:①便石和便块等;②寄生虫,如蛔虫堵塞;③阑尾系膜过短,造成阑尾扭曲,引起部分梗阻;④阑尾壁的改变,以往发生过急性阑尾炎后,肠壁可以纤维化,使阑尾腔变小,亦可减弱阑尾的蠕动功能。

(二)细菌感染

阑尾炎的发生也可能是细菌直接感染的结果。细菌可通过直接侵入、经由血运或邻接感染等方式侵入阑尾壁,从而导致阑尾的感染和炎症。

(三)其他

与急性阑尾炎发病有关的因素还有饮食习惯、遗传因素和胃肠道功能障碍等。阑尾先天性畸形,如阑尾过长、过度扭曲、管腔细小、血供不佳等都是易于发生急性炎症的条件。胃肠道功能障碍(如腹泻、便秘等)引起内脏神经反射,导致阑尾肌肉和血管痉挛,当超过正常强度时,可致阑尾管腔狭窄、血供障碍、黏膜受损,以致细菌入侵而发生急性炎症。

二、病理

根据急性阑尾炎的临床过程和病理解剖学变化,可将其分为四种病理类型,这些不同类型可以是急性阑尾炎在其病变发展过程中不同阶段的表现,也可以是不同的病因和发病原理的直接结果。

(一)急性单纯性阑尾炎

阑尾轻度肿胀,浆膜表面充血。阑尾壁各层组织间均有炎性细胞浸润,以黏膜和黏膜下层最为显著。黏膜上可能形成小的溃疡和出现小的出血点,阑尾腔内可能有少量渗出液,临床症状和全身反应也较轻,如能及时处理,其感染可以消退,炎症完全吸收,阑尾也可以恢复正常。

(二)急性化脓性阑尾炎

阑尾明显肿胀,壁内有大量炎性细胞浸润,可形成大量大小不一的微小脓肿。浆膜高度充血并有较多脓性渗出物,是机体炎症防御、局限化的一种表现。常有大网膜下移、包绕部分或全部阑尾。此类阑尾炎的阑尾已有不同程度的组织破坏,即使经保守治疗恢复,阑尾壁仍可留有瘢痕挛缩,致阑尾腔狭窄,因此日后炎症可反复发作。

(三)坏疽性及穿孔性阑尾炎

坏疽性及穿孔性阑尾炎是一种重型阑尾炎。根据阑尾血运阻断的部位,坏死范围可仅限于阑尾的一部分或累及整个阑尾。阑尾管壁坏死或部分坏死,呈暗紫色或黑色。阑尾腔内积脓,且压力升高,阑尾壁血液循环受阻。穿孔部位多位于阑尾根部和尖端。如穿孔未被包裹,感染继续扩散,则可引起急性弥漫性腹膜炎。

(四)阑尾周围脓肿

急性阑尾炎化脓坏疽或穿孔,如果此过程进展较慢,大网膜可移至右下腹部,将阑尾包裹并形成粘连,形成炎性肿块或阑尾周围脓肿。

阑尾穿孔并发弥漫性腹膜炎最为严重,常见于坏疽穿孔性阑尾炎。婴幼儿大网膜过短、妊娠期的子宫妨碍大网膜下移,故易于在阑尾穿孔后出现弥漫性腹膜炎。由于阑尾炎症严重,进展迅速,局部大网膜或肠襻粘连尚不足以局限之,故一旦穿孔,感染很快蔓及全腹腔。患者有全身性感染、中毒和脱水等现象,有全腹性的腹壁强直和触痛,并有肠麻痹的腹胀、呕吐等症状。如不经适当治疗,病死率很高;即使经过积极治疗后全身性感染获得控制,也常因出现盆腔脓肿、膈下脓肿或多发性腹腔脓肿等并发症而需多次手术引流,甚至遗下腹腔窦道、肠瘘、粘连性肠梗阻等并发症而使病情复杂、病期迁延。

三、临床表现

不论急性阑尾炎病因如何,亦不论其病理变化为单纯性、化脓性或坏疽性,在阑尾未穿孔、坏死或并有局部脓肿以前,临床表现大致相似。多数急性阑尾炎有较典型的症状和体征。

(一)症状

一般表现在三个方面。

1.腹痛不适

腹痛不适是急性阑尾炎最常见的症状,约有98%的急性阑尾炎患者以此为首发症状。典型的急性阑尾炎腹痛开始时多在上腹部或脐周围,有时为阵发性,并常有轻度恶心或呕吐,一般持续6～36小时(通常约12小时)。当阑尾炎症涉及壁腹膜时,腹痛变为持续性并转移至右下腹部,疼痛加剧,不少患者伴有呕吐、发热等全身症状。此种转移性右下腹痛是急性阑尾炎的典型症状,70%以上的患者具有此症状。该症状在临床诊断上有重要意义。但也应该指出:不少患者的腹痛可能开始时即在右下腹,不一定有转移性腹痛,这可能与阑尾炎病理过程不同有关。没有明显管腔梗阻而直接发生的阑尾感染,可能一开始就是右下腹炎症持续性疼痛。在临床上,虽异位阑尾炎同样也可有初期梗阻性、后期炎症性腹痛,但其最后腹痛所在部位因阑尾部位不同而异。

腹痛的轻重程度与阑尾炎的严重性之间并无直接关系。虽然腹痛的突然减轻一般表示阑尾腔的梗阻已解除或炎症在消退,但有时因阑尾腔内压过大或组织缺血坏死,神经末梢失去感受和传导能力,腹痛也可减轻。有时阑尾穿孔以后,由于腔内压随之减低,自觉的腹痛也可突然消失。故腹痛减轻,必须伴有体征消失,方可视为病情好转的证据。

2.胃肠道症状

恶心、呕吐、便秘、腹泻等胃肠道症状是急性阑尾炎患者所常有的。呕吐是急性阑尾炎常见的症状,当阑尾管腔梗阻及炎症程度较重时更为突出。呕吐与发病前有无进食有关。阑尾炎发生于空腹时,往往仅伴有恶心;饱食后发生者多有呕吐;偶然于病程晚期亦见有恶心、呕吐者,则多由腹膜炎所致。食欲缺乏、不思饮食,则更是患者常见的症状。

当阑尾感染扩散至全腹时,恶心、呕吐可加重。其他胃肠道症状,如食欲缺乏、便秘、腹泻等也偶可出现,腹泻多由于阑尾炎症扩散至盆腔内形成脓肿,刺激直肠而引起肠功能亢进。此时患者常有排便不畅、便次增多、里急后重及便中带黏液等症状。

3.全身反应

急性阑尾炎患者的全身症状一般并不显著。当阑尾化脓坏疽并有扩散性腹腔内感染时,会出现明显的全身症状,如寒战、高热、反应迟钝或烦躁不安;当弥漫性腹膜炎严重时,会同时出现血容量不足与脓毒症表现,甚至有心、肺、肝、肾等生命器官功能障碍。

(二)体征

急性阑尾炎的体征在诊断上较自觉症状更具重要性。它的表现取决于阑尾的部位、位置的深浅和炎症的程度,常见的体征有下列几类。

1.患者体位

不少患者来诊时常弯腰行走,且往往以双手按在右下腹部。在床上平卧时,其右髋关节常呈屈曲状。

2.压痛和反跳痛

最主要和典型的症状是右下腹压痛,其存在是诊断阑尾炎的重要依据,典型的压痛较局限,位于麦氏点(阑尾点)或其附近。无并发症的阑尾炎压痛点比较局限,有时可以用一个手指在腹壁找到最明显压痛点。待出现腹膜炎时,压痛范围可变大,甚至全腹压痛,但压痛最剧点仍在阑尾部位。压痛点具有重大诊断价值,即使患者自觉腹痛尚在上腹部或脐周围,体检时往往已能发现在右下腹有明显的压痛点,常可借此获得早期诊断。

年老体弱、反应差的患者有时即使炎症很重,但压痛可能比较轻微,或必须深压才痛。压痛表明阑尾炎症的存在和其所在的部位,较转移性腹痛更具诊断意义。

反跳痛具有重要的诊断意义,体检时将压在局部的手突然松开,患者感到更重于压痛的剧烈疼痛。这是腹膜受到刺激的反应,可以更肯定局部炎症的存在。阑尾部位压痛与反跳痛的同时存在对诊断阑尾炎来说,比单个存在更有价值。

3.右下腹肌紧张和强直

肌紧张是腹壁对炎症刺激的反应性痉挛,强直则是一种不由自主的持续性、保护性的腹肌收缩,都见于阑尾炎症已超出浆膜并侵及周围脏器或组织时。检查腹肌有无紧张和强直,要求动作轻柔,患者情绪平静,以避免引起腹肌过度反应或痉挛,导致得出不正确结论。

4.疼痛试验

有些急性阑尾炎患者以下几种疼痛试验可能呈阳性,其主要原理是处于深部但有炎症的阑尾黏附于腰大肌或闭孔肌,在行以下各种试验时,局部受到明显刺激而出现疼痛。①结肠充气试验(Rovsing 征)。深压患者左下腹部降结肠处,患者感到阑尾部位疼痛。②腰大肌试验。患者左侧卧,右腿伸直并过度后伸时阑尾部位出现疼痛。③闭孔内肌试验。患者屈右髋右膝并内旋时感到阑尾部位疼痛。④直肠内触痛,直肠指检时按压右前壁,患者有疼痛感。

(三)化验

急性阑尾炎患者的血常规、尿常规检查有一定重要性。90%的患者常有白细胞计数增多,是临床诊断的重要依据,一般为$(10\sim15)\times10^9/L$。随着炎症加重,白细胞计数可以增多,甚至可为$20\times10^9/L$以上。但年老体弱或免疫功能受抑制的患者,白细胞计数不一定增多,甚至反而下降。白细胞数增多常伴有核左移。急性阑尾炎患者的尿液检查一般无特殊改变,但对排除类似阑尾炎症状的泌尿系统疾病,如输尿管结石,常规检查尿液仍有必要。

四、诊断

多数急性阑尾炎的诊断以转移性右下腹痛或右下腹痛、阑尾部位压痛和白细胞计数升高三者为决定性依据。典型的急性阑尾炎(约占80%)均有上述症状及体征,易于据此做出诊断。对于临床表现不典型的患者,尚需考虑借助其他一些诊断手段,以作进一步肯定。

五、鉴别诊断

典型的急性阑尾炎一般诊断并不困难,但在另一部分病例,由于临床表现并不典型,诊断相当困难,有时甚至诊断错误,以致采用错误的治疗方法或延误治疗,产生严重并发症,甚至死亡。需要与急性阑尾炎相鉴别的疾病很多,常见的为以下三类。

(一)内科疾病

临床上,不少内科疾病具有急腹症的临床表现,常被误诊为急性阑尾炎而施行不必要的手术探查,将无病变的阑尾切除,甚至危及患者生命,故诊断时必须慎重。常见的需要与急性阑尾炎鉴别的内科疾病有以下几种。

1.急性胃肠炎

一般急性胃肠炎患者发病前常有饮食不慎或食物不洁史。症状虽亦以腹痛、呕吐、腹泻三者为主,但通常以呕吐或腹泻较为突出,有时在腹痛之前已有吐泻。急性阑尾炎患者即使有吐泻,一般也不严重,且多发生在腹痛以后。

急性胃肠炎的腹痛有时虽很剧烈,但其范围较广,部位较不固定,更无转移至右下腹的特点。

2.急性肠系膜淋巴结炎

本病多见于儿童,往往发生于上呼吸道感染之后。患者大多有相同腹痛史,且常在上呼吸道感染后发作。起病初期于腹痛开始前后往往即有高热,此与一般急性阑尾炎不同,腹痛初起时即位于右下腹,而无急性阑尾炎之典型腹痛转移史。其腹部触痛的范围亦较急性阑尾炎为广,部位亦较阑尾的位置高,并较靠近内侧。腹壁强直不甚明显,反跳痛亦不显著。结肠充气试验(Rovsing 征)和肛门指检都是阴性。

3.Meckel 憩室炎

梅克尔(Meckel)憩室炎往往无转移性腹痛,局部压痛点也在阑尾点之内侧,多见于儿童,由于1/3 Meckel憩室中有胃黏膜存在,患者可有黑便史。Meckel 憩室炎发生穿孔时成为外科疾病。临床上如诊断为急性阑尾炎而手术中发现阑尾正常,应即检查末段回肠至少 100 cm,以视有无 Meckel 憩室炎,免因遗漏而造成严重后果。

4.局限性回肠炎

典型局限性回肠炎不难与急性阑尾炎相区别。但不典型急性发作时,右下腹痛、压痛及白细胞计数升高与急性阑尾炎相似,必须通过细致临床观察,发现局限性回肠炎所致的部分肠梗阻的症状与体征(如阵发绞痛和可触及条状肿胀肠襻),方能鉴别。

5.心胸疾病

如右侧胸膜炎、右下肺炎和心包炎等均可有反射性右侧腹痛,甚至右侧腹肌反射性紧张等,但这些疾病以呼吸、循环系统功能改变为主,一般没有典型急性阑尾炎的转移性右下腹痛和压痛。

6.其他

如过敏性紫癜、铅中毒等,均可有腹痛,但腹软无压痛。详细的病史、体检和辅助检查可予以鉴别。

(二)外科疾病

1.胃、十二指肠溃疡急性穿孔

本病为常见急腹症,发病突然,临床表现可与急性阑尾炎相似。溃疡病穿孔患者多数有慢性溃疡史,穿孔大多发生在溃疡病的急性发作期。溃疡穿孔所引起的腹痛,虽起于上腹部并可累及右下腹,但一般均迅速累及全腹,不像急性阑尾炎有局限于右下腹的趋势。腹痛发作极为突然,程度也颇剧烈,常可引致患者休克。体检时右下腹虽也有明显压痛,但上腹部溃疡穿孔部位一般仍为压痛最显著的地方。腹肌的强直现象也特别显著,常呈"板样"强直。腹内因有游离气体存在,肝浊音界多有缩小或消失现象,X线透视如能确定膈下有积气,将有助于作出诊断。

2.急性胆囊炎

总体上急性胆囊炎的症状与体征均以右上腹为主,常可扪及肿大和有压痛的胆囊,墨菲(Murphy)征阳性,辅以B超不难鉴别。

3.右侧输尿管结石

本病有时与阑尾炎表现相似。但输尿管结石以腰部酸痛或绞痛为主,可有向会阴部放射痛,右肾区叩击痛(+),肉眼或镜检尿液有大量红细胞,辅以 B 超检查和肾、输尿管、膀胱 X 线片(KUB)可确诊。

(三)妇科疾病

1.右侧异位妊娠破裂

这是育龄妇女最易与急性阑尾炎相混淆的疾病,尤其对于未婚怀孕女性,诊断时更要细致。异位妊娠患者常有月经过期或近期不规则史,在腹痛发生以前,可有不规则的阴道出血史。其腹痛之发作极为突然,开始即在下腹部,并常伴有会阴部垂痛感觉。全身无炎症反应,但有不同程度的出血性休克症状。妇科检查常能发现阴道内有血液,子宫颈柔软而有明显触痛,一侧附件有肿大且具压痛。如阴道后穹隆或腹腔穿刺抽出新鲜不凝固血液,同时妊娠试验阳性可以确诊。

2.右侧卵巢囊肿扭转

本病可突然出现右下腹痛,囊肿绞窄坏死可刺激腹膜而致局部压痛,与急性阑尾炎相似。但急性扭转时疼痛剧烈而突然,坏死囊肿引起的局部压痛位置偏低,有时可扪及肿大的囊肿,都与阑尾炎不同,妇科双合诊或B超检查等可明确诊断。

3.其他

如急性盆腔炎、右侧附件炎、右侧卵巢滤泡或黄体破裂等,可通过病史、月经史、妇科检查、B超检查、后穹隆或腹腔穿刺等做出正确诊断。

六、治疗

手术切除是治疗急性阑尾炎的主要方法,但阑尾炎症的病理变化比较复杂,非手术治疗仍有其价值。

(一)非手术治疗

1.适应证

(1)患者情况差或客观条件不允许,如合并严重心、肺功能障碍时,可先行非手术治疗,但应密切观察病情变化。

(2)急性单纯性阑尾炎早期,药物治疗多有效,其炎症可吸收消退,阑尾能恢复正常,也可能不再复发。

(3)当急性阑尾炎已被延误诊断超过 48 小时,病变局限,已形成炎性肿块,也应采用非手术治疗。待炎症消退,肿块吸收后,再考虑择期切除阑尾。当炎性肿块转成脓肿时,应先行脓肿切开引流,以后再择期进行阑尾切除术。

（4）急性阑尾炎诊断尚未明确,临床观察期间可采用非手术治疗。

2.方法

非手术治疗的方法有卧床、禁食、静脉补充水电解质和热量,同时应用有效抗生素以及对症处理(如镇静、止痛、止吐等)。

（二）手术治疗

绝大多数急性阑尾炎诊断明确后均应采用手术治疗,以去除病灶、促进患者迅速恢复。但是急性阑尾炎的病理变化和患者条件常有不同,因此也要根据具体情况,对不同时期、不同阶段的患者采用不同的手术方式分别处理。

七、急救护理

（一）护理目标

（1）患者焦虑情绪明显好转,配合治疗及护理。

（2）患者主诉疼痛明显缓解或消失。

（3）术后未发生相关并发症或并发症发生后能得到及时治疗与处理。

（二）护理措施

1.非手术治疗

（1）体位:取半卧位休息,以减轻疼痛。

（2）饮食:轻者可进流质,重症患者应禁食以减少肠蠕动,有利于炎症局限。

（3）加强病情观察:定时测量生命体征,密切观察患者的腹部症状和体征,尤其注意腹痛的变化。观察期间禁用镇静止痛剂,如吗啡等,以免掩盖病情。

（4）避免增加肠内压力:禁服泻药及灌肠,以免肠蠕动加快,增高肠内压力,导致阑尾穿孔或炎症扩散。

（5）使用有效的抗生素控制感染。

（6）心理护理:耐心做好患者及家属的解释工作,减轻其焦虑和紧张情绪;向患者和家属介绍疾病相关知识,使之积极配合治疗和护理。

2.术后护理

（1）体位:患者全麻术后清醒或硬膜外麻醉平卧 6 小时后,血压平稳,采用半卧位,以减少腹壁张力,减轻切口疼痛,有利于呼吸和引流。

（2）饮食护理:患者术后禁食,禁食期间给予静脉补液。待肛门排气,肠蠕动恢复后,进流质饮食,逐渐向半流质和普食过渡。

（3）合理使用抗生素:术后遵医嘱及时正确使用抗生素,控制感染,防止并发症发生。

（4）早期活动:鼓励患者术后在床上活动,待麻醉反应消失后可起床活动,以促进肠蠕动恢复,防止肠粘连,增进血液循环,促进伤口愈合。

（5）切口的护理:①及时更换污染敷料,保持切口清洁、干燥。②密切观察切口愈合情况,及时发现出血及感染征象。

（6）引流管的护理:①妥善固定引流管和引流袋,防止引流管折叠、受压或牵拉而脱出,并减少牵拉引起的疼痛。②保持引流通畅,经常从近端至远端挤压引流管,防止血块或脓液堵塞。如发现引流液突然减少,应检查引流管有无脱落和堵塞。③观察并记录引流液的颜色、性状及量,准确记录 24 小时的引流量。当引流液量逐渐减少、颜色逐渐变淡至浆液性,患者体温及血常规正常时,可考虑拔管。④每周更换引流袋2~3次。更换引流袋和敷料时,严格执行无菌操作,防止污染和避免引起逆行感染。

(7)术后并发症的观察及护理。①切口感染:是阑尾切除术后最常见的并发症,多见于化脓性或穿孔性阑尾炎。切口感染可通过术中有效保护切口、彻底止血、消灭无效腔等措施得到预防。一般临床表现为术后 2~3 天体温升高,切口处出现红、肿、痛。治疗原则:先试穿刺抽脓液,一经确诊立即充分敞开引流。排出脓液,放置引流,定期换药,短期内可愈合。②粘连性肠梗阻:与局部炎性渗出、手术损伤和术后长期卧床等因素有关。早期手术、术后早期下床活动可以有效预防该并发症,完全性肠梗阻者应手术治疗。③腹腔内出血:常发生在术后 24~48 小时内,多因阑尾系膜结扎线松脱或止血不彻底引起。临床表现为腹痛、腹胀和失血性休克等。一旦发生出血,应立即输血、补液及紧急手术止血。④腹腔感染或脓肿:多发生于化脓性或坏疽性阑尾炎术后,尤其多发于阑尾穿孔伴腹膜炎的患者。患者表现为体温升高、腹痛、腹胀、腹部压痛及全身中毒症状。按腹膜炎治疗和护理原则处理。⑤阑尾残株炎:阑尾残端保留过长超过 1 cm 时,术后残株易复发炎症,仍表现为阑尾炎的症状。X 线钡剂检查可明确诊断。症状较重者,应手术切除阑尾残株。⑥便瘘:很少见。残端结扎线脱落、盲肠原有结核或癌肿等病变、手术时误伤盲肠等因素均是发生便瘘的原因。临床表现类似阑尾周围脓肿,经非手术治疗后,便瘘多可自行闭合。少数需手术治疗。

(三)健康教育

(1)术前向患者解释禁食的目的和意义,指导患者采取正确的卧位。

(2)指导患者术后早期下床活动,促进肠蠕动恢复,避免肠粘连。

(3)术后鼓励患者进食营养丰富的食物,以利于伤口愈合。

(4)出院指导。若出现腹痛、腹胀等症状,应及时就诊。

(张东霞)

第四节 肠 梗 阻

一、概述

肠梗阻指肠内容物在肠道中通过受阻,为常见急腹症,可由多种因素引起。起病初梗阻肠段先有解剖和功能性改变,进而发生体液和电解质的丢失、肠壁循环障碍坏死和继发感染,最后可致毒血症休克死亡。如能及时诊断、积极治疗大多能逆转病情的发展以至治愈。

二、病因

(一)机械性肠梗阻

1.肠外原因

(1)粘连与粘连带压迫:粘连可引起肠折叠扭转而造成梗阻。先天性粘连带较多见于小儿,腹部手术或腹内炎症产生的粘连是成人肠梗阻最常见的原因,但少数病例无腹部手术及炎症史。

(2)嵌顿性外疝或内疝。

（3）肠扭转常由粘连所致。

（4）肠外肿瘤或腹块压迫。

2.肠管本身的原因

（1）先天性狭窄和闭孔畸形。

（2）炎症肿瘤吻合手术及其他因素所致的狭窄。例如,炎症性肠病、肠结核、放射性损伤、肠肿瘤(尤其是结肠瘤)、肠吻合等。

（3）肠套叠在成人中较少见,多因息肉或其他肠管病变引起。

3.肠腔内原因

成团蛔虫异物或便块等引起的肠梗阻已不常见。巨大胆石通过胆囊或胆总管-十二指肠瘘管进入肠腔,产生胆石性肠梗阻的病例时有报道。

（二）动力性肠梗阻

（1）麻痹性。腹部大手术后腹膜炎、腹部外伤、腹膜后出血、某些药物肺炎、脓胸脓毒血症、低钾血症或其他全身性代谢紊乱均可并发麻痹性肠梗阻。

（2）痉挛性。肠道炎症及神经系统功能紊乱均可引起肠管暂时性痉挛。

（三）血管性肠梗阻

肠系膜动脉栓塞或血栓形成和肠系膜静脉血栓形成为主要病因。各种病因引起肠梗阻的频率随年代地区、民族医疗卫生条件等不同而有所不同。例如,年前嵌顿疝所致的机械性肠梗阻的发生率最高,随着医疗水平的提高、预防性疝修补术得到普及,现已明显减少,而粘连所致的肠梗阻的发生率明显上升。

三、病理改变

单纯性完全机械性肠梗阻发生后,梗阻部位以上的肠腔扩张,肠壁变薄,黏膜易有糜烂和溃疡发生,浆膜可被撕裂,整个肠壁可因血供障碍而坏死穿孔,梗阻以下部分肠管多呈空虚坍陷。

麻痹性肠梗阻时,肠管扩张、肠壁变薄。

在绞窄性肠梗阻的早期,由于静脉回流受阻,小静脉和毛细血管可发生淤血、通透性增加甚至破裂而渗出血浆或血液,此时肠管内因充血和水肿而呈紫色,继而出现动脉血流受阻、血栓形成,肠壁因缺血而坏死,肠内细菌和毒素可通过损伤的肠壁进入腹腔,坏死的肠管呈紫黑色,最后可自行破裂。

四、病理生理

肠梗阻的主要病理生理改变为肠膨胀、体液和电解质的丢失、感染和毒血症。这些改变的严重程度视梗阻部位的高低、梗阻时间的长短以及肠壁有无血液供应障碍而不同。

（一）肠膨胀

机械性肠梗阻时,梗阻以上的肠腔因积液、积气而膨胀,肠段对梗阻的最先反应是增强蠕动,而强烈的蠕动引起肠绞痛。此时食管上端括约肌发生反射性松弛,患者在吸气时不自觉地将大量空气吞入胃肠,因此肠腔积气的 70% 是咽下的空气,其中大部分是氮气,不易被胃肠吸收,其余 30% 的积气是肠内酸碱中和与细菌发酵作用产生的,后弥散至肠腔的 CO_2、H_2、CH_4 等气体。正常成人每天消化道分泌的唾液、胃液、胆液、胰液和肠液的总量约 8 L,绝大部分被小肠黏膜吸收,以保持体液平衡。肠梗阻时大量液体和气体聚积在梗阻近端引起肠膨胀,而膨胀能抑制肠壁黏膜吸收水分,以后又刺激其增加分泌,如此肠腔内液体越积越多,使肠膨胀进行性加重。单纯性肠梗阻的肠管内压力一般较低,初始常低于 8 cmH_2O(1 cmH_2O＝98 Pa)。

但随着梗阻时间的延长,肠管内压力甚至可达到 18 cmH_2O。结肠梗阻时肠腔内压力多平均在25 cmH_2O。结肠梗阻时肠腔内压力平均多在 25 cmH_2O 以上,甚至有高到 52 cmH_2O。肠管内压力的增高可使肠壁静脉回流障碍,引起肠壁充血水肿,通透性增加。肠管内压力继续增高可使肠壁血流阻断,使单纯性肠梗阻变为绞窄性肠梗阻。严重的肠膨胀甚至可使横膈抬高,影响患者的呼吸和循环功能。

(二)体液和电解质的丢失

肠梗阻时肠膨胀可引起反射性呕吐。高位小肠梗阻时呕吐频繁,大量水分和电解质被排出体外。如梗阻位于幽门或十二指肠上段,呕出过多胃酸,则易产生脱水和低氯低钾性碱中毒。如梗阻位于十二指肠下段或空肠上段,则重碳酸盐的丢失严重。低位肠梗阻,因肠黏膜吸收功能降低而分泌液量增多,梗阻以上肠腔中积留大量液体,有时多达 5～10 L,内含大量碳酸氢钠。这些液体虽未被排出体外,但封闭在肠腔内不能进入血液,等于体液的丢失。此外,过度的肠膨胀影响静脉回流,导致肠壁水肿和血浆外渗,在绞窄性肠梗阻时,血和血浆的丢失尤其严重。因此,患者多发生脱水伴少尿、氮质血症和酸中毒。如持续脱水,血液进一步浓缩,则导致低血压和低血容量休克。失钾和不进饮食所致的血钾过低可引起麻痹,进而加重肠梗阻的发展。

(三)感染和毒血症

正常人的肠蠕动使肠内容物经常向前流动和更新,因此小肠内是无菌的,或只有极少数细菌。单纯性机械性小肠梗阻时,肠内纵有细菌和毒素也不能通过正常的肠黏膜屏障,因而危害不大。若梗阻转变为绞窄性,开始时,静脉血流被阻断,受累的肠壁渗出大量血液和血浆,使血容量进一步减少,继而动脉血流被阻断而加速肠壁的缺血性坏死。绞窄段肠腔中的液体含大量细菌(如梭状芽孢杆菌、链球菌、大肠埃希菌等)、血液和坏死组织,细菌的毒素以及血液和坏死组织的分解产物均具有极强的毒性。这种液体通过破损或穿孔的肠壁进入腹腔后,可引起强烈的腹膜刺激和感染,被腹膜吸收后,则引起脓毒血症。严重的腹膜炎和毒血症是导致肠梗阻患者死亡的主要原因。

除上述三项主要的病理生理改变之外,绞窄性肠梗阻往往还伴有肠壁、腹腔和肠腔内的渗血,绞窄的肠襻越长,失血量越大,亦是导致肠梗阻患者死亡的原因之一。

五、临床表现

症状和体征典型的肠梗阻是不难诊断的,但缺乏典型表现者诊断较困难。X 线腹部透视或摄片检查对证实临床诊断、确定肠梗阻的部位很有帮助。正常人腹部 X 线平片上只能在胃和结肠内见到少量气体。如小肠内有气体和液平面,表明肠内容物通过障碍,提示肠梗阻的存在。通常要经过6 小时,急性小肠梗阻患者的肠内才会积聚足够的液体和气体,形成明显的液平面。经过 12 小时,肠扩张的程度达到诊断水平。结肠梗阻发展到出现X 线征象的时间就更长。充气的小肠特别是空肠可从横绕肠管的环状襞加以辨认,并可与具有结肠袋影的结肠相区别。此外,典型的小肠肠型多在腹中央部分,而结肠影在腹周围或在盆腔。根据患者体力情况可采用立式或卧式,从正位或侧位摄片,必要时进行系列摄片。

肠梗阻的诊断确定后,应进一步鉴别梗阻的类型。不同类型肠梗阻的治疗及预后方面差异很大,如机械性肠梗阻多需手术解除,动力性肠梗阻则可用保守疗法治愈,绞窄性肠梗阻应尽早进行手术,而单纯性机械性肠梗阻可先试行保守治疗。鉴别方法如下。

(一)鉴别机械性肠梗阻和动力性肠梗阻

首先要从病史上分析有无机械梗阻因素。动力性肠梗阻包括常见的麻痹性和少见的痉挛性肠梗阻。机械性肠梗阻的特征是阵发性肠绞痛、肠鸣音亢进和非对称性腹胀;麻痹性肠梗阻的特征是无绞痛、肠鸣音消失和全腹均匀膨胀;痉挛性肠梗阻可有剧烈腹痛突然发作和消失,间歇期不规则,肠鸣音减弱而不消失,但无腹胀。X线腹部平片有助于两者的鉴别:机械性梗阻的肠胀气局限于梗阻部位以上的肠段;麻痹性梗阻时,全部胃、小肠和结肠均有胀气,程度大致相同;痉挛性梗阻时,肠无明显胀气和扩张。每隔5分钟拍摄正、侧位腹部平片以观察小肠有无运动,常可鉴别机械性与麻痹性肠梗阻。

(二)鉴别单纯性肠梗阻和绞窄性肠梗阻

绞窄性肠梗阻可于单纯性机械性肠梗阻的基础上发生,单纯性肠梗阻因治疗不善而转变为绞窄性肠梗阻的占15%~43%,一般认为出现下列征象应疑有绞窄性肠梗阻。

(1)急骤发生的剧烈腹痛持续不减,或由阵发性绞痛转变为持续性腹痛,疼痛的部位较为固定。若腹痛涉及背部,提示肠系膜受到牵拉,更提示为绞窄性肠梗阻。

(2)腹部有压痛、反跳痛和腹肌强直,腹胀与肠鸣音亢进则不明显。

(3)呕吐物、胃肠减压引流物、腹腔穿刺液含血液,亦可有便血。

(4)全身情况急剧恶化,毒血症表现明显,可出现休克。

(5)X线平片检查可见梗阻部位以上肠段扩张并充满液体,状若肿瘤或呈"C"形面,被称为"咖啡豆征",在扩张的肠管间常可见有腹水。

(三)鉴别小肠梗阻和结肠梗阻

高位小肠梗阻呕吐频繁而腹胀较轻,低位小肠梗阻与之相反。结肠梗阻的临床表现与低位小肠梗阻相似,但X线腹部平片检查则可区别。小肠梗阻是充气之肠襻遍及全腹,液平较多,而结肠则不显示。若为结肠梗阻,则在腹部周围可见扩张的结肠和袋形,小肠内积气则不明显。

(四)鉴别完全性肠梗阻和不完全性肠梗阻

完全性肠梗阻多为急性发作而且症状明显,不完全性肠梗阻则多为慢性梗阻,症状不明显,往往为间歇性发作。X线平片检查完全性肠梗阻者肠襻充气扩张明显,不完全性肠梗阻则反之。

(五)肠梗阻病因的鉴别诊断

判断病因可从年龄、病史、体检、X线检查等方面的分析着手。例如,以往有过腹部手术、创伤、感染的病史,应考虑肠粘连或粘连带所致的梗阻。如患者有肺结核,应想到肠结核或腹膜结核引起肠梗阻的可能。遇风湿性心瓣膜病伴心房颤动、动脉粥样硬化或闭塞性动脉内膜炎的患者,应考虑肠系膜动脉栓塞,而门静脉高压和门静脉炎可致门静脉栓塞,这些动静脉血流受阻是血管性肠梗阻的常见原因。在儿童中,蛔虫引起肠堵塞偶可见到;3岁以下婴幼儿中原发性肠套叠多见;青、中年患者的常见病因是肠粘连、嵌顿性外疝和肠扭转;老年人的常见病因是结肠癌、乙状结肠扭转和便块堵塞,而结肠梗阻病例的90%为癌性梗阻。成人中肠套叠少见,多继发于Meckel憩室、肠息肉和肿瘤。在腹部检查时,要特别注意腹部手术切口瘢痕和隐蔽的外疝。

腹痛、呕吐、腹胀、便秘和停止排气是肠梗阻的典型症状,但在各类肠梗阻中轻重并不一致。

1.腹痛

肠梗阻的患者大多有腹痛。在急性完全性机械性小肠梗阻患者中,腹痛表现为阵发性绞痛。腹痛是由梗阻部位以上的肠管强烈蠕动引起,多位于腹中部,常突然发作,逐步加剧至高峰,持续数分钟后缓解。间隙期可以完全无痛,但过段时间后可以再发,绞痛的程度和间隙期的长短则视梗阻部位的高低和病情的缓急而异。一般而言,十二指肠、上段空肠梗阻时,呕吐可起减压作用,患者绞痛较轻。而低位回肠梗阻则可因肠胀气抑制肠蠕动,故绞痛亦轻。唯急性空肠梗阻时绞痛较剧烈,一般每 2～5 分钟即发作一次。不完全性肠梗阻腹痛较轻,在一阵肠鸣或排气后可见缓解。慢性肠梗阻亦然,且间隙期亦长。急性机械性结肠梗阻时,腹痛多在下腹部,一般较小肠梗阻为轻。结肠梗阻时若回盲瓣功能正常,结肠内容物不能逆流到小肠,肠腔因而逐渐扩大,压力增高,因之,除阵发性绞痛外可有持续性钝痛。若此种情况出现,应注意有闭襻性肠梗阻的可能性。发作间隙期的持续性钝痛亦是绞窄性肠梗阻的早期表现。如若肠壁已发生缺血坏死则呈持续性剧烈腹痛。至于麻痹性肠梗阻,由于肠肌已无蠕动能力,故无肠绞痛发作,可由高度肠管膨胀引起腹部持续性胀痛。

2.呕吐

肠梗阻患者几乎都有呕吐,早期为反射性呕吐,吐出物多为胃内容物。后期则为反流性呕吐,因梗阻部位高低而不同,部位越高,呕吐越频越剧烈。低位小肠梗阻时呕吐较轻亦较疏。结肠梗阻时,由于回盲瓣可以阻止反流,故早期可无呕吐,但后期因肠腔过度充盈而回盲瓣关闭不全时,亦有较剧烈的呕吐,吐出物可含便汁。

3.腹胀

腹胀是较迟出现的症状,其程度与梗阻部位有关。高位小肠梗阻由于频繁呕吐多无明显腹胀;低位小肠梗阻或结肠梗阻的晚期常有显著的全腹膨胀;闭襻性梗阻的肠段膨胀很突出,常呈不对称的局部膨胀;麻痹性肠梗阻时,全部肠管均膨胀扩大,故腹胀显著。

4.便秘和停止排气

完全性肠梗阻时,患者排便和排气现象消失。但在高位小肠梗阻最初的2～3天,如梗阻以下肠腔内积存了粪便和气体,则仍有排便和排气现象,不能因此否定完全性梗阻的存在。同样,绞窄性肠梗阻如肠扭转、肠套叠以及结肠癌所致的肠梗阻等都仍可有血便或脓血便排出。

5.全身症状

单纯性肠梗阻患者一般无明显的全身症状,但呕吐频繁和腹胀严重者必有脱水,血钾过低者有疲软、嗜睡、乏力和心律失常等症状。绞窄性肠梗阻患者的全身症状最显著,早期即有虚脱,很快进入休克状态。伴有腹腔感染者,腹痛持续并扩散至全腹,同时有畏寒、发热、白细胞增多等感染和毒血症表现。

六、治疗措施

肠梗阻的治疗方法取决于梗阻的原因、性质、部位、病情和患者的全身情况。但不论采取何种治疗方法,纠正肠梗阻所引起的水、电解质和酸碱平衡的失调,做胃肠减压以改善梗阻部位以上肠段的血液循环以及控制感染等皆属必要。

(一)纠正脱水、电解质丢失和酸碱平衡失调

脱水与电解质的丢失与病情及病类有关。应根据临床经验与血化验结果予以估计。一般成人症状较轻的约需补液 1 500 mL,有明显呕吐的则需补 3 000 mL,而伴周围循环虚脱和低血压时则需补液 4 000 mL 以上。若病情一时不能缓解,则尚需补给从胃肠减压及尿中排泄的量以及正常的每天需要量。当尿量排泄正常时,尚需补给钾盐。低位肠梗阻患者多因碱性肠液丢失易发酸中毒,而高位肠梗阻患者则因胃液和钾的丢失易发生碱中毒,皆应予相应的纠正。在绞窄性

肠梗阻和机械性肠梗阻的晚期,可有血浆和全血的丢失,造成血液浓缩或血容量的不足,故尚应补给全血或血浆、白蛋白等,方能有效地消除循环障碍。

在制订或修改此项计划时,必须根据患者的呕吐情况,脱水体征,每小时尿量和尿比重,血钠离子、钾离子、氯离子、二氧化碳结合力,血肌酐以及血细胞压积、中心静脉压的测定结果加以调整。由于酸中毒、血浓缩,钾离子从细胞内逸出,血钾测定有时不能真实地反映细胞缺钾情况。而应进行心电图检查作为补充。补充体液和电解质、纠正酸碱平衡失调的目的在于维持机体内环境的相对稳定,保持机体的抗病能力,使患者在肠梗阻解除之前渡过难关,能在有利的条件下经受外科手术治疗。

(二)胃肠减压

通过胃肠插管减压可引出吞入的气体和滞留的液体,解除肠膨胀,避免吸入性肺炎,减轻呕吐,改善由于腹胀引起的循环和呼吸窘迫症状,在一定程度上能改善梗阻以上肠管的淤血、水肿和血液循环。少数轻型单纯性肠梗阻经有效的减压后肠腔可恢复通畅,胃肠减压可减少手术操作困难,提高手术的安全性。

减压管有两种:较短的一种是列文氏管(Levin 管),可放置在胃或十二指肠内,操作方便,对高位小肠梗阻减压有效;另一种减压管是米勒雅培管(Miller-Abbott 管),长数米,适用于较低位小肠梗阻和麻痹性肠梗阻的减压,但操作费时,放置时需要 X 线透视以确定管端的位置。结肠梗阻发生肠膨胀时,插管减压无效,常需手术减压。

(三)控制感染和毒血症

肠梗阻时间过长或发生绞窄时,肠壁和腹膜常有多种细菌感染(如大肠埃希菌、梭形芽孢杆菌、链球菌等),积极地采用以抗革兰氏阴性杆菌为重点的广谱抗生素静脉滴注治疗十分重要,动物实验和临床实践都证实,应用抗生素可以显著降低肠梗阻的病死率。

(四)解除梗阻恢复肠道功能

对单纯性机械性肠梗阻,尤其是早期不完全性肠梗阻,如由蛔虫、便块堵塞或炎症粘连等所致的肠梗阻可行非手术治疗。早期肠套叠、肠扭转引起的肠梗阻亦可在严密的观察下先行非手术治疗。动力性肠梗阻除非伴有外科情况,不需手术治疗。

非手术治疗除前述各项治疗外,尚可加用下列措施。

(1)油类。可用液状石蜡、生豆油或菜油 200～300 mL 分次口服或由胃肠减压管注入。适用于病情较重,体质较弱者。

(2)麻痹性肠梗阻如无外科情况可用新斯的明注射、腹部芒硝热敷等治疗。

(3)针刺足三里、中脘、天枢、内关、合谷、内庭等穴位可作为辅助治疗。

绝大多数机械性肠梗阻需做外科手术治疗,缺血性肠梗阻和绞窄性肠梗阻更宜及时手术处理。

外科手术的主要内容:①松解粘连或嵌顿性疝,整复扭转或套叠的肠管等,以消除梗阻的局部原因。②切除坏死的或有肿瘤的肠段,引流脓肿等,以清除局部病变。③肠造瘘术可解除肠膨胀,便于肠段切除,肠吻合术可绕过病变肠段,恢复肠道的通畅。

七、急救护理

肠梗阻护理要点是矫正因肠梗阻引起的全身性生理紊乱和解除梗阻而采取的相应措施,即胃肠减压,纠正水、电解质紊乱和酸碱失衡,防治感染和中毒。采用非手术疗法过程中,需严密观察病情变化。如病情不见好转或继续恶化,应及时为医师提供信息,修改治疗方案。有适应证者积极完善术前准备,尽早行手术解除梗阻,加强围术期护理。

(一)护理目标

(1)严密观察病情变化,使患者迅速进入诊断、治疗程序。

(2)维持有效的胃肠减压。

(3)减轻症状,如疼痛、腹胀、呼吸困难等。

(4)加强基础护理,增加患者的舒适感。

(5)做好水分、电解质管理。

(6)预防各种并发症,提高救治成功率。

(7)加强心理护理,增强患者战胜疾病的信心。

(8)帮助患者及家属掌握自护知识,为患者回归正常生活做准备。

(二)护理措施

1.密切观察病情变化

(1)意识及表情变化能够反映中枢神经系统血液灌注情况。意识由清醒变模糊或昏迷提示病情加重。

(2)监测患者血压、脉搏、呼吸及体温,每 15~30 分钟,记录尿量,观察腹痛、腹胀、呕吐、肛门排气排便情况。如果患者有口渴、尿量减少、脉率增快、脉压缩小、烦躁不安、面色苍白等表现,为早期休克征象,应加快输液速度,配合医师进行抢救。早期单纯性肠梗阻患者,全身情况无明显变化,后因呕吐,水、电解质紊乱,可出现脉搏细速、血压下降、面色苍白、眼球凹陷、皮肤弹性减退以及四肢发凉等中毒性休克征象,尤以绞窄性肠梗阻更为严重。

(3)注意有无突发的剧烈腹痛、腹胀明显加重等异常情况。若出现持续剧烈的腹痛,频繁的呕吐,非手术治疗疗效不明显,有明显的腹膜炎表现以及呕血、便血等症状,为绞窄性肠梗阻表现,应尽早配合医师行手术治疗。

(4)密切观察患者术后一般情况,应每 30~60 分钟测血压、脉搏 1 次,平稳后可根据医嘱延长测定时间。对重症患者进行心电监护,预防中毒性休克。如发现异常情况要及时通知医师,做好抢救工作。

(5)保持各引流管通畅,妥善固定,防止挤压扭曲,同时密切观察引流液的性状,如量、颜色及气味等。

2.胃肠减压的护理

(1)肠梗阻的急性期须禁食,并保持有效的胃肠减压。可吸出肠道内气体和液体,减轻腹胀,降低肠腔内压力,改善肠壁血液循环,有利于改善局部病变及全身情况。关心安慰患者,讲解胃肠减压的作用及重要性,使患者重视胃肠减压的作用。

(2)妥善固定胃管,每 2 小时抽吸 1 次,避免折曲或脱出,保持引流通畅,若引流不畅时可用等渗盐水冲洗胃管,观察引出物的色、质、量并记录。

(3)避免胃内存留大量的液体和气体,影响药物的保存和吸收。注药操作时,动作要轻柔,避免牵拉胃管引起患者不适,注射完毕,一定要夹紧胃管 2~3 小时,以利于药物吸收及进入肠道。

(4)动态观察胃肠吸出物的颜色及量。若吸出物减少及变清,肠鸣音恢复,表示梗阻正在缓解;若吸出物的量较多,有便臭味或呈血性,表示肠梗阻未解除,促使细菌繁殖或者引起肠管血液循环障碍,应及早通知医师,采取合理手术治疗。

（5）术后更应加强胃肠减压的护理。每天记录胃液量，便于医师参考补液治疗。注意胃液性质，发现有大量血性液体引出时，应及时报告医师处理。

3.体位和活动的护理

（1）非手术患者卧床休息：在血压稳定的情况下，可采取半卧位，以减轻腹痛、腹胀，并有利于呼吸。

（2）术后待生命体征平稳后采用半卧位，以利于腹腔内渗出液流向盆腔而利于吸收（盆腔内腹膜吸收能力较强），使感染局限化，减少膈下感染，减轻腹部张力，减轻切口疼痛，有利于切口愈合。有造瘘口者，应向造瘘口侧卧，以防肠内大便或肠液流出污染腹部切口或从造瘘口基底部刀口流入肠腔而致感染。护理人员应经常协助患者维持好半卧位。

（3）指导和协助患者活动：术后 6 小时血压平稳后，可在床上翻身，动作宜小且轻缓，术后第一天可协助患者坐起并拍背促进排痰。同时鼓励患者早期下床活动，有利于肠蠕动恢复，防止肠粘连，促进生理功能和体力的恢复，防止肺不张。

（4）被动、主动活动双下肢，防止下肢静脉血栓形成。瘦、弱、年老的患者要特别注意骶尾部的皮肤护理，防止因受压过久发生压疮。

4.腹痛的护理

（1）患者主诉疼痛时应立即采取相应的处理措施，如给予其舒适的体位、同情安慰患者、让患者做深呼吸等。但在明确诊断前禁用强镇痛药物。

（2）禁食，保持有效的胃肠减压。

（3）观察腹疼的部位、性质、程度、进展情况。单纯性机械性肠梗阻一般为阵发性剧烈绞痛；绞窄性肠梗阻往往为持续性腹痛伴有阵发性加重，疼痛也较剧烈；麻痹性肠梗阻腹痛往往不明显，阵发性绞痛尤为少见；结肠梗阻一般为胀痛。要观察生命体征变化，判断有无绞窄性肠梗阻及休克的发生，为治疗时机选择提供依据。

5.呕吐的观察及护理

（1）呕吐时，协助患者坐起或使其头侧向一边，及时清理呕吐物，防止窒息和引起吸入性肺炎。

（2）呕吐后用温开水漱口，保持口腔清洁，清洁颜面部，并观察记录呕吐时间、次数、性质、量等。维持口腔清洁卫生，每天口腔护理 2 次，防止口腔感染。

（3）留置胃肠减压后仍出现呕吐者，应考虑是否存在引流不畅，检查胃管是否移位或脱出，管道是否打折、扭曲，管腔是否堵塞，应及时给予相应的处理。

6.腹部体征的观察及护理

（1）评估、记录腹胀的程度，观察病情变化。观察腹部外形，每小时听诊肠鸣音 1 次，若腹胀伴有阵发性腹绞痛，肠鸣音亢进，甚至有气过水声或金属音，应严密观察。麻痹性肠梗阻时全腹膨胀显著，但不伴有肠型；闭襻性肠梗阻可出现局部膨胀；因回盲瓣关闭，结肠梗阻可以显示腹部高度膨胀，而且往往不对称。

（2）动态观察是否有肛门排气、排便。

（3）减轻腹胀的措施有胃管引流，保持有效负压吸引，热敷或按摩腹部。如无绞窄性肠梗阻，可从胃管注入液状石蜡，每次 20～30 mL，促进排气、排便。

7.加强水、电解质管理

（1）准确记录 24 小时出入量、每小时尿量，作为调整输液量的参考指标。

（2）遵医嘱尽快补充水和电解质。护士应科学、合理地安排补液顺序。危及生命的电解质紊乱,如低钾,要优先补给。

（3）维持有效的静脉通道,必要时建立中心静脉通道。加强局部护理。

8.预防感染的护理

（1）为患者执行各项治疗、操作时严格遵守无菌技术原则。接触患者前后均用流水洗手,防止交叉感染。

（2）有引流管者,应每天更换引流袋,保持引流通畅。

（3）禁食和胃肠减压期间,应用生理盐水或漱口液进行口腔护理,每天3次,防止口腔炎的发生。

（4）对留置导尿管者,应用0.1％苯扎溴铵消毒尿道口或抹洗外阴,每天3次。

（5）加强皮肤护理,及时擦干汗液、清理呕吐物及更换衣被。每2小时变换体位1次,按摩骨突部位,防止压疮的发生。

9.引流管的护理

（1）术后因病情需要放置腹腔引流管时,护士应明确引流管的放置位置及作用,注意引流管是否固定牢固,有无扭曲、阻塞等。

（2）术后每30分钟挤压1次引流管,保持引流管通畅,避免管腔被血块堵塞。

（3）注意观察引流液的量及性质,及时准确地向医师报告病情。

（4）在操作过程中注意无菌操作,防止逆行感染。

10.饮食护理

待胃肠功能恢复,肛门排气后,给患者少量流质饮食。肠切除者,应在肛门排气后1~2天才能开始进食流质饮食。进食后如无不适,逐渐过渡至半流、软质、普通饮食。给予无刺激、易消化、营养丰富及富含纤维素的食物。有造瘘口者应避免进食产气、产酸和刺激性的食物,如蛋、洋葱、芹菜、蒜或含糖高的食物,以免产生臭气。随着病情恢复,造瘘口功能逐渐健全,两周左右可进容易消化的少渣普食及含纤维素高的食物,不但可使粪便成形,便于护理,而且可以起到扩张造瘘口的作用。

11.心理护理

肠梗阻发病急,疼痛剧烈,患者一般有紧张、恐惧、焦虑等不良情绪,入院后急于得到治疗,缓解疼痛。护士应耐心安慰、解释,与家属做好沟通工作,共同鼓励、关心患者。

（1）介绍环境及负责医师、护士,协助患者适应新环境。为患者提供安静、整洁、舒适的环境,避免不良刺激。

（2）治疗操作前简单解释,操作轻柔,尽量减少引起患者恐惧的医源性因素。

（3）用浅显的语言向患者解释疾病的原因、治疗措施及手术需要的配合。

（4）对患者的感受表示理解,耐心倾听,鼓励其说出自己心中的感受,给予帮助。

（5）避免在与医师、家属充分沟通前,直接同患者谈论病情的严重性。

（三）健康教育

（1）养成良好的生活习惯,如生活起居要有规律,每天定时排便,排便时集中精力,即使无便意也要做排便动作,保持大便通畅。

（2）饱餐后不宜剧烈运动和劳动,防止发生肠扭转。

（3）定期复诊。有腹胀、腹痛等不适时,及时到医院检查。及早发现引起肠梗阻的因素,早诊断、早治疗。

（张东霞）

第八章　泌尿外科护理

第一节　肾脏损伤

一、概述

肾脏隐藏于腹膜后,一般受损伤机会很少,但肾脏为一实质性器官,结构比较脆弱,外力强度稍大即可造成肾脏的创伤。肾损伤大多为闭合性损伤,占 $60\% \sim 70\%$,可由直接暴力,如腰、腹部受硬物撞击或车辆撞击,肾受到沉重打击或被推向肋缘而发生损伤;肋骨和腰椎骨折时,骨折片可刺伤肾,间接暴力,如从高处落下、足跟或臀部着地时发生对冲力,可引起肾或肾蒂伤。开放性损伤多见于战时和意外事故,常伴有胸腹部创伤,在临床上按其损伤的严重程度可分为肾挫伤、肾部分裂伤、肾全层裂伤、肾蒂损伤、病理性肾破裂等类型。

二、诊断

(一)症状

1.血尿

损伤后血尿是肾损伤的重要表现,多为肉眼血尿,血尿的轻重程度与肾脏损伤严重程度不一定一致。

2.疼痛

疼痛局限于上腹部及腰部,若血块阻塞输尿管,则可引起绞痛。

3.肿块

因出血和尿外渗引起腰部不规则的弥散性胀大的肿块,常伴肌强直。

4.休克

面色苍白,心率加快,血压降低,烦躁不安等。

5.高热

血、尿外渗后引起肾周感染所致。

(二)体征

1.一般情况

患者可有腰痛或上腹部疼痛、发热。大出血时可有血流动力学不稳定的表现,如面色苍白、四肢发凉等。

2.专科体检

上腹部及腰部压痛,腹部包块。刀伤或穿透伤累及肾脏时,伤口可流出大量鲜血。出血量与肾脏损伤程度以及是否伴有其他脏器或血管损伤有关。

(三)检查

1.实验室检查

尿中含多量红细胞。血红蛋白与血细胞比容持续降低提示有活动性出血。血白细胞数增多应注意是否存在感染灶。

2.特殊检查

早期积极的影像学检查可以发现肾损伤部位、程度、有无尿外渗或肾血管损伤以及对侧肾情况。根据病情轻重,除需紧急手术外,有选择地应用以下检查。

(1)B超检查:能提示肾损害的程度,包膜下和肾周血肿及尿外渗情况。为无创检查,病情重时更有实用意义,并有助于了解对侧肾情况。

(2)CT扫描:可清晰显示肾皮质裂伤、尿外渗和血肿范围,显示无活力的肾组织,并可了解与周围组织和腹腔内其他脏器的关系,为首选检查。

(3)排泄性尿路造影:使用大剂量造影剂行静脉推注造影,可发现造影剂排泄减少,肾、腰大肌影消失,脊柱侧突以及造影剂外渗等。可评价肾损伤的范围和程度。

(4)动脉造影:适宜于尿路造影未能提供肾损伤的部位和程度,尤其是伤侧肾未显影,选择性肾动脉造影可显示肾动脉和肾实质损伤情况。若伤侧肾动脉完全梗阻,表示为创伤性血栓形成,宜紧急施行手术。有持久性血尿者,动脉造影可以了解有无肾动静脉瘘或创伤性肾动脉瘤,但系有创检查,已少用。

(5)逆行肾盂造影:易招致感染,不宜应用。

(四)诊断要点

一般都有创伤史,可有腰痛、血尿、腰部肿块等症状体征,出血严重时出现休克。定时查血、尿常规,根据血尿增减、血红蛋白变化评估伤情。检查首选。肾脏超声,快速并且无创伤,对于评价肾脏损伤程度有意义,CT检查可以进一步显示肾实质损伤、肾脏出血及肾蒂损伤情况。条件允许时行静脉肾盂造影检查。

(五)鉴别诊断

1.腹腔脏器损伤

腹腔脏器损伤主要为肝、脾损伤,有时可与肾损伤同时发生。其表现为出血、休克等危急症状,有明显的腹膜刺激症状。腹腔穿刺可抽出血性液体。尿液检查无红细胞;超声检查肾脏无异常发现;静脉尿路造影(IVU)示肾盂、肾盏形态正常,无造影剂外溢情况。

2.肾梗死

肾梗死表现为突发性腰痛、血尿、血压升高;IVU示肾显影迟缓或不显影。逆行肾盂造影可发现肾被膜下血肿征象。肾梗死患者往往有心血管疾病或肾动脉硬化病史,血清乳酸脱氢酶及碱性磷酸酶升高。

3.自发性肾破裂

患者突然出现腰痛及血尿症状。体检示腰腹部有明显压痛及肌紧张,可触及边缘不清的囊性肿块。IVU检查示肾盂、肾盏变形和造影剂外溢。B超检查示肾集合系统紊乱,肾周围有液性暗区。一般无明显的创伤史,既往多有肾肿瘤、肾结核、肾积水等病史。

三、治疗

肾损伤的处理与损伤程度直接相关。轻微肾挫伤经短期休息可以康复,多数肾挫裂伤可用保守治疗,仅少数需手术治疗。

(一)紧急治疗

有大出血、休克的患者需迅速给以抢救措施,观察生命体征,进行输血、复苏,同时明确有无并发其他器官损伤,做好手术探查的准备。

(二)保守治疗

(1)绝对卧床休息2~4周,病情稳定,血尿消失后才可以允许患者离床活动。通常损伤后4~6周肾挫裂伤才趋于愈合,过早过多离床活动,有可能再度出血。恢复后2~3个月不宜参加体力劳动或竞技运动。

(2)密切观察,定时测量血压、脉搏、呼吸、体温,注意腰、腹部肿块范围有无增大。观察每次排出的尿液颜色深浅的变化。定期检测血红蛋白和血细胞比容。

(3)及时补充血容量和热量,维持水、电解质平衡,保持足够尿量。必要时输血。

(4)应用广谱抗生素以预防感染。

(5)使用止痛剂、镇静剂和止血药物。

(三)手术治疗

1.开放性肾损伤

几乎所有这类损伤的患者都要施行手术探查,特别是枪伤或从前面腹壁进入的锐器伤,需经腹部切口进行手术,清创、缝合及引流并探查腹部脏器有无损伤。

2.闭合性肾损伤

一旦确定为严重肾裂伤、肾碎裂及肾蒂损伤需尽早经腹入路施行手术。若肾损伤患者在保守治疗期间发生以下情况,需施行手术治疗:①经积极抗休克后生命体征仍未见改善,提示有内出血。②血尿逐渐加重,血红蛋白和血细胞比容继续降低。③腰、腹部肿块明显增大。④有腹腔脏器损伤可能。

手术方法:经腹部切口施行手术,先探查并处理腹腔损伤脏器,再切开后腹膜,显露肾静脉、肾动脉,并阻断之,而后切开肾周围筋膜和肾脂肪囊,探查患肾。先阻断肾蒂血管,并切开肾周围筋膜,快速清除血肿,依具体情况决定做肾修补、部分肾切除术或肾切除。必须注意,在未控制肾动脉之前切开肾周围筋膜,往往难以控制出血,而被迫施行肾切除。只有在肾严重碎裂或肾血管撕裂,无法修复,而对侧肾良好时,才施行肾切除。肾实质破损不大时,可在清创与止血后,用脂肪或网膜组织填入肾包膜缝合处,完成一期缝合,既消除了无效腔,又减少了血肿引起继发性感染的机会。肾动脉损伤性血栓形成一旦被确诊即应手术取栓,并可行血管置换术,以挽救肾功能。

(四)并发症及其处理

并发症常由血或尿外渗以及继发性感染等引起。腹膜后囊肿或肾周脓肿可切开引流。输尿管狭窄、肾积水需施行成形术或肾切除术。恶性高血压要做血管修复或肾切除术。动静脉瘘和假性肾动脉瘤应予以修补,如在肾实质内则可行部分肾切除术。持久性血尿可施行选择性肾动脉造影及栓塞术。

四、病情观察

(1)观察生命体征,如体温、血压、脉搏、呼吸、神智反应。

(2)专科变化:腹部或腰腹部有无肿块及大小变化,血尿程度。

(3)重要生命脏器:心、肺、肝、脾等脏器及骨骼系统有无合并伤。

五、注意事项

(一)医患沟通

(1)如拟保守治疗,应告知患者及家属仍有做手术的可能性及肾损伤后的远期并发症。

(2)做开放手术,应告知可能切肾的方案,如做保肾手术,则有继续出血、尿外渗的可能。

(3)手术探查决定做肾切除时,应再一次告知家属,并告知术后肾功能失代偿或需做肾代替治疗的可能。如合并腹腔或其他部位脏器损伤,手术时要一期处理,亦应告知家属并签字。

(4)交代病情时要立足于当前患者病情,对于病情变化不做肯定与否定的预测。

(二)经验指导

(1)对于肾损伤的患者应留院观察或住院 1 天,必须每半小时至 1 小时监测 1 次血压、心率、呼吸,记录每小时尿量。并做好血型分析及备血。

(2)对于肾损伤病情明确者,生命体征不稳时,可重复做腹腔穿刺及 CT、B 超影像学检查。

(3)手术后要观察腹部情况,伤口有无渗血,敷料有无潮湿,为防止切口裂开,可使用腹带保护。

(4)肾切除患者要计算每天出入量,了解肾功能变化。

(5)确保引流管无扭曲,密切观察引流量、颜色的变化。

(6)腹部创伤合并。肾损伤的比例不是很高,临床工作中易忽视。血尿是肾创伤的重要表现,但与病情严重程度不成比例;输尿管有血块堵塞、肾蒂损伤或低血压休克时可无血尿出现。

六、护理

(一)护理评估

1.健康史

详细了解受伤的原因、部位、受伤的经过,以往的健康状况等。

2.身体状况

(1)血尿:是肾损伤的主要症状。肾挫伤时血尿轻微,肾部分裂伤或肾全层裂伤时,可出现大量肉眼血尿。当血块堵塞输尿管、肾盂或输尿管断裂、肾蒂血管断裂时,血尿可不明显,甚至无血尿。

(2)疼痛:肾包膜张力增加、肾周围软组织损伤,可引起患侧腰、腹部疼痛;血液、尿液渗入腹腔或伴有腹部器官损伤时,可出现全腹痛和腹膜刺激征;血块通过输尿管时,可发生肾绞痛。

(3)腰、腹部包块:血液、尿液渗入肾周围组织,可使局部肿胀形成包块,可有触痛。

(4)休克:严重的肾损伤,尤其是合并其他器官损伤时,易引起休克。

(5)发热:肾损伤后,由于创伤性炎症反应,伤区血液、渗出液及其他组织的分解产物吸收引起发热,多为低热;由于血肿、尿外渗继发感染引起的发热多为高热。

3.心理状况

由于突发的暴力致伤,或因损伤出现大量肉眼血尿、疼痛、腰腹部包块等表现时,患者常有恐惧、焦虑等心理状态的改变。

4.辅助检查

(1)尿常规检查:了解尿中有无大量红细胞。

(2)B超检查:能提示肾损害的程度,包膜下和肾周血肿及尿外渗情况。

(3)X线平片检查:肾区阴影增大,提示有肾周围血肿的可能。

(4)CT检查:可清晰显示肾皮质裂伤、尿外渗和血肿范围。

(5)排泄性尿路造影:可评价肾损伤的范围和程度。

(6)肾动脉造影:可显示肾动脉和肾实质损伤的情况。

(二)护理诊断及相关合作性问题

1.不舒适

不舒适与疼痛等有关。

2.恐惧、焦虑

恐惧、焦虑与损伤后出现血尿等有关。

3.有感染的危险

感染与损伤后免疫力降低有关。

4.体温过高

体温过高与损伤后的组织产物吸收和血肿、尿外渗继发感染等有关。

(三)护理目标

(1)疼痛不适感减轻或消失。

(2)情绪稳定,能安静休息。

(3)患者发生感染和休克的危险性降低,未发生感染和休克。

(4)体温正常。

(四)护理措施

1.非手术治疗及手术前患者的护理

(1)嘱患者绝对卧床休息 2~4 周,待伤情稳定、血尿消失 1 周后方可离床活动,以防再出血。

(2)迅速建立静脉输液通路,及时输血、输液,维持水、电解质及酸碱平衡,防治休克。

(3)急救护理:有大出血、休克的患者需配合医师迅速进行抢救及护理。

(4)心理护理:对恐惧不安的患者,给予心理疏导、安慰、体贴和关怀。

(5)伤情观察:患者的生命体征;血尿的变化;腰、腹部包块大小的变化;腹膜刺激征的变化。

(6)配合医师做好影像学检查前的准备工作。

(7)做好必要的术前常规准备,以便随时中转手术。

2.手术后患者的护理

(1)卧床休息:肾切除术后需卧床休息 2~3 天,肾修补术、肾部分切除术或肾周引流术后需卧床休息 2~4 周。

(2)饮食:禁食 24 小时,适当补液,肠功能恢复后进流质饮食,并逐渐过渡到普通饮食,但要注意少食易胀气的食物,以减轻腹胀。鼓励患者适当多饮水。

(3)伤口护理:保持伤口清洁、干燥,注意无菌操作,注意观察有无渗血、渗尿,应用抗菌药物,预防感染。

3.健康指导

(1)向患者介绍康复的基本知识,卧床的意义以及观察血尿、腰腹部包块的意义。

(2)告诉患者恢复后 3 个月内不宜参加重体力劳动或竞技运动;肾切除术后患者,应注意保护对侧肾,尽量不要应用对肾有损害的药物。

(3)定期到医院复诊。

(李华蕾)

第二节 输尿管损伤

一、概述

输尿管位于腹膜后间隙,位置隐蔽,一般由外伤直接引起输尿管损伤不常见,多见于医源性损伤,如手术损伤或器械损伤及放射性损伤。凡腹腔、盆腔手术后患者发生无尿、漏尿,腹腔或盆腔有刺激症状时均应想到输尿管损伤的可能。对怀疑输尿管损伤的患者,应进行系统的泌尿系统检查。妇科手术特别是宫外孕破裂、剖宫产等急诊手术或妇科肿瘤根治术中,输尿管被钳夹或误扎等医源性损伤最为常见。

二、护理评估

采集患者外伤史,盆腔、腹腔、腹膜后手术史,妇科手术史及泌尿系统手术史,如出现相应的症状应警惕输尿管损伤的可能。

(一)临床表现

手术损伤输尿管引起临床表现需根据输尿管损伤程度而定,术中发现输尿管损伤,立即处理可不留后遗症;若未被发现,多在 3~5 天起病。尿液起初渗在组织间隙里,临床上表现为高热、寒战、恶心、呕吐、损伤侧腰痛、肾肿大、下腹或盆腔内肿物、压痛及肌紧张等。

1.腹痛及感染症状

其表现为腰部胀痛、寒战、局部触痛、叩击痛。若输尿管被误扎,多数病例数天内患侧腰部出现胀痛,并可出现寒战、发热,局部触痛、叩击痛并可扪及肿大的肾脏。若采用输尿管镜套石或碎石操作,不慎造成输尿管穿孔破损者,由于漏尿或尿液外渗可引起患侧腰痛及腹胀,继发感染后则出现寒战、发热,肾区压痛并可触及尿液积聚而形成的肿块。

2.尿瘘

尿瘘分急性尿瘘与慢性尿瘘两种。前者在输尿管损伤后当天或数天内出现伤口漏尿,腹腔积尿或阴道漏尿。后者以盆腔手术所致输尿管阴道瘘最常见。尿瘘形成前,多有尿外渗引起感染症状,常见伤后2~3周内形成尿瘘。

3.无尿

双侧输尿管发生断裂或误扎,伤后即可无尿,应注意与创伤性休克所致急性肾衰竭的无尿鉴别。

4.血尿

输尿管损伤后可以出现肉眼或镜下血尿,但也可以尿液检查正常,一旦出现血尿,应高度怀疑有输尿管损伤。

（二）辅助检查

1.静脉肾盂造影

静脉肾盂造影可显示患肾积水,损伤以上输尿管扩张、扭曲、成角、狭窄及对比剂外溢。

2.膀胱镜及逆行造影

膀胱镜及逆行造影可观察瘘口部位并与膀胱损伤鉴别,逆行造影对明确损伤部位、损伤程度有价值。

3.B超

B超可显示患肾积水和输尿管扩张。

4.CT

CT对输尿管外伤性损伤部位、尿外渗及合并肾损伤或其他脏器损伤有一定的诊断意义。

5.阴道检查

阴道检查有时可直接观察到瘘口的部位。

6.体格检查

膀胱腹膜外破裂后尿外渗,下腹耻骨上区有明显触痛,有时可触及包块。膀胱腹膜内破裂后,若有大量尿液进入腹腔,检查有腹壁紧张、压痛、反跳痛及移动性浊音。

（三）护理问题

首先对患者进行心理评估,了解患者的身体和心理状态,患者主要存在以下护理问题。

1.疼痛

疼痛与尿外渗及手术有关。

2.舒适的改变

舒适的改变与术后放置支架管、造瘘管有关。

3.恐惧、焦虑

恐惧、焦虑与尿瘘、担心预后不良有关。

4.有感染的危险

有感染的危险与尿外渗及各种管路有关。

三、护理措施

（一）心理护理

输尿管损伤因为手术的损伤发生率较高,因此,心理护理显得尤为重要。要做到详细评估患者的心理状况及接受治疗的心理准备,与患者建立良好的护患关系,掌握患者的心理变化并给予相应的健康指导,减少医疗纠纷的发生。输尿管损伤后患者情绪紧张、恐惧,尤其是发生漏尿或无尿时,护士在密切观察病情的同时要向患者宣讲损伤后注意的问题,鼓励患者树立信心,保持平和的心态,积极配合治疗,减轻患者的焦虑。

（二）生活护理

(1)主动巡视患者,帮助患者完成生活护理,保持"七洁":皮肤、头发、指甲、会阴、口腔、手足、床单的干净整洁,使患者感到舒适。

(2)观察并保持各种管路的清洁通畅,正确记录引流液的颜色及量,尿袋、引流袋定期更换。

(3)关心患者,讲解健康保健知识。

（4）观察尿外渗的腹部体征,腹痛的程度;观察体温的变化,每天测量体温4次,并记录在护理病例中,发热时及时通知医师。

（5）观察24小时尿量,注意血尿情况,少尿、无尿要立即通知医师处理。

（6）饮食要均衡,富于营养,易消化。不吃易引起腹胀的食物,如牛奶、大豆等。保持排便通畅,必要时服润肠药。

(三)治疗及护理配合

输尿管损伤后治疗采取修复输尿管、保持通畅、保护肾功能的原则。及时采用双J管引流,有利于损伤的修复和狭窄的改善。

1.治疗方法

（1）外伤所致输尿管损伤,应首先注意处理其全身情况及有无合并其他脏器的损伤,断裂的输尿管应根据具体情况给予修补或吻合。除不得已时不宜摘除肾脏。

（2）器械所致的输尿管损伤往往为裂伤,保守治疗多可痊愈。如尿外渗症状不断加重,应及早施行引流术。

（3）手术时误伤输尿管应根据具体情况及时予以修补或吻合,如输尿管被结扎,应尽早松解结扎线,并在输尿管内安置导管保留数天。输尿管切开,可进行缝合修补,然后置管引流。输尿管被切断,则进行端端吻合,置管引流两周左右。输尿管在低位被切断可行输尿管膀胱吻合术。输尿管被钳夹,损伤轻微时按结扎处理;较重时,为防止组织坏死形成尿瘘,可切除损伤部分,进行端端吻合。若输尿管缺损太多,根据具体情况可以选择输尿管外置造瘘,肾造瘘,利用膀胱组织或小肠做输尿管成形手术。

2.保守治疗的护理配合

（1）密切监测生命体征的变化,记录及时准确。

（2）观察腹痛情况,不能盲目给予止痛剂。

（3）保持各种管路的清洁通畅,正确记录引流液的颜色及量,尿袋定期更换。

（4）备皮、备血、皮试,做好必要时手术探查的准备。

（5）正确记录24小时尿量,注意血尿情况,少尿、无尿要立即通知医师处理。

（6）嘱患者卧床休息,做好生活护理,保持排便通畅,必要时服润肠药。

3.手术治疗的护理

（1）输尿管断端吻合术后留置双J管,在此期间嘱患者多饮水,保证引流尿液通畅,防止感染,促进输尿管损伤的愈合。

（2）预防感染,术后留置导尿管,注意各引流管的护理,定期更换引流袋。更换引流袋应无菌操作,防止感染,尿道口护理每天1～2次。女性患者每天会阴冲洗。

（3）严密观察尿量,间接地了解有无肾衰竭的发生。

（4）高热的护理,给予物理降温,鼓励患者多饮水,及时更换干净衣服,必要时遵医嘱给予药物降温。

4.留置双J管的护理

（1）留置双J管可引起患侧腰部不适,术后早期多有腰痛,主要是插管引起输尿管黏膜充血、水肿及放置双J管后输尿管反流有关。

（2）患者出现膀胱刺激症状,主要由于双J管放置与不当或双J管下移,刺激膀胱三角区和后尿道所致。

（3）术后输尿管内放置双J管做内支架以利内引流,勿打折,保持通畅,同时防止血块聚集造成输尿管阻塞。

（4）要调整体位保持导尿管通畅,防止膀胱内尿液反流。

（5）观察尿液及引流状况。由于双J管置管时间长,且上下端盘曲刺激肾盂、膀胱黏膜易引起血尿。因此,术后要注意尿液颜色及尿量的变化。观察血尿颜色的方法是每天清晨留取标本,用无色透明玻璃试管,观察比较尿色。若患者突然出现鲜红尿液或肾区胀痛及腹部不适等症状,应及时报告医师。

（6）双J管于手术后1～3个月在膀胱镜下拔除。

四、健康教育

（1）输尿管损伤严重易引起输尿管狭窄,因此告之患者双J管需要定期更换直至狭窄改善为止。

（2）定期复查了解损伤愈合的情况及双J管的位置。若出现尿路刺激征、发热、腹痛、无尿等症状时,及时就诊。

（3）拔除留置导尿管后,指导患者增加饮水量,增加排尿次数,不宜憋尿。不宜做剧烈运动。有膀胱刺激征患者应遵医嘱给予解痉药物治疗。

（李华蕾）

第三节 膀 胱 损 伤

一、概述

膀胱深藏在骨盆内,排空后肌肉层厚,一般不易受伤。膀胱充盈时伸展至下腹部高出耻骨联合,若下腹部遭到暴力打击,易发生膀胱损伤。骨盆骨折的骨折断端可以刺破膀胱;难产时,胎头长时间压迫可造成膀胱壁缺血性坏死。一般分为闭合性损伤、开放性损伤和医源性损伤。

二、病因及临床表现

（一）闭合性损伤

膀胱空虚时位于骨盆深处受到周围组织保护,不易受外界暴力损伤。当膀胱膨胀时,因膀胱扩张且高出耻骨联合,下腹部受到暴力时,如踢伤、击伤和跌伤等可造成膀胱损伤,骨盆骨折的骨折断端可以刺破膀胱;难产时,胎头长时间压迫可造成膀胱壁缺血性坏死。

（二）开放性损伤

其多见于火器伤,常合并骨盆内其他组织器官的损伤。

（三）手术损伤

膀胱镜检查、尿道扩张等器械检查可造成膀胱损伤。盆腔和下腹部手术,如疝修补、妇科恶性肿瘤切除等易致膀胱损伤。

(四)挫伤

挫伤是指膀胱壁保持完整,仅黏膜或部分肌层损伤,膀胱腔内有少量出血,无尿外渗,不引起严重后果。

(五)破裂

膀胱破裂可分两种类型。

1.腹膜外破裂

破裂多发生在膀胱前壁的下方,尿液渗至耻骨后间隙,沿筋膜浸润腹壁或蔓延到腹后壁,如不及时引流,可发生组织坏死、感染,引起严重的蜂窝组织炎。

2.腹膜内破裂

腹膜内破裂多发生于膀胱顶部。大量尿液进入腹腔可引起尿性腹膜炎。大量尿液积存于腹腔有时要与腹水鉴别。

(六)尿瘘

膀胱与附近脏器相通可形成膀胱阴道瘘或膀胱直肠瘘等。发生瘘后,泌尿系统容易继发感染。

(七)出血与休克

骨盆骨折合并大出血,膀胱破裂致尿外渗及腹膜炎,伤势严重,常有休克。

(八)排尿困难和血尿

膀胱破裂后,尿液流入腹腔或膀胱周围,有尿意,但不能排尿或仅排出少量血尿。

三、护理评估

评估患者受伤的时间、地点、暴力性质、部位,临床表现、合并伤、尿外渗、感染,特殊检查结果。

(一)临床表现

膀胱挫伤因范围仅限于黏膜或肌层,故患者仅有下腹不适,小量终末血尿等,一般在短期内症状可逐渐消失。膀胱破裂则有严重表现,临床症状依裂口大小、位置及其他器官有无损伤而不同。腹膜内破裂会引起弥漫性腹膜刺激症状,如腹部膨胀、压痛、肌紧张、肠蠕动音降低和移动性浊音等。膀胱与附近器官相通形成尿瘘时,尿液可从直肠、阴道或腹部伤口流出,往往同时合并泌尿系统感染。

1.腹痛

尿外渗及血肿引起下腹部剧痛,尿液流入腹腔则引起急性腹膜炎症状。伴有骨盆骨折时,耻骨处有明显压痛。尿外渗和感染引起盆腔蜂窝组织炎时,患者可有全身中毒表现。

2.尿瘘

贯穿性损伤可有体表伤口、直肠或阴道漏尿。闭合性损伤在尿外渗感染后破溃,也可形成尿瘘。膀胱与附近脏器相通可形成膀胱阴道瘘或膀胱直肠瘘等。发生瘘后,泌尿系统容易继发感染。

(二)辅助检查

根据外伤史及临床体征诊断并不困难。凡是下腹部受伤或骨盆骨折后,下腹出现疼痛、压痛、肌紧张等征象,除考虑腹腔内脏器损伤外,也要考虑到膀胱损伤的可能性。当出现尿外渗、尿性腹膜炎或尿瘘时,诊断更加明确。怀疑膀胱损伤时,应做进一步检查。

1.导尿术

如无尿道损伤,导尿管可顺利放入膀胱,若患者不能排尿液,而导出尿液为血尿,应进一步了解是否有膀胱破裂。可保留导尿管进行注水试验,抽出量比注入量明显减少,表示有膀胱破裂。

2.膀胱造影

经导尿管注入碘化钠或空气,摄取前后位及斜位 X 线片,可以确定膀胱有无破裂,破裂部位及外渗情况。

3.膀胱镜检查

对于膀胱瘘的诊断很有帮助,但当膀胱内有活跃出血或当膀胱不能容纳液体时,不能采用此项检查。

4.排泄性尿路造影

如疑有上尿道损伤,可考虑采用,以了解肾脏及输尿管情况。

（三）护理问题

1.疼痛

疼痛与损伤后血肿和尿外渗及手术切口有关。

2.潜在并发症

出血与损伤后出血有关。

3.有感染的危险

感染与损伤后血肿、尿外渗及免疫力低有关。

4.恐惧、焦虑

恐惧、焦虑与外伤打击、担心预后不良有关。

（四）护理目标

（1）患者主诉疼痛减轻或能耐受。

（2）严密观察患者出血情况,如有异常出血及时通知医师。

（3）在患者住院期间不发生因护理不当造成的感染。

（4）患者主诉恐惧、焦虑心理减轻。

四、护理措施

（一）生活护理

（1）满足患者的基本生活需要,做到"七洁"。

（2）做好引流管护理：①妥善固定、保持通畅。②准确记录引流液量、性质。③保持尿道口清洁,定期更换尿袋。

（3）多饮水,多食易消化食物,保持排便通畅。

（二）心理护理

（1）损伤后患者恐惧、焦虑,担心预后情况。护士主动向患者介绍康复知识,介绍相似病例,鼓励患者树立信心,配合治疗,减少焦虑。

（2）从生活上关心、照顾患者,满足基本生活护理,使其感到舒适。

（3）加强病房管理,创造整洁安静的休养环境。

（三）治疗及护理配合

膀胱挫伤无需手术,通过支持疗法、适当休息、充分饮水、给予抗菌药物和镇静剂在短期内即可痊愈。

1.紧急处理

膀胱破裂是一种较严重的损伤,常伴有出血和尿外渗,病情严重,应尽早施行手术。护士需协助做好手术前的各项相关检查和护理,积极采取抗休克治疗,如输液、输血、镇静及止痛等各项措施。

2.保守治疗的护理

患者的症状较轻,膀胱造影显示少量尿外渗,可从尿道插入导尿管持续引流尿液,可以采取保守治疗,保持尿液引流通畅,预防感染。

(1)密切观察生命体征,及时发现有无持续出血,观察有无休克发生。

(2)保持尿液引流通畅,及时清除血块防止阻塞膀胱,观察并记录24小时尿的色、质、量。妥善固定导尿管。

(3)适当休息、充分饮水,保证每天尿量 3 000 mL 以上,以起到内冲洗的作用。

(4)注意观察体温的变化,警惕有无盆腔血肿、感染。观察腹膜刺激症状。

3.手术治疗的护理

膀胱破裂伴有出血和尿外渗,病情严重,须尽早施行手术。

(1)按外科术前准备进行备皮、备血、术前检查。

(2)开放静脉通道,观察生命体征。

(3)准确填写手术护理记录单,与手术室护士认真交接。

(4)术后监测生命体征,并详细记录。

(5)按医嘱正确输入药物,掌握液体输入的速度,保持均匀的摄入。

(6)保持各种管路通畅,并妥善固定,防止脱落。定期更换引流袋。

(7)观察伤口渗出情况,及时更换敷料,遵守无菌操作原则。

(8)保持排便通畅,避免增加腹压,有利于伤口愈合。术后采取综合疗法,使患者获得充分休息、足够营养、适当水分,纠正贫血,控制感染。

五、健康教育

(1)讲解引流管护理的要点,如防止扭曲、打折、保持引流袋位置低于伤口及导尿管,防止尿液反流。

(2)拔除导尿管前要训练膀胱功能,先夹管训练 1～2 天,拔管后多饮水,达到冲洗尿路预防感染的目的。

(3)卧床期间防止压疮、防止肌肉萎缩,进行功能锻炼。

（李华蕾）

第四节　尿　道　损　伤

尿道损伤较为常见,多发生在男性。男性尿道较长,以尿生殖膈为界,分为前、后两部分,前尿道包括球部和阴茎部,后尿道包括前列腺部和膜部。前尿道损伤多发生在球部,后尿道损伤多在膜部。

一、病因及病理

（一）根据损伤病因分两类

（1）开放性损伤：因子弹、弹片、锐器伤所致，常伴有阴茎、阴囊、会阴部贯通伤。

（2）闭合性损伤：会阴部骑跨伤，将尿道挤向耻骨联合下方，引起尿道球部损伤。骨盆骨折可引起尿生殖膈移位，产生剪力，使膜部尿道撕裂或撕断。经尿道器械操作不当可引起球部膜部交界处尿道损伤。

（二）根据损伤程度病理可分为下列三种类型

（1）尿道挫伤：尿道内层损伤，阴茎筋膜完整，仅有水肿和出血，可以自愈。

（2）尿道裂伤：尿道壁部分断裂，引起尿道周围血肿和尿外渗，愈合后可引起尿道狭窄。

（3）尿道断裂：尿道完全断裂时，断部退缩、分离，血肿和尿外渗明显，可发生尿潴留。

尿外渗的范围以生殖膈为分界，前尿道损伤时，尿外渗范围在阴茎、会阴、下腹壁和阴囊的皮下；后尿道前列腺部损伤时，尿外渗主要在前列腺和膀胱周围，外阴部不明显（图 8-1）。

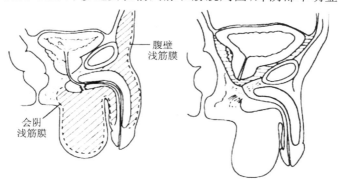

图 8-1　前、后尿道损伤尿外渗范围

左：前尿道损伤尿外渗范围；右：后尿道损伤尿外渗范围

二、临床表现

（一）休克

骨盆骨折所致尿道损伤，一般较严重，常因合并大出血，引起创伤性、失血性休克。

（二）疼痛

尿道球部损伤时会阴部肿胀、疼痛，排尿时加重。后尿道损伤时，下腹部疼痛、局部压痛、肌紧张，伴骨盆骨折者，移动时加剧。

（三）排尿困难

尿道挫伤时因局部水肿或疼痛性括约肌痉挛，出现排尿困难。尿道断裂时，不能排尿，发生急性尿潴留。

（四）尿道出血

前尿道损伤即使不排尿时尿道外口也可见血液滴出；后尿道损伤尿道口无流血或仅少量血液流出。

(五)尿外渗及血肿

尿生殖膈撕裂时,会阴、阴囊部出现血肿及尿外渗,并发感染时则出现全身中毒症状。

三、诊断

(一)病史及体格检查

患者有明显外伤史及上述典型的临床表现。

(二)导尿

轻缓插入导尿管,如顺利进入膀胱,说明尿道是连续而完整的。若一次插入困难,不应勉强反复试插,以免加重损伤及感染,尿道损伤并骨盆骨折时一般不易插入导尿管。

(三)X 线检查

X 线检查可显示骨盆骨折情况,必要时从尿道注入造影剂 20 mL,确定尿道损伤部位、程度及造影剂有无外渗,了解尿液外渗情况。

四、治疗

(一)紧急处理

损伤严重伴失血性休克者,及时采取输血、输液等抗休克措施。骨盆骨折患者须平卧,勿随意搬动,以免加重损伤。尿潴留不宜导尿或未能立即手术者,可行耻骨上膀胱穿刺,吸出膀胱内尿液。

(二)保守治疗

尿道挫伤及轻度损伤,症状较轻、尿道连续性存在而无排尿困难者;排尿困难或不能排尿、插入导尿管成功者,留置导尿管 1～2 周。使用抗生素预防感染,一般无须特殊处理。

(三)手术治疗

1.前尿道裂伤导尿失败或尿道断裂

行经会阴尿道修补或断端吻合术,并留置导尿管 2～3 周。病情严重、会阴或阴囊形成大血肿及尿外渗者,施行耻骨上膀胱穿刺造瘘术,3 个月后再修补尿道,并在尿外渗区做多个皮肤切口,深达浅筋膜下,以引流外渗尿液。

2.骨盆骨折致后尿道损伤

病情稳定后,做耻骨上高位膀胱造瘘术。一般在 3 周内能恢复排尿;如不能恢复排尿,则留置造瘘管 3 个月,二期施行解除尿道狭窄的手术。

3.并发症处理

为预防尿道狭窄,待患者拔除导尿管后,需定期作尿道扩张术。对于晚期发生的尿道狭窄可用腔内技术行经尿道切开或切除狭窄部的瘢痕组织,或于伤后 3 个月经会阴部切口切除瘢痕组织,作尿道端端吻合术。后尿道合并肠损伤应立即修补,并做暂时性结肠造瘘。如并发尿道直肠瘘,应待 3～6 个月后再施行修补手术。

五、护理

(一)护理评估

1.健康史

搜集病史资料时,要注意询问受伤的原因、受伤时的姿势,是否有骑跨伤、骨盆骨折或经尿道的器械检查治疗史。

2.身体状况

(1)尿道出血:前尿道损伤后,即使在不排尿时也可见尿道外口滴血或流血;后尿道损伤后,尿道外口不流血或仅流出少量血液;排尿时,可出现血尿。

(2)疼痛:前尿道损伤时,受伤处疼痛,有时可放射到尿道外口,排尿时疼痛加重;后尿道损伤时,疼痛位于下腹部,在移动时出现或加重。

(3)排尿困难与尿潴留:尿道挫裂伤时,因损伤和疼痛导致尿道括约肌痉挛,发生排尿困难;尿道断裂时,可引起尿潴留。

(4)局部血肿和瘀斑:骑跨伤或骨盆骨折造成尿生殖膈撕裂时,可发生会阴及阴囊部肿胀、瘀斑和血肿。

(5)尿液外渗:前尿道损伤时,尿液外渗至会阴、阴囊、阴茎部位,有时向上扩展至腹壁,造成这些部位肿胀;后尿道损伤时,尿液外渗至耻骨后间隙和膀胱周围。

(6)直肠指检:尿道膜部完全断裂后,可触及前列腺尖端浮动;若指套上染有血迹,提示可能合并直肠损伤。

(7)休克:骨盆骨折合并后尿道损伤,常有休克表现。

3.心理状况

患者可因尿道出血、疼痛、排尿困难等而出现焦虑,有的患者担心发生性功能障碍而加重焦虑,甚至出现恐惧。

4.辅助检查

(1)尿常规检查:了解有无血尿和脓尿。

(2)试插导尿管:若导尿管插入顺利,说明尿道连续,提示可能为尿道部分挫裂伤;一旦插入导尿管,即应留置导尿管1周,以引流尿液并支撑尿道;若插入困难,多提示尿道严重断裂伤,不能反复试插,以免加重损伤和导致感染。

(3)X线检查:平片可了解骨盆骨折情况;尿道造影可显示尿道损伤的部位和程度。

(4)B超检查:可了解尿液外渗情况。

(二)护理诊断及相关合作性问题

1.疼痛

疼痛与损伤、尿液外渗等有关。

2.焦虑

焦虑与尿道出血、排尿障碍以及担心预后等有关。

3.排尿异常

排尿异常与创伤、疼痛、尿道损伤等有关。

4.有感染的危险

感染与尿道损伤、尿外渗等有关。

(三)护理目标

(1)疼痛减轻或缓解。

(2)解除焦虑,情绪稳定。

(3)解除尿潴留,恢复正常排尿。

(4)降低感染发生率或不发生感染。

（四）护理措施

1.轻症患者的护理

多饮水及预防感染。

2.急重症患者的护理

（1）抗休克：安置患者于平卧位，尽快建立静脉输液通路，及时输液，严密观察生命体征。

（2）解除尿潴留：配合医师试插导尿管，若能插入，即应留置导尿管；若导尿管插入困难，应配合医师于耻骨上行膀胱穿刺排尿或做膀胱造口术。

3.饮食护理

能经口进食的患者，鼓励其适当多饮水，进高热量、高蛋白、高维生素的饮食。

4.心理护理

对有心理问题的患者，进行心理疏导，帮助其树立战胜疾病的信心。

5.留置导尿管的护理

同膀胱损伤的护理。

6.耻骨上膀胱造口管的护理

同膀胱损伤的护理。

7.尿液外渗切开引流的护理

同膀胱损伤的护理。

8.健康指导

（1）向患者及其亲属介绍康复的有关知识。

（2）嘱患者适当多饮水，以增加尿量，稀释尿液，预防泌尿系统感染和结石的形成。

（3）嘱尿道狭窄患者，出院后仍应坚持定期到医院行尿道扩张术。

（李华蕾）

第五节　上尿路结石

一、肾结石

肾结石也称尿路结石，结石病是现代社会最常见的疾病之一，并在古代已有所描述。肾结石男性发病率是女性的 3 倍。肾结石发病高峰年龄为 20～30 岁，手术虽可以去除结石，但结石形成的趋势往往是终身的。

（一）病因

肾结石形成原因非常复杂，人们对尿石症发病机制的认识仍未完全明了，可能包括的危险因素有外界环境、职业因素和泌尿系统因素等。

1.外界环境

外界环境包括自然环境和社会环境、气候和地理位置等，而社会环境包括社会经济水平和饮食文化等。相关研究表明结石病的季节性变化很可能与温度有关，通过出汗导致体液丧失，进而促进结石形成。

2.个体因素

种族遗传因素、饮食习惯、职业因素、代谢性疾病等。其中职业环境中暴露于热源和脱水同样是结石病的危险因素。水分摄入不足可导致尿液浓缩,结石形成的概率增加。大量饮水导致尿量增多,可显著降低易患结石患者的结石发病率。

3.泌尿系统因素

泌尿系统因素包括肾损伤、感染、泌尿系统梗阻、异物等。梗阻可以导致感染和结石形成,而结石本身也是尿中异物,会加重梗阻与感染程度,所以两者会相互促进疾病发展程度。

上述因素最终都导致人类尿液中各种成分过饱和、滞留因素和促进因素的增加等机制,进而导致肾结石形成。

（二）分类

泌尿系统结石最常见的成分是钙,以草酸钙为主,多在肾脏和膀胱处形成。肾结石按照结石晶体的成分,主要分为 4 类,即钙结石、感染性结石、尿酸结石和胱氨酸结石(表 8-1)。

表 8-1　肾结石的组成与成分

结石成分	比例	外观和性质
含钙结石	80%	
草酸钙	60%	一水草酸钙呈褐色,铸型或桑葚状,质地坚硬;二水草酸钙呈白色,表面结晶,质地松脆
磷酸钙、磷酸氢钙	20%	浅灰色,坚硬,可有同心层
感染性结石	10%	
碳酸磷灰石		深灰色或灰白色,鹿角形,松散易碎
磷酸镁铵		
磷酸氢镁		
尿酸结石	10%	
尿酸、尿酸盐结石	9%	黄色或砖红色,圆形光滑,结构致密,稍硬
胱氨酸结石、黄嘌呤	1%	土黄色、蜡样外观,表面光滑,可呈鹿角形
其他结石		
药物结石	1%	

（三）临床表现

1.症状

(1)疼痛:肾结石最常见的症状是肾绞痛,经常突然起病,这通常是结石阻塞输尿管引起的。最常见的是从腰部开始,可辐射到腹股沟。肾盂内大结石和肾盏结石可无明显临床症状,患者活动后会出现上腹或腰部钝痛。40%～50%的肾结石患者有腰痛的症状,发生的原因是结石造成肾盂梗阻。通常可表现为腰部酸胀、钝痛。

(2)血尿:绝大多数尿路结石患者存在血尿,通常为镜下血尿,少数也可见肉眼血尿。常常在腰痛后发生。有时患者活动后出现镜下血尿是上尿路结石的唯一临床表现,但当结石完全阻塞尿路时也可以没有血尿。血尿产生的原因是结石移动或结石对集合系统的损伤。血尿的多少取决于结石对尿路黏膜损伤程度大小。

(3)发热:由于结石、梗阻和感染可互相促进,所以肾结石造成梗阻可继发或加重感染,出现腰痛伴高热、寒战。出现脓尿的患者很少见,若出现需要行尿培养,检测是否存在尿路感染。结石继发急性肾盂肾炎或肾积脓时可有畏寒、发热、寒战等全身症状出现。

（4）无尿和急性肾功能不全：双侧肾结石、功能性或解剖孤立肾结石阻塞导致尿路急性梗阻，可以出现无尿和急性肾后性肾功能不全的症状。

2.体征

肾结石典型体征是患侧肾区叩击痛。患者脊肋角和腹部压痛也可不明显，一般不伴有腹部肌紧张。肾结石慢性梗阻时引起巨大肾积水，这时可出现腹部包块。

（四）辅助检查

1.实验室检查

（1）血常规：肾绞痛时可伴血白细胞（WBC）短时轻度增高。结石合并感染或发热时，血中WBC可明显增高。结石导致肾功能不全时，可有贫血表现。

（2）尿液检查：常能见到肉眼或镜下血尿；脓尿很少见，伴感染时有脓尿、感染性尿路结石患者应行尿液细菌培养；尿液分析也可测定尿液pH、钙、磷、尿酸、草酸等。

2.影像学检查

（1）超声：肾钙化和尿路结石都可通过超声诊断，可显示结石梗阻引起的肾积水及肾实质萎缩等。可发现尿路平片不能显示的小结石和X线透光结石，当肾脏显示良好时，超声还可检测到5 mm的小结石。超声作为无创检查应作为首选影像学检查，适合于所有患者包括肾功能不全患者、孕妇、儿童以及对造影剂过敏者。

（2）X线检查：由于大约90%尿路结石不透X线，腹部X线片对于怀疑尿路结石的患者，是一种非常有用的检查。

（3）尿路系统平片：腹部X线摄影（KUB）是《CUA尿路结石诊疗指南》推荐的常规检查方法，KUB平片上结合可显示出致密影。KUB平片可初步判断肾结石是否存在，以及肾结石的位置、数目、形态和大小，并且可以初步地提示结石的化学性质。

（4）CT：螺旋CT平扫对肾结石的诊断准确、迅速。有助于鉴别不透光的结石、肿瘤、凝血块等以及了解有无肾畸形。

（5）内镜检查：包括经皮肾镜、软镜、输尿管和膀胱镜检查。通常在尿路平片未显示结石时，静脉尿路造影有充盈缺损不能确诊时，借助于内镜可以明确诊断和进行治疗。

（6）肾盂造影像：可以确定透X线结石的存在，可以确诊引起患者形成结石的解剖部位。

（四）诊断要点

任何评估之前都应先明确是否有与结石复发有关的代谢性疾病。至少应进行筛选性评估，包括远端肾小管性酸中毒、原发性甲状旁腺功能亢进症、痛风体质等疾病。只有明确了相关疾病才可以从根本上纠正治疗。

尿路结石与腹膜后和腹腔内病理状态引起的症状相似，所以应与急腹症进行全面的鉴别诊断，其中包括急性阑尾炎异位或未被认识的妊娠、卵巢囊肿蒂扭转等，体检时应注意检查有无腹膜刺激征。

（五）治疗原则

肾结石治疗的总体原则是：解除疼痛和梗阻、保护肾功能、有效祛石、治疗病因、预防复发。由于约80%的尿路结石可自发排出，因此可能没必要进行干预，有时多饮水就能自行排出结石。其他结石的性质、形态、大小部位不同，患者个体差异等因素，治疗方法的选择和疗效也大不相同。因此，对尿石症的治疗应该实施患者个体化治疗，通常需要各种方法综合治疗，来保证治疗效果。

1.病因治疗

少数患者能找到结石成因如甲状腺旁腺功能亢进(主要是甲状旁腺瘤),只有积极治疗原发病防止尿路结石复发;尿路梗阻的患者,需要解除梗阻,这样可以避免结石复发,因此此类患者积极治疗病因即可。

2.非手术治疗

(1)药物治疗:结石小于0.6 cm且表面光滑、结石以下尿路无梗阻时可采用药物排石治疗。多选择口服α受体阻滞剂(如坦索罗辛)或钙通道阻滞剂。尿酸结石选用枸橼酸氢钾钠,碳酸氢钠碱化尿液。口服别嘌醇及饮食调节等方法治疗也可取得良好的效果。

(2)增加液体摄入量:机械性多尿可以预防有症状结石的形成和滞留,每天饮水2 000～3 000 mL,尽量保持昼夜均匀。限制蛋白、钠摄入,避免草酸饮食摄入和控制肥胖都可防止结石的发病概率。

3.微创碎石

(1)体外冲击波碎石(extracorporeal shock wave lithotripsy,ESWL):通过X线或超声对结石进行定位,利用高能冲击波聚焦后作用于结石,将结石粉碎成细沙,然后通过尿液排出体外。实践证明它是一种创伤小、并发症少、安全有效的非侵入性治疗,大多数上尿路结石可采用此方法治疗。ESWL碎石术后可能形成"石街"。引起患者的腰痛不适,也可能合并继发感染,患者病程也将相应延长。

(2)经皮肾镜碎石取石术(percutaneous nephrolithotomy,PCNL):它是通过建立经皮肾操作通道,击碎结石并同时通过工作通道冲出结石及取出肾结石。本手术通常在超声或X线定位下操作,在肾镜下取石或碎石。较小的结石通过肾镜用抓石钳取出,较大的结石将结石粉碎后用水冲出。

(3)输尿管肾镜取石术(ureteroscope lithotripsy,URL):适用于中、下段输尿管结石,泌尿系统平片不显影结石,因结石硬、停留时间长、患者自身因素(肥胖)而使用ESWL困难者,也可用于ESWL治疗所致的"石街"。下尿路梗阻、输尿管狭窄或严重扭曲等不宜采用此法。

4.开放手术

由于ESWL及内镜技术的普遍开展,现在上尿路结石大多数已不再开放手术。

(六)临床护理

1.评估要点

(1)术前评估。①健康史:了解患者基本情况,包括年龄、职业、生活环境、饮食饮水习惯等。②相关因素:了解患者的既往史和家族史;有无可能引起结石的相关疾病如泌尿系统梗阻、感染和异物史,有无甲状旁腺功能亢进、肾小管酸中毒等。了解用药史如止痛药物、钙剂等药物的应用情况。③心理和社会支持状况:结石复发率较高,患者可能产生焦躁心理,故应了解患者及家属对相关知识的掌握程度和多治疗的期望,及时了解患者及家属心理状况。

(2)术后评估。①术后恢复:结石排出、尿液引流和切口愈合情况,有无尿路感染。②肾功能状态:梗阻解除程度,肾功能恢复情况,残余结石对泌尿系统功能的影响。

2.护理诊断/问题

(1)疼痛:与疾病、排石过程、损伤及平滑肌痉挛有关。

(2)尿形态异常:与结石或血块引起梗阻及术后留置尿管有关。

(3)潜在并发症:血尿、感染、结石导致阻塞、肾积水。

(4)部分生活自理缺陷:与疾病及术后管道限制有关。

(5)焦虑:与患者担心疾病预后有关。

(6)知识缺乏:缺乏疾病预防及治疗相关知识。

3.护理目标

(1)患者自述疼痛减轻,舒适感增强。

(2)患者恢复正常的排尿功能。

(3)患者无相关并发症发生,若发生能够得到及时发现和处理。

(4)患者了解相关疾病知识及预防知识。

(5)患者能满足相关活动需求。

4.护理措施

(1)缓解疼痛。①观察:密切观察患者疼痛的部位及相关生命体征变化。②休息:发作期患者应卧床休息。③镇痛:指导患者采用分散注意力、安排适当卧位、深呼吸、肌肉放松等非药物性方法缓解疼痛,不能缓解时,舒缓疼痛。

(2)促进排石:鼓励非手术治疗的患者大量饮水,每天保持饮水量在 2 000 mL 以上,在病情允许的情况下,下床运动,适当做些跳跃、改变体位的活动以促进结石排出。手术治疗后患者均可出现血尿,嘱患者多饮水,以免出现血块进而堵塞尿路。

(3)管道护理。①若患者有肾造瘘管,遵医嘱夹闭数小时开放,应保持通畅并妥善固定,密切观察引流性质及量。②留置导尿管应保持管路通畅,观察排石情况。③留置针妥善固定,保持补液的顺利进行。

(4)采用体外冲击波碎石(ESWL)的患者,在碎石准备前告知接受治疗前三天忌食产气性食物,治疗前一天服用缓泻剂,手术当天早晨禁饮食。碎石后应注意观察结石排出效果,协助患者采取相应体位(一般采取侧卧位,肾下盏取头低位),饮水量在 3 000 mL 以上,适当活动促进结石排出。

(5)血尿护理:观察血尿变化情况。遵医嘱应用止血药物。肾实质切开者,应绝对卧床 2 周,减少出血机会。

(6)感染护理。①加强护理观察:监测患者生命体征,注意观察尿液颜色和性状。②鼓励患者多饮水,也有利于感染的控制。③做好创腔引流管护理:患者留置肾盂造瘘管时应注意观察记录并妥善固定,保持通畅。开放性手术术后除注意相应管路护理外还应注意伤口护理,避免感染。④有感染者:遵医嘱应用抗菌药控制感染。

5.健康教育

根据结石成分、代谢状态及流行病学因素,坚持长期预防,对减少或延迟结石复发十分重要。

(1)饮食:大量饮水以增加尿量,稀释尿液,减少晶体沉积。成人保持每天尿量在 2 000 mL 以上,尤其是睡前及半夜饮水,效果更好。饮食以清淡易消化饮食为主,可根据结石成分调整饮食种类如含钙结石者宜食用含纤维丰富的食物;含草酸量高,避免大量摄入动物蛋白、精制糖和动物脂肪等;尿酸结石者不宜食用动物内脏、豆制品等。

(2)活动与休息:病情允许的情况下适当活动,注意劳逸结合。

(3)解除局部因素:尽早解除尿路梗阻、感染、异物等因素,可从根本上避免结石形成。

(4)药物成分:根据结石成分,应用药物降低有害成分、碱化或酸化尿液,预防结石复发。鼓励长期卧床者适当进行功能锻炼,防止骨脱钙,减少尿钙含量。

(5)定期复查:术后 1 个月门诊随访。以后 3 个月至半年复查排泄性尿路造影。

二、输尿管结石

输尿管结石是泌尿系统结石中的常见疾病,发病年龄多为 20～40 岁,男性略高于女性。其发病率高,约占上尿路结石的 65%。其中 90% 以上为继发性结石,即结石在肾内形成后降入输尿管。原发于输尿管的结石较少见。通常会合并输尿管梗阻、憩室等其他病变。所以输尿管结石的病因与肾结石基本相同。从形态上看,由于输尿管的塑形作用,结石进入输尿管后常形成圆柱形或枣核形,亦可由于较多结石排入,形成结石串俗称"石街"。

(一)解剖

输尿管位于腹膜后间隙,上接肾脏下连膀胱,是一根细长的管道结构。输尿管全长在男性为 27～30 cm,女性为 25～28 cm。解剖学上输尿管的三个狭窄部将其分为上、中、下三段:①肾盂输尿管连接部;②输尿管与髂血管交叉处;③输尿管的膀胱壁内段,此三处狭窄部常为结石停留的部位。除此之外,输尿管与男性输精管或女性子宫阔韧带底部交叉处以及输尿管与膀胱外侧缘交界处管径较狭窄,也容易造成结石停留或嵌顿。结石最易停留或嵌顿的部位是输尿管的上段,约占全部输尿管结石的 58%,其中又以第 3 腰椎水平最多见;而下段输尿管结石仅占 33%。在结石下端无梗阻的情况下,直径≤0.4 cm 的结石约有 90% 可自行降至膀胱随尿流排出,其他情况则多需要进行医疗干预。

(二)临床表现

1.症状

(1)疼痛:上中段结石引起的输尿管疼痛为一侧腰痛,疼痛性质为绞痛,输尿管结石可引起肾绞痛或输尿管绞痛,典型表现为阵发性腰部疼痛并向下腹部睾丸或阴唇部放射。

(2)血尿:90% 的患者可出现镜下血尿也可有肉眼血尿,前者多见。血尿多发生在疼痛之后,有时是唯一的临床表现。输尿管结石急性绞痛发作时,可出现肉眼血尿。血尿的多少与结石对尿路黏膜的损伤程度有关。输尿管完全梗阻时也可无血尿。

(3)恶心、呕吐:输尿管结石引起尿路梗阻时,使输尿管管腔内压力增高管壁局部扩张痉挛或缺血,由于输尿管与肠有共同的神经支配而导致恶心、呕吐常等胃肠道症状。

2.体征

结石可表现为肾区和胁腹部压痛和叩击痛,输尿管走行区可有深压痛;若伴有尿外渗时,可有腹膜刺激征。输管结石梗阻引起不同程度的肾积水,可触到腹部包块。

(三)辅助检查

1.实验室检查

(1)尿液检查:尿常规检查可见尿中红细胞,伴感染时有脓细胞。感染性尿路结石患者应行尿液细菌培养。肾绞痛有时可发现晶体尿,通过观察结晶的形态可以推测结石成分。

(2)血液检查:当输尿管绞痛可导致交感神经高度兴奋,机体出现血白细胞升高;当其升到 $13×10^9$/L 以上则提示存在尿路感染。血电解质、尿素和血肌酐水平是评价总肾功能的重要指标。

(3)24 小时尿分析:主要用于评估结石复发危险性较高的患者,是目前常用的一种代谢评估技术。

(4)结石分析:结石成分分析可以确定结石的性质,是诊断结石病的核心技术,也是选择溶石和预防疗法的重要依据。

2.影像学检查

(1)超声:超声是一种简便无创的检查方法,是目前最常用的输尿管结石的筛查手段。能同时观察膀胱和前列腺,寻找结石形成诱因及并发症。

(2)螺旋 CT:螺旋 CT 对结石的诊断能力最高,能分辨出 0.5 mm 以上任何成分的结石,准确测定结石大小。

(3)尿路平片(KUB 平片):尿路平片可以发现 90％非 X 线透光结石,能够大致地确定结石的位置、形态、大小和数目,并且通过结石影的明暗初步提示结石的化学性质。因此作为结石检查的常规方法。

(4)静脉尿路造影(intravenous urography,IVU):IVU 应该在尿路平片的基础上进行,有助于确认结石在尿路上的位置、了解尿路解剖、发现有无尿路异常等。可以显示平片上不能显示的 X 线阴性结石,同时可以显示尿路的解剖结构,对发现尿路异常有重要作用。

(5)逆行尿路造影:逆行尿路造影很少用于上尿路结石的初始诊断,属于有创性的检查方法,不作为常规检查手段。

(6)放射性核素肾显效像:放射性核素检查不能直接显示泌尿系统结石,主要用于确定分侧肾功能。提供肾血流灌注、肾功能及尿路梗阻情况等,因此对手术方案的选择以及手术疗效的评价具有一定价值。

(四)诊断要点

尿路结石应该与急腹症进行全面鉴别诊断。输尿管结石的诊断:①结石部位数目、大小、形态、成分等;②并发症的诊断;③病因学的评估。通过对病史症状的和体检后发现,具有泌尿系统结石或排石病史,出现右眼或镜下血尿或运动后输尿管绞痛的患者应进一步检查确诊。

(五)治疗原则

目前治疗输尿管结石的主要方法有保守治疗(药物治疗和溶石治疗)、体外冲击波碎石(ESWL)、输尿管镜(URSL)、经皮肾镜碎石术(PCNL)开放及腔镜手术。

1.保守治疗

(1)药物治疗:临床上多数尿路结石需要通过微创的治疗方法将结石粉碎并排出体外,少数比较小的尿路结石,可以选择药物排石。使用的排石药物为 α_1 受体阻滞剂如坦索罗辛等,排石治疗期间应保证有足够的尿量,每天需饮水 2 000～3 000 mL。双氯芬酸钠可以缓解症状并减轻输尿管水肿,有利于排石治疗。钙通道阻滞剂及一些中医中药对排石也有一定的效果。

(2)溶石治疗:我国在溶石治疗方面处于领先地位。如胱氨酸结石:口服枸橼酸氢钾钠或碳酸氢钠片,以碱化尿液,维持尿液 pH 在 7.0 以上,帮助结石治疗。

(3)微创手术:主要有体外冲击波碎石、经皮肾镜碎石取石术、输尿管肾镜取石术等。①体外冲击波碎石:详见本节肾结石内容。②经皮肾镜碎石取石术:详见本节肾结石内容。③输尿管肾镜取石术:和肾结石基本相同但在治疗输尿管上段结石的过程中发现,碎石后石块容易回流至肾盂,导致术后需要再行经皮取石术,所以现在临床通常会采取输尿管镜拦截网固定下采用钬激光碎石技术治疗输尿管上段结石。

2.开放手术治疗

随着 ESWL 及腔内治疗技术的发展,目前上尿路结石行开放手术治疗的比例已显著减少,逐渐被腹腔镜手术取代。

（六）临床护理

详见本节肾结石患者的临床护理内容。

（李华蕾）

第六节　下尿路结石

一、膀胱结石

膀胱结石是较常见的泌尿系统结石,好发于男性,男女比例约为 10：1,膀胱结石的发病率有明显的地区和年龄差异。总的来说,在经济不发达地区,膀胱结石以婴幼儿为常见,主要由营养不良所致。

（一）病因

膀胱结石分为原发性和继发性两种。原发性膀胱结石多发于男性,与营养不良有关。继发性膀胱结石主要继发于下尿路梗阻、膀胱异物等。

1.营养不良

婴幼儿原发性膀胱结石主要发生于贫困饥荒年代,营养缺乏,尤其是动物蛋白摄入不足是其主要原因。

2.下尿路梗阻

下尿路梗阻时,如良性前列腺增生、膀胱颈部梗阻、尿道狭窄、先天畸形、膀胱膨出、憩室、肿瘤等,均可使小结石和尿盐结晶沉积于膀胱而形成结石。

3.膀胱异物

医源性的膀胱异物主要有长期留置的导尿管、被遗忘取出的输尿管支架管、不被机体吸收的残留缝线、膀胱悬吊物等,非医源性异物如子弹头、发卡、电线、圆珠笔芯等。均可作为结石的核心而使尿盐晶体物质沉积于其周围而形成结石。

4.尿路感染

继发于尿潴留及膀胱异物的感染,尤其是分泌尿素酶的细菌感染,由于能分解尿素产生氯,使尿 pH 升高,使尿磷酸钙、铵和镁盐的沉淀而形成膀胱结石。

5.其他

临床手术后也可能导致膀胱结石发生如肠道膀胱扩大术、膀胱外翻-尿道上裂等。

（二）病理生理

膀胱结石的继发性病理改变主要表现为局部损害、梗阻和感染。膀胱结石如表面光滑且无感染者,在膀胱内存在相当长时间,也不至造成膀胱壁明显的病理改变。由于结石的机械性刺激,膀胱黏膜往往呈慢性炎症改变。光滑且无感染者,继发感染时,可出现滤泡样炎性病变、出血和溃疡,膀胱底部和结石表面均可见脓苔。晚期可发生膀胱周围炎,使膀胱和周围组织粘连,甚至发生穿孔。膀胱结石易堵塞于膀胱出口、膀胱颈及后尿道,导致排尿困难。

（三）临床表现

1.症状

（1）疼痛:疼痛可为下腹部和会阴部钝痛,亦可为明显或剧烈疼痛,常因活动和剧烈运动而诱发或加剧。膀胱结石的典型症状为排尿突然中断,疼痛放射至远端尿道及阴茎头部,伴排尿困难和膀胱刺激症状。由结石刺激膀胱底部黏膜而引起,常伴有尿频和尿急,排尿终末时疼痛加剧。

(2)血尿:膀胱壁由于结石的机械性刺激,可出现血尿,并往往表现为终末血尿。尿流中断后再继续排尿亦常伴血尿。

(3)其他:因排尿费劲,腹压增加,可并发脱肛。若结石位于膀胱憩室内,可仅有尿路感染的表现。少数患者,重时发生急性尿潴留。

2.体征

体检时下腹部有压痛。结石较大和腹壁较薄弱时,在膀胱区可触及结石。较大结石也可经直肠腹壁双合诊被触及。

(四)辅助检查

1.实验室检查

实验室检查可发现尿中有红细胞或脓细胞,伴有肾功能损害时可见血肌酐、尿素氮升高。如并发感染可见白细胞,尿培养可有细菌生长。

2.影像学检查

(1)超声:检查能发现膀胱及后尿道,强光团及声影,还可同时发现膀胱憩室良性前列腺增生等。

(2)X线检查:X线平片亦是诊断膀胱结石的重要手段,结合B超检查可了解结石大小、位置、形态和数目,怀疑有尿路结石可能还需作泌尿系统平片及排泄性尿路系平片及排泄性尿路造影。

(3)CT检查:所有膀胱中结石在CT中都为高密度,且CT可明确鉴别肿瘤钙化和结石。

(4)膀胱镜检查:膀胱镜检查是最确切的诊断方法,可直接观察膀胱结石的大小、数目和形状,同时还可了解有无前列腺增生、膀胱颈纤维化、尿道狭窄等病变。但膀胱镜检查属于有创操作,一般不作常规使用。

(五)诊断原则

膀胱结石的诊断,主要是根据病史、体检、B超、X线检查,必要时做膀胱镜检查。但需要注意引起结石的病因如良性前列腺增生、尿道狭窄等前尿道结石可沿尿道扪及,后尿道结石经直肠指检可触及,较大的膀胱结石可经直肠-腹壁双合诊被扪及。虽然不少病例可根据典型症状,如疼痛的特征,排尿时突然尿流中断和终末血尿,做出初步诊断。但这些症状绝非膀胱结石所独有。

(六)治疗

治疗应根据结石体积大小选择合适的治疗方法。膀胱结石的治疗应遵循两个原则,一是取出结石,二是去除结石形成的病因。一般来说,直径小于0.6 cm,表面光滑的膀胱结石可自行排出体外。绝大多数膀胱结石均需行外科治疗,方法包括体外冲击波碎石术、内腔镜手术和开放性手术。

1.体外冲击波碎石术

小儿膀胱结石多为原发性结石,可首选体外冲击波碎石术;成人原发性膀胱结石≤3 cm者亦可以采用体外冲击波碎石术。

2.内腔镜手术

几乎所有类型的膀胱结石都可以采用经尿道手术治疗。在内镜直视下经尿道碎石是目前治疗膀胱结石的主要方法,可以同时处理下尿路梗阻病变。目前常用的经尿道碎石方式包括机械碎石、液电碎石、气压弹道碎石、超声碎石、激光碎石等。

3.开放性手术

随着腔内技术的发展,目前采用开放手术取石已逐渐减少,开放手术取石不应作为膀胱结石的常规治疗方法,仅适用于需要同时处理膀胱内其他病变或结石体积>4 cm时使用。膀胱结石采用手术治疗,并应同时治疗病因。膀胱感染严重时,应用抗生素治疗;若有排尿,则应先留置导尿管,以利于引流尿液及控制感染。

(七)临床护理

详见本章上尿路结石中肾结石患者的临床护理内容。

二、尿道结石

尿道结石是泌尿外科常见急症之一,但临床比较少见,且多以男性为主。大多数来自肾和膀胱。有尿管狭窄、尿道憩室及异物存在亦可致尿道结石,多数尿道结石位于前尿道。女性只有在有尿道憩室、尿道异物和尿道阴道瘘等特殊情况下才出现。男性尿道结石中,结石多见于前列腺部尿道,球部尿道,会阴尿道的阴茎阴囊交界处后方和舟状窝。女性尿道结石分原发性和继发性两种,传统认为尿道结石常继发于膀胱结石,多见于儿童与老年人。

(一)临床表现

1.症状

(1)疼痛:疼痛一般是钝性的,但也可能是锐利的,并常放射至阴茎龟头。原发性尿道结石常是逐渐长大,或位于尿道憩室内,早期可无疼痛症状。继发性结石多为上尿路排石排入尿道时,突然嵌入尿道内所致,患者常常突然感到局部剧烈疼痛及排尿痛。

(2)排尿紊乱:尿道结石的典型症状为排尿困难,点滴状排尿,尿线变细或分叉,射出无力,有时骤然出现尿流中断,并有强烈尿意,阻塞严重时出现残余尿和尿潴留,出现充盈性尿失禁。有时可出现急迫性尿失禁。也可伴尿痛,重者可发生急性尿潴留及会阴部剧痛。

(3)血尿及尿道分泌物:急症病例常有终末血尿或初始血尿,或排尿终末有少许鲜血滴出,伴有剧烈疼痛。慢性病例或伴有尿道憩室者,尿道口可有分泌物溢出,结石对尿道的刺激及尿道壁炎症溃疡,亦可出现脓尿。

2.体征

前尿道结石可在结石部位扣及硬结,并有压痛,后尿道结石应通过直肠指诊扣及后尿道部位的硬结。

(二)辅助检查

1.金属尿道探杆检查

金属尿道探杆检查在结石部位能探知尿道梗阻和结石的粗糙摩擦感。

2.尿道镜检查

尿道镜检查能直接观察到结石,肯定尿道结石的诊断,并可发现尿道并发症。

3.X线检查

X线检查是尿道结石的主要诊断依据,因为绝大部分尿道结石是X线阳性结石,平片检查即可显示结石阴影和结石的部位、大小、形状。应行全尿路平片检查以明确有无上尿路结石。

4.尿道造影

目前由于内镜的发展及普及,尿道造影已很少应用。大多数辅助检查尿路有无他病变。

（三）诊断要点

详细询问病史，尿道结石患者过去多有肾绞痛史及尿道排石史，当患者突然感到排尿困难、尿流中断、排尿时尿道刺痛时应考虑尿道结石的可能。需要与尿道狭窄、尿道息肉、异物等鉴别。尿道狭窄虽有排尿困难，但其排尿时无疼痛及尿中断现象，X线平片无阳性结石影像。但尿道息肉无肾绞痛及排石史，尿道镜及尿道造影可以区别。尿道异物一般有外伤史及异物塞入史，临床上不难诊断。

（四）治疗原则

治疗原则为尽快取出结石，解除痛苦，改善急性情况后再考虑纠正形成结石的原因。

（五）临床护理

详见上尿路结石中肾结石患者的临床护理内容。

（李华蕾）

第九章 伤口造口护理

第一节 伤 口 护 理

一、伤口护理原则

历史上最早有关伤口处理的记载主要是清洗伤口、盖上敷料、包扎伤口三个方面，这也成为今日伤口处理的主要原则。随着慢性疾病的发病率越来越高，伴随的慢性伤口也越来越多。如何提高慢性伤口的愈合质量，加快伤口的愈合时间，成为临床医疗的一大挑战。具体来说，伤口护理原则包括以下几个方面。

(一)清洁伤口

去除附着于伤口和皮肤表面的刺激。每次更换敷料时要仔细去除黏附于伤口表面的坏死组织和感染性渗出液，注意勿将棉织纤维遗留于伤口内，使之成为异物，影响伤口愈合。

(二)预防和控制感染

伤口感染发生的因素包括伤口本身状况、细菌毒性、患者免疫力、营养状况及潜在疾病等。所以要及早发现伤口感染，及时处理，避免感染扩散。监测感染情况，必要时进行伤口细菌培养。

(三)伤口探查

遇到有穿刺、切割伤或怀疑有深部组织受伤时，要进行伤口探查，检查是否有异物存在或深部组织受损，以免影响伤口愈合。

(四)移除失活的组织及异物

移除失活的组织及异物可以通过清创术来进行，因为失活的组织或污染的组织会成为伤口感染的来源。

(五)保护伤口及其周围组织

在清创时，注意保护伤口床的正常组织和伤口周围组织，减少组织二度伤害。

(六)为伤口愈合提供湿润平衡的环境

根据伤口大小、深度、颜色及渗液量等情况，选择恰当的敷料，为伤口愈合提供一个低氧、湿润的愈合环境；对于渗液量较多（>10 mL/24 h），特别是有感染性渗液的伤口，应采用吸收渗液的敷料，如采用藻酸盐敷料或交互式敷料，对于洞穴性伤口可用封闭式负压吸引技术。

（七）使患者感到舒适

伤口护理都不应给患者带来或加重疼痛。应采取减轻疼痛的方法,尽可能使患者感到舒适。这种舒适包括躯体上和心理上的,因此伤口护理中应重视做好身心整体护理。

（八）伤口闭合

依据伤口的情形进行伤口闭合。若伤口床准备完毕,组织缺失少,可直接缝合或使用免缝胶带、负压闭合技术等;组织缺失多时,可选择合适的敷料,使其自然愈合,也可使用负压闭合技术。

二、伤口清洗

伤口清洗是伤口处理最基本且重要的步骤,适当的冲洗可将伤口表面上的污染源及异物清除,促进伤口的愈合。

（一）伤口清洗目的

除去异物、细菌或坏死组织,避免细菌感染,促进新细胞的增生;但清洁伤口时,不应使健康的细胞受损。

（二）伤口清洗原则和方法

1.伤口清洗的基本原则

从较清洁部位先清洗,避免将污染部位的细菌带到清洁部位

(1)一般认为清洁伤口的中间部位较周边清洁,所以应从中间往外缘方向逐一清洗;而污染伤口的周边部位较中间清洁时,应从清洗伤口周围开始,然后清洗伤口中间部位。之后用消毒的干纱布或棉球擦干。

(2)伤口部位有引流管时,先清洗伤口,再清洗引流管。

(3)若为不同部位的伤口亦先清洗较清洁的伤口,例如植皮手术的伤口换药时,应先清洗捐皮区再清洗受皮区。

2.伤口清洗液

一般来说,最理想、最经济的冲洗液是生理盐水(0.9% NaCl 溶液)。在欧美国家有些医院使用不含离子的清洁液,但成本过高,不是必要的。应注意的是尽量避免将下列清洁消毒液用于清洁伤口的清洗;若有必要用于感染或污染的伤口中,一定要稀释后使用,而且清洗后一定要用生理盐水完全冲洗干净,避免伤口的健康细胞受破坏而影响伤口的愈合。这些消毒液常见的有肥皂水、过氧化氢溶液、碘酒、醋酸等。碘液、过氧化氢(双氧水)或醋酸等溶液虽有杀菌的效果,但会对细胞造成伤害,阻碍伤口愈合。若需使用碘液清洗伤口,研究发现最合适的碘液浓度为 0.001%。

三、伤口清创

伤口清创最早由巴黎学者德索提出,指的是利用手术方式除去坏死组织,后来这个名词被更广泛地解释为各种形式的清创术,在 Dorland 医学辞典里定义为从伤口或其周围组织除去坏死的或无活性的组织及外来的异物,直到健康的组织暴露出来为止。现代伤口护理的观点认为:对坏死组织应尽早清除。理由:①坏死组织自溶后经创面吸收可成为毒素,引起机体中毒。②坏死组织富含蛋白质等营养,是细菌生长繁殖的良好培养基,易引发感染。③坏死组织附着于创面可成为不良刺激源,影响毛细血管重建与生长,阻止肉芽生长和上皮再生,因而会阻碍伤口愈合。伤口清创方法包括以下类型。

（一）手术清创

因深部的感染或伤口会成为全身性感染的来源，所以需利用手术刀直接将坏死及感染的组织切除，一般适用于存有大范围坏死及感染的部分。

1.优点

手术清创是最快速、有效的方式，可快速控制全身性感染来源，缩短伤口愈合时间。

2.缺点

手术清创较具侵犯性，较易出血，较疼痛，且将周围正常组织一起除去。

3.禁忌证

有血液疾病，容易出血不止（血小板不足）者；正在服用抗凝血制剂者禁行手术清创。

（二）机械清创

机械清创已经应用几十年，常用的方式为水疗法、湿纱浸泡法（包括湿至干敷料或湿至湿润敷料）及连续性伤口的冲洗。

1.水疗法

将伤口浸泡在水中来软化腐肉或黑色结痂，促进痂皮的脱落，同时可以清洗掉伤口上的细菌。注意事项：①避免长时间浸泡，否则会造成伤口周边皮肤过度浸润，一般建议浸泡时间不要超过 15 分钟。②浸泡器具要有消毒灭菌处理，否则容易造成交互感染。

2.湿纱浸泡法

此类方法较适用于存有中量坏死组织或腐肉的伤口，不适用于已有肉芽组织生长或上皮化的伤口。

（1）湿至干敷料：湿至干敷料是利用湿纱浸泡生理盐水覆盖在伤口上，当湿纱布上的水分蒸发后，更换纱布时可将部分坏死的组织或腐肉一起移除，但也很容易破坏新生成的肉芽组织或上皮组织。

（2）湿至湿润敷料：湿至湿润敷料是利用纱布浸泡生理盐水覆盖在伤口上，4～6 小时更换一次，维持纱布湿润度。当这些坏死组织软化后，在清洁伤口的过程时，即可随着棉棒擦拭或生理盐水冲洗一并被带走，以达到清创的目的。

3.连续性伤口的冲洗

有些感染的深部骨科伤口，用生理盐水不停地冲洗伤口。

总体而言，机械性清创术具有费用低、取材容易、实施方便有效等优点，但是清创无选择性，易破坏新生成的上皮细胞，耗时长；疼痛感较明显，易造成伤口周围的皮肤过度浸润，有时会导致感染扩散。

（三）化学清创

以化学制剂或酶溶解坏死组织，促使其及早脱落。优点是只溶解痂皮而不破坏活的组织，治疗过程不会造成伤口明显出血，患者一般无疼痛感；缺点是费较昂贵，伤口感染率有增加的趋势，有时会有炎症症状和不适感。

目前临床上使用的有两种，一种是含木瓜蛋白酶及尿素，另一种是含胶原酶。木瓜蛋白酶是一种蛋白质分解酶，由木瓜萃取而来，可以分解坏死的组织，而尿素可以帮助木瓜素的蛋白质分解。过氧化氢会破坏木瓜蛋白酶的活性，所以不可以和木瓜蛋白酶一起合用于伤口。另外，重金属（例如铅、银、汞）亦会破坏木瓜蛋白酶的活性。

胶原蛋白分解酶是由溶组织梭状芽孢杆菌制造出来，它作用环境的理想酸碱度是 6～8，重金属(例如铅、银、汞)亦会破坏它的活性,过氧化氢、氯化钠则不会。

(四)自溶清创

利用封闭敷料或半封闭敷料覆盖伤口,维持伤口湿润的环境,让身体本身产生酶(如蛋白质分解酶),软化坏死组织进行自体清创。适用于年纪大或抵抗力低的患者、慢性伤口或没有细菌感染的伤口。其优点是选择性高,不会破坏正常的组织,安全性高、有效、容易实行,患者一般无疼痛感;缺点是时效性较慢,需观察有无感染变化,有时会引发厌氧菌感染,而且此法不适用于感染性或较深有空腔的伤口。

(五)蛆虫清创

将特定无菌培养的幼蛆放在伤口表面,盖上浸泡生理盐水的纱布,外层覆盖封闭性敷料,每2~3天更换一次。重复更换直到坏死的组织被清除干净。幼蛆会选择性地吃掉坏死的组织,而不损伤正常组织。幼蛆分泌的蛋白酶,可分解、液化、溶解坏死组织。幼蛆还会分泌抗细菌的物质及一些促进伤口愈合的物质,例如尿囊素、生长因子等。其优点是实施方便有效,有选择性,可减少伤口上细菌的负荷,可促进伤口愈合,无过敏、毒性的报道。缺点是获取较不易、费用高;患者的接受度低。此法禁用于接近身体空腔(如腹腔)、内部器官或较大血管的伤口。

四、渗液管理

渗液的成分包括水、电解质、营养、炎症介质、白细胞、蛋白消化酶、生长因子。伤口血管丰富、血管通透性增加,局部充血和伤口坏死组织成为细菌过度繁殖的培养基,感染或炎症反应会产生的过多渗液。适量的渗液有益于防止伤口床干涸,帮助组织修复,提供细胞代谢所需营养,协助生长因子和免疫因子扩散,帮助分解坏死组织。但渗液过多会延缓或阻止伤口愈合,引起生理或心理疾病,消耗医疗资源。渗液处理中的重要目标是将渗液的有利作用增至最大,不利作用减至最小。

渗液的处理方法:伤口引流和使用造口袋对控制此问题和减少更换敷料的频率是经济有效的办法。需要选择恰当的适应证,在不能使用造口袋的伤口中,考虑使用伤口腔洞填充敷料或高吸收性敷料,如泡沫敷料、藻酸盐填充条、银离子泡沫敷料等。

五、伤口引流管护理

(一)引流管的分类

1.按引流目的

按引流目的可将引流管分为预防性引流和治疗性引流。其中预防性引流放置时间短,术后几天可拔除。治疗性引流留置时间较长,可长达数月。

2.按引流的作用机制

按引流的作用机制可分为被动引流和主动引流。被动引流是借助体内液体与大气压差、引流管的虹吸作用或体位引流,达到引流液排出体外的目的,例如留置导尿管引流、脓肿的切开引流、甲状腺术后的皮片引流等。主动引流则是利用负压吸引的方法将体液引流至体外,如乳腺癌术后负压吸引、胃肠减压、大手术后的负压吸引等。

(二)引流的目的

(1)预防严重感染:急诊腹腔外伤和大手术污染比较严重、手术区内渗血较严重时,可能会有积血。

（2）降低局部压力：如胆道术后"T"管引流。

（3）预防吻合口瘘。

（4）促进脏器功能恢复：如胸腔闭式引流，可促进肺的早日膨胀，尽早恢复肺功能。

（三）引流器材的种类和选择

1.橡皮片引流

橡皮片引流适用于表浅的切口及渗出量较少的引流，如甲状腺手术后引流、脓肿切开引流等。

2.纱布类引流

常用的为纱条、盐水纱条、油纱布及凡士林纱布或纱条。适用于表浅的切口感染、有窦道的伤口、脓肿切开后的引流。

3.烟卷引流

将纱布卷入薄型乳胶片中制成烟卷。常用于胆囊手术时胆囊窝的引流、某些深部组织间的引流。

4.单腔管状引流管

常用的有硅胶管、乳胶管、软塑管，例如导尿管（福来导尿管、蕈状导尿管）、"T"管等。适用于体腔、深部组织、膀胱、胆道术后引流。

5.多腔管状引流管

双腔以上的引流管一般都是根据引流的需要自制的，使用的材质同单腔管状引流管。外管较粗，内管较细，并剪有多个侧孔。体液由于吸引力而积聚于粗管内，再由细管将液体吸出体外，不会将周围的组织由引流管吸入造成损伤。

（四）引流的原则

（1）放置引流的位置应处于引流液的最低位。

（2）采用最短的通路，不能绕经多脏器。

（3）不能将引流管吸引口放置在吻合口或穿孔修补处。

（4）不能直接放置在大血管、神经、肠管等重要脏器旁吸引，避免吸引力过大而造成损伤。

（5）引流管一般不应通过切口直接引出，以免发生感染、切口疝或切口裂开等并发症而应自切口旁重新打小孔将引流管引出。

（五）引流管的护理

（1）妥善固定引流管。

（2）保持引流的通畅。

（3）严密观察引流液，应在无菌操作下更换引流袋或引流瓶，使用的引流袋应有防反流装置，避免逆行感染。

（4）引流管需经常挤压，放置时间过长者（＞7天）可更换引流管。

（5）取合适的体位，尤其是盆腔脓肿的引流，应取半坐卧位，以保持体位引流的畅通。

（六）引流管周围皮肤的护理

（1）保护引流管周围的皮肤，避免引流液的刺激，可采用保护皮肤的敷料，例如皮肤保护膜、伤口保护粉等。

（2）引流管周围必须用无菌的开口纱布覆盖，也可用无菌的伤口敷料，如水胶体敷料、岛状敷料、泡沫敷料等。

（3）严密观察引流管周围皮肤的情况，观察有无因引流液刺激引起的皮肤过敏，或由于放置时间过长及其他原因引起的引流管周围皮肤感染。如有以上情况可咨询皮肤科医师或按伤口护理的原则处理引流管周围的感染。

六、伤口敷料的粘贴技巧

（1）以不引起皮肤紧张力或牵拉力的方法把胶布粘在敷料及皮肤上。先把敷料放在适当位置以全部盖住伤口，第一条胶布放在敷料的最上方，一半的宽度粘住敷料，一半的宽度粘在敷料旁的皮肤上，先粘敷料的中间，再分别粘住两旁的皮肤。在敷料中间放置第二条胶布，以同上的方法固定胶布；第三条胶布放置在敷料的最下方，一半的宽度粘住，一半的宽度粘在敷料旁的皮肤，方法同上。

（2）胶布的粘贴与身体动作方向应相反。例如贴胶布横过关节面时，不要直贴，因为直贴时胶布会随着关节的移动而松动。

（3）如果伤口在骨突处或不易固定的部位，例如骶尾部、尾骨或膝盖处，则可考虑使用管状网或固定网或使用自黏性绷带或胶带。

（4）免缝胶带 Steri-Strip 固定：①用酒精消毒或生理盐水清洁伤口周围 5 cm 皮肤并待其干燥。②以无菌技术从包装袋中取出粘有胶带的卡片。③卡片的两端都有预切口，移除一侧的纸片。④用镊子将胶带从卡片上剥离，以 45°剥离胶带，防止粘连。⑤从伤口的中部开始粘贴第一条免缝胶带，先将一半免缝胶带无张力的粘于伤口一侧的皮肤上，加压确保粘贴牢固。⑥用手尽量将伤口另外一侧皮肤与同侧对齐，然后同时将免缝胶带的另一半贴紧。⑦按照同样的方法闭合剩下的伤口部分。⑧两条胶带的间距在 0.3 cm 左右。⑨如果伤口没有对齐，应将胶带移除并重新粘贴。⑩在伤口闭合后，可在平行于伤口 2～4 cm 处，粘贴几条免缝胶带。这样可以减轻张力，防止产生水疱和皮肤缺损。

（5）免缝胶带的移除方法：①用手固定胶带的一端，慢慢地用手轻轻拉起另一端的胶布，这时应顺着体毛生长的方向往下轻拉。②轻柔、慢慢地打开各两侧的胶布（先慢慢打开一侧，再慢慢打开另一侧胶布），之后再整个移除胶布，避免由一侧用力移走胶布造成物理性的皮肤伤害。

（6）透明敷料粘贴及移除的方法：①选择比伤口边缘长 2～3 cm 的透明敷料。②除去透明敷料上的纸，露出黏性表面，直接贴在伤口上，用手施压把敷料压平，避免拉得太紧，以致活动不便。③用剩下的纸胶布粘贴敷料周边，记上日期、时间及签名。④有渗液流出时，敷料变软、潮湿、松弛或边缘卷起时应更换。⑤透明敷料的移除方法如图 9-1。

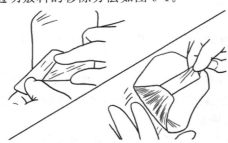

图 9-1　透明敷料的移除方法

（7）纱布敷料的粘贴方法：①放消毒的纱布或棉垫在伤口上。②选择合适的胶布或绷带把伤口固定好。

(8)纱布绷带包扎方法:环形包扎法、螺旋包扎法、螺旋反折包扎法、"8"字形包扎法、回返包扎法和特殊部位包扎法。

(9)绷带包扎注意事项:①先做伤口和被包扎部位及其远端处的皮肤、血液循环、神经状况的评估,例如手指及脚趾部位等。②为避免绷带直接摩擦骨突处而皮肤缺损,可在包扎前用衬垫保护骨突皮肤脆弱的部位。③包扎时,让肢体保持自然正常的姿势,关节要稍微弯曲,以避免肌肉、关节或韧带的过分牵拉。④为帮助静脉血回流,应由身体远端处往近端处包扎。⑤应使用平均的力量包扎,以免血液循环受阻。⑥为便于观察肢体的血流循环及判断患者的感觉,应让肢体露出。⑦绷带要能包扎盖住伤口敷料的上方及下方边缘处远于5 cm的部位。

(10)特殊部位敷料粘贴:由于身体某些部位有特殊性,伤口敷料固定较为困难,导致伤口敷料容易脱落,增加患者的治疗费用和护理时数。另外,患者担心伤口敷料脱落而不敢翻身或下床活动,影响伤口和疾病的康复。粘贴好特殊部位的伤口敷料,使伤口敷料粘贴稳妥、牢固持久,既便于患者活动又使其感到舒适,同时利于伤口愈合。

(毛　旭)

第二节　烧伤创面护理

一、浸浴疗法

(一)定义

浸浴疗法指将患者的身体浸入浴池中,通过热盐水的浸泡淋浴促使创面焦痂软化,脓液引流,减少创面细菌量,最终使创面愈合的方法。

(二)疾病相关知识

(1)在烧伤后2~3周创面开始溶痂后采用浸浴疗法。

(2)临床上对烧伤后残余创面最常用的浸浴疗法。

(3)治疗:浸浴清除残余创面。

(4)康复:功能锻炼、防瘢治疗。

(5)预后:外形改变和功能障碍。

(三)专科评估与观察要点

(1)浸浴时机的评估。

(2)患者配合情况。

(3)残余创面愈合情况。

(4)治疗效果。

(四)护理问题

1.焦虑、恐惧

焦虑、恐惧与浸浴引起创面疼痛及浸浴后体温升高有关。

2.疼痛

疼痛与浸浴操作对创面的刺激有关。

（五）护理措施

1.病情观察

（1）严密观察患者的生命体征，如患者出现心慌、面色苍白、出冷汗、脉搏细速等虚脱症状时终止浸浴。

（2）浸浴后观察体温的变化。

2.病情评估

做好自理能力的评估与指导。

3.专科护理

（1）浸浴前准备。①浸浴时机的评估：中小面积及伤后入院较晚的感染创面；严重烧伤后期全身残留散在的顽固小创面；创面脱痂期痂下积脓多及创面为感染创面；需要进行肢体功能锻炼；烧伤创面植皮前及供皮区的术前准备。②浸浴禁忌证：女性患者月经期；有严重心、肺合并症及一般情况较差的患者，避免发生虚脱，不能浸浴。③患者的准备：浸浴前口服糖水或补液，避免造成虚脱；做好患者的心理护理及健康宣教；嘱咐患者排便。④环境准备：室温控制在 28～32 ℃，水温保持在 38～40 ℃，一般高于患者体温 1～2 ℃。⑤浸浴液准备：食盐配制成 0.9％氯化钠溶液；浸浴中和浸浴后护理。

（2）患者的保护：有颜面部烧伤的患者，应先清洗颜面部，再清洗躯干、四肢、会阴及肛周等部位以免污染颜面部。有气管切开患者，应抬高患者头部，水位线控制在患者锁骨下水平。下肢浸泡时，患者不能站立，可采用坐位用水桶浸泡，以避免出血。有静脉输液管道的患者，应妥善保护，防止污水污染。

（3）创面的处理：采用包扎疗法的患者，去掉外敷料后再浸浴，待内层敷料浸泡松动后再慢慢揭掉，先清洗无痂创面，再剪除部分分离的焦痂，防止在浸浴开始时发生创面出血。

（4）浸浴时间及频次：初次浸浴不宜超过 0.5 小时，以后逐渐延长，间隔 3～5 天或根据病情决定。

（5）病情观察：浸浴后若出现体温升高、脉搏增快、畏寒、寒战等烧伤毒素吸收的中毒症状，对症处理，保暖，浸浴后迅速拭干水分，升高室内温度，物理降温等，在 24 小时可好转，继续加重，及时报告医师处理。

（六）健康指导

（1）初次浸浴的患者向其解释浸浴的目的、过程以及注意事项，使患者在操作中积极配合。

（2）多次浸浴的患者：鼓励患者告知患者浸浴后，可加快创面愈合，使患者对浸浴的效果有一个正确的认识，积极主动配合治疗。

（3）告知患者浸浴后有短时体温升高，经 24 小时后可恢复，给予对症处理。

（七）护理结局评价

（1）患者的恐惧及焦虑减轻或消失。

（2）患者的疼痛减轻，积极配合治疗。

（3）清洁创面，分离软化痂皮，减轻和控制感染。

二、暴露疗法

（一）定义

暴露疗法是将烧伤创面暴露于干热空气中，不用敷料覆盖或包扎，创面渗液、坏死组织及创面外用药共同形成一层痂壳,从而将创面与外界暂时隔离,以保护创面。

(二)疾病相关知识

(1)适用于大面积烧伤、Ⅲ度烧伤创面、污染较重的烧伤创面、位于面部及会阴部的烧伤创面。

(2)治疗:外用药和红外线治疗。

(3)康复:尽早进行功能锻炼,防瘢治疗。

(4)预后:外形和功能改变,后期行二期整形手术。

(三)专科评估与观察要点

(1)烧伤创面深度及部位。

(2)创面感染情况。

(3)治疗效果。

(四)护理问题

1.知识缺乏

知识缺乏与不了解烧伤后采用暴露疗法的目的有关。

2.焦虑

焦虑与水肿期创面渗出较多及担心治疗效果有关。

3.皮肤完整性受损

皮肤完整性受损与烧伤所致皮肤缺损有关。

4.潜在并发症

感染。

(五)护理措施

1.病情观察

(1)肢体环形烧伤,注意观察患肢末梢循环。

(2)躯干环形烧伤,注意观察患者的呼吸情况。

(3)观察痂下有无积脓。

2.用药指导与观察

给予磺胺嘧啶银糊剂、霜剂,观察药物效果及不良反应。

3.病情评估

做好自理能力评估与指导。

4.专科护理

(1)创面评估:特殊烧伤部位创面(头面部、颈部、会阴部、臀部);大面积烧伤创面;污染较重及特殊细菌创面。

(2)充分暴露创面:颈部烧伤的患者,处于高肩仰卧位,腋部烧伤的患者,上肢应充分外展;会阴部烧伤,应做好大小便的护理,保持会阴部清洁干燥,充分外展下肢。

(3)保持创面干燥:使用红外线照射或吹风机,定时翻身,臀部、背部、大腿后侧烧伤的患者用翻身床,便于改变体位避免创面受压及潮湿;如创面涂抹药物掉落,应及时补涂药物,促进创面干燥结痂,如痂下有积脓,给予修剪引流,清除脓液,再用单层油纱保护创面,及时清除创面的渗液及污物,保持痂皮或痂壳完整;及时用消毒棉签清除眼、鼻、口周创面的分泌物。

(4)做好消毒隔离,减少人员流动,控制陪伴人数及探视。

(六)健康指导

(1)嘱患者活动适当,防痂壳开裂出血。

(2)鼓励患者多食高蛋白、高热量、易吸收的食物,促进创面愈合。

(3)告知患者创面清洁和保护创面的重要性,以及防止尿、粪便污染的方法。

(4)定时协助患者翻身,防止创面潮湿,取得患者的配合。

(七)护理结局评价

(1)患者及家属理解暴露疗法的目的及重要性,能积极配合治疗。

(2)患者及家属对创面愈合过程有一定了解,对治疗效果充满信心。

(毛　旭)

第三节　胃造口护理

疾病原因或是手术、治疗的需要等原因致使患者不能经口进食,但是患者肠道功能正常,临床上则采用胃造口或空肠造口的方法给予肠内营养。经皮内镜下胃造口术(PEG)是在内镜辅助下使用非手术的方法建立经皮进入胃的通路,实施胃造口进行肠内营养的输注或进行姑息性胃肠减压治疗,适用于各种原因引起的吞咽困难而胃肠功能正常但需长期供给营养的患者。PEG能建立肠内营养支持治疗,也能较好地解决留置鼻胃管注食所引发的并发症问题,如长期留置鼻胃管容易导致吸入性肺炎,鼻腔、咽喉、食管因长期受留置鼻胃管压迫,易发生局部黏膜糜烂、出血等并发症。

一、护理评估

(一)病史收集

患者原发病史、胃造口的病因、手术日期与方式、胃造口的作用或用途等。

(二)临床观察

(1)胃造口有无渗漏及发生渗漏的原因。

(2)造口周围皮肤完整性的观察,是否破损、糜烂等。

(3)胃造口有无增生的肉芽组织或赘生物,寻找原因。

(4)造瘘管的妥善固定是否合理,有无脱出或回缩的危险。

(5)造瘘管是否通畅。

(6)有无发生误吸和吸入性肺炎的危险。

(7)灌注营养液后有无腹胀腹痛、腹泻或便秘等情况发生。

(8)观察有无口腔感染的发生。

(9)是否存在水、电解质平衡失调的危险。

(10)评估化验值、结合患者自身营养状态评估鼻饲效果。

(三)心理、社会支持

患者及家属对 PEG 不了解,容易产生紧张、恐惧、焦虑的心理,因此心理护理尤为重要。护士向患者及家属解释手术的目的及意义,简单的操作流程,减轻患者及家属的紧张、恐惧心理。

二、护理措施

(一)饮食

一般禁食 24～48 小时。第 25 小时后遵医嘱 PEG 管注入 100 mL 温开水,确定患者无不适后,开始给予营养液或清淡流食,注意营养均衡。

(二)评估病情

评估患者的全身情况,严密观察患者病情变化、生命体征,根据病情需要记录出入量。

(三)保护胃造口周围皮肤

保护胃造口周围皮肤,防止因胃液侵蚀而引起皮炎或皮肤破损。术后 24 小时内严密观察造瘘口有无渗血、渗液,有液体渗出应及时更换敷料,保证皮肤的干燥,提高患者舒适度。术后 7 天内,每天进行造瘘口皮肤护理 1～2 次,保持皮肤干燥、清洁、无渗液,防止局部皮肤感染;胃造口鼻饲完毕应用生理盐水清洁造口周围皮肤,保证清洁、观察造瘘口周围皮肤有无红肿、破损、局部温度是否异常等情况,如有异常,应及时处理。若胃造口周围皮肤发红,每天可用温水或生理盐水清洁皮肤,喷无痛保护膜;周围皮肤发生糜烂,用生理盐水清洁皮肤后,外撒皮肤保护粉;胃造口周围渗液较多或有瘘管形成,可用造口袋收集渗出液,保护胃造口周围皮肤。

(四)保持造瘘管的清洁、通畅、固定牢靠

造瘘管固定松紧要适宜,防止牵拉或折叠;长期置管、固定导管的缝线脱落或者躁动、谵妄引发脱管,影响肠内营养的灌注,严重可引起腹膜炎,甚至休克。因此,指导患者休息和活动时用胶布将造瘘管固定在胸腹壁上,避免晃动、牵拉引起患者不适和脱管。脱管大多由于患者意识不清、烦躁不安自行拔出,应做好患者安全护理,如一旦发生脱管,立即停止喂食。

(五)保持造瘘管通畅,避免导管堵塞

导管堵塞堵管常见的原因是膳食残渣和粉碎不全的药片碎片黏附于管壁内,或药物膳食不相容造成混合液凝固、注入速度过慢而造成食物与管腔粘连。发生堵塞后及时用注射器抽温开水反复冲洗,必要时可用导丝疏通管腔。因此选用食物必须无渣,药物也应研碎,同时注意配伍禁忌。每次注食前后均用温开水 30～50 mL 冲洗造瘘管,即使连续输注者也应每 3～4 小时注入温开水 20～30 mL,注入食物的温度保持在 38～40 ℃,食物温度过高将引起患者烫伤和造瘘管老化而断裂;食物温度过低将引起患者胃痉挛、呕吐误吸。

(六)避免误吸

灌注营养液时,协助患者取半坐位,若意识障碍的患者采取抬高床头 30°～45°,回抽胃液,喂食后 1 小时内床头摇高 45°～90°,并用温开水 30 mL 正压冲管,防止堵管,避免误吸的发生。因部分肺组织在误吸数秒钟内可出现膨胀不全,数分钟内整个肺可膨胀不全,几个小时后可发生气管上皮细胞退行性变,支气管、肺组织水肿、出血及白细胞浸润,严重者气管黏膜脱落,所以避免误吸非常重要。

误吸及吸入性肺炎发生后应立即进行处理,原则:①立即停止灌注,并尽量吸尽胃内容物;②立即吸出气管内的液体或食物颗粒;③积极治疗肺水肿;④合理应用抗生素防感染。

护理操作中应注意以下几点,预防吸入性肺炎的发生:①灌注营养液时及灌注后 1 小时均应该抬高床头 30°;②尽量采用间歇性或连续性灌注的方式;③灌注前回抽检查胃内残液量;④胃蠕动功能差或易发生误吸的患者,采用空肠造口行肠内营养。

（七）并发症的观察与处理

1.胃肠道反应

腹泻、呕吐是最常见的并发症,发生的原因主要是输注速度过快、灌注方法不当、浓度过高、温度过低、乳糖不耐受、脂肪含量过多或高渗性膳食等,应及时查找原因,及时处理,减少患者的不适。护士在进行操作时应营养液现用现配或配制好的营养液需在 4～6 小时输完;滴注过程中注意控制液体进入速度;更换营养液品种;必要时给予止泻剂。

2.其他并发症

肠坏死很罕见,但死亡率极高,起病时间多在喂养开始后 3～15 天。主要与输入高渗性营养液和肠道细菌过度生长引起腹胀,导致肠管缺血有关,一旦怀疑有该并发症出现,应立即停止输入营养液,改行肠外营养,同时行氢离子呼出实验、营养液细菌培养,以尽早明确原因进行处理,防止肠坏死发生。

（八）肠内营养治疗原则

从少至多、从稀到稠、循序渐进、速度均匀的输入,避免胃肠道并发症的发生。

（九）营养液灌注

营养液的温度适宜,每次灌食量不超 350ml。灌注过程中观察患者有无恶心呕吐、腹胀腹泻等症状,如有不适,及时通知医师处理。

（十）口腔护理

做好口腔护理,防止口腔炎症的发生。

（十一）心理护理

及时有效沟通,缓解患者的焦虑、恐惧的不良情绪。

（十二）换管时间选择

根据营养管的性质决定换管时间。

（十三）评估患者的自理程度

护士评估患者的自理程度,从而协助患者胃饲,向患者或主要照护者演示喂饲的操作方法及注意事项,指导其学习胃饲。

（十四）胃造口喂饲技术指导

护士要督导患者或照顾者对胃造口喂饲技术的掌握情况。

三、出院指导

（1）指导患者选择适当的食物与配置膳食的方法:第一次灌食须按医嘱执行,先以温水或葡萄糖为始,无任何不适后增加流食,每餐 250～300 mL 为宜。选择营养价值高的膳食,如鱼汤、牛奶、鸡蛋、新鲜蔬菜等调制而成,或适当选用营养素。

（2）肠内营养膳食种类齐全,有液体、粉剂、合剂。液体膳食无需配制即可灌入,如瑞素、瑞代等;粉剂需配制成一定浓度的溶液才能应用,如安素。

（3）营养液的配制要现用现配,评估患者每天所需配制的量及种类;配制膳食前,应认真阅读营养素的说明书,了解其成分和配制说明。配制好的营养液需要 24 小时内用完,若配好待用的营养液需要装于灭菌容器中,4 ℃下存放。

（4）根据患者的病情选择适当的灌注方式,初次灌注或者住院期间的患者通常使用 24 小时连续灌注方式,随之会根据医嘱采用间歇灌注调整饮食种类等。

（5）保证灌注食物的清洁,预防腹痛、腹泻等胃肠炎症的发生。灌食时出现以上症状,即可停止灌注,通知医师。

（6）居家期间出现瘘管脱落、阻塞,须立即到医院就诊。

（7）食物温度适宜,一般维持在37～40 ℃。

（8）保护胃造瘘周围皮肤,灌注完毕使用温水拭干皮肤,必要时喷皮肤保护膜,防止皮肤破损、溃疡。

（9）长时间放置造瘘管的患者要定期复查,避免胃液或食物外漏引起其他并发症的发生。

（10）家庭与社会支持可以有效缓解患者不良情绪,鼓励患者保持身心健康。

（11）告知患者出院后寻求帮助的途径。

（毛　旭）

第四节　回肠造口护理

肠造口是治疗早期结直肠癌患者最有效的手段之一。我国每年新增造口患者约10万,累计造口患者已超过100万,且今后仍有增加趋势。回肠造口是通过手术将大肠完全或大部分切除,将回肠末端缝在腹部的一个开口处,用来排除粪便。常见于溃疡性结肠炎、克罗恩病的患者。

一、术前护理

（一）造口术前评估

1.生理状况

（1）视力:患者的视力将直接影响造口护理的目标的制定、造口产品的选择及护理的实施。对于视力较弱的患者可采取触摸的方式,指导患者使用造口产品及附件,完成造口的更换技巧。对于视力严重受损的患者,护士要指导患者家属如何护理造口,协助患者完成。

（2）手的灵活度:评估患者手指是否健全及手指的灵活度,了解患者是否存在影响手部灵活性的疾病,如限制性关节炎、脑梗后肢体活动障碍等,能否进行协调性操作。通过观察可明确患者是否能打开夹闭的锁扣、剪裁造口底盘或粘贴造口底盘。对于手的灵活度弱的患者可使用一件式造口袋或是可塑底盘、粘贴式的二件式造口袋,这些器具相对简单易操作。如果患者手的灵活度很差或是手指缺如,护士指导患者家属掌握造口护理的方法,协助患者完成。

（3）语言沟通能力及听力:因为个体差异导致每个患者的理解及接受能力均不同,护士进行造口教育或是造口指导时应该依据患者的个体情况实施。对于年老失聪的患者或是听力障碍的患者,造口教育的方式可以采取看图、观看录像、幻灯片的方式进行教育。

（4）皮肤状况:术前评估患者腹部行造口区域的皮肤是否完整;是否存在局部或全身皮肤疾病,如牛皮癣、银屑病等;造口袋粘贴的稳固性与造口周围皮肤状况有很密切的关系。另外询问患者过敏史,过敏体质的患者应提前进行皮肤接触试验。

2.心理、社会状况

肠造口手术和造口的存在使患者的自身形象、生活方式、心理状态和社会功能均受到严重的影响,进而极大影响了肠造口患者的生活质量。研究发现,43%～51%的结肠造口患者术后心理适应较差,出现抑郁症状。护士通过评估患者的心理状况从而制定有效可行的计划,提供心理疏导,给予关心、照护,减轻患者及家属的焦虑,帮助患者消除不良情绪。

3.职业、生活规律

患者的职业特点将直接影响造口位置的选择。如电工需佩戴工具袋、健身教练常弯腰下蹲、司机要长时间坐位等,以上这些患者的造口位置选择就要结合患者的职业特点或生活习惯。

4.经济状况

了解患者的经济条件,协助患者使用安全、经济、实惠的造口袋及附件产品。

(二)造口术前肠道准备

良好的肠道准备可保证手术顺利进行,降低手术后伤口感染的发生率。

1.饮食

术前 3 天低渣半流饮食,术前 1 天流质无渣饮食,术前晚 10 时后开始禁食。

2.药物

遵医嘱口服肠道抗生素,以抑制肠道细菌。

3.口服泻药

患者无梗阻首选口服泻药,遵医嘱服药,直到排出无渣的清水样便。口服合爽散:合爽散一包 137.15 g,溶于 1 000 mL 温水,术前一天早 10 时开始口服,要求 1 小时内喝完,根据患者排泄程度继续将余下 2 包喝完,身体耐受的情况下尽量多饮水促进排便,直至排除无渣清水便。

4.清洁洗肠

对于不能耐受口服泻药(如年老体弱的患者、心肺疾病的患者)、口服泻药后效果不好或者肠梗阻的患者可选用术前一晚清洁洗肠。

(三)造口患者术前健康教育

(1)参与术前谈话,利用肠道手术解剖图谱向患者及家属讲解造口手术的原因及重要性。

(2)利用造口光盘或手册等教育工具,向患者及家属讲解造口的类型及相关护理知识,如造口的位置、排便的情况等。

(3)合理使用造口袋或造口模型,让患者及家属试戴造口产品,增加患者及家属的感官认识,增加患者的自信。

(4)鼓励家庭支持,家属的支持与鼓励可直接影响患者的心理状况。

(5)患者因为文化程度、宗教信仰、教育背景等存在个体差异,因此心理护理十分必要。

二、术后护理

(一)回肠造口的术后评估

1.造口的大小

正确测量是使用造口卡尺测量造口基底部,圆形造口可以直接测量直径,不规则形造口可用图形来记录,椭圆形造口则测量最宽部和最窄部,根据尺寸进行剪裁。

2.造口的形状

圆形、椭圆形、不规则形、蘑菇形。

3.造口的高度

一般回肠造口的高度为高于皮肤 1～2 cm。造口高度也可以与腹部皮肤平齐。

4.造口的位置

常规回肠造口的位置在右下腹部。

5.造口的血运情况

造口正常的颜色是粉红色、淡红色,表面光滑、湿润。手术初期造口水肿,颜色发亮属于正常现象,术后4～6周水肿消退。造口颜色苍白时,提示患者血红蛋白水平过低;造口颜色青紫、发黑提示造口可能缺血,应及时通知医师。

6.皮肤黏膜缝线的评估

评估是否存在造口皮肤黏膜分离、感染或是缝线反应等情况。

7.造口的支架管

通常用于襻氏回肠造口,一般于术后第7天拔除。留置支架管期间观察支架管是否有松脱或太紧压伤黏膜及皮肤。泌尿造口通常有2条输尿管支架管,用以将尿液引出体外,拔除时间遵医嘱。

8.造口周围皮肤

正常情况下造口周围皮肤应完整、平坦,与对侧皮肤一致。回肠造口患者的排泄物因含有丰富的消化酶,对造口周围皮肤刺激大,容易引起造口周围皮肤破损或炎性皮炎,故造口周围皮肤的观察与护理十分重要。若观察造口周围皮肤出现发红、刺痛、皮疹或破溃等,应及时对症处理。

9.造口的排泄物

回肠造口术后2～3天内开始排泄液体,呈绿色或黄色,排泄次数较多,应该及时倾倒便液,这不表示肠道功能恢复。注意避免使用含有碳片的造口袋,不利于观察排气情况。当回肠造口有排气,说明肠功能恢复。患者进食初期,排泄物最初较为稀薄,量最高可达1 500 mL;随着饮食习惯的建立,饮食逐步过渡至正常,排泄物也会随之改变,呈糊状。饮食的改变也会使每天排出量发生相应的变化。同时观察患者的水电解质情况,避免并发症的发生。

10.造口功能评估

回肠襻式造口者,患者保留肛门,故排泄物为便液的情况下容易发生便液进入远端肠管,故襻式造口者偶尔会从肛门排出粪便。同时远端的肠管有排泄黏液的功能,有黏液从肛门排出也是正常的。泌尿造口最初2～3天会呈淡红色尿液,以后逐渐恢复为正常黄色。

（二）回肠造口的护理

1.回肠造口造口袋的选择

回肠造口没有括约肌控制排泄物的排出,便液或粪便会直接从造口流出。而且患者本身没有排便的感觉,因此造口袋的粘贴将直接影响患者的生活质量。理想的造口袋应具有安全性、对皮肤友好、隐蔽性、易于安装与卸除等。造口袋的选择应该根据患者造口大小与形状、造口的位置、造口周围皮肤的状况、造口排泄物的量与性质、造口底盘的侵蚀及患者的职业特点、经济条件等因素考虑,进行全面评估后选择合适的造口袋。回肠造口的排泄物为稀便和糊状便,含水分多,故选择粘贴性能强的、无碳片的一件式或两件式开口袋为宜,有助于患者及时排出排泄物。患者外出或旅游时采用小巧的、隐蔽性能强的闭口袋。

2.回肠造口造口袋排空技巧

回肠造口排泄物稀薄、量多,尤其术后初期最高可达2 000 mL,排泄物不成形,次数较多;故排泄物达造口袋的1/3时就要及时排放,以免渗漏。告知患者及家属及时排空造口排泄物可以增加造口袋粘贴的稳固性,避免因造口袋内排泄物过多造成重力牵拉或造口袋破损污染衣物;造口袋内排泄物的排放方法如下。

（1）体位：患者坐位或站位于厕前，卧床患者由家属协助。

（2）暴露造口袋：充分暴露造口袋，以免污染造口袋。

（3）排放：打开造口袋尾夹，将排泄物直接排进厕所，用手轻轻按压造口袋，由上向下将排泄物排净。

（4）夹闭造口袋：清洁造口袋开口处排泄物，使用尾端向上反折夹紧袋口。尾夹反折的部分应向上，以免损伤皮肤。

3.回肠造口护理技巧

（1）切勿使用含乙醇成分或碘酒等消毒水清洁造口及周围皮肤，避免刺激造口及周围皮肤，引起不适。

（2）造口底盘裁剪尺寸大于造口底部 $1\sim2$ mm 为宜。尺寸过大容易引起排泄物渗漏，引起粪水性皮炎。尺寸过小则紧贴造口，影响其血液循环。

（3）回肠造口不可进行肠造口灌洗，以免发生粪便逆流现象的发生，造成患者出现恶心、呕吐等不适症状。

（4）更换造口袋时选择患者排泄物较少的时间段，避免污染皮肤，增加困扰。饭前或饭后 $2\sim4$ 小时排泄量较少，清洁皮肤彻底，更换时间相对结肠造口要缩短。

三、出院指导

（一）饮食及饮水

减少进食粗纤维或易造成阻塞的食物，如蘑菇、韭菜；避免进食或少食易产气食物和易引起便秘或腹泻的食物，如豆类、乳制品、碳酸类饮料、洋葱、蒜、干果、油炸食物、口香糖等。回肠造口患者易发生脱水现象，嘱患者每天至少饮水 2 000 mL，以免因为体液经由回肠流失而造成体内水分的缺乏。

（二）沐浴

当伤口完全愈合后，便可以洗澡。洗澡时宜采用淋浴的方式。可依个人爱好戴着袋子或除去袋子淋浴。但淋浴后应用卫生纸或毛巾将造口底盘周围黏附的纸胶吸干。

（三）着装

选择舒适的衣物，不要压迫造口即可。

（四）工作

患者体力恢复就可以恢复以往的工作，避免提重物，以免引起疝的发生。

（五）运动

鼓励患者运动，但应该避免剧烈的运动，如拳击、仰卧起坐等压迫造口的运动。

（六）复诊

遵医嘱复查，若有以下异常随时就诊：患者如果造口排出大量水样便，尿量减少及呈深黄色，身体虚脱、心跳、口干等症状，应就诊。

（七）特殊情况

大肠切除后维生素类或特殊药品可能不被吸收，就医时告知医师自己是回肠造口人士。气味是回肠造口者最为关注的问题之一。回肠造口因造口排泄物为稀便，碳片容易浸湿而失去功用。如果持续出现臭味，要注意检查造口底盘是否出现渗漏。

（毛　旭）

第五节　结肠造口护理

直肠癌是消化系统常见的恶性肿瘤,50%～60%的直肠癌患者需做结肠造口手术,即通过手术将结肠的一部分由腹部带出,缝合在腹部的一个开口上,用作排泄粪便的开口。结肠造口常见原因有低位直肠癌、肠梗阻、肠管外伤、便失禁。

一、结肠造口的类型及特点

结肠造口常见类型有升结肠造口、横结肠造口、降结肠造口和乙状结肠造口。

(一)升结肠造口

1.位置

右上腹部。

2.排泄物性质

升结肠造口将影响粪便的滞留时间及混合,因此升结肠造口的排泄物量大,排泄次数多,呈液体状或糊状。排泄物含有消化酶,容易对皮肤造成损伤。

(二)横结肠造口

1.位置

右上腹部。横结肠造口又分为襻式造口和双胚造口,以襻式造口常见。

2.排泄物性质

横结肠造口一般术后3～5天恢复肠道功能,开始排泄。其排泄物减少,呈米糊状或半固体状直至软便。

(三)降结肠造口和乙状结肠造口

1.位置

左下腹部,乙状结肠造口是最常见的造口。

2.排泄物性质

降结肠与乙状结肠造口肠道功能恢复较慢,一般需要5天时间。其排泄物均与正常粪便一样,柔软且成形。两种造口的排泄物不含消化酶,对皮肤损伤小,每天排泄次数一般为1～3次。

二、术前护理

同回肠造口术前护理。

三、术后护理

(一)结肠造口术后评估

1.造口的大小

正确测量是使用造口卡尺测量造口基底部,圆形造口可以直接测量直径,不规则形造口可使用图形来记录,椭圆形造口则测量最宽部和最窄部,根据尺寸进行剪裁。结肠造口较回肠造口大。

2.造口的形状

圆形、椭圆形、不规则形、蘑菇形。

3.造口的高度

结肠造口的高度为高于皮肤 2.0～2.5 cm。

4.造口的位置

结肠造口的位置在左下腹部。

5.造口的血运情况

造口正常的颜色是粉红色、淡红色,表面光滑、湿润。手术初期造口水肿,颜色发亮属于正常现象,术后 4～6 周水肿消退。当造口颜色苍白时,提示患者血红蛋白水平过低;造口颜色青紫、发黑提示造口可能缺血,应及时通知医师。

6.皮肤黏膜缝线的评估

患者是否存在造口皮肤黏膜分离、感染或是缝线反应等情况。

7.造口的支架管

横结肠造口常有支架管,术后 7 天拔除。留置支架管期间观察支架管是否有松脱或太紧压伤黏膜及皮肤。

8.造口周围皮肤

正常情况下造口周围皮肤应完整、平坦,与对侧皮肤一致。若观察造口周围皮肤出现发红、刺痛、皮疹或破溃等,应及时对症处理。

9.造口的排泄物

结肠造口肠道功能恢复一般 3～5 天,排除气体,随之会排出水样排泄物。术后早期造口未排气的情况下避免使用含有碳片的造口袋,不利于观察排气。

10.造口功能评估

造口没有神经支配,不存在疼痛感,早期指导患者触摸造口,减轻患者的焦虑、恐惧等心理。

(二)结肠造口的护理

1.结肠造口造口袋的选择

根据不同类型的结肠造口特点,选择不同的造口袋。

(1)升结肠造口、横结肠造口:一件式、二件式开口造口袋,尤其横结肠造口宜选用底盘大的造口袋。

(2)降结肠造口、乙状结肠造口:一件式开口袋、闭口袋均可;二件式开口袋、闭口袋均可;排气良好的患者可以使用含碳片的造口袋。

2.结肠造口开口式造口袋清洗技巧

(1)排出造口袋内排泄物后,将造口袋尾端放在水龙头下冲洗或用清洗壶将水倒入造口袋内清洗。

(2)用纸巾抹干造口袋尾端。

(3)夹回尾夹,洗手。

3.结肠造口常见护理问题

(1)气体:造口有气体排出时,造口袋会胀起。气体排出量因患者进食的食物及个体差异而不同。术后及出院患者、肠道功能恢复良好的患者可以使用有碳片的造口袋,解决此问题带来的影响。但是横结肠造口患者因排泄物为稀便,碳片受潮后容易失去功效,不推荐使用。

（2）气味：结肠造口患者排除的粪便因最接近生理结构，臭气严重。患者只有更换造口袋或者造口袋渗漏时才会出现臭气。如果持续出现臭味，要注意检查造口底盘是否出现渗漏。造口袋内的粪便要及时排出，避免造口底盘的渗漏；同时患者应该避免或减少食用容易产生臭气的食物，如洋葱、鸡蛋、花椰菜、咖喱等。

（3）腹泻：

造成患者腹泻的原因很多：进食刺激性的食物、过于油腻的食物或食物被污染等原因。嘱患者多进食香蕉、奶油、花生酱、燕麦卷等可溶性纤维食物，使粪便成形。患者出现腹泻严重，排泄物呈水样，应及时就医。

（4）便秘：降结肠造口、乙状结肠造口也会有便秘的情况发生。指导患者进食高纤维食物、绿色蔬菜、水果及粗纤维食物，嘱患者多饮水，伴有糖尿病患者可进食蜂蜜水，并配合进行适当的运动，有便意感即刻如厕，也可以手部按摩的方法刺激肠蠕动，严重便秘的患者在医师指导下服用轻泻药。

（5）少进食容易产气的食物：造口袋内积聚过多气体会使造口袋胀袋，影响患者自我形象引发尴尬。同时患者腹部胀气会引发患者身体不适的症状。因此应避免易产气的食物：豆类、洋葱、萝卜、碳酸饮料、啤酒、芥菜、黄瓜、青椒、韭菜、豌豆、巧克力、口香糖等；同时进食时减少说话，以免气体进入消化道增加产气。

（6）少进食易产生异味的食物：不良气味的产生来自脂肪痢或肠道细菌将某些特殊的食物发酵，产生酸性且令人不适的气味。因此减少食用容易产生气味的食品，如玉米、鱼类、鸡蛋、葱蒜类、芦笋、花椰菜、香辛类等调味品；嘱患者可进食去脂奶或酸奶、新鲜的绿叶蔬菜等。经济条件允许可以使用含有除臭功能的造口袋。

（7）适量进食粗纤维食物：对于便秘的造口患者，多进食含粗纤维的食物可以促进排便。外出或旅游的造口患者应该适当减少粗纤维饮食，避免过多排泄物造成不便。造口狭窄的患者由于出口狭小，应减少粗纤维饮食的摄入，可以避免排泄物增多引起的出口梗阻等不适症状。指导患者进食粗纤维食物时应进食大量水分，促进排泄物的排出。含粗纤维多的食物包括玉米、红薯、卷心菜、南瓜、莴笋、绿豆芽、叶类蔬菜等。

四、出院后延续护理

肠造口患者由肛门排便突然变成腹壁造口排便，多存在较大心理障碍，面对陌生的排便方式，造口护理知识极度匮乏，住院期间接受的护理知识毕竟有限，导致造口患者自我管理能力低下，使得院外延续护理尤为重要。应开展多种形式的院外护理，满足肠造口患者的需求。关于健康教育的形式，患者最希望的形式为阅读图书和手册、集体授课以及一对一专人指导。因此，应根据不同的患者采取有针对性的健康教育形式，配合运用多种健康教育方法。研究表明，出院回访可提高直肠癌结肠造口患者的自护能力和遵医行为，并可促进直肠癌结肠造口患者的心理康复和社会适应力。

研究显示，造口访问、参加造口联谊会是一种树立患者生活信心、提高患者生活质量的有效方法。定期开展造口联谊会、造口患者电话随访、造口人士阳光讲堂、多家医院联合举办的造口人士义诊活动、造口人士教育、造口门诊等延伸护理可以有效地解决患者在造口护理中的困惑或难点，能够及时帮助患者渡过难关，并能够预防、处理造口并发症。其中，同伴教育是社会支持的一种形式,是指具有相同年龄、性别、生活环境和经历、文化和社会地位,或由于某些原因使具有共同语言的人在一起分享信息、观念或行为技能的教育形式。它具有文化适宜性(即能够提供某一人群文化特征的信息)、可接受性(即同伴间容易沟通,交流更为自然)、经济性(即花费少、效果好)等优点。有研究显示同伴教育对于患者出院后的延续性护理可以提供有效的辅助作用。同伴电话干预有助于永久性结肠造口患者术后早期从各方面适应造口后的生活,在临床实施是可行且有效的。在实施的过程中,需要采取有效措施确保干预的效果。这样的平台可以帮助患者与医师、造口治疗师之间加强沟通,增加患者的自信心,满足患者的需要,提高患者社会适应能力及自我护理能力,促使患者早日回归社会。

(毛　旭)

第六节　肠造口并发症护理

一、肠造口出血

肠造口出血是指从肠造口黏膜或肠腔流出血性液体。肠造口外翻后,肠黏膜就暴露于外界环境,黏膜下层分布有大量血管、淋巴管。进行肠造口护理过程中,血管容易损伤并发生不同程度的出血,除人为损伤外,肠造口患者出血也可能是因基础疾病复发造成。一旦肠造口流血过多会危及患者生命。因此,应重视肠造口出血的预防和护理。

(一)护理评估

1.发生原因

(1)手术因素:术后早期肠造口出血,通常因行肠造口术时止血不充分引起。出血部位可于黏膜、肠系膜或腹壁肠造口处的小血管。

(2)创伤:造口袋大小不合适或使用不当容易损伤肠造口黏膜而导致出血;使用粗糙的用具清洗肠造口或清洁动作过于粗鲁、应用灌洗锥头或管道等过度用力、近身运动等都会损伤肠造口而引发出血。此外,使用剃须刀剃除肠造口周围的毛发时也会无意损伤肠造口。

(3)动脉外露于肠造口边缘:手术过程中误将动脉外露于肠造口边缘,患者进行肠造口护理时损伤外露动脉而出血。

(4)门静脉高压:门静脉高压引起肠造口病理性出血。当肝消融损伤或血管腔狭窄时,通过门静脉从肠到肝的静脉血流受阻。门静脉高压可能因肝硬化或硬化性胆道炎引起,偶见于肠炎或肝转移癌。门静脉高压导致胃肠道静脉扩张,扩张的血管受侵蚀而发生大出血。

(5)疾病:复发性肠炎、息肉、憩室性疾病或肿瘤复发均能导致肠造口出血;某些药物或治疗也可能引起肠造口出血,如华法林。

2.主要症状

肠造口出血往往从造口袋收集到血性液体而被发现。

3.评估出血情况

(1)出血原因、出血部位:很多因素会引起肠造口出血。判断出血的原因和位置非常重要。探查出血点时需判断血液来源于肠造口腔内还是腔外,出血位置应按顺时针方向进行描述。

（2）出血量：以毫升（mL）为单位。记录出血持续时间及具体时间段内的出血量。

4.先前处理

发生出血时患者是否给予处理？处理效果？

5.相关影响因素评估

患者目前疾病及治疗情况、使用药物等。例如，有些患者将阿司匹林放入造口袋内去除臭味，此药会引起黏膜溃疡和出血。

6.评估患者使用的造口产品

评估造口用品选择是否合适，使用方法是否正确。造口护理程序是否恰当等。

（二）护理措施

1.术后管床护士应注意观察

一旦发生出血，应撕除造口袋，评估出血原因和出血位置。注意观察出血严重程度和出血源（肠造口本身或肠腔内），及时告知医师，控制出血并维持血压。有时，出血原因难以确定，特别是间歇性出血，如患者告知造口袋内有血，但移除造口袋后又没有发生出血，只能通过医学检查来进一步检查确诊。

2.更换造口袋过程中发生的少许的浅表出血

可使用柔软的纸巾或棉球、纱布稍加压迫即可止血。若上述方法止血效果欠佳可撒涂少许皮肤保护粉或使用藻酸盐敷料再进行按压。若出血较多较频繁，可应用浸有 1‰肾上腺素溶液的纱布压迫、云南白药粉外敷等处理后用纱布压迫止血或硝酸银笔烧灼止血。

3.创伤引致的出血

需要评估创伤原因、肠造口患者自我护理能力。对于肠造口自我护理能力不足者应重新更正和指导其学习肠造口护理技能。清洗工具宜选择湿纸巾或柔软的毛巾、清洗动作应轻柔，裁剪的造口底盘开口孔径不宜太小。此外，还要指导患者避免近身运动，运动过程中注意保护好肠造口。

4.血肿处理

肠造口黏膜上大的血肿需要注射器抽吸。

5.大量或反复出血

应查明出血原因，针对不同原因予以不同的处理。如因术中止血不充分而出血者，可能需要再次手术；因门静脉高压而出血者，需要转介给医师进行相应治疗；因外露于肠造口边缘动脉损伤出血者应立刻告知医师，拆除出血处皮肤与黏膜连接的缝线，找到出血动脉分支，结扎或电凝止血。

（三）预防措施

1.造口底盘的裁剪要合适

造口底盘裁剪的孔径大小一般比肠造口大 2～3 mm。

2.避免创伤

避免使用粗糙的用具清洗肠造口；清洁动作不能过于粗鲁；应用灌洗锥头或管道插入肠造口时避免过度用力；容易引起肠造口损伤的运动（如打球），宜于运动前对肠造口做好保护；剃除肠造口周围的毛发时注意避免损伤肠造口。

二、肠造口坏死

肠造口坏死是血液循环受损导致的肠造口黏膜组织死亡。可表现为肠造口黏膜部分缺血或全部缺血。手术后立即发生的肠造口缺血坏死多源于手术问题,并于术后24～48小时内逐渐进展。其他肠造口缺血坏死可能因造口用品过紧或压力压迫引起。该并发症如未得到正确及时的处理,排泄物可引起腹膜和腹腔感染;严重的肠造口坏死,肠造口黏膜全部呈黑色,坏死组织脱落伴腐臭味时,必须立即行肠造口重建手术。

(一)护理评估

1.手术原因

(1)肠造口腹壁开口太小或缝合过紧:使外置肠段肠系膜血管受挤压,影响循环。腹壁开口小,术后早期肠襻水肿,导致肠造口处于"瓶颈关闭状态"而影响排泄和血供。

(2)误伤或结扎供应肠造口的血管:肠段游离时,尤其在肠系膜脂肪较多,肠系膜肥厚处,供应血管不能清晰识别时,容易误伤或结扎供应肠造口的血管。

(3)血管游离不充分:末端肠造口时,供应肠末端的终末血管游离过多,或修剪肠脂肪垂时,损伤肠血管,造成外置肠段缺血。

(4)肠系膜张力过大或扭曲:肠段提出皮肤外造口时,若肠系膜张力过大或扭曲,局部动脉易痉挛而导致血流不畅,进而造成肠段缺血。

(5)缝合后腹膜牵拉过紧或失误结扎了供肠血管:在腹膜外造口时,缝合后腹膜牵拉过紧,压迫供肠血管;或在闭合肠管与侧腹壁之间的间隙时,失误结扎了供肠血管。

(6)全身血管闭塞性疾病。

(7)肠系膜血栓。

2.护理技术原因

(1)造口底盘孔径裁剪的开口过小:肠造口黏膜长时间连续受孔径过小的底盘"箍紧",影响了局部毛细血管的血供。

(2)肠造口受压:肠造口黏膜受压,如腹带包扎过紧,使循环受阻。

(3)脱垂造口长期摩擦:脱垂的肠管因蠕动与造口袋产生摩擦,容易导致肠糜烂和坏死。

3.症状和体征

肠造口黏膜缺血坏死表现为肠造口色泽的改变,肠造口黏膜局部或完全变干、发暗,呈紫色、黑色,甚至出现腐肉。

4.评估内容

肠造口黏膜局部还是全部缺血坏死,局部区域坏死应评估坏死所在的具体位置。明确肠造口缺血坏死是单纯局限于外露肠管,还是超过外露部分;肠造口黏膜是否湿润;肠造口是否水肿。

5.评估方法

正常肠造口黏膜外观为牛肉红色或粉红色,表面平滑且潮湿,用手电筒光照射会呈现透光状。常见评估方法是对外露肠造口黏膜采用手电筒光照射,观察黏膜颜色、有无透光。如肠造口外露部分肠管完全坏死时,需观察腹壁内的肠黏膜情况。判断方法为将光滑的玻璃试管润滑后从肠造口插入,采用手电筒直接照射,若肠造口黏膜尚未坏死会呈现透光状。此外,还可通过软式直肠镜观察腹壁下肠黏膜的颜色改变。

6.鉴别诊断

部分术前不完全梗阻的患者服用中药或泻药也可能会导致肠黏膜色素沉着,呈暗黑色。这也可通过透光试验来鉴别。缺血坏死的肠管不能透光,而药物引起的肠黏膜着色可透光。

(二)护理措施

1.手术后严密观察肠造口的血运

肠造口外观变紫时,应报告医师,并密切观察肠造口黏膜变化,如肠造口黏膜在短时间变成黑色,应做好随时需施行肠造口重建术的准备,并做好记录和交接班。肠造口缺血也可能是暂时的,当肠襻水肿消退后,肠造口黏膜缺血症状将得以缓解。

2.去除影响肠造口黏膜血供的因素

应剪除术后围绕肠造口周围的碘仿纱布;不宜使用两件式造口袋,以免造口底盘的硬环影响局部血液循环(非机械性扣合方式的两件式产品可以使用);宜选用透明的一件式开口造口袋,以便于观察。

3.肠造口部分缺血坏死

如因肠造口边缘缝线结扎太紧而引致肠造口黏膜局部缺血变紫,可将缺血区域缝线拆除1~2针,并密切观察肠造口血运恢复情况。同时可使用周林频谱仪 2~3 次/天进行局部照射,促进肠造口的血液循环。照射时应将肠造口完全暴露,并注意调节强度。如肠造口黏膜局部完全变黑,待坏死组织与正常组织界限清楚时,可通过保守锐性清创方法逐渐将坏死清除。

4.肠造口完全缺血坏死

腹壁外的肠造口黏膜缺血坏死,应观察是否出现臭味、腐肉,患者病情稳定后需行肠造口重建术;对于腹壁内肠管坏死者应及时手术,以防腹膜炎的发生。

5.心理支持

做好患者及家属的心理护理,并告知病情进展的可能性。

(三)预防

虽然,大部分肠造口缺血坏死的发生与手术技巧相关,但仍应做好非手术原因引致的肠造口缺血坏死的预防。

(1)裁剪造口底盘的开口孔径必须按造口袋裁剪标准进行,不宜裁剪过小,尤其肠造口水肿时。

(2)在日常生活中,应嘱患者避免穿过于紧身的衣物,避免肠造口的受压。

三、肠造口回缩

肠造口回缩是指肠造口的肠襻被拉回腹腔。肠造口术后早期及晚期均可发生。肠造口回缩的患者佩戴黏性造口袋,容易发生排泄物尤其稀粪从肠造口旁渗透至造口底盘下,导致渗漏,甚至进一步导致皮肤问题。术后早期肠造口发生回缩合并皮肤黏膜分离时,容易导致排泄物漏至盆腔,引起盆腔感染。

(一)护理评估

1.发生原因

(1)肠造口缺血坏死和皮肤黏膜分离:肠造口回缩可能是由前期肠造口缺血坏死和皮肤黏膜分离导致,是肠造口回缩的常见因素。

(2)外科技术方面:肠系膜游离过短,牵出肠造口肠段长度不足或筋膜层缝合张力过高等,是肠造口回缩的主要原因。

（3）襻式肠造口支架管过早拔除。

（4）体重急剧增加：过度肥胖，肠造口周围脂肪组织过多，以致肠造口内陷。

（5）患者病情问题：如放射治疗损伤肠道或肠系膜；肿瘤因素无法充分游离肠道和肠系膜来形成较为理想和低张力的肠造口；大量腹水患者肠管不能随腹壁膨胀而延长等因素均容易发生肠造口回缩。

2.体征

外观上肠造口内陷于皮肤表面。因肠造口坏死和皮肤黏膜分离导致的回缩往往在术后早期即可发生。

3.程度判断

区分肠段回缩至腹壁的水平，是在筋膜外还是在腹腔内。

（1）试管法：将直径小的清洁玻璃试管放入肠造口内，在光线照射下进行观察。

（2）直肠镜检查：在直肠镜直视下判断回缩的程度。

4.造口袋的佩戴情况

造口袋佩戴时间是否较常规短；佩戴造口袋是否困难；渗漏发生情况；造口袋使用的类型；是否使用造口附属产品。

5.肠造口周围皮肤问题

肠造口周围皮肤是否发生刺激性皮炎、增生等并发症。

6.评估体重变化

增加还是减轻，增减幅度。

（二）护理措施

1.严密观察

术后早期发生肠造口坏死和皮肤黏膜分离的患者容易诱发肠造口回缩，因此应密切观察肠造口是否发生肠造口回缩的情况。

2.严重病例应再次施行手术

全周发生皮肤黏膜分离且合并肠造口回缩于筋膜层以下的患者，需要再次施行手术处理腹膜炎症，重建肠造口。

3.伴有肠造口周围皮炎者

伴有肠造口周围皮炎者，可应用皮肤保护粉或皮肤保护膜、水胶体敷料等。

4.降结肠和乙状结肠造口周围皮肤持续受损者

降结肠和乙状结肠造口周围皮肤持续受损者，可考虑采用结肠灌洗法将肠道内粪便定期排出体外。

5.减轻体重

过度肥胖者宜通过运动、饮食调节等方式减轻体重。

6.造口用品的选择

（1）宜选用垫高式造口用具，如凸面底盘配合腰带，加压于肠造口周围皮肤，使肠造口基部膨出，以利于排泄物排出；如造口位置不佳不适宜使用凸面底盘者可在局部使用补片或防漏条、防漏膏、防漏圈等垫高；可配合使用造口弹力腹带或腰带，增加造口底盘与皮肤的粘合力。肠造口回缩导致造口排泄物出现渗漏的风险增大，故要增加底盘的更换频率，确保渗漏前进行更换，减少皮肤的浸渍。

（2）特别指出：肝硬化、腹水患者不可使用垫高式造口用具，此类患者常因门静脉压力过高造成腹部微血管静脉曲张，曲张的微血管及皮肤非常脆弱，而凸面造口底盘的压环对肠造口周围皮肤造成的压力过大，易造成皮肤损伤，故应选用一件式平面造口袋。

7.心理支持

耐心讲述引起肠造口回缩的原因，采用有效的方法保护肠造口周围皮肤，减少粪水刺激引起的皮炎，关心、鼓励患者。

8.并发症的处理

继发肠造口周围皮肤并发症时应对症处理。

（三）预防措施

1.注意评估襻式肠造口支架管拔除时机

襻式肠造口患者术中留置的支架管一般 7～10 天拔除，拔除前宜评估肠造口的吻合是否良好，是否存在腹胀的情况。必要时延迟拔除时间。术中如无放置支架管者，要注意观察肠造口是否存在回缩的问题。

2.术后肠造口缺血坏死的发生

术后避免肠造口受压，预防外在因素引致肠造口缺血坏死的发生，诱发肠造口回缩。注意观察术后排泄情况，避免梗阻引致肠造口血供不足而使肠造口坏死而诱发肠造口回缩。

3.避免体重过度增加

指导患者术后进行适当的锻炼，减少卧床时间；老年人减少进食高脂肪食物。

（毛　旭）

第七节　尿路造口护理

膀胱癌患者住院以后，为防止病情恶化，通常进行膀胱全切手术。膀胱切除之后，进行尿道改道，在患者的腰部进行造瘘，就是在人体表面塑造一个"乳头"，用来排泄人体尿液。患者住院治疗期间，一般通过插管的方式，直接在乳头中插入塑料导管，导管插入身体内部，容易引起伤口感染，还会给患者带来剧烈的疼痛；患者出院以后，一般采用体外集尿的方式，从身体表面的乳头进行尿液收集，这时候就会用到腰侧尿袋进行体外集尿，俗称腰侧尿袋或腰侧集尿器。

一、适应证

因膀胱癌等原因行膀胱全切回肠代膀胱手术＋尿路造口的患者。

二、操作前准备

（一）术前配合

术前配合医师解释膀胱癌手术的必要性、手术的方式和注意事项，并用讲解、演示的方法帮助患者了解尿路造口。说明尿路造口的重要性；通过与患者一起看尿路造口袋、尿路造口模型、示范粘贴尿路造口袋的方法，能减轻患者手术后产生的焦虑、忧伤和自卑感。

(二)造口的定位

应根据患者造口手术的类别、患者腹部的形状,以及坐、站、躺的姿势,与患者一同选择一个合适的造口位置,并做好标记。造口位置应具备以下几点。

(1)患者能自我看见,便于自己护理。

(2)有足够平坦的位置粘贴造口袋。

(3)不会有渗漏的情况。

(4)不影响生活习惯及正常活动。

(5)造口位于腹直肌内,因有腹直肌肌鞘固定,造口开口于此可减少造口旁疝、脱垂等并发症的发生。

(6)此外造口应避开手术切口、陈旧的瘢痕、肚脐、皮肤皱褶、骨头突出、有疝气的部分等位置。

三、诊疗过程与护理配合

(一)术前常规准备

(1)术前抗生素皮试。

(2)辅助检查。

(3)备皮。

(4)胃肠道准备。①饮食:术前3天进食少渣半流质饮食,术前2天进食流质饮食,术前1天禁食,静脉补充水、电解质、维生素等营养物质,术前4小时禁水。②术日晨留置胃管。③术前1天全肠道灌洗,术前晚及术晨清洁灌肠。④术前3天遵医嘱口服肠抗菌药物,以抑制肠道细菌。⑤指导患者正确的咳嗽、咳痰的方法等。

(二)术后尿路造口的观察

1.造口的活力

造口的活力是根据颜色来判断的。正常的造口颜色为粉红色,表面平滑且湿润,碰触后会有少量出血。如果造口颜色苍白,可能是由于患者的血红蛋白低引起的;如发现造口有大量出血或造口暗红色、淡紫色,则可能是术后早期缺血的表现;若外观局部或完全变黑,则表示肠管发生了缺血坏死,如发现以上情况应及时通知医师。水肿是术后的正常现象,一般在术后6～8周内逐渐回缩至正常。

2.造口的高度

造口高度可记录为平坦、回缩、突出或脱垂等。理想的高度为1～2 cm,这样在粘贴造口用品时能较好地将造口周围皮肤粘贴紧密,防止排泄物对造口边缘皮肤的不良刺激。

3.造口的形状

造口的形状可有圆形、椭圆形或不规则形等。

4.造口周围皮肤及黏膜缝线的观察

正常的造口,周围皮肤是健康和完整的,与相邻的皮肤表面没有区别。若造口周围皮肤损伤,则表现为红斑、破损及皮疹或水疱等。检查造口周围黏膜皮肤连接的缝线,评估是否有皮肤黏膜的分离、感染。

5.造口的使用功能及造口袋的粘贴更换注意事项

泌尿造口术后即会有尿液流出,术后1～3天尿液呈淡红色,之后会恢复正常黄色。肠道造口同时会伴有黏液排出,这是由于肠道黏膜的杯状细胞分泌黏液所致。尿液会不受控制的不断流出,给患者带来无尽的烦恼,往往会产生焦虑、忧伤和自卑感,要及时指导患者及家属掌握尿路造口的护理方法,使患者尽快适应新的排尿方式。让患者掌握尿路造口和尿路造口周围皮肤的护理方法;了解尿路造口对日常生活的影响,及尿路造口护理用品的使用方法,掌握排空、更换、处理尿路造口袋的方法,掌握尿路造口袋的护理方法至关重要。教会患者及主要照顾者更换造口袋的方法,可减少并发症,提高患者生活质量。

6.造口袋的选择、粘贴、更换的方法及注意事项

术后早期选用两件式尿路造口袋,利于观察尿路造口的局部情况,两件式的尿路造口袋也方便脱下清洗,如果尿路造口袋粘贴稳固无渗漏,可以 5～7 天更换 1 次。对于经济较困难的患者可选用一件式尿路造口袋,价格相对便宜。更换尿路造口袋应最好选择在清晨未进食之前,避免换袋过程中尿液流出影响造口袋的粘贴及稳固性,造口袋中的尿液超过 1/3 或 1/2 时就要排放或更换。泌尿造口患者睡觉时最好接窗旁尿袋,防止尿液逆流影响肾功能,也避免影响造口袋粘贴的稳固性。

7.更换尿路造口袋

更换尿路造口袋时将尿路造口袋向尿路造口方向拉起,撕开时要用另一只手按住皮肤,动作要轻柔,避免过重而损伤皮肤,用棉花蘸温水轻轻擦洗尿路造口周围皮肤,将皮肤彻底清洁干净后,用柔软的棉布将皮肤擦干。修剪尿路造口袋底盘时,应裁剪前应测量好造口的大小,最好比造口的实际尺寸大 2～3 cm。造口袋底盘过大易受尿液刺激导致损伤造口周围皮肤;过小则易导致造口血液循环障碍。注意忌用消毒药水清洗皮肤,避免刺激造口及周围皮肤,使皮肤保持干燥,可使用皮肤保护膜等。

8.尿路造口并发症的护理

尿路造口常见的并发症:尿路造口缺血坏死、尿路造口周围皮肤刺激性皮炎、尿路造口狭窄、尿路造口周围皮肤尿酸结晶、肠脱垂和尿路造口旁疝等。做好尿路造口护理对预防并发症的发生具有重要作用。尿路造口缺血坏死是术后早期最严重的并发症,尿路造口黏膜呈暗红色、紫色或黑色,失去光泽时必须高度警惕尿路造口缺血坏死,指导患者查找原因,检查是否有尿路造口受压、尿路造口底盘过小等原因;评估尿路造口活力,避免或除去可能加重尿路造口缺血坏死的因素,剪除坏死组织;尿路造口狭窄可见于术后早期或晚期;尿路造口周围刺激性皮炎,多因为患者未完全掌握尿路造口袋的粘贴技巧,导致尿路造口袋漏尿,尿液长时间浸渍,刺激皮肤引起炎症,应指导患者正确的粘贴和裁剪尿路造口底盘,皮损处换药;皮肤不平者可在底盘内环涂防漏膏,以填补皮肤空隙;夜间可将尿路造口袋改变方向至侧引流,并接上引流袋,睡前少喝水,既可保证睡眠,又可防止底盘长时间浸泡在尿液中,防止尿液渗漏引起刺激性皮炎,还可以延长造口袋的寿命。

(三)生活指导

尿路造口的患者,黏液的分泌是正常的,要向患者解释清楚,要让患者饮食中增加液体的摄入量,每天饮水 2 000～3 000 mL,以稀释尿液的同时,减轻尿液浸渍对皮肤的损伤,能降低感染的危险性。泌尿造口患者需要终身佩戴尿路造口袋,对日常生活造成一定的影响。当伤口愈合后便可进行沐浴,选用中性肥皂,以淋浴为宜,若戴尿路造口袋淋浴,可用防水胶布贴住尿路造口袋的底盘四周。穿衣应选柔软舒适,宽松的棉质衣服为宜,腰带弹性适中不要过紧,以免使尿路造口受压。体力恢复后可参加工作,不要提重物,避免引起尿路造口周围疝气。适应后可像健康

人一样参加旅游、运动,但要避免可发生的碰撞运动。

(四)出院指导

尿路造口护理是一种特殊的护理,需要护士、患者、家属的共同参与。护士在患者出院前指导患者和主要照顾者掌握尿路造口的护理知识与技巧,以及并发症的预防和护理。要指导他们能够熟练地掌握尿路造口护理的一般内容,确保他们能够熟练地掌握尿路造口护理方法。知道出院后与专业人员取得沟通的方法,方便患者咨询和适时获得指导。并嘱患者按时复诊,及时发现问题、及时处理并发症。出院后应定期进行随访,利用电话或患者回院复诊时与患者面谈;了解他们的生活及康复情况,是否能自己独立更换造口袋,更换时有无困难,是否熟练,并解答患者的疑问。对于行动不便者,上门指导,鼓励他们积极地参加尿路造口患者的联谊,相互交流,相互帮助,提高他们的自信心,对战胜疾病促进康复有积极的作用。

四、禁忌证

(1)膀胱肿瘤需行全膀胱切除手术。

(2)直肠癌侵犯前列腺、膀胱需行全盆腔清扫术。

(3)其他放射造成损伤:膀胱阴道瘘、膀胱直肠瘘。

(4)神经性的功能减退导致膀胱麻痹。

(5)先天畸形。

（毛　旭）

第十章 妇科护理

第一节 妇科患者的常规护理

一、概述

妇科患者是指妇科住院患者,包括普通妇科、妇科内分泌等住院患者。本节内容涉及妇科疾病常见症状体征、辅助检查、症状护理、术前及术后护理、心理护理、健康教育及注意事项。

二、护理评估

(一)健康史

1.现病史

了解本次疾病发生、演变和诊疗全过程,包括起病时间、主要症状特点、有无伴随症状、发病后诊疗情况及结果、睡眠、饮食、体重及大小便等一般情况的变化。

2.月经史

了解患者的月经史,包括初潮年龄、月经周期及经期持续时间、经量、经期伴随症状。了解月经异常者前次月经时间、末次月经时间、经期有无不适、有无痛经,以及疼痛部位、性质、程度、起止时间等。对于绝经后患者,应询问其绝经年龄、绝经后有无不适等。

3.婚育史

婚姻及生育状况。了解患者结婚年龄、婚次、男方健康情况、分娩史和流产史,主要有分娩或流产次数及时间,分娩方式,有无难产史,产后或流产后有无出血、感染史,采取的避孕措施等。

4.既往史

过去的健康和疾病情况包括以往健康状况、疾病史,特别是妇科病、结核病、肝炎、心血管疾病及腹部手术史等,询问药物、食品过敏史。

5.个人史

询问患者的生活及居住情况,出生地和曾居住地区,个人特殊嗜好、生活方式、营养、卫生习惯、有无烟酒嗜好、有无毒品使用史。

6.家族史

了解父母、兄弟、姊妹及子女的健康状况,询问家族成员有无遗传性疾病(如血友病、白化病等)、可能与遗传有关的疾病(如糖尿病、高血压、肿瘤等)以及传染病(如结核等)。

(二)临床表现

1.症状

妇科常见症状主要有阴道流血、白带异常、下腹痛等。

2.体征

外阴发育情况;宫颈大小、硬度,有无糜烂样改变、撕裂、息肉、腺囊肿,有无接触性出血、举痛及摇摆痛等;宫体位置、大小、硬度、活动度,表面是否平整,有无突起,有无压痛等;腹部有无压痛、反跳痛及肌紧张,能否扪到包块,包块位置、大小、硬度,表面光滑与否,活动度,有无压痛以及与子宫及盆壁关系。

(三)辅助检查

1.影像学检查

(1)超声检查:B超检查子宫肌瘤、子宫腺肌病和腺肌瘤、盆腔炎性疾病、盆腔子宫内膜异位症、卵巢肿瘤、卵泡发育监测、宫内节育器探测等。

(2)X线检查:X线检查借助造影诊断先天性子宫畸形,了解子宫腔及输卵管腔内形态;X线胸片主要用于妇科恶性肿瘤肺转移的诊断。

(3)计算机断层扫描(CT)、磁共振成像(MRI)、正电子发射扫描(PET)用于妇科肿瘤的进一步检查。

2.生殖道脱落细胞学检查

生殖道脱落细胞学检查用于诊断生殖道感染性疾病和初步筛选恶性肿瘤。

3.宫颈脱落细胞人乳头状瘤病毒(HPV)、脱氧核糖核酸(DNA)检测

宫颈脱落细胞 HPV DNA 检测为宫颈癌及癌前病变的常见筛查手段。

4.妇科肿瘤标志物检查

糖类抗原 125(CA125)、甲胎蛋白(AFP)、癌胚抗原(CEA)、雌激素受体(ER)、孕激素受体(PR)、*Myc* 基因、*ras* 基因等。

5.女性内分泌激素测定

促性腺激素释放激素(gonadotropin releasing hormone,GnRH)、促卵泡生成素(follicle stimulating hormone,FSH)、黄体生成素(luteinizing hormone,LH)、催乳素(prolactin,PRL)、人绒毛膜促性腺激素(human chorionic gonadotropin,human chorionic gonadotrophin,HCG)、人胎盘催乳素(human placental lactogen,HPL)、雌激素、孕激素、雄激素等。

6.女性生殖器官活组织检查

局部活组织检查、诊断性宫颈锥切、诊断性刮宫、组织穿刺。

7.妇科内镜检查

阴道镜、宫腔镜、腹腔镜。

(四)高危因素

1.自理能力受限

此类患者有发生坠床和跌倒的风险,常见于特级、一级护理患者,如化疗所致变态反应若或骨髓抑制的危重症、复杂大手术、妇科肿瘤大手术、妇科肿瘤动脉灌注及栓塞化疗者等。

2.皮肤完整性受损

此类患者有感染或发生压疮的危险,常见于恶性肿瘤患者术后或化疗期间。

(五)心理-社会因素

1.环境改变引发的问题

患者对医院环境感到陌生,对病房作息时间、探视制度不适应,一时不能接受患者的角色。

2.疾病引发的问题

患者对自己所患疾病的性质和程度不清楚,对治疗和护理的期望值过高,难以忍受疾病本身给躯体带来的痛苦,不能接受治疗过程中产生的疼痛等不适。

3.家庭支持与经济状况引发的问题

生病后患者不能照顾家庭或影响生育,患者可能产生负疚感,患者及家属有烦躁、焦虑情绪。恶性肿瘤患者因治疗周期长,可能出现经济困难;担心预后差,患者及家属可能有恐惧、绝望、沮丧、悲哀等情绪变化。

4.宗教信仰与社会关系

宗教信仰与社会关系包括宗教信仰、价值观、工作状况、生活方式、家庭状况、经济状况等。

三、护理措施

(一)入院护理

1.接诊

收集病历资料,填写入院登记,建立病历,填写体温单及首次护理记录单。

2.安置患者

安排床位,填写床头卡,佩戴手腕带,介绍病区环境,送患者到病床。

(二)住院护理

1.常规护理

(1)病房整洁、安静,保持床单位清洁、舒适,注意室内空气流通,避免交叉感染。

(2)测量生命体征,定期巡视病房,细致观察病情变化及治疗反应等,发现异常及时报告医师,做好护理记录和书面交班,危重患者床边交班。

2.晨、晚间护理

整理床单位,开窗通风或关门窗,协助患者翻身、取舒适体位,适时做好压疮护理,以及头面部、口腔、会阴部、足部护理,维护管路安全,观察患者生命体征及病情变化,进行饮食、活动等方面的指导。晚间请探视人员离开病区,创造良好环境,促进患者入睡。

3.症状护理

(1)阴道流血:①测量体温、脉搏、呼吸、血压,观察患者面色、嘴唇、甲床的颜色,评估出血量,记录阴道流血量、颜色及性状,观察有无组织物排出,必要时送病检,观察有无腹痛等其他伴随症状;②预防感染,注意观察体温、脉搏的变化以及白细胞计数和分类的变化,保持会阴部清洁、勤换护垫;③进食高蛋白、高热量、高维生素、易消化、含铁丰富的饮食,以补充因流血导致的铁、蛋白质等营养物质的丢失;④阴道流血量多、体质虚弱的重度贫血患者需卧床休息,以减少机体消耗,活动时避免体位突然改变而发生直立性低血压。

(2)白带异常:①询问并观察患者白带的量、性状、气味,是否伴有外阴瘙痒或灼痛,注意观察用药反应;②注意个人卫生,保持外阴部清洁、干燥,勤换内裤,尽量避免搔抓外阴部致皮肤破损;③治疗期间禁止性生活;④告知行阴道分泌物检查前 24～48 小时避免性交、避免阴道灌洗或局部用药;⑤月经期间暂停阴道冲洗及阴道用药。

（3）下腹痛：①观察下腹痛部位、性质、时间、起病缓急，有无恶心、呕吐、发热等伴随症状；②注意生命体征的变化，未确诊时禁用止痛药；③嘱卧床休息，取平卧或半坐卧位，以缓解疼痛、局限炎症。

（4）下腹部肿块：①观察有无腹痛、阴道流血、排液、发热等症状；②巨大肿块、腹水患者应每天测量并记录空腹体重及腹围，巨大包块压迫膀胱、直肠致排尿排便不畅时，应给予导尿、通便治疗。

4.用药护理

遵医嘱及时、准确用药，对患者说明药物名称、用药目的、剂量、方法、可能出现的不良反应及应对措施。

5.术前护理

（1）饮食护理：外阴、阴道手术及恶性肿瘤手术或可能涉及肠道的手术，术前3天进无渣半流质饮食，术前一天进流质饮食，手术前8小时禁食，术前4小时禁饮。

（2）皮肤准备：腹部手术备皮范围是上起剑突水平，两侧至腋中线，下至大腿内上侧1/3及会阴部。阴道手术上起耻骨联合上10 cm，两侧至腋中线，下至外阴部、肛门周围、臀部及大腿内上1/3。腹腔镜手术患者重点做好脐周清洁，清除脐窝污垢。

（3）肠道准备：应遵医嘱于术前3天、术前1天、手术当日灌肠或清洁灌肠，也可以口服缓泻剂代替多次灌肠。

（4）阴道准备：遵医嘱术前1天或3天行阴道冲洗或擦洗，每天1～2次。

6.术中护理

按手术室护理常规护理。

7.术后护理

（1）床边交班：术毕返回病房，责任护士向手术室护士及麻醉师详细了解术中情况，包括麻醉类型、手术范围、术中出血量、尿量、用药情况、有无特殊注意事项等；及时为患者测量血压、脉搏、呼吸；观察患者神志；检查输液、腹部伤口、引流管、背部麻醉管、镇痛泵、阴道流血情况等，认真做好床边交班并详细记录。

（2）术后体位：术毕返回病房，根据麻醉方式决定体位，硬膜外麻醉者去枕平卧6～8小时，全麻患者未清醒时应去枕平卧，头偏向一侧，然后根据不同手术指导患者采取不同体位，如外阴癌根治术应采取平卧位，腹部手术可采取半卧位。

（3）监测生命体征：通常术后每15～30分钟测量一次脉搏、呼吸、血压，观察患者神经精神状态，4～6小时平稳后可根据手术大小及病情改为每4小时1次或遵医嘱监测并记录。

（4）饮食护理：术后6小时禁食禁饮，根据病情遵医嘱开始进食流质饮食，然后进食半流质饮食，最后过渡到普食。

（5）伤口护理：观察伤口有无渗血、渗液或敷料脱落情况，有无阴道流血，发现异常应报告医师及时处理。

（6）导尿管护理：保持导尿管通畅，观察并记录尿量、颜色、性质，手术当日每小时尿量应不少于100 mL，至少50 mL以上，如有异常，及时通知医师。根据手术范围及病情，术后留置尿管1～14天，保持会阴清洁，每天2次擦洗会阴，防止发生泌尿系统感染，尿管拔除后4～6小时应督促并协助患者自行排尿，以免发生尿潴留。

（7）引流管护理：包括盆、腹腔引流管，可经腹部或阴道放置，合理固定引流管，注意保持引流管通畅,避免扭曲、受压及脱落,注意观察引流液的颜色、性状及量,并做好记录。一般 24 小时内引流液不超过 200 mL,性状应为淡血性或浆液性,引流量逐渐减少,根据引流量,一般留置 24～48 小时,引流量小于 10 mL 时便可拔除。拔管后,注意观察置管伤口的愈合情况。

(8)活动指导:鼓励患者尽早下床活动,暂时不能下床的患者需勤翻身、适当活动四肢,以改善胃肠功能,预防或减轻腹胀,协助并教会患者做踝足运动,预防静脉血栓的发生。术后第一次下床的患者起床需缓慢,有护士或家属陪护,防止因直立性低血压引起晕厥。

(9)疼痛护理:伤口疼痛,通常术后 24 小时内最为明显,可以更换体位以减轻伤口张力,遵医嘱给予止痛药;腹腔镜手术术后 1～2 天,因二氧化碳气腹原因可引起双肋部及肩部疼痛,即串气痛,多可自行缓解,适当活动四肢可减轻症状,必要时使用镇痛剂。

(10)腹胀护理:如出现腹胀不能缓解,可采取肛管排气、肌内注射新斯的明、"1、2、3"溶液灌肠等护理措施。

8.心理护理

(1)针对患者在不同情况下的心理反应,做出正确的心理评估与判断。

(2)鼓励患者表达自己的情绪,耐心倾听,深入沟通交流,介绍病区病友认识,使其尽快适应医院环境,与医师护士及病友建立良好的关系。

(3)介绍疾病的发展及转归,治疗方案的选择及治疗过程中的注意事项,解答患者及家属的疑问,耐心开导和鼓励患者,使其正确面对疾病,以积极的姿态配合治疗。

(4)争取家属及朋友的支持与开导,建议采取适当的方法放松心情,如听音乐、看书、按摩、深呼吸、热水浴等。

(5)尊重个人宗教信仰及价值观,尊重其采取解除焦虑的措施,如哭泣、愤怒、诉说等。

(6)警惕发生意外,密切观察患者心理变化,及时报告医师,进行心理与药物治疗。

9.危急状况处理

妇科住院患者的常见危急状况是急性大出血(包括内出血),处理措施如下。

(1)立即通知医师的同时,置患者于头抬高 15°,下肢抬高 20°休克卧位,测量生命体征。

(2)迅速扩容,建立静脉通道(18 G 留置针),输入平衡液,对于失血多,血管穿刺困难者,行颈外静脉穿刺或立即配合医师行中心静脉置管术,保证充分的液体补充。

(3)氧气吸入,氧流量调至 2～4 L/min,保持呼吸道通畅,观察生命体征变化。

(4)静脉采血送检,协助医师做好辅助检查及对症处理,输入血液制品,观察输血反应。

(5)需手术的患者必须及时做好术前准备,如交叉配血、备皮、留置导尿管,更换手术衣,尽快护送患者入手术室。

(6)抢救患者执行口头医嘱时需复述,经确认无误后方可执行,抢救完成后 6 小时内及时补记。真实、完整书写护理记录单。

(三)出院护理

(1)执行出院医嘱,通知患者或家属出院时间,做出院健康指导。

(2)协助患者或家属整理物品,办理出院手续,解除腕带。

(3)转入社区继续治疗的患者和社区医务人员交接患者治疗、护理、药品、物品和病情记录单,完整交接患者信息,核对准确。

(4)撤去床头卡,清理床单位,终末消毒,铺好备用床。

(马雪花)

第二节 月经失调

月经失调为妇科常见病,是由神经内分泌调节紊乱引起的异常子宫出血,而全身及内外生殖器官无器质性病变存在。往往由于精神紧张、过度劳累、环境和气候的改变、营养缺乏、代谢紊乱等诱因,通过大脑皮层的神经介质干扰下丘脑-垂体-卵巢轴的调节和制约机制,以致卵巢功能失调,性激素分泌失常,子宫内膜失去周期性改变,出现一系列月经紊乱的表现。

一、功能失调性子宫出血

功能失调性子宫出血(简称功血)主要表现为反复的不正常的子宫出血,为妇科的常见病。它是由调节生殖的神经内分泌机制紊乱引起的,而不是全身及内外生殖器官有器质性病变。功血可发生于月经初潮至绝经期的任何年龄,50%的患者发生于绝经前期,30%发生于育龄期,20%发生于青春期。其常表现为月经周期长短不一、经期延长、经量过多、甚至不规则阴道流血。功血可分为排卵性和无排卵性两类。

(一)常见病因

体内外任何因素都可影响下丘脑-垂体-卵巢轴的调节功能,常见的因素有精神紧张、恐惧、气候和环境骤变、过度劳累、营养不良及全身性疾病,这些因素使卵巢功能失调、性激素分泌失常,致使子宫内膜失去正常的周期性变化,出现一系列月经紊乱的现象。

在整个月经周期中,上述任何干扰因素阻碍下丘脑对垂体 GnRH 的控制,使得在月经中期不能形成 FSH 与 LH 的峰状分泌,致使卵巢不能排卵,出现无排卵性功血。有时虽有排卵,但早期的 FSH 水平不高,卵泡发育延迟。致使黄体期的 LH 水平相对不足,出现黄体功能不足的有排卵性功血;也有 FSH 水平正常,但 LH 水平相对不足或持久分泌,出现内膜脱落不全的有排卵性功血。

(二)临床分类及表现

1.无排卵性功血

约有 85%的功血是无排卵性功血。多见于青春期与更年期,由于下丘脑-垂体-卵巢轴尚未发育成熟或衰退,卵巢虽能分泌雌激素,卵泡亦发育,但因不能形成正常月经周期时的 FSH 和 LH 高峰,使卵泡不能继续发育成熟,没有排卵,卵巢不能分泌孕激素,没有黄体形成,以致月经紊乱。

无排卵性功血主要表现为月经周期或经期长短不一,出血量异常。有时先有数周或数月停经,然后有大量阴道流血,持续 2~3 周或更长时间,不易自止。也有长时间少量出血,但淋漓不净。经期无下腹痛,常伴有贫血,妇科检查异常。

2.有排卵性功血

有排卵性功血较无排卵性功血少见,多见于生育期,有排卵功能,但黄体功能异常。常见的有排卵性功血有两种类型:一种是黄体功能不足,因为黄体期孕激素分泌不足,或黄体过早衰退,使子宫内膜分泌反应不良;另一种是子宫内膜不规则脱落,虽然黄体发育良好,但萎缩过程延长,使子宫内膜脱落不全。

有排卵性功血一般表现为月经周期正常或缩短，但经期延长。黄体功能不足时，月经周期可缩短至 3 周，且经期前点滴出血。子宫内膜不规则脱落时，月经周期正常，但经期延长达 9～10 天，且出血量较多。

（三）治疗

1.无排卵性功血

青春期患者以止血、调整月经周期、促进排卵为主；更年期患者以止血和调整月经周期为主。

2.有排卵性功血以调整黄体功能为主

（1）药物止血：①孕激素内膜脱落法，即药物刮宫法，适用于有一定雌激素水平而孕激素不足的情况。给足量的孕激素，常用黄体酮 10～20 mg，每天肌内注射，连续用 5 天，用药后使增生过长的子宫内膜转化为分泌期的子宫内膜，停药后内膜脱落出现撤药性出血。因撤药性出血时，出血量很多，故只适用于血红蛋白大于 60 g/L 的患者。②雌激素内膜生长法适用于无排卵性的青春期或未婚者的功血，大剂量雌激素能快速升高体内雌激素水平，使子宫内膜生长，达到短期内修复创面、止血的目的。③雄激素适用于更年期的功血，有拮抗雌激素的作用，能增强子宫平滑肌及子宫血管的张力，减轻盆腔充血，从而减少出血量，因雄激素不能立即改变子宫内膜脱落的过程，也不能迅速修复内膜，故单独应用效果不佳。

（2）诊断性刮宫：更年期功血的患者在用激素治疗前宜常规行诊刮术，以排除宫腔内器质性病变。刮出的子宫内膜送病理检查，可协助明确诊断和指导用药，但不适用于未婚者。

（3）调整月经周期：使用性激素人为地控制出血量，并形成有规律的月经周期，是治疗功血的一项过渡性措施。一方面，其目的为暂时抑制患者自身的下丘脑-垂体-卵巢轴，借以恢复正常月经的内分泌调节；另一方面直接作用于生殖器官，使子宫内膜发生周期性变化，能按预期时间脱落且出血量不多。在调整阶段，患者能摆脱因大出血带来的精神上的忧虑或恐惧，同时有机会改善患者的机体状况。一般连续用药 3 个周期，常用的调整月经周期的方法有以下几种。①雌、孕激素序贯法（人工周期）：模拟自然月经周期中卵巢的内分泌变化，使子宫内膜发生相应变化，引起周期性脱落。本方法适用于青春期功血的患者，一般连续使用一个周期后，即能自发排卵。②雌、孕激素合并应用：雌激素使子宫内膜再生修复，孕激素可限制雌激素引起的内膜增生过长。本方法适用于育龄期（计划生育者）与更年期功血的患者。③孕、雄激素合并法：适用于更年期功血的患者。

（4）促进排卵。①氯底酚胺：通过抑制内源性雌激素对下丘脑的负反馈，诱导促性腺激素释放激素的释放而诱发排卵。此药有较高的促排卵作用，适用于体内有一定雌激素水平的患者。一般连续用药 3～4 个周期。不宜长期连续用药，以避免对垂体产生过度刺激，导致卵巢过度刺激综合征，或多发排卵引起多胎妊娠。②人绒毛膜促性腺激素（HCG）：具有类似 LH 的作用而诱发排卵，适用于体内有一定水平 FSH，并有中等水平雌激素的患者。用 B 型超声波监测卵泡发育到接近成熟时，或于月经周期第 9～10 天，肌内注射 HCG 1 000 U，次日 2 000 U，第 3 天 5 000 U，可引起排卵。③雌激素：适用于月经稀少，且雌激素水平低下的患者，以小剂量雌激素做周期疗法，于月经第 6 天起，每晚口服己烯雌酚 0.125～0.250 mg，连续 20 天为 1 个周期，连续使用 3～6 个周期。

（5）有排卵性功血的治疗：黄体功能不足。①促进卵泡发育：针对发生的原因，调整性腺轴功能，促使卵泡发育和排卵，以利形成正常的黄体，首选氯底酚胺，适用于黄体功能不足的卵泡期过长的患者。②黄体功能刺激疗法：常用 HCG 促进和支持黄体功能，于基础体温上升后开始，

HCG 2 000～3 000 U 隔天肌内注射,共注射 5 次。③黄体功能替代疗法:于排卵后开始用黄体酮 10 mg,每天肌内注射 1 次,共 10～14 天,以补充黄体分泌的黄体酮不足,用药后月经周期正常,出血量减少。

(6)子宫内膜不规则脱落。①孕激素:调节下丘脑-垂体-卵巢轴的反馈功能,使黄体及时萎缩,内膜较完整脱落。于下次月经前第 8 天起,每天肌内注射黄体酮 20 mg,或醋酸甲羟孕酮 10～12 mg,共 5 天。②HCG:HCG 有促进黄体功能的作用,用法同黄体功能不全。

(四)护理

1.护理目标

(1)向患者传授有关本病的医学知识和健康教育后,患者摆脱精神困扰,愿意参与治疗。

(2)经过积极的治疗,并保证营养的摄入,避免发生体液不足的现象。

(3)加强会阴护理,教会患者自我清洁卫生的技能,避免发生生殖道感染。

2.护理措施

(1)针对不同年龄的患者,讲解其发病的机制,国内外对此病的最新研究信息,正规治疗的整体方案,疗程的时间,写出书面的用药方法及时间表。尤其强调擅自停药或不正规用药的不良反应。

(2)对于主动限制摄入量、正在减肥的患者,让其明白短期性激素治疗不同于长期,肾上腺皮质激素治疗不会引起发胖,以及接受正规治疗与健康的辩证关系。并纠正有些人因偏食习惯而造成的营养不良,让其懂得长期营养不良是诱发本病的因素之一。

(3)针对角色转变障碍的患者,让其懂得住院能得到最快最好的治疗,因而能最有效地治愈功血,才能早日恢复健康。说服患者和家属主动寻找能帮助患者照顾家务的社会支持系统人员(亲朋好友、街坊邻居、领导同事、子女的教师等)。

(4)针对害怕误诊的患者,详细了解其发病经过及症状,让其阅读实验室报告,讲解报告的临床意义,并帮助其排除恶变的症状,甚至可将有关书籍借给其仔细阅读理解,或请主治医师再次与患者讲解病情及诊断依据。

(5)记录出血量,嘱患者保留卫生巾、尿垫及内裤等,以便于准确估计失血量,为及时补充体液和血液提供依据。对严重出血的患者,需按时观察血压、脉搏、呼吸、尿量,并督促其卧床休息和不单独起床,以防发生晕倒受伤。例如,给予静脉输液时,做好配血、输血的准备;发生出血性休克时,积极配合医师抗休克治疗。

(6)正确给药,严格执行性激素给药的护理措施:①重点交班,治疗盘置醒目标记。②按量按时给药,不得随意停药或漏药,让患者懂得维持血液内药物浓度的恒定可避免造成意外的阴道出血。③必须按规定在血止后开始减量,每 3 天减去原剂量的 1/3 量。④让患者懂得药物维持量是以停药后 3～5 天发生撤药性出血的时间和上一次月经时间为参考依据而制定的,要坚持服完维持量。⑤告之患者及家属,若治疗期间有不规则阴道出血,应及时汇报值班护士或医师,必须立即做出处理。

(7)预防感染,做好会阴护理,并教会患者使用消毒的卫生巾或会阴垫,保持内裤和床单的清洁,每晚用 PP 液(1∶5 000 高锰酸钾)清洁外阴,以防逆行感染。观察与生殖器感染有关的体征,如宫体压痛,卫生巾、外阴有臭味,以及体温、脉搏、呼吸、白细胞计数和分类的报告,一旦有感染症状,及时与医师联系,加用抗生素治疗。

(8)补充营养,成人体内大约每 100 mL 血液含铁 50 mg,因此每天应从食物中吸收

0.7～2.0 mg铁,功血患者更应增加铁剂的摄入量。根据患者喜爱的食品,推荐富含铁剂的食谱,如青春期患者可多食猪肝、禽蛋类食品,更年期患者则可多食鱼虾、新鲜水果和蔬菜类等低胆固醇高铁剂的食品。若每天从下列任一食品中吸收0.7～2.0 mg铁,则分别需要以下食品的量:牛奶700～2 000 g,瘦猪肉29～83 g,猪肝3～8 g,鸭蛋22～63 g,带鱼63～182 g,鲤鱼44～125 g,苋菜15～42 g,黄豆6～18 g,榨菜10～30 g,土豆77～222 g,黄瓜或西红柿175～500 g,同时再注意添加大量的维生素,补充锌剂,以促进患者尽可能地在短期内纠正贫血。

二、闭经

月经停止6个月称闭经,它是妇科疾病的一种常见症状,而不是疾病,通常把闭经分为原发性和继发性两类。前者是指女性年满18岁或第二性发育成熟2年以上,仍无月经来潮;后者是指曾有规律的月经周期,后因某种病理性原因而月经停止6个月以上。根据发生的原因,闭经又可分为生理性和病理性两类,凡青春期前、妊娠期、哺乳期和绝经期后的停经,均属生理性闭经;下丘脑-垂体-卵巢性腺和靶器官子宫,任何一个环节发生问题导致的闭经为病理性闭经。

(一)病因

正常月经周期的建立与维持依赖于下丘脑-垂体-卵巢轴的神经内分泌调节和靶器官子宫内膜对卵巢性激素的周期性反应,其中任何一个环节的功能失调都会导致月经紊乱,严重时发生闭经。根据闭经的常见原因与病变部位,闭经可分为:影响下丘脑合成和分泌GnRH及生长激素,进而抑制促性腺激素、性腺功能下降所致的原发性或继发性闭经;下丘脑的生乳素抑制因子或多巴胺减少,GnRH分泌不足所致的闭经溢乳综合征;下丘脑-垂体-卵巢轴的功能紊乱,LH/FSH比率偏高,卵巢产生的雄激素太多,而雌激素相对较少所致的无排卵性多囊卵巢综合征的闭经;剧烈运动后GnRH分泌减少,运动员的肌肉/脂肪比率增加或总体脂肪减少使月经异常,进而导致闭经;甲状腺功能减退,肾上腺皮质功能亢进,肾上腺皮质肿瘤等其他内分泌功能异常所致的闭经。

(二)闭经的分类

1.子宫性闭经

子宫性闭经的原因在于子宫,即月经调节功能正常,卵巢亦正常,但子宫内膜对卵巢性激素不能产生正常的反应,也称子宫性闭经,是因子宫发育不全或缺如,子宫内膜炎,子宫内膜损伤或粘连,子宫切除后或宫腔内放射治疗后等所致的闭经。

2.卵巢性闭经

此类闭经的原因在卵巢,因卵巢发育异常,或卵巢功能异常使卵巢的性激素水平低下,不能作用于子宫内膜发生周期性变化所致的闭经,如先天性卵巢未发育或仅呈条索状无功能的实体,卵巢功能早衰,卵巢切除后或放射治疗后组织破坏和卵巢功能性肿瘤等所致的闭经。

3.垂体性闭经

其病变主要在垂体,垂体前叶器质性病变或功能失调都会影响促性腺激素的分泌,继而导致卵巢性闭经,如垂体梗死的希恩综合征、原发性垂体促性腺功能低下和垂体肿瘤等所致的闭经。

4.下丘脑性闭经

下丘脑性闭经是最常见的一类闭经,因中枢神经系统-下丘脑功能失调而影响垂体,继而引起卵巢性闭经,如环境骤变、精神创伤等外界不良的精神或神经刺激因素,作用于下丘脑-垂体-卵巢轴,影响卵泡成熟导致闭经,神经性厌食和长期消耗性疾病导致严重营养不良。

(三)临床表现

虽然闭经患者常无不适症状,但精神压力较大,生殖器发育不良的青春期女性,忧虑今后不能成婚,或有不能生育的自卑感;已婚育的妇女因发病而致的性欲下降影响正常的性生活,害怕破坏夫妻感情而感到内疚;大多数患者都因病程较长或反复治疗效果不佳,甚至得不到亲人的理解而感到悲哀、沮丧,因而对治疗失去信心。严重的患者食欲,睡眠等可受到影响,诸多的不良心情反而加重了病情。

(四)护理

1.护理措施

(1)建立护患关系:表现出医护人员应有的同情心,取得患者的信赖,鼓励患者逐渐表露心声,如对治疗的看法,对自我的评价,对生活的期望,面临的困难等。

(2)查找外界因素:引导患者回忆发病前不良因素的刺激,指导患者调整工作、生活节奏,建立患者认可的锻炼计划,增强适应环境改变的体质,学会自我排泄心理抑郁和协调人际关系的方法。

(3)讲解医学知识:耐心讲述闭经发病原因的复杂性,诊断步骤的科学性,实施检查的阶段性,才能取得准确的检查效果,对查明病因是有利的。对有接受能力的患者,可用简图表示下丘脑-垂体-卵巢性腺轴产生月经的原理,用示意图说明诊断步骤、诊断意义和实验所需的时间,使患者理解诊治的全过程,能耐心地按时、按需接受有关的检查。

(4)指导合理用药:患者领到药后,向其说明每种药物的作用、服法、可能出现的不良反应等,并具体写清服药的时间、剂量和起始日期,最后评价患者的掌握程度,直到患者完全明白为止。

(5)关注全身健康状况:积极治疗慢性病。

2.用药及注意事项

(1)小剂量雌激素周期治疗:促进垂体功能,分泌黄体生成素,使雌激素升高,促进排卵。

(2)雌、孕激素序贯疗法:抑制下丘脑-垂体轴的作用,停药后可能恢复月经并出现排卵。

(3)雌、孕激素合并治疗:抑制垂体分泌促性腺激素,停药后出现反跳作用,使月经恢复及排卵。

(4)诱发排卵:卵巢功能未衰竭,又希望生育的患者,可根据临床情况选用促排卵的药物。

(5)溴隐亭的应用:适用于溢乳闭经综合征,其作用是抑制促催乳激素以减少催乳激素。

3.健康指导

(1)让患者懂得闭经的发生、治疗效果与本人的精神状态有较密切的关系,逐渐克服自卑感,最终能战胜自我、重塑自我。

(2)让患者家属理解闭经治疗的复杂性和患者的心情变化,学会更细微地体贴关心患者。

(3)让患者懂得营养不良与闭经的关系,放弃不合理的饮食,配合诊治方案。

三、更年期综合征

更年期是女性从性成熟期逐渐进入老年期的过渡阶段,包括绝经前期、绝经期和绝经后期。绝经是指月经完全停止一年以上。据统计,目前我国的平均绝经年龄,城市妇女为49.5岁,乡村妇女为47.5岁。约1/3的更年期妇女能以神经内分泌的自我调节适应新的生理状态,一般无特殊症状,2/3的妇女会出现一系列性激素减少引起的自主神经功能失调和精神神经等症状,称为更年期综合征。

（一）临床表现

更年期综合征一般历时 2～5 年,甚者 10 余年。

1.月经紊乱及闭经

绝经前 70％妇女出现月经紊乱,从月经周期缩短或延长,经量增多或减少,逐渐演变为周期延长,经量减少至闭经。少数人直接转为闭经。

2.血管舒缩症状

本病的常见血管舒缩症状为阵发性潮热、出汗、心悸、眩晕,是卵巢功能减退的信号,典型的表现为无诱因、不自主的、阵发性的潮热、出汗,起自胸部皮肤阵阵发红,继而涌向头颈部,伴烘热感,随之出汗。持续时间为几秒至数分钟不等,而后自行消退。

3.精神、神经症状

患者常表现为情绪不稳定,挑剔寻衅,抑郁多疑,注意力不集中,记忆力衰退,失眠,头痛等。少数人有精神病症状,不能自控,这种变化不能完全用雌激素水平下降来解释。

4.泌尿、生殖道的变化

外阴萎缩,阴道变短、干燥、弹性减弱、黏膜变薄,致性交疼痛,甚者见点状出血,易发生感染,出现白带黄色或带血丝,外阴烧灼样痛;宫颈萎缩变平,宫体缩小,盆底松弛;尿道缩短、黏膜变薄,尿道括约肌松弛,常有尿失禁;膀胱黏膜变薄,易反复发作膀胱炎;乳房萎缩、下垂。

5.心血管系统的变化

绝经后冠心病发生率增高,研究者多认为与雌激素下降致血胆固醇、低密度脂蛋白、甘油三酯上升,高密度脂蛋白下降有关,也有出现心悸、心前区疼痛,但无器质性病变,称为"假性心绞痛"。

6.骨质疏松

绝经后妇女骨质变为疏松,骨小梁减少,最后可引起骨骼压缩,体格变小,甚者导致骨折,常发生于桡骨远端、股骨颈、椎体等部位。骨质疏松与雌激素分泌减少有关,因为雌激素可促进甲状腺分泌降钙素,它是一种强有力的骨质吸收抑制剂,一旦雌激素水平下降,会导致骨质吸收增加。此外,甲状旁腺激素是刺激骨质吸收的主要激素,绝经后甲状旁腺功能亢进,或由于雌激素下降使骨骼对甲状旁腺激素的敏感性增强,也促使骨吸收加剧。

更年期综合征患者常因一系列不自主的血管舒缩症状和神经功能紊乱症状,而影响日常工作和生活,可用改良的库柏曼（kupperman）的更年期综合征评分法评价其症状的程度。某些家庭、社会环境变化构成对围绝经期妇女心身的不良刺激,如丈夫工作变迁,自己工作负担加重或在竞争中力不从心,甚至下岗,自己容貌或健康的改变,家庭主要成员重病或遭遇天灾人祸等,这些都导致了患者情绪低落,抑郁多疑。少数患者曾有过精神状态不稳定史,在围绝经期更易激动、多虑、失眠等,甚至表现为喜怒无常,被周围的人们误认为精神病,更加重了患者的心理压力,因而也就更渴望得到理解和帮助。

（二）护理

1.护理目标

(1)患者能识别精神困扰的起因,学会自我调节不稳定情绪。

(2)患者能掌握性激素替代治疗的具体方法,并懂得寻求性保健咨询。

(3)患者能再树老有所乐的生活观。

2.护理措施

(1)自我调节:向患者介绍有关更年期综合征的医学常识,让患者了解这一生理过程,解除不必要的猜疑和烦恼。争取家庭成员和同事们的关心爱护,给患者创造一个良好的生活和工作环境。同患者商讨,调节有规律的生活和工作日程,保证充足的休息和睡眠。劝阻患者不要观看情节激动、刺激性强或忧伤的影视片。

(2)潮热的护理:记录发生潮热的情形,以找出引发潮热的因素,加以避免。尽量采用多件式纽扣的穿着方式,当发生潮热时可以脱下,即使没有隐蔽处也可解开纽扣散热,当感到冷时又能方便地再穿上。避免过于激动而引发潮热。少食调味重、辛辣食品,兴奋性食品,以免发生潮热。用电扇、空调、冷毛巾擦拭等方法,借以缓解潮热。

(3)指导用药:使患者懂得补充性激素的目的、用药后效果,以及可能出现少量阴道出血、乳房胀、恶心等症状,多能自行消失。一旦未见好转,立即到医院就诊,排除其他原因后,调整剂量以解除更年期综合征,用药症状消失后即可停药;为防治骨质疏松,则需长期用药。对长期用药的患者商讨定期随访的计划,并具体书写药名、服用剂量、服用次数和日期,确认患者能掌握用法。

(4)预防阴道干燥:维持性生活或手淫有助于加强阴道的血液循环,并可维持组织的伸缩性。也可使用水溶性的润滑剂,以润滑阴道壁,必要时亦可试用雌激素软膏。

(5)预防骨质疏松:鼓励患者参加适量的户外活动,如去环境安静、空气新鲜的场地散步和锻炼,使阳光直接照射皮肤;增加钙质食品(鱼虾、牛奶、深绿色和白色蔬菜、豆制品、坚果类等)食用,最好每天喝牛奶 500 mL 或服用保健钙。专家建议,围绝经期妇女每天从食品中摄取钙量应是 800～1 000 mg,保健钙应在饭后 1 小时或睡前服用;对于饮用牛奶有腹胀、腹泻等不适的患者,可改饮酸奶;必要时服用降钙素,有助于防止骨质丢失和预防自主神经功能紊乱的症状。

3.用药及注意事项

(1)一般治疗:更年期综合征可因精神、神经不稳定而症状加剧,故应先进行心理治疗,甚者必要时选用适量的镇静剂以利睡眠,如夜晚口服阿普唑仑(佳静地西泮)1 mg 和调节自主神经功能的谷维素 30～60 mg。

(2)雌、孕激素替代治疗:适用于雌激素缺乏引起的老年性阴道炎、泌尿道感染、精神神经症状及骨质疏松的变化。治疗时以剂量个体化,取最小有效量为佳。

如大剂量单用雌激素 5 年,会增加子宫内膜癌的发病率。但小剂量雌激素配伍孕激素,则能降低子宫内膜癌的发生。有严重肝胆疾病,深静脉血栓性疾病和雌激素依赖性肿瘤的患者禁用。①常用雌激素制剂:尼尔雌醇每次 1～2 mg,半月 1 次;或戊酸雌二醇每天 1～4 mg;或利维爱每天 1.25～2.50 mg;或炔雌醇每天 5～25 mg,以上药物均为口服给药。近年流行经皮给药,如皮肤贴剂,每天释放 E_2 0.05～0.10 mg,每周更换 1～2 次;或爱斯妥霜剂,每天涂腹部 2.5 mg;皮下埋植 E_2 胶丸 25～100 mg,半年 1 次。结合雌激素、戊酸雌二醇、己烯雌酚均可阴道给药。②配伍孕激素:有子宫的妇女必须配伍孕激素,以减少子宫内膜癌的发病危险,常用甲羟孕酮。服用尼尔雌醇时,每 3～6 个月加服甲羟孕酮 7～10 天,每天 6～10 mg。配伍方案有以下三种。周期序贯治疗:每月服雌激素 23～26 天,在第 11～14 天起加用孕激素,共 10～14 天,两者同时停药 1 周,再开始下 1 个周期的治疗。连续序贯治疗:每天连续服雌激素,每月周期性加用孕激素 14 天。连续联合治疗:每天同时服雌、孕激素,甲羟孕酮每天 2.0～2.5 mg。③单纯孕激素:有雌激素禁忌证的患者,可单独用孕激素。已证实,孕激素可缓解血管舒缩症状,延缓骨质丢失。如甲羟孕酮 150 mg 肌内注射,可减轻潮热出汗,能维持 2～3 个月。

4.健康指导

(1)向围绝经期妇女及其家属介绍,绝经是一个生理过程,绝经发生的原因及绝经前后身体将发生的变化,帮助患者消除绝经变化产生的恐惧心理,并对将发生的变化做好心理准备。

（2）介绍绝经前后减轻症状的方法及预防围绝经期综合征的措施。如适当地摄入钙质和维生素 D,可减少因雌素降低导致的骨质疏松;有规律地运动,如散步、骑自行车等可以促进血液循环,维持肌肉良好的张力,延缓老化的速度,还可以刺激骨细胞的活动,延缓骨质疏松症的发生;正确对待性生活等。

（马雪花）

第三节　外阴炎及阴道炎

一、外阴炎

外阴炎是妇科常见病,是外阴部的皮肤与黏膜的炎症,可发生于任何年龄,以生育期及绝经后妇女多见。

（一）护理评估

1.健康史

（1）病因评估:外阴炎主要指外阴部的皮肤与黏膜的炎症,以大、小阴唇为多见。由于外阴与尿道、肛门、阴道邻近且暴露,同时,阴道分泌物、月经血、产后的恶露、尿液、粪便的刺激、糖尿病患者的糖尿的长期浸渍,均可引起外阴不同程度的炎症,此外,穿化纤内裤、紧身内裤、使用卫生巾使局部透气性差等,均可诱发外阴部的炎症。

（2）病史评估:评估有无外阴炎的因素存在,有无糖尿病、阴道炎病史。

2.身心状况

（1）症状:外阴瘙痒、疼痛、红、肿、灼热,性交及排尿时加重。

（2）体征:局部充血、肿胀、糜烂,常有抓痕,严重者形成溃疡或湿疹。慢性炎症者,外阴局部皮肤或黏膜增厚、粗糙、皲裂等。

（3）心理-社会状况:了解病程,了解患者对症状的反应,有无烦躁、不安等心理。

（二）护理诊断及合作性问题

（1）皮肤或黏膜完整性受损:与皮肤黏膜炎症有关。

（2）舒适改变:与外阴瘙痒、疼痛、分泌物增多有关。

（3）焦虑:与性交障碍、行动不便有关。

（三）护理目标

（1）患者皮肤与黏膜完整。

（2）患者病情缓解或好转,舒适感增加。

（3）患者情绪稳定,积极配合治疗与护理。

（四）护理措施

1.一般护理

炎症期间宜进食清淡且富含营养的食物,禁食辛辣、刺激性食物。

2.心理护理

患者常出现烦躁不安、焦虑紧张,应帮助患者树立信心,减轻心理负担,坚持治疗,讲究患者常出现烦躁不安、焦虑紧张,应帮助患者树立信心,减轻心理负担,坚持治疗,讲究卫生。

3.病情监护

积极寻找病因,消除刺激原。

4.治疗护理

(1)治疗原则:去除病因,积极治疗原发病,如阴道炎、尿瘘、粪瘘、糖尿病等。

(2)治疗配合:保持外阴清洁干燥,局部使用约 40 ℃的 1∶5 000 高锰酸钾溶液坐浴,每天 2 次,每次15~30分钟,5~10 次为 1 个疗程。如有破溃,可涂抗生素软膏或紫草油,急性期可用物理治疗。

(五)健康指导

(1)卫生宣教,指导妇女穿棉质内裤,减少分泌物刺激,对公共场所,如游泳池、公共浴室等谨慎出入,注意经期、孕期、产期及流产后的生殖道清洁,防止感染。

(2)定期妇科检查,积极参与普查与普治。

(3)指导用药方法及注意事项。

(4)加强性道德教育,纠正不良性行为。

(六)护理评价

(1)患者诉说外阴瘙痒症状减轻,舒适感增加。

(2)患者焦虑缓解或消失,掌握了卫生保健常识,能养成良好卫生习惯。

二、前庭大腺炎

细菌侵入前庭大腺腺管内致腺管充血、水肿称为前庭大腺炎。

(一)护理评估

1.健康史

(1)病因评估:前庭大腺腺管开口位于小阴唇与处女膜之间,在性交、流产、分娩或其他情况污染外阴部时,病原体易侵入引起炎症,因此,以育龄妇女多见,主要病原体为葡萄球菌、链球菌、大肠埃希菌、淋病奈瑟菌及沙眼衣原体等。急性炎症发作时,细菌先侵犯腺管,腺管口因炎症肿胀阻塞,渗出物不能排出,积存而形成脓肿,称为前庭大腺脓肿(又称巴氏腺脓肿),多发于一侧。如急性炎症消退,腺管口粘连阻塞,分泌物不能外流,脓液转清,则形成前庭大腺囊肿,多为单侧,大小不等,可持续数年不增大。患者往往无自觉症状。

(2)病史评估:了解患者有无反复的外阴感染史及卫生习惯。

2.身心状况

(1)症状:初起时局部肿胀、疼痛、烧灼感,行走不便,可伴有大小便困难等。有时可出现发热等全身症状(表 10-1)。

(2)体征:外阴部皮肤红肿、压痛明显。当脓肿形成时,疼痛加剧,并可触及波动感,脓肿直径可达5~6 cm。

(3)心理-社会状况:了解病程,了解患者对症状的反应,有无烦躁、不安等心理,患者常有因害羞或怕痛而未及时诊治的心理障碍。

表 10-1　前庭大腺炎临床类型及身体状况

临床类型	身体状况
急性期	(1)大阴唇下 1/3 处疼痛、肿胀,严重时行走受限。检查局部可见皮肤红、肿、热、压痛。 (2)脓肿形成时,可触及波动感,脓肿直径可达 5～6 cm,可自行破溃。如破口大,引流通畅,脓液流出后炎症消退;如破口小,引流欠佳,炎症持续不退或反复发作。 (3)可出现全身不适、发热等全身症状
慢性期	慢性期囊肿形成,患者感到外阴部有坠胀感或性交不适。检查时局部可触及囊性肿物,大小不一,有时可反复急性发作

(二)辅助检查

取前庭大腺开口处分泌物做细菌培养,确定病原体。

(三)护理诊断及合作性问题

(1)皮肤完整性受损:与脓肿自行破溃或手术切开引流有关。

(2)疼痛:与局部炎症刺激有关。

(四)护理目标

(1)患者皮肤保持完整。

(2)疼痛缓解或好转。

(五)护理措施

1.一般护理

急性期患者应卧床休息,饮食易消化,富含营养。

2.心理护理

患者常常烦躁不安、焦虑紧张,应尊重患者,为患者保密,以解除其忧虑,使其积极治疗,帮助其建立治愈疾病的信心和生活的勇气。

3.病情监护

观察患者的生命体征,重点观察体温变化,观察伤口愈合情况。

4.治病护理

(1)治疗原则:急性期局部热敷或坐浴,抗生素消炎治疗;脓肿形成或囊肿较大时,切开引流或行囊肿造口术,保持腺体功能,防止复发。

(2)治疗配合:急性炎症发作时,取前庭大腺开口处分泌物做细菌培养,确定病原体。根据细菌培养结果和药物敏感试验选用抗生素口服或肌内注射。脓肿形成或囊肿较大时,切开引流或行囊肿造口术,并放置引流条。术后保持局部清洁,引流条每天更换一次,外阴用 1∶5 000 氯己定棉球擦拭,每天擦洗外阴 2 次,也可用清热解毒中药热敷或坐浴,每天 2 次。

(六)健康指导

(1)向患者及家属讲解此病的病因及预防措施,指导患者注意外阴清洁卫生。

(2)告知患者及家属月经期、产褥期禁止性交;月经期应使用消毒卫生巾预防感染;术后注意事项及正确用药。告知患者相关卫生保健常识,养成良好卫生习惯。

(七)护理评价

(1)患者诉说外阴不适症状减轻,舒适感增加。

(2)患者接受医护人员指导,焦虑缓解或消失。

阴道炎是阴道黏膜及黏膜下结缔组织的炎症,是妇科常见病。正常健康妇女由于解剖结构、组织特点,阴道对病原体的侵入有自然防御功能。当各种因素导致自然防御功能降低,阴道内生态平衡遭到破坏时,病原体侵入导致阴道炎症。幼女及绝经后妇女由于雌激素缺乏,阴道上皮薄,阴道抵抗力低,比青春期及育龄期妇女更易受感染。

三、滴虫性阴道炎

滴虫性阴道炎是由阴道毛滴虫引起的最常见的阴道炎。阴道毛滴虫主要寄生于女性阴道,也可存在于尿道、尿道旁腺及膀胱。男性可存在于包皮皱襞、尿道及前列腺内。滴虫适宜生长在温度为 25～40 ℃,pH 为 5.2～6.6 的潮湿环境。月经前后,阴道内酸性减弱,接近中性,隐藏在腺体及阴道皱襞中的滴虫常得以繁殖,而发生滴虫性阴道炎。此病的传播途径有经性交的直接传播及经游泳池、浴盆、厕所、衣物、器械等途径的间接传播。

(一)护理评估

1.健康史

(1)病因评估:阴道毛滴虫呈梨形,体积为多核白细胞的 2～3 倍。滴虫顶端有 4 根鞭毛,体部有波动膜,后端尖并有轴柱凸出。活的滴虫透明无色,如水滴,鞭毛随波动膜的波动而活动(图 10-1)。阴道毛滴虫极易传播,pH 在 4.5 以下时便受到抑制甚至致死。pH 上升至 7.5 时,其繁殖可完全被抑制。在妊娠期和月经来潮前后,阴道 pH 升高,可使阴道毛滴虫的感染率和发病率升高。

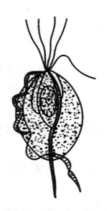

图 10-1　滴虫模式图

(2)病史评估:评估发作与月经周期的关系,既往阴道炎病史,个人卫生情况;分析感染经过;了解治疗经过。

2.身心状况

(1)症状:主要症状为白带呈稀薄泡沫状,量多及伴有外阴、阴道口瘙痒。如有其他细菌混合感染,白带可呈黄绿色、血性、脓性且有臭味。局部可有灼热、疼痛、性交痛。合并尿路感染,可有尿频、尿痛、血尿。阴道毛滴虫能吞噬精子,阻碍乳酸生成,影响精子在阴道内存活,可致不孕。

(2)体征:妇科检查时可见阴道黏膜充血,严重时有散在的出血点。有时可见阴道后穹隆处有液性或脓性泡沫状分泌物。

(3)心理-社会状况:患者常因炎症反复发作而烦恼,出现无助感。

(二)辅助检查

(1)悬滴法:在玻片上加 1 滴温生理盐水,自阴道后穹窿处取少许分泌物混于生理盐水中,用低倍镜检查,如有滴虫,可见其活动。阳性率可达 80%～90%。取分泌物检查前 24～48 小时,避免性交、阴道灌洗及阴道上药。

(2)培养法:适用于症状典型而悬滴法未见滴虫者,可用培养基培养,其准确率可达 98%。

(三)护理诊断及合作性问题

(1)知识缺乏:缺乏对疾病传染途径的认识及缺乏阴道炎治疗的知识。

(2)舒适改变:与外阴瘙痒、分泌物增多有关。

(3)组织完整性受损:与分泌物增多、外阴瘙痒、搔抓有关。

(四)护理目标

(1)患者能说出疾病传染的途径、阴道炎的治疗与日常防护知识。

(2)患者分泌物减少.舒适度提高。保持组织完整性,无破损。

(五)护理措施

1.一般护理

注意个人卫生,保持外阴部清洁、干燥,避免搔抓外阴导致皮肤破损。

2.心理护理

解除患者因疾病带来的烦恼,减轻其对确诊后的心理压力,增强治疗疾病的信心。告知患者夫妇滴虫性阴道炎的传播途径、临床表现、治疗方法和注意事项,减轻他们的焦虑心理,同时鼓励他们积极配合治疗。

3.病情观察

观察患者的外阴瘙痒症状、阴道分泌物的量及颜色等。

4.治疗护理

(1)治疗原则:杀灭阴道毛滴虫,保持阴道的自净作用,防止复发,夫妻双方要同时治疗,切断直接传染途径。

(2)治疗配合:①局部治疗:增强阴道酸性环境,用 1%乳酸溶液、0.5%醋酸溶液或 1∶5 000 高锰酸钾溶液冲洗阴道后,每晚睡前用甲硝唑 200 mg,置于阴道后穹窿,每天一次,10 天为 1 个疗程。②全身治疗:甲硝唑每次 200～400 mg,每天 3 次口服,10 天为 1 个疗程。③指导患者正确用药,按疗程坚持用药,注意冲洗液的浓度、温度。④观察用药后反应:甲硝唑口服后偶见胃肠道反应,如食欲缺乏、恶心、呕吐及白细胞减少、皮疹等,一旦发现,应报告医师并停药。妊娠期、哺乳期妇女应慎用,因为药能通过胎盘进入胎儿体内,并可由乳汁排泄。

(六)健康指导

(1)做好卫生宣教,积极开展普查普治,消灭传染源,严格禁止滴虫阴道炎或带虫者进入游泳池。医疗单位做好消毒隔离,防止交叉感染。治疗期间勤换内裤,内裤、坐浴及洗涤用物应煮沸消毒 5～10 分钟以消灭病原体,禁止性生活,避免交叉或重复感染的机会。哺乳期妇女在用药期间或用药后 24 小时内不宜哺乳。经期暂停坐浴、阴道冲洗及阴道用药。

(2)夫妻应双双检查,男方若查出毛滴虫,夫妻应同治,有助于提高疗效,治疗期间应禁止性生活。

(3)治愈标准:治疗后应在每次月经干净后复查 1 次,连续 3 次均为阴性,方为治愈。

（七）护理评价

（1）患者自诉外阴不适症状减轻，舒适感增加，悬滴法试验连续 3 个周期复查为阴性。

（2）患者正确复述预防及治疗此疾病的相关知识。

四、外阴阴道假丝酵母菌病

外阴阴道假丝酵母菌病也称外阴阴道念珠菌病，是一种常见的外阴、阴道炎，80％～90％的病原体为白假丝酵母菌，其发病率仅次于滴虫阴道炎。白假丝酵母菌是真菌，不耐热，加热至60 ℃，持续 1 小时，即可死亡；但对干燥、日光、紫外线及化学制剂的抵抗力较强。

（一）护理评估

1.健康史

（1）病因评估：念珠菌为条件致病菌，可存在口腔、肠道和阴道而不引起症状。当阴道内糖原增多、酸度增加、局部细胞免疫力下降时，念珠菌可繁殖并引起炎症，故外阴阴道假丝酵母菌病多见于孕妇、糖尿病患者及接受大量雌激素治疗者。此外，长期应用抗生素、服用皮质类固醇激或免疫缺陷综合征等，可以改变阴道内微生物之间的相互制约关系，易发此症；紧身化纤内裤、肥胖可使会阴局部的温度及湿度增加，也易使念珠菌得以繁殖而引起感染。

（2）传播途径评估：①内源性感染为主要感染，假丝酵母菌除寄生阴道外，还可寄生于人的口腔、肠道，这些部位的假丝酵母菌可互相传染。②通过性交直接传染。③通过接触感染的衣物等间接传染。

（3）病史评估：了解有无糖尿病及长期使用抗生素、雌激素、皮质类固醇激素病史，了解个人卫生习惯及有无不洁性生活史。

2.身心状况

（1）症状：外阴、阴道奇痒，坐卧不安，痛苦异常，可伴有尿痛、尿频、性交痛。阴道分泌物为干酪样或豆渣样。

（2）体征：妇科检查见小阴唇内侧、阴道黏膜红肿并附着白色块状薄膜，容易剥离，下面为糜烂及溃疡。

（3）心理－社会状况：患者常因外阴瘙痒痛苦不堪，由于影响休息与睡眠，产生忧虑与烦躁，评估患者心理障碍及影响疾病治疗的原因。

3.辅助检查

（1）悬滴法：在玻片上加 1 滴温生理盐水，自阴道后穹隆处取少许分泌物混于生理盐水中，用低倍镜检查，若找到白假丝酵母菌的芽孢和假菌丝即可确诊。

（2）培养法：适于症状典型而悬滴法未见白假丝酵母菌者，可用培养基培养。

（二）护理诊断及合作性问题

1.焦虑

焦虑与易复发，影响休息与睡眠有关。

2.组织完整性受损

组织完整性受损与分泌物增多、外阴瘙痒、搔抓有关。

（三）护理目标

（1）患者情绪稳定，积极配合治疗与护理。

（2）患者病情改善，舒适度提高。

(3)保持组织完整性,组织无破损。

(四)护理措施

1.一般护理

注意个人卫生,保持外阴部清洁、干燥,避免搔抓外阴以免皮肤破损。

2.心理护理

向患者讲解外阴阴道假丝酵母菌病的病因、治疗方法和注意事项等,消除患者的顾虑和焦虑心理,使其积极配合治疗。

3.病情观察

观察患者的外阴瘙痒症状、阴道分泌物的量及颜色等。

4.治疗护理

(1)治疗原则:消除诱因,改变阴道酸碱度,根据患者情况选择局部或全身应用抗真菌药杀灭致病菌。

(2)用药护理。①局部治疗:用2%～4%碳酸氢钠溶液冲洗阴道或坐浴,再选用制霉菌素栓剂、克霉唑栓剂、咪康唑栓剂等置于阴道内,一般7～10天为1个疗程。②全身用药:若局部用药效果较差或病情顽固者,可选用伊曲康唑、氟康唑、酮康唑等口服。③用药注意:孕妇要积极治疗,否则阴道分娩时新生儿易感染发生鹅口疮。妊娠期坚持局部治疗,禁用口服唑类药物。勤换内裤,内裤、坐浴及洗涤用物应煮沸消毒5～10分钟以消灭病原体,避免交叉和重复感染的机会。④用药护理:嘱阴道灌洗或坐浴应注意药液浓度和治疗时间,灌洗药物要充分溶化,温度一般为40 ℃,切忌过烫,以免烫伤皮肤。

(五)健康指导

(1)做好卫生宣教,养成良好的卫生习惯,每天洗外阴、换内裤。切忌搔抓。

(2)约15%男性与女性患者接触后患有龟头炎,对有症状男性也应进行检查与治疗。

(3)鼓励患者坚持用药,不随意中断疗程。

(4)嘱积极治疗糖尿病等疾病,正确使用抗生素、雌激素,以免诱发外阴阴道假丝酵母菌病。

(六)护理评价

(1)患者分泌物减少,性状转为正常,舒适感增加。

(2)患者正确复述预防及治疗此疾病的相关知识,做到积极配合并坚持治疗。

五、萎缩性阴道炎

萎缩性阴道炎属非特异性阴道炎,常见于绝经后及卵巢切除后或盆腔放射治疗者。绝经后的萎缩性阴道炎又称老年性阴道炎。

(一)护理评估

1.健康史

(1)病因评估:①妇女绝经后;②手术切除卵巢;③产后闭经;④药物假绝经治疗;⑤盆腔放射治疗后等。由于雌激素水平降低,阴道上皮萎缩变薄,上皮细胞内糖原减少,阴道内 pH 增高,阴道自净作用减弱,局部抵抗力降低,致病菌入侵后易繁殖引起炎症。

(2)病史评估:了解有无糖尿病及长期使用抗生素、雌激素、皮质类固醇激素病史;了解个人卫生习惯及有无不洁性生活史;了解有无进行盆腔放疗等。

2.身心状况

(1)症状:白带增多,多为黄水状,严重感染时可呈脓性,有臭味。黏膜有浅表溃疡时,分泌物可为血性,有的患者可有点滴出血,可伴有外阴瘙痒、灼热、尿频、尿痛、尿失禁等症状。

(2)体征:妇科检查可见阴道皱襞消失,上皮菲薄,黏膜出血,表面可有小出血点或片状出血点;严重时可形成浅表溃疡,阴道弹性消失、狭窄,慢性炎症、溃疡还可引起阴道粘连,导致阴道闭锁。

(3)心理-社会状况:老年人常因思想比较保守,不愿就医而出现无助感。其他患者常因知识缺乏而病急乱投医,因此,应注意评估影响患者不愿就医的因素及家庭支持系统。

3.辅助检查

取分泌物检查,悬滴法排除滴虫性阴道炎和外阴阴道假丝酵母菌病;有血性分泌物时,常需做宫颈刮片或分段诊刮排除宫颈癌和子宫内膜癌。

(二)护理诊断及合作性问题

1.舒适改变

舒适改变与外阴瘙痒、疼痛、分泌物增多有关。

2.知识缺乏

缺乏绝经后妇女预防保健知识。

3.有感染的危险

感染与局部分泌物增多、破溃有关。

(三)护理目标

(1)患者分泌物减少,性状转为正常,舒适感增加。

(2)患者正确复述预防及治疗此疾病的相关知识,做到积极配合并坚持治疗。

(3)患者无感染发生或感染被及时发现和控制,体温、血象正常。

(4)患者无感染发生或感染被及时发现和控制,体温、血象正常。

(四)护理措施

1.一般护理

嘱患者保持外阴清洁,勤换内裤。穿棉织内裤,减少刺激等。

2.心理护理

使患者了解老年性阴道炎的病因和治疗方法,减轻其焦虑;对卵巢切除、放疗者给予心理安慰与相关医学知识解释,增强其治疗疾病的信心;解释雌激素替代疗法可缓解症状,帮助其建立治愈疾病的信心。

3.病情观察

观察白带性状、量、气味,有无外阴瘙痒、灼热及膀胱刺激症状等。

4.治疗护理

(1)治疗原则:增强阴道黏膜的抵抗力,抑制细菌生长繁殖。

(2)治疗配合。①增加阴道酸度:用 0.5%醋酸或 1%乳酸溶液冲洗阴道,每天 1 次。阴道冲洗后,将甲硝唑 200 mg 或氧氟沙星 200 mg,放入阴道深部,每天 1 次,7～10 天为 1 个疗程。②增加阴道抵抗力:针对病因给予雌激素制剂,可局部用药,也可全身用药。将己烯雌酚 0.125～0.250 mg,每晚放入阴道深部,7 天为 1 个疗程。③全身用药:可口服尼尔雌醇,首次 4 mg,以后每 2～4 周 1 次,每晚 2 mg,维持2～3 个月。

（五）健康指导

（1）对围绝经期、老年妇女进行健康教育，使其掌握预防老年性阴道炎的措施及技巧。

（2）指导患者及其家属阴道灌洗、上药的方法和注意事项。用药前洗净双手及会阴，减少感染的机会。自己用药有困难者，指导其家属协助用药或由医务人员帮助使用。

（3）告知使用雌激素治疗可出现的症状，嘱乳癌或子宫内膜癌患者慎用雌激素制剂。

（六）护理评价

（1）患者分泌物减少，性状转为正常，舒适感增加。

（2）患者正确复述预防及治疗此疾病的相关知识，做到积极配合并坚持治疗。

（马雪花）

第四节　子宫颈炎

子宫颈炎是指子宫颈发生的急性或慢性炎症。子宫颈炎是妇科常见疾病之一，包括宫颈阴道部炎症及宫颈管黏膜炎症。临床上分为急性子宫颈炎和慢性子宫颈炎。临床多见的子宫颈炎是急性子宫颈管黏膜炎，若急性子宫颈炎未经及时诊治或病原体持续存在，可导致慢性子宫颈炎症。

由于宫颈管黏膜上皮为单层柱状上皮，抗感染能力较差，当遇到多种病原体侵袭、物理化学因素刺激、机械性子宫颈损伤、子宫颈异物等，引起子宫颈局部充血、水肿，上皮变性、坏死，黏膜、黏膜下组织、腺体周围大量中性粒细胞浸润，或子宫颈间质内有大量淋巴细胞、浆细胞等慢性炎细胞浸润，可伴有子宫颈腺上皮及间质增生和鳞状上皮化生。因子宫颈阴道部鳞状上皮与阴道鳞状上皮相延续，亦可由阴道炎症引起宫颈阴道部炎症。

病原体种类。①性传播疾病的病原体：主要是淋病奈瑟菌及沙眼衣原体。②内源性病原体：与细菌性阴道病病原体、生殖道支原体感染有关。

一、护理评估

（一）健康史

1.一般资料

年龄、月经史、婚育史，是否处在妊娠期。

2.既往疾病史

详细了解有无阴道炎、性传播疾病及子宫颈炎症的病史，包括发病时间、病程经过、治疗方法及效果。

3.既往手术史

详细询问分娩手术史，了解阴道分娩时有无宫颈裂伤；是否做过妇科阴道手术操作及有无宫颈损伤、感染史。

4.个人生活史

了解个人卫生习惯，分析可能的感染途径。

（二）生理状况

1.症状

（1）急性子宫颈炎：阴道分泌物增多，呈黏液脓性，阴道分泌物的刺激可引起外阴瘙痒及灼热感；可出现月经间期出血、性交后出血等症状；常伴有尿道症状，如尿急、尿频、尿痛。

（2）慢性子宫颈炎：患者多无症状，少数患者可有阴道分泌物增多，呈淡黄色或脓性，偶有接触性出血、月经间期出血，偶有分泌物刺激引起外阴瘙痒或不适。

2.体征

（1）急性子宫颈炎：检查见脓性或黏液性分泌物从子宫颈管流出；用棉拭子擦拭子宫颈管时，容易诱发子宫颈管内出血。

（2）慢性子宫颈炎：检查可见宫颈呈糜烂样改变，或有黄色分泌物覆盖子宫颈口或从宫颈管流出，也可见子宫颈息肉或子宫颈肥大。

3.辅助检查

（1）实验室检查：分泌物涂片做革兰氏染色，中性粒细胞＞30/高倍视野；阴道分泌物湿片检查白细胞＞10/高倍视野；做淋菌奈瑟菌及沙眼衣原体检测，以明确病原体。

（2）宫腔镜检查：镜下可见血管充血，宫颈黏膜及黏膜下组织、腺体周围大量中性粒细胞浸润，腺腔内可见脓性分泌物。

（3）宫颈细胞学检查：宫颈刮片、宫颈管吸片，与宫颈上皮瘤样病变或早期宫颈癌相鉴别。

（4）阴道镜及活组织检查：必要时进行，以明确诊断。

（三）高危因素

（1）性传播疾病，年龄小于 25 岁，多位性伴侣或新性伴侣且为无保护性交。

（2）细菌性阴道病。

（3）分娩、流产或手术致子宫颈损伤。

（4）卫生不良或雌激素缺乏，局部抗感染能力差。

（四）心理-社会因素

1.对健康问题的感受

患者是否存在因无明显症状，而不重视或延误治疗的情况。

2.对疾病的反应

患者是否因病变在宫颈，又涉及生殖器官与性，而不愿及时就诊；或因阴道分泌物增多引起不适；或治疗效果不明显而烦躁不安；或遇有白带带血或接触性出血时，担心疾病的严重程度，疑有癌变而恐惧、焦虑。

3.家庭、社会及经济状况

家人对患者是否关心；家庭经济状况及是否有医疗保险。

二、护理诊断

（一）皮肤完整性受损

其与宫颈上皮糜烂及炎性刺激有关。

（二）舒适的改变

其与白带增多有关。

（三）焦虑

其与害怕宫颈癌有关。

三、护理措施

（一）症状护理

1.阴道分泌物增多

观察阴道分泌物颜色、性状、气味及量,选择合适的药液进行阴道冲洗。在不清楚种类时,不可滥用冲洗液,指导患者勤换会阴垫及内裤,保持外阴清洁干燥。

2.外阴瘙痒与灼痛

嘱患者尽量避免搔抓,防止外阴部皮肤破损,减少活动,避免摩擦外阴。

（二）用药护理

药物治疗主要用于急性子宫颈炎。

1.遵医嘱用药

（1）经验性抗生素治疗:在未获得病原体检测结果前,采用针对衣原体的经验性抗生素治疗,阿奇霉素 1 g,单次顿服,或多西环素 100 mg,每天 2 次,连服 7 天。

（2）针对病原体的抗生素治疗:临床上除选用抗淋病奈瑟菌的药物外,同时应用抗衣原体感染的药物。对于单纯急性淋病奈瑟菌性子宫颈炎,常用药物有头孢菌素,如头孢曲松钠 250 mg,单次肌内注射,或头孢克肟 400 mg,单次口服等;对沙眼衣原体所致子宫颈炎,治疗药物有四环素类,如多西环素 100 mg,每天 2 次,连服 7 天。

2.用药观察

注意观察药物的不良反应,若出现不良反应,立即停药并通知医师。

3.用药注意事项

注意药物的半衰期及有效作用时间;注意药物的配伍禁忌;抗生素应现配现用。

4.用药指导

若病原体为沙眼衣原体及淋病奈瑟菌,应对性伴侣进行相应的检查和治疗。

（三）物理治疗及手术治疗的护理

1.宫颈糜烂样改变

若为无症状的生理性柱状上皮异位,无需处理;对伴有分泌物增多、乳头状增生或接触性出血,可给予局部物理治疗,包括激光、冷冻、微波等,也可以给予中药作为物理治疗前后的辅助治疗。

2.慢性子宫颈黏膜炎

针对病因给予治疗,若病原体不清可试用物理治疗,方法同上。

3.子宫颈息肉

配合医师行息肉摘除术。

4.子宫颈肥大

一般无需治疗。

（四）心理护理

（1）加强疾病知识宣传,引导患者正确认识疾病,及时就诊,接受规范治疗。

（2）向患者解释疾病与健康的问题,鼓励患者表达自己的想法。对病程长、迁延不愈的患者,给予关心和耐心解说,告知疾病的过程及防治措施;对病理检查发现宫颈上皮有异常增生的病例,告知通过密切监测,坚持治疗,可阻断癌变途径,以缓解焦虑心理,增加治疗的信心。

(3)与家属沟通,让其多关心患者,支持患者,坚持治疗,促进康复。

四、健康指导

(一)讲解疾病知识

向患者讲解子宫颈炎的疾病知识,告知及时就诊和规范治疗的重要性。

(二)个人卫生指导

嘱患者保持外阴清洁,每天清洗外阴 2 次,养成良好的卫生习惯,尤其是经期、孕产期及产褥期卫生,避免感染发生。

(三)随访指导

告知患者,物理治疗后有分泌物增多,甚至有多量水样排液,在术后 1～2 周脱痂时可有少量出血,是创面愈合的过程,不必应诊;如出血量多于月经量则需到医院就诊处理;在物理治疗后 2 个月内禁止性生活、盆浴和阴道冲洗;治疗后经过 2 个月经周期,于月经干净后 3～7 天来院复查,评价治疗效果,效果欠佳者可进行第二次治疗。

(四)体检指导

坚持每 1～2 年做 1 次体检,及早发现异常,及早治疗。

五、注意事项

(1)治疗前,应常规做宫颈刮片行细胞学检查。

(2)在急性生殖器炎症期不做物理治疗。

(3)治疗时间应选在月经干净后 3～7 天内进行。

(4)物理治疗后可出现阴道分泌物增多,甚至有大量水样排液,在术后 1～2 周脱痂时可有少许出血。

(5)应告知患者,创面完全愈合时间为 4～8 周,期间禁盆浴、性交和阴道冲洗。

(6)物理治疗有引起术后出血、宫颈管狭窄、感染的可能,应定期复查,观察创面愈合情况直到痊愈,同时检查有无宫颈管狭窄。

(马雪花)

第五节　盆腔炎性疾病

盆腔炎性疾病(PID)是指女性上生殖道的一组炎性疾病,主要包括子宫内膜炎、输卵管炎、输卵管卵巢脓肿、盆腔腹膜炎。最常见的是输卵管炎及输卵管卵巢脓肿。

女性生殖系统具有比较完善的自然防御功能,当自然防御功能遭到破坏,或机体免疫力降低、内分泌发生变化或外源性病原体入侵而导致子宫内膜、输卵管、卵巢、盆腔腹膜、盆腔结缔组织发生炎症。感染严重时,可累及周围器官和组织,当病原体毒性强、数量多、患者抵抗力低时,常发生败血症及脓毒血症,若未得到及时治疗可能发生盆腔炎性疾病后遗症。

一、护理评估

(一)健康史

(1)了解既往疾病史、用药史、月经史及药物过敏史。

(2)了解流产、分娩的时间、经过及处理。

(3)了解本次患病的起病时间、症状、疼痛性质、部位,以及有无全身症状。

(二)生理状况

1.症状

(1)轻者无症状或症状轻微不易被发现,常表现为持续性下腹痛,活动或性交后加重;发热、阴道分泌物增多等。

(2)重者可表现为寒战、高热、头痛、食欲减退;月经期发病者可表现为经量增多、经期延长;腹膜炎者出现消化道症状,如恶心、呕吐、腹胀等;若脓肿形成,可有下腹包块及局部刺激症状。

2.体征

(1)急性面容、体温升高、心率加快。

(2)下腹部压痛、反跳痛及肌紧张。

(3)检查见阴道充血;大量脓性臭味分泌物从宫颈口外流;穹隆有明显触痛;宫颈充血、水肿、举痛明显;子宫体增大有压痛且活动受限;一侧或双侧附件增厚,有包块,压痛。

3.辅助检查

(1)实验室检查:宫颈黏液脓性分泌物,或阴道分泌物0.9%氯化钠溶液湿片中见到大量白细胞;红细胞沉降率升高;血C反应蛋白升高;宫颈分泌物培养或革兰氏染色涂片淋病奈瑟菌阳性或沙眼衣原体阳性。

(2)阴道超声检查:显示输卵管增粗、输卵管积液,伴或不伴有盆腔积液、输卵管卵巢肿块。

(3)腹腔镜检查:输卵管表面明显充血;输卵管壁水肿;输卵管伞端或浆膜面有脓性渗透物。

(4)子宫内膜活组织检查证实子宫内膜炎。

(三)高危因素

1.年龄

盆腔炎性疾病高发年龄为15～25岁。

2.性活动及性卫生

初次性交年龄小、有多个性伴侣、性交过频以及性伴侣有性传播疾病;有使用不洁的月经垫、经期性交等。

3.下生殖道感染

性传播疾病,如淋病奈瑟菌性宫颈炎、衣原体性宫颈炎以及细菌性阴道病。

4.子宫腔内手术操作后感染

刮宫术、输卵管通液术、子宫输卵管造影术、宫腔镜检查、人工流产、放置宫内节育器等手术时,消毒不严格或术前适应证选择不当,导致感染。

5.邻近器官炎症直接蔓延

如阑尾炎、腹膜炎等蔓延至盆腔。

6.复发

盆腔炎性疾病再次发作。

(四)心理-社会因素

1.对健康问题的感受

患者是否存在因无明显症状或症状轻而不重视以致延误治疗的情况。

2.对疾病的反应

患者是否由于慢性疾病过程长,思想压力大而产生焦虑、烦躁情绪。若病情严重,患者常担心预后,往往有恐惧、无助感。

3.家庭、社会及经济因素

评估患者的家庭情况与经济状况。

二、护理诊断

(一)疼痛

其与感染症状有关。

(二)体温过高

其与盆腔急性炎症有关。

(三)睡眠型态紊乱

其与疼痛或心理障碍有关。

(四)焦虑

其与病程长治疗效果不明显或不孕有关。

(五)知识缺乏

其与缺乏经期卫生知识有关。

三、护理措施

(一)症状护理

1.密切观察

分泌物增多,观察阴道分泌物颜色、性状、气味及量,选择合适的药液进行阴道冲洗。在不清楚阴道炎的种类时,不可滥用冲洗液,指导患者勤换会阴垫及内裤,保持外阴清洁干燥。

2.支持疗法

卧床休息,取半卧位,有利于脓液积聚于直肠子宫陷凹,使炎症局限;给高热量、高蛋白、高维生素饮食或半流质饮食,及时补充丢失的液体;对出现高热的患者,采取物理降温,出汗时及时更衣,保持身体清洁舒服;若患者腹胀严重,应行胃肠减压。

3.症状观察

密切监测生命体征,测体温、脉搏、呼吸、血压,每 4 小时 1 次;物理降温后 30 分钟测体温,以观察降温效果。若患者突然出现腹痛加剧,寒战、高热、恶心、呕吐、腹胀,应立即报告医师,同时做好剖腹探查的准备。

(二)用药护理

1.门诊治疗

指导患者遵医嘱用药,了解用药方案并告知注意事项。常用方案:头孢西丁钠 2 g,单次肌内注射,同时口服丙磺舒 1 g,然后改为多西环素 100 mg,每天 2 次,连服 14 天,可同时加服甲硝唑 400 mg,每天 2～3 次,连服 14 天;或选用其他第三代头孢菌素与多西环素、甲硝唑合用。

2.住院治疗

严格遵医嘱用药,了解用药方案并密切观察用药反应。

(1)头孢霉素类或头孢菌素类药物:头孢西丁钠 2 g,静脉滴注,每 6 小时 1 次。头孢替坦二钠 2 g,静脉滴注,每 12 小时 1 次。加多西环素 100 mg,每 12 小时 1 次,静脉输注或口服。对不能耐受多西环素者,可用阿奇霉素替代,每次 500 mg,每天 1 次,连用 3 天。对输卵管卵巢脓肿患者,可加用克林霉素或甲硝唑。

(2)克林霉素与氨基糖苷类药物联合方案:克林霉素 900 mg,每 8 小时 1 次,静脉滴注;庆大霉素先给予负荷量(2 mg/kg),然后予维持量(1.5 mg/kg),每 8 小时 1 次,静脉滴注;临床症状、体征改善后继续静脉应用 24～48 小时,克林霉素改口服,每次 450 mg,1 天 4 次,连用 14 天;或多西环素 100 mg,每 12 小时 1 次,连续用药 14 天。

3.观察药物疗效

若用药后 48～72 小时,体温持续不降,患者症状加重,应及时报告医师处理。

4.中药治疗

中药治疗主要用活血化瘀、清热解毒的药物。可遵医嘱指导服中药或用中药外敷腹部,若需进行中药保留灌肠,按保留灌肠操作规程完成。

(三)手术护理

1.药物治疗无效

经药物治疗 48～72 小时,体温持续不降,患者中毒症状加重或包块增大者。

2.脓肿持续存在

经药物治疗病情好转,继续控制炎症数天(2～3 周),包块仍未消失但已局限化。

3.脓肿破裂

突然腹痛加剧、寒战、高热、恶心、呕吐、腹胀,检查腹部拒按或有中毒性休克表现。

(四)心理护理

(1)关心患者,倾听患者诉说,鼓励患者表达内心感受,通过与患者进行交流,建立良好的护患关系,尽可能满足患者的合理需求。

(2)加强疾病知识宣传,解除患者思想顾虑,增加其对治疗的信心。

(3)与家属沟通,指导家属关心患者,与患者及家属共同探讨适合个人的治疗方案,取得家人的理解和帮助,减轻患者心理压力。

四、健康指导

(一)讲解疾病知识

向患者讲解盆腔炎性疾病的疾病知识,告知及时就诊和规范治疗的重要性。

(二)个人卫生指导

保持会阴清洁做好经期、孕期及产褥期的卫生宣传。

(三)性生活指导及性伴侣治疗

注意性生活卫生,月经期禁止性交。

(四)饮食生活指导

给高热量、高蛋白、高维生素饮食,增加营养,积极锻炼身体,注意劳逸结合,不断提高机体抵抗力。

（五）随访指导

对于抗生素治疗的患者,应在 72 小时内随诊,明确有无体温下降、反跳痛减轻等临床症状改善。若无改善,需做进一步检查。对沙眼衣原体以及淋病奈瑟菌感染者,可在治疗后 4～6 周复查病原体。

五、注意事项

（一）倾听患者主诉

应仔细倾听患者主诉,全面了解患者疾病史,认真阅读治疗方案,制订相应的护理计划,配合完成相应治疗和处理。

（二）预防宣传

(1)注意性生活卫生,减少性传播疾病。

(2)及时治疗下生殖道感染。

(3)进行公共卫生教育,提高公民对生殖道感染的认识,明白预防感染的重要性。

(4)严格掌握妇科手术指征,做好术前准备,严格无菌操作,预防感染。

(5)及时治疗盆腔炎性疾病,防止后遗症发生。

（马雪花）

第六节　子宫内膜异位症

一、概念、发病率

子宫内膜组织(腺体和间质)出现在子宫体以外的任何部位时,称为子宫内膜异位症,简称内异症。子宫内膜异位症为良性病变,但具有类似恶性肿瘤的远处转移和种植生长能力。多发生在育龄妇女,其中 76% 在 25～45 岁。

二、发病机制

其发病机制尚未完全阐明,目前认为比较相关的有子宫内膜种植学说、体腔上皮化生学说等。

三、辅助检查

(1)影像学检查:B 超检查可提示内异症位置、大小和形态;盆腔 CT 和 MRI 对盆腔内异位症有诊断价值。

(2)腹腔镜检查和活组织检查:目前国际公认的内异症诊断的最佳方法,只有在腹腔镜或剖腹探查直视下才能确定内异症临床分期。

(3)血清 CA125 值:中、重度内异症患者血清 CA125 值可能升高。

四、治疗

应根据患者年龄、症状、病变部位、范围以及对生育要求等加以选择,强调治疗个体化。症状轻或无症状的轻微病变可选择期待治疗;有生育要求的轻度患者经过全面评估判断后先给以药物治疗,重者行保留生育功能手术;年轻无生育要求的重症患者,可行保留卵巢功能手术,并辅以激素药物;症状及病变均严重的无生育要求者,考虑行根治性手术。腹腔镜手术是首选的手术方法,目前认为腹腔镜确诊、手术加药物为内异症的金标准治疗。

五、护理评估

(一)健康史

了解患者既往病史、药物过敏史;了解患者婚育史,是否有不孕或性交痛,是否有人流史及输卵管手术史;了解患者月经史,是否有痛经,痛经发生的时间、伴随症状、痛经时是否卧床休息或使用药物镇痛;了解是否有月经过多及经期延长,经期前后有无排便坠胀感;了解是否有周期性尿频;了解腹壁瘢痕或脐部是否会出现周期性局部肿块及疼痛。

(二)生理状况

1.症状

疼痛是内异症的主要症状,典型症状为继发性痛经、进行性加重。了解下腹疼痛的部位、性质、伴随症状、与经期的关系。

2.体征

卵巢异位囊肿较大时,妇科检查可触及与子宫粘连的肿块,破裂时可有腹膜刺激征。典型盆腔内膜异位症行双合诊检查时,可扪及触痛性结节,触痛明显。如阴道直肠受累,可在阴道后穹隆触及甚至看到突出的紫蓝色结节。

(三)高危因素

1.年龄

育龄期是内异症的高发年龄,这与内异症是激素依赖性疾病的特点相符合。

2.遗传因素

直系亲属中患有此病者的妇女发病率高,此病与基因遗传相关。

3.手术史

了解患者的疾病有无与医源性种植相关的可能。

(四)心理-社会因素

了解患者对疾病的认知,是否有紧张、焦虑等表现;了解患者家庭关系;了解患者的经济水平等。

六、护理措施

(一)症状护理

1.疼痛护理

告知患者疼痛发生的原因,疼痛剧烈时可卧床休息,必要时可遵医嘱给予镇痛药物。

2.阴道流血的护理

出血明显大于既往月经量的患者,注意收集会阴垫,评估出血量。按医嘱给予止血药,必要时输血、补液、抗感染治疗,指导患者做好会阴部清洁,防止感染。

3.压迫症状的护理

当患者出现局部压迫致排尿排便不畅时,可给予导尿,以缓解尿潴留,指导患者进食富含纤维素的蔬菜,如芹菜,必要时使用缓泻剂软化粪便,缓解便秘症状。

（二）用药护理

1.口服避孕药物

口服避孕药物适用于轻度内异症患者，常用低剂量高效孕激素和炔雌醇复合制剂，用法为每天 1 片，连续用 6～9 个月，护士需观察药物疗效，观察患者有无恶心、呕吐等不良反应。

2.注射药物治疗

常使用促性腺激素释放激素类似物，用药频率为每 4 周注射 1 次，治疗时间为 3～6 个月，护士需观察药物疗效，观察有无潮热、阴道干涩、性欲降低等不良反应。

3.孕激素类药物

孕激素类药物常用为甲羟孕酮、甲地孕酮或炔诺酮，剂量为 30 mg/d，使用时护士需观察患者是否有恶心、轻度抑郁、水钠潴留、体重增加、不规则点滴出血等不良反应，停药数月后痛经可缓解，月经恢复。

（三）心理护理

（1）理解并尊重患者，耐心解答其提出的问题，缓解其压力。

（2）鼓励患者诉说内心的真实感受，讲解疾病知识，增强其治疗疾病的信心。

（3）协助其取得家人的理解和帮助，提供足够的支持系统。

（四）健康指导

（1）指导患者出院后 3 个月到门诊复查，了解术后康复情况。

（2）子宫内膜异位灶切除及全子宫切除患者禁止性生活 3 个月，禁止盆浴 3 个月，可淋浴。

（3）指导患者遵医嘱按时服药，定期做 B 超检查，检查子宫内膜异位症的治疗效果，如出现超过月经量的阴道出血、异常分泌物、下腹疼痛，及时到医院就诊。

（4）指导非手术治疗患者注意饮食卫生，多进食水果、干果，月经前后，注意勿进食过热或过冷的食物。

七、注意事项

（1）子宫内膜异位症为良性病变，但具有类似恶性肿瘤的远处转移和种植生长能力。手术后容易复发，因此术后常常需配合药物治疗，药物治疗过程中如出现严重的绝经期症状，可酌情反向添加治疗，提高雌激素水平，降低相关血管症状和骨质疏松的发生，也可提高患者的顺应性。

（2）子宫内膜异位症患者不孕率高达 40%，应注意做好不孕相关的健康指导。

（马雪花）

第七节　子宫腺肌病

一、概念及发病率

子宫腺肌病是指当子宫内膜腺体和间质侵入子宫肌层时，形成弥漫或局限性的病变，是妇科常见病。本病多发生于 30～50 岁经产妇；约 15% 患者同时合并子宫内膜异位症；约 50% 患者合并子宫肌瘤;临床病理切片检查发现,10%~47%子宫肌层中有子宫内膜组织,但35%无临床症状。

二、发病机制

多次妊娠、分娩、人工流产、慢性子宫内膜炎等造成子宫内膜基底层损伤,子宫内膜自基底层侵入子宫肌层内生长可能是主要原因。此外,由于内膜基底层缺乏黏膜下层的保护,在解剖结构上子宫内膜易于侵入肌层。腺肌病常合并子宫肌瘤和子宫内膜增生,提示高水平雌孕激素刺激,也可能是促进内膜向肌层生长的原因之一。

三、辅助检查

阴道B超提示子宫增大,肌层中不规则回声增强;盆腔MRI可协助诊断;宫腔镜下取子宫肌肉活检可确诊。

四、治疗

治疗方式应视患者症状、年龄、生育要求而定。药物治疗适用于症状较轻,有生育要求和接近绝经期的患者;年轻或希望生育的子宫腺肌瘤患者可试行病灶挖除术;症状严重、无生育要求或药物治疗无效者应行全子宫切除术。

五、护理评估

(一)健康史

了解患者年龄、婚姻、月经史、婚育史、生育史、既往患病史、出现典型症状的情况以及对患者身心的影响。子宫腺肌病多发生于生育年龄的经产妇,常合并内异症和子宫肌瘤,有多次妊娠及分娩或过度刮宫史。生殖道阻塞,如单角子宫、宫颈阴道不通畅等患者常同时合并腺肌病。

(二)生理状况

1.症状

询问患者是否有经量过多、经期延长和逐渐加重的进行性痛经。

2.体征

妇科检查时子宫均匀性增大或局限性隆起,质硬且有压痛。

(三)高危因素

1.年龄

40岁以上的经产妇。

2.子宫损伤

多次妊娠、人工流产、慢性子宫内膜炎等造成子宫内膜基底层损伤。

3.先天不足

生殖道阻塞,如单角子宫、宫颈阴道不通、有子宫无阴道的先天畸形等。

4.卵巢功能失调

高水平雌孕激素刺激者,如子宫肌瘤、子宫内膜增生患者。

(四)心理-社会因素

了解患者对疾病的认知,是否存在焦虑、恐惧等表现;了解患者家庭关系,是否因不孕或继发不孕影响夫妻、家庭关系;了解患者的经济水平等。

六、护理措施

(一)症状护理

1.月经改变

对于经量增多者,指导其使用透气棉质卫生巾,保留卫生巾称重,以评估月经量;经期延长者,早晚各用温开水清洗外阴1次,以防逆行感染。若合并贫血,需指导患者遵医嘱服用药物,观察贫血的改善情况。

2.痛经

询问患者疼痛部位、性质、疼痛开始时间及持续时间。疼痛轻者,指导患者腹部热敷、卧床休息;疼痛重者,遵医嘱给予前列腺素合成酶抑制剂。

(二)用药护理

1.口服避孕药

口服避孕药适用于轻度内异症患者,常用低剂量高效孕激素和炔雌醇复合制剂,用法为每天1片,连续用6~9个月,护士需观察药物疗效,观察有无恶心、呕吐等不良反应。

2.促性腺激素释放激素激动剂

常用药物:亮丙瑞林3.75 mg,月经第1天皮下注射后,每隔28天注射1次,共3~6次,需观察有无潮热、阴道干燥、性欲减退和骨质丢失等不良反应,停药后可消失。连续用药3个月以上者,需添加小剂量雌激素和孕激素,以防止骨质丢失。

3.左炔诺孕酮宫内节育器(LNG-ZUS)

治疗初期部分患者会出现淋漓出血、下移甚至脱落等,需加强随访。

(三)手术护理

1.保守手术

保守手术,如小病灶挖除术或子宫肌壁楔形切除术,可明显减轻症状并增加妊娠概率。指导其术后6个月受孕,其余护理同全子宫切除患者手术前后护理。

2.子宫切除术

年轻或未绝经的患者可保留卵巢;绝经后或合并严重子宫内膜异位症者,可行双卵巢切除术。护理同全子宫切除患者手术前后护理。

(四)心理护理

(1)痛经、月经改变以及贫血影响患者生活质量,患者焦虑烦躁,向患者说明月经时轻度疼痛不适是生理反应,给予其舒缓的音乐、舒适的环境,保证其足够的休息和睡眠,患者、家属、护士共同制订规律而适度的锻炼计划,家属督促患者适度锻炼,可缓解患者的心理压力。

(2)手术患者担心预后和性生活,向其说明子宫切除术后症状可基本消失,生活质量会得到改善。此外,向其说明子宫是月经来潮和孕育胎儿的器官,切除子宫不会导致男性化,以增加其对治疗的信心。

(五)健康指导

(1)指导患者随访:手术患者出院后3个月到门诊复查,了解术后康复情况。

(2)保守手术和子宫切除患者,术后休息1~3个月,3个月之内避免性生活及阴道冲洗,避免提举重物,防止正在愈合的腹部肌肉用力,并应逐渐加强腹部肌肉的力量。未经医护人员许可,避免从事可增加盆腔充血的活动,如跳舞、久站等。

（3）有生殖道阻塞疾病时，嘱患者积极治疗，实施整形手术。

（4）对实施保守手术治疗的患者，指导其术后 6 个月受孕。

（5）注意高危因素与妇科疾病的相关性，定期做好妇科病普查。

七、注意事项

（1）医务人员应避免刮宫过度，减少内膜碎片进入肌层的机会。

（2）药物治疗过程中如出现严重的绝经期症状，可酌情反向添加治疗，提高雌激素水平，降低相关血管症状和骨质疏松的发生，也可提高患者的顺应性。

（马雪花）

第八节　子宫肌瘤

子宫肌瘤又称子宫平滑肌瘤，是女性生殖器官中最常见的一种良性肿瘤，主要由子宫平滑肌组织增生而成，其间还有少量的纤维结缔组织，多见于 30～50 岁女性。由于肌瘤生长速度慢，对机体影响不大。因此，子宫肌瘤临床报道的发病率远比真实的要低。

一、病因

子宫肌瘤的确切病因仍不清楚。本病好发于生育年龄女性，而且绝经后肌瘤停止生长，甚至萎缩、消失，发生子宫肌瘤的女性常伴发子宫内膜的增生。所以，绝大多数的人认为子宫肌瘤的发生与女性激素，特别是雌激素有关。雌激素可以使子宫内膜增生，使子宫肌纤维增生肥大，肌层变厚，子宫增大，而且肌瘤组织经过检验，其中雌激素受体和雌二醇的含量比正常子宫肌组织高。所以，目前认为子宫肌瘤与长期和大量的雌激素刺激有关。

二、病理

（一）巨检

肌瘤为实质性球形结节，表面光滑，与周围肌组织有明显界限，外无包膜，但是肌瘤周围的肌层受压可形成假包膜。肌瘤切开后，切面呈漩涡状结构，颜色和质地与肌瘤成分有关，若含平滑肌较多，则肌瘤质地较软，颜色略红；若纤维结缔组织多，则质地较硬、颜色发白。

（二）镜检

肌瘤由皱纹状排列的平滑肌纤维相互交叉组成，切面呈漩涡状，其间掺有不等量的纤维结缔组织。细胞大小均匀，呈卵圆形或杆状，核染色质较深。

三、分类

（一）按肌瘤生长部位分类

子宫体肌瘤（90%）与子宫颈肌瘤（10%）。

（二）按肌瘤生长方向与子宫肌壁的关系分类

1.肌壁间肌瘤

肌壁间肌瘤最多见，占总数的60％～70％。肌瘤全部位于肌层内，四周均被肌层包围。

2.浆膜下肌瘤

浆膜下肌瘤占总数的20％。肌瘤向子宫浆膜面生长，突起于子宫表面，外面仅有一层浆膜包裹。这种肌瘤还可以继续向浆膜面生长，仅留一细蒂与子宫相连，成为带蒂的浆膜下肌瘤，活动度大。蒂内有供应肌瘤生长的血管，若供血不足，肌瘤易变性、坏死；若发生蒂扭转，可出现急腹痛；若因扭转而造成断裂，肌瘤脱落至腹腔或盆腔，可形成游离性肌瘤；有些浆膜下肌瘤生长在宫体侧壁，突入阔韧带，形成阔韧带肌瘤。

3.黏膜下肌瘤

黏膜下肌瘤占总数的10％～15％。肌瘤向宫腔内生长，并突出于宫腔，仅由黏膜层覆盖，称黏膜下肌瘤。黏膜下肌瘤使宫腔变形、增大，易形成蒂，就好像宫腔内长了异物一样，可刺激子宫收缩，在宫缩的作用下，黏膜下肌瘤可被挤压出宫颈口外，或堵于宫颈口处，或脱垂于阴道。

各种类型的肌瘤可发生在同一子宫，称为多发性子宫肌瘤（图10-2）。

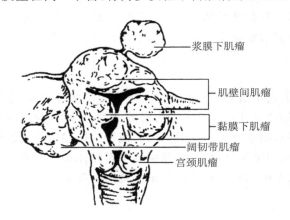

图10-2　各型子宫肌瘤示意图

四、临床表现

（一）症状

多数患者无明显症状，只是偶尔在进行盆腔检查时发现。肌瘤临床表现的出现与肌瘤的部位、生长速度及是否发生变性有关，而与其数量及大小关系不大。

1.月经改变

月经改变为最常见的症状，主要表现为月经周期缩短，经期延长，经量过多，不规则阴道出血，其中以黏膜下肌瘤最常见，其次是肌壁间肌瘤。浆膜下肌瘤及小的肌壁间肌瘤对月经影响不明显。若肌瘤发生坏死、溃疡、感染，则可出现持续或不规则阴道流血或脓血性白带。

2.腹部包块

腹部包块常为患者就诊的主诉。当肌瘤增大超过妊娠3个月子宫大小时，可在下腹部扪及肿块，质硬，无压痛，清晨膀胱充盈将子宫推向上方时更加清楚。

3.白带增多

子宫肌瘤使宫腔面积增大,内膜腺体分泌增多,加之盆腔充血,所以患者白带增多。若为黏膜下肌瘤脱垂于阴道,则表面易感染、坏死,排出大量脓血性排液及腐肉样组织,伴臭味。

4.腰酸、腹痛、下腹坠胀

患者常感腰酸或下腹坠胀,经期加重,通常无腹痛,腹痛只在发生一些意外情况时才会出现。例如,浆膜下肌瘤蒂扭转时,可出现急性腹痛;妊娠期肌瘤发生红色变性时,可出现腹痛剧烈伴发热、恶心,黏膜下肌瘤被挤出宫腔时,可因宫缩引起痉挛性疼痛。

5.压迫症状

大的子宫肌瘤使子宫体积增大,可对周围的组织器官产生一定的压迫症状。例如,前壁肌瘤压迫膀胱可出现尿频、尿急;宫颈肌瘤可引起排尿困难、尿潴留;后壁肌瘤可压迫直肠引起便秘、里急后重;较大的阔韧带肌瘤压迫输尿管可致肾盂积水。

6.不孕或流产

肌瘤压迫输卵管使其扭曲管腔不通,或使宫腔变形,影响受精或受精卵着床,导致不孕、流产。

7.继发性贫血

长期月经过多、不规则出血,部分患者可出现继发性贫血,严重时全身乏力,面色苍白、气短、心悸。

(二)体征

肌瘤较大时,可在腹部触及质硬、表面不规则、结节状物质。妇科检查时,肌壁间肌瘤子宫增大,表面不规则,有单个或多个结节状突起。浆膜下肌瘤外仅包裹一层浆膜,所以质地坚硬,呈球形块状物,与子宫有细蒂相连,可活动;黏膜下肌瘤突出于宫腔,像孕卵一样,所以整个子宫均匀增大,有时宫口扩张,肌瘤位于宫口内或脱出于阴道,呈红色、实质、表面光滑,若感染则表面有渗出液覆盖或溃疡形成,排液有臭味。

五、治疗原则

治疗原则需根据患者的年龄、症状、有无生育要求及肌瘤的大小等情况综合考虑。

(一)随访观察

若肌瘤小(子宫<孕2月)且无症状,通常不需治疗,尤其近绝经年龄患者,雌激素水平低落,肌瘤可自然萎缩或消失,每3～6个月随访1次;随访期间若发现肌瘤增大或症状明显,再考虑进一步治疗。

(二)药物治疗(保守治疗)

肌瘤大小在2个月妊娠子宫的大小以内,症状不明显或较轻,近绝经年龄及全身情况不能手术者,均可给予药物对症治疗。

1.雄性激素

雄性激素类常用药物有丙酸睾酮,可对抗雌激素,使子宫内膜萎缩,直接作用于平滑肌,使其收缩而减少出血,并使近绝经期的患者提早绝经。

2.促性腺激素释放激素类似物(GnRH-a)

GnRH-a类常用药物有亮丙瑞林或戈舍瑞林,可抑制垂体及卵巢的功能,降低雌激素水平,使肌瘤缩小或消失,适用于肌瘤较小、经量增多或周期缩短、围绝经期患者。此类药物不宜长期使用,以免因雌激素缺乏导致骨质疏松。

3.其他药物

其他常用药物有米非司酮,作为术前用药或提前绝经使用,但不宜长期使用,以防产生拮抗糖皮质激素的不良反应。

(三)手术治疗

手术治疗为子宫肌瘤的主要治疗方法,若肌瘤大于等于 2.5 个月妊娠子宫大小或症状明显,出现贫血,应手术治疗。

1.肌瘤切除术

肌瘤切除术适用于年轻要求保留生育功能的患者,可经腹或腹腔镜切除肌瘤,突出宫内或脱出于阴道内的带蒂的黏膜下肌瘤也可经阴道或经宫腔镜下摘除。

2.子宫切除术

肌瘤较大,多发,症状明显,年龄较大,无生育要求或已有恶变者可行子宫全切。50 岁以下,卵巢外观正常者,可保留卵巢。

六、护理评估

(一)健康史

了解患者一般情况,评估月经史、婚育史,是否有不孕、流产史;询问有无长期使用雌激素类药物。如果接受过治疗,还应了解治疗的方法及所用药物的名称、剂量、用法及用药后的反应等。

(二)身体状况

1.症状

了解有无月经异常、腹部肿块、白带增多、贫血、腹痛等临床表现,了解出现症状的时间及具体表现。

2.体征

了解妇科检查结果,子宫是否均匀或不规则增大、变硬,阴道有无子宫肌瘤脱出等情况。了解 B 超检查所示结果中肌瘤的大小、个数及部位等。

(三)心理、社会状况

患者及家属对子宫肌瘤缺乏认识,担心肿瘤为恶性,对治疗方案的选择犹豫不决,因需要手术治疗而焦虑不安,担心手术切除子宫可能会影响其女性特征,影响夫妻生活。

七、护理诊断

(一)营养失调

低于机体需要量,与月经改变、长期出血导致贫血有关。

(二)知识缺乏

缺乏子宫肌瘤疾病发生、发展、治疗及护理知识。

(三)焦虑

焦虑与月经异常,影响正常生活有关。

(四)自我形象紊乱

自我形象紊乱与手术切除子宫有关。

八、护理目标

（1）患者获得子宫肌瘤及其健康保健知识。

（2）患者贫血得到纠正，营养状况改善。

（3）患者出院时，不适症状缓解。

九、护理措施

（一）心理护理

评估患者对疾病的认知程度，尊重患者，耐心解答患者提出的问题，告知患者和家属子宫肌瘤是妇科最常见的良性肿瘤，手术或药物治疗都不会影响今后日常生活和工作，使患者消除顾虑，纠正错误认识，配合治疗。

（二）缓解症状

对出血多需住院的患者，护士应严密观察并记录其生命体征变化情况，协助医师完成血常规、凝血功能检查、备血、核对血型、交叉配血等。注意收集会阴垫，评估出血量。按医嘱给予止血药和子宫收缩剂，必要时输血、补液、抗感染或刮宫止血。巨大子宫肌瘤者常出现局部压迫症状，如对于排尿不畅者应予以导尿，便秘者可用缓泻剂缓解不适症状。带蒂的浆膜下肌瘤发生扭转或肌瘤红色变性时应评估腹痛的程度、部位、性质，有无恶心、呕吐、体温升高征象。需剖腹探查时，护士应迅速做好急诊手术前准备和术中术后护理。保持患者外阴的清洁干燥，如对于黏膜下肌瘤脱出宫颈口者，应保持其局部清洁，预防感染，为经阴道摘取肌瘤做好术前准备。

（三）手术护理

经腹或腹腔镜下行肌瘤切除或子宫切除术的患者，按腹部手术患者的一般护理进行护理，并要特别注意观察术后阴道流血情况。经阴道黏膜下肌瘤摘除术常在蒂部留置止血钳24～48小时，取出止血钳后需继续观察阴道流血情况，按阴道手术患者一般护理进行护理。

（四）健康教育

1.保守治疗的患者

此类患者需定期随访，护士要告知患者随访的目的、意义和随访时间。应3～6个月定期复查，期间监测肌瘤生长状况，了解患者症状的变化，如有异常及时和医师联系，修正治疗方案。对应用激素治疗的患者，护士要向患者讲解用药的相关知识，使患者了解药物的治疗作用、使用剂量、服用时间、方法、不良反应及应对措施，避免擅自停药和服药过量引起撤退性出血和男性化。

2.手术后的患者

出院后1个月门诊复查，了解患者术后康复情况，并给予术后性生活、自我保健、日常工作恢复等健康指导。任何时候出现不适或异常症状，需及时随诊。

十、结果评价

（1）患者能叙述子宫肌瘤保守治疗的注意事项或术后自我护理措施。

（2）患者面色红润，无疲倦感。

（3）患者出院时，能列举康复期随访时间及注意问题。

（高媛媛）

第九节 子宫内膜癌

一、概念及发病率

子宫内膜癌是指发生于子宫内膜的一组上皮性恶性肿瘤,以来源于子宫内膜腺体的腺癌最为常见。该病占女性生殖道恶性肿瘤的 20%~30%,占女性全身恶性肿瘤的 7%,是女性生殖道三大恶性肿瘤之一。近年来,发病率有上升趋势。

二、发病机制

子宫内膜癌的确切病因仍不清楚,目前认为可能有以下两种发病类型。一种为雌激素依赖型,可能是在缺乏孕激素拮抗而长期受雌激素刺激的情况下导致子宫内膜增生症,继而癌变,该类型占大多数,均为内膜样腺癌,肿瘤分化好,预后好,其中 20% 的内膜癌患者有家族史,常伴有肥胖、高血压、糖尿病、不孕或不育及绝经期延迟等临床表现。另一种为非雌激素依赖型,发病与雌激素无明显关系,其病理类型属于少见型,如透明细胞癌、腺鳞癌等,多见于老年体瘦妇女,肿瘤恶性程度高,分化差,预后不良。

三、辅助检查

分段诊断性刮宫是目前早期子宫内膜癌最常用且最有价值的诊断方法,确诊依据是组织学诊断。宫腔镜检查可观察宫腔,取活组织送病理检查,可提高诊断率。经阴道 B 超检查可了解子宫大小、宫腔形状、宫腔内有无赘生物、子宫内膜厚度、肌层有无浸润及深度。磁共振成像(MRI)可对浸润有较准确的判断。计算机体层成像(CT)可协助判断有无宫外转移。

四、治疗

根据患者病情及全身情况选择手术、放疗或药物(化学药物及激素)治疗,可单独或综合应用。早期患者以手术为主,术后根据高危因素选择辅助治疗;晚期患者采用手术、放疗、药物治疗等综合治疗方案。

五、护理评估

(一)健康史

了解既往病史、药物过敏史;了解婚育史、是否不孕或不育以及自然流产史;了解有无家族疾病史;了解是否接受过雌激素替代治疗。

(二)生理状况

1.症状

了解是否有不规则阴道流血,从经期、经量以及间隔时间进行评估,判断是否存在异常;了解是否有绝经后的异常阴道流血;了解阴道排液的性质、颜色、量;了解有无疼痛、贫血、消瘦、发热等表现。

2.体征

早期妇科检查可无异常发现,晚期可有子宫增大,若癌肿累及宫颈内口,可有宫腔积脓,子宫明显压痛,偶可在宫旁扪及不规则结节状物,偶见癌组织自宫颈口脱出,质脆,触之易出血。

(三)高危因素

1.年龄

绝经后妇女,平均发病年龄为 60 岁,其中 75% 的子宫内膜癌发生于 50 岁以上。

2.体质因素

肥胖、高血压、糖尿病、不孕及其他心血管疾病。

3.绝经后延

绝经后延妇女发生子宫内膜癌的危险性增加 4 倍,子宫内膜癌患者的绝经年龄比一般妇女平均晚 6 年。

4.遗传因素

约 20% 子宫内膜癌患者有家族史。

(四)心理-社会因素

了解患者对疾病的认知,是否有恐惧、焦虑、抑郁等表现;了解患者的家庭关系;了解患者的经济水平等。

六、护理措施

(一)症状护理

(1)有阴道流血者,需观察阴道流血的时间、量,指导患者清洁会阴部,每天 2 次。

(2)有阴道排液者,需观察排液的性质、颜色、气味、量,指导患者清洁会阴部,每天 2 次。

(3)有腹痛者,需观察疼痛的部位、性质、程度、持续时间。

(二)用药护理

1.孕激素治疗

常用药物:口服醋酸甲炔孕酮 200~400 mg/d;己酸孕酮 500 mg,每周肌内注射 2 次。孕激素治疗以高效、大剂量、长期应用为宜,至少使用 12 周以上方可判定疗效,长期使用者需观察是否有水钠潴留、水肿或药物性肝炎等不良反应,停药后即可恢复。

2.抗雌激素制剂

此类常用药物为他莫昔芬,用法 10~20 mg,每天 2 次,若有潮热、畏寒、急躁等类似绝经期综合征的表现,以及头晕、恶心、呕吐、不规则阴道少量流血、闭经等不良反应及时汇报医师。

3.化学治疗

常用化学治疗药物有顺铂、环磷酰胺等,可单独或联合使用。

(三)放疗护理

1.腔内治疗

腔内治疗多采用后装治疗机放置铱-192 进行治疗,接受盆腔内放疗者,应先灌肠并留置导尿管,以保持直肠、膀胱空虚状态,避免放射性损伤。治疗后,观察阴道充血水肿情况,观察有无渗血出血,有出血应协助医师用纱布压迫止血,无出血者可每天阴道冲洗 1 次,防止阴道粘连。观察膀胱功能,护士应观察患者是否有尿频、尿痛、血尿、排尿困难、尿潴留等,鼓励患者每天饮水不少于 3 000 mL,并遵医嘱使用维生素类药物。放射性肠炎是腔内放疗最常见的并发症,护士需观察患者大便的性状,腹痛、腹泻的程度,发现异常及时汇报医师停止治疗。

2.体外照射

护士应随时观察患者照射部位皮肤的颜色、结构、完整性,有无干燥、瘙痒或疼痛等症状;告知患者不要搔抓皮肤,可用手轻拍局部皮肤或涂维生素软膏;指导患者保持皮肤清洁、干燥,每天用温水软毛巾蘸洗,避免冷热刺激;禁止使用刺激性消毒剂;指导患者着宽松、纯棉的内衣。

(四)心理护理

(1)关心体贴患者,以减轻其心理压力。

(2)提供疾病知识,告知患者子宫内膜癌治疗的良好结局和预后,以缓解其恐惧、焦虑情绪。

(3)鼓励患者诉说内心的真实想法,积极配合治疗。

(4)协助患者取得家人的理解和帮助,增加其对治疗的信心。

(五)健康指导

(1)指导患者随访:术后 2 年内每 3～6 个月 1 次;术后 3～5 年每 6～12 个月 1 次,5 年后每年 1 次。嘱患者如出现异常阴道流血、异常分泌物、下腹疼痛,及时到医院就诊。

(2)指导患者术后 3～6 个月内避免重体力劳动,术后 3 个月禁止性生活。

(3)指导患者注意个人卫生,禁止盆浴 3 个月,可选择淋浴。

(4)指导阴式手术患者出院后避免剧烈运动,避免负重过久,如久坐、久蹲、久站,保持大便通畅,必要时可口服导泻药物。患者可适当参加户外活动,劳逸结合,但应避免从事会增加盆腔充血的活动,如跳舞、久站等。

七、注意事项

(1)患者术后 6～7 天,阴道残端羊肠线吸收或感染可致残端出血,需严密观察并记录。

(2)3 个月内禁止行阴道超声检查,以免导致阴道残端破裂。

(高媛媛)

第十节　子宫颈癌

子宫颈癌又称宫颈浸润癌,是除乳腺癌以外最常见的妇科恶性肿瘤。虽然它的发病率很高,但是宫颈癌有较长的癌前病变阶段,加上近 40 年来,国内外已经普遍开展宫颈细胞防癌普查,使宫颈癌和癌前病变得以早期诊断和早期治疗,宫颈癌的发病率和病死率也随之不断下降。

一、分类及病理

宫颈癌的好发部位是位于宫颈外口处的鳞-柱状上皮交界区。根据发生癌变的组织不同,宫颈癌可分为:鳞状细胞浸润癌,占宫颈癌的 80%～85%;腺癌,占宫颈癌的 15%～20%;鳞腺癌,由鳞癌和腺癌混合构成,占宫颈癌的 3%～5%,少见,但恶性度最高,预后最差。

本节中,原位癌、浸润癌指的都是鳞癌。鳞癌与腺癌在外观上并无特殊差别,因为鳞状细胞与柱状细胞都可侵入对方领域,所以,两者均可发生在宫颈阴道部或宫颈管内。

(一)巨检

鳞癌在发展为浸润癌以前,肉眼观察无特殊异常,类似一般的"宫颈糜烂"(主要是环绕宫颈外口有较粗糙的颗粒状"糜烂"区,或有不规则的溃破面,触之易出血),随着浸润癌的出现,子宫颈可以表现为以下 4 种不同类型(图 10-3)。

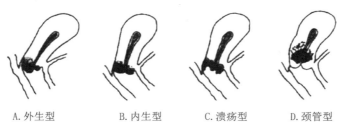

A. 外生型　　　　B. 内生型　　　　C. 溃疡型　　　　D. 颈管型

图 10-3　子宫颈癌类型(巨检)

1.外生型

外生型又称增生型或菜花型,癌组织开始向外生长,最初呈息肉样或乳头状隆起,继而又发展为向阴道内突出的大小不等的菜花状赘生物,质地脆,易出血。

2.内生型

内生型又称浸润型,癌组织向宫颈深部组织浸润,宫颈变得肥大而硬,甚至整个宫颈段膨大似直筒。但宫颈表面还比较光滑或是仅有浅表溃疡。

3.溃疡型

不论外生型还是内生型,当癌进一步发展时,肿瘤组织发生坏死脱落,可形成凹陷性溃疡,有时整个子宫颈都为空洞所代替,形如火山口样。

4.颈管型

癌灶发生在宫颈外口内,隐蔽在宫颈管,侵入宫颈及子宫峡部供血层,转移到盆壁的淋巴结。不同于内生型,后者是由特殊的浸润性生长扩散到宫颈管。

(二)显微镜检

1.宫颈上皮内瘤样病变(CIN)

在移行带区形成过程中,未分化的化生鳞状上皮代谢活跃,在一些物质(精子、精液组蛋白、人乳头瘤病毒等)的刺激下,可发生细胞分化不良、排列紊乱、细胞核异常、有丝分裂增加,形成宫颈上皮内瘤样病变,包括宫颈不典型增生和宫颈原位癌。这两种病变是宫颈浸润癌的癌前病变。

通过显微镜下的观察,宫颈癌的进展可分为以下几个阶段(图 10-4)。

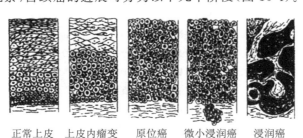

正常上皮　　上皮内瘤变　　原位癌　　微小浸润癌　　浸润癌

图 10-4　宫颈正常上皮-上皮内瘤变-浸润癌

(1)宫颈不典型增生:指上皮底层细胞增生活跃、分化不良,从正常的 1～2 层增生至多层,其至占据了大部分上皮组织,而且细胞排列紊乱,细胞核增大、染色加深、染色质分布不均,出现很多核异质改变,称为不典型增生。不典型增生又可分为轻、中、重 3 种不同程度,重度不典型增生与原位癌不易区别。

(2)宫颈原位癌:鳞状上皮全层发生癌变,但是基底膜仍然保持完整,为原位癌。不典型增生和原位癌均局限于上皮内,所以合称为子宫颈上皮内瘤样病变(CIN)。

2.宫颈早期浸润癌

原位癌继续发展,已有癌细胞穿过鳞状上皮基底层进入间质,但浸润不深,不足 5 mm,并未侵犯血管及淋巴管,癌灶之间孤立存在,未出现融合。

3.宫颈浸润癌

癌继续发展,浸润深度超过 5 mm,且侵犯血管及淋巴管,癌灶之间呈网状或团块状融合。

二、转移途径

转移途径以直接蔓延和淋巴转移为主,血行转移极少见。

(一)直接蔓延

直接蔓延最常见。癌组织直接侵犯邻近组织和器官,向下蔓延至阴道壁,向上累及到子宫腔,向两侧扩散至主韧带、阴道旁组织直至骨盆壁,向前、后可侵犯膀胱、直肠、盆壁等。

(二)淋巴转移

癌组织局部浸润后侵入淋巴管形成瘤栓,随淋巴液引流进入局部淋巴结,在淋巴管内扩散。淋巴转移一级组包括宫旁、宫颈旁、闭孔、髂内、髂外、髂总、骶前淋巴结;二级组包括腹股沟深浅淋巴结、腹主动脉旁淋巴结。

(三)血行转移

血行转移极少见,晚期可转移至肺、肝或骨骼等。

三、临床分期

国际妇产科联盟(FIGO,2000 年)修订的宫颈癌临床分期可将子宫颈癌大体分为 5 期(表 10-1,图 10-5)。

表 10-1　子宫颈癌的临床分期(FIGO,2000 年)

0 期	原位癌(浸润前癌)
Ⅰ期	癌灶局限于宫颈(包括累及宫体)
Ⅰ$_a$期	肉眼未见癌灶,仅在显微镜下可见浸润癌。
Ⅰ$_{a1}$期	间质浸润深度≤3 mm,宽度≤7 mm
Ⅰ$_{a2}$期	间质浸润深度>3 至≤5 mm,宽度≤7 mm
Ⅰ$_b$期	肉眼可见癌灶局限于宫颈,或显微镜下可见病变>Ⅰ$_{a2}$期
Ⅰ$_{b1}$期	肉眼可见癌灶最大直径≤4 cm
Ⅰ$_{b2}$期	肉眼可见癌灶最大直径>4 cm
Ⅱ期	癌灶已超出宫颈,但未达盆壁。癌累及阴道,但未达阴道下 1/3。
Ⅱ$_a$期	无宫旁浸润
Ⅱ$_b$期	有宫旁浸润
Ⅲ期	癌肿扩散至盆壁和/或累及阴道下 1/3,导致肾盂积水或无功能肾

续表

Ⅲₐ期	癌累及阴道下 1/3,但未达盆壁
Ⅲ♭期	癌已达盆壁,或有肾盂积水或无功能肾
Ⅳ期	癌播散超出真骨盆,或癌浸润膀胱黏膜及直肠黏膜
Ⅳₐ期	癌播散超出真骨盆或癌浸润膀胱黏膜或直肠黏膜
Ⅳ♭期	远处转移

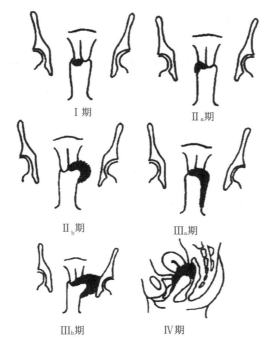

Ⅰ期　　　　　Ⅱₐ期

Ⅱ♭期　　　　　Ⅲₐ期

Ⅲ♭期　　　　　Ⅳ期

图 10-5　子宫颈癌临床分期

四、临床表现

(一)症状

子宫颈癌早期可无症状;随着癌细胞的进展,可出现以下几种表现。

1.阴道流血

阴道流血由癌灶浸润间质内血管所致,出血量根据病灶大小、受累间质内血管的情况而定。年轻患者常表现为接触性出血,即性生活后或妇科检查后少量出血,也有表现为经期延长、周期缩短、经量增多等。年老患者常表现为绝经后不规则阴道流血。

一般外生型癌出血较早,量多;内生型癌出血较晚,量少。癌细胞一旦侵犯较大血管,可引起致命大出血。

2.阴道排液

阴道排液一般发生在阴道出血之后,液体为白色或血性,稀薄如水样或米泔样。初期量不多、有腥臭;晚期,癌组织坏死、破溃,继发感染则出现大量脓性或米汤样恶臭白带。

3.疼痛

疼痛为癌晚期症状。当宫旁组织明显浸润,并已累及盆壁、神经,可引起严重的腰骶部或坐骨神经痛。盆腔病变严重时,可以导致下肢静脉回流受阻,引起下肢肿胀和疼痛。

4.其他

(1)邻近器官受累症状。①压迫或侵犯膀胱、尿道及输尿管:排尿困难、尿痛、尿频、血尿、尿闭、膀胱阴道瘘、肾盂积水、尿毒症等。②累及直肠:里急后重、便血、排便困难、便秘或肠梗阻、直肠阴道瘘。③宫旁组织受侵:组织增厚、变硬、弹性消失,可直达盆壁,子宫固定不动,可形成"冰冻盆腔"。

(2)恶病质:晚期癌症,长期消耗,出现身心交瘁、贫血、低热、消瘦、虚弱等全身衰竭表现。

(二)体征

早期宫颈癌局部无明显病灶,宫颈光滑或轻度"糜烂",肉眼难以与一般宫颈炎区别。随着病变的发展,类型不同,体征也不同。外生型宫颈上有赘生物呈菜花状、乳头状,质脆易出血;内生型宫颈肥大、质硬、如桶状,表面可光滑;晚期癌组织坏死脱落可形成溃疡或空洞;阴道受累时,阴道壁变硬,弹性减退,有赘生物生长;若侵犯宫旁组织,三合诊检查可扪及宫颈旁组织增厚、变硬、呈结节状,甚至形成"冰冻骨盆"。

五、治疗原则

本病的治疗原则为以手术治疗为主,配合放疗和化疗。

(一)手术治疗

手术治疗适用于 Ⅰ_a～Ⅱ_a 期无手术禁忌证患者。根据临床分期不同,可选择全子宫切除术、子宫根治术和盆腔淋巴结清扫术,年轻患者可保留卵巢及阴道。

(二)放射治疗

放射治疗适用于各期患者,主要是年老、有严重并发症或Ⅲ期以上不能手术的患者,分为腔内和体外照射两种方法。早期以腔内放射为主、体外照射为辅;晚期则以体外照射为主、腔内放射为辅。

(三)手术加放射治疗

手术加放射治疗适用于癌灶较大者,先行放疗局限病灶后再行手术治疗;或手术后疑有淋巴或宫旁组织转移者,将放疗作为手术的补充治疗。

(四)化疗

化疗适用于晚期或有复发转移的患者,也可用于手术或放疗的辅助治疗,目前多主张联合化疗方案。

六、护理评估

(一)健康史

详细了解年轻患者有无接触性出血,年老患者绝经后阴道不规则流血情况。评估患者有无患病的高危因素存在,如慢性宫颈炎的病史;HPV、巨细胞病毒等的感染;婚育史、性生活史、高危男子性接触史等。

(二)身体状况

1.症状

详细了解患者阴道流血的时间、量、质、色等,有无妇科检查或性生活后的接触性出血;阴道排液的性状、气味;有无邻近器官受累的症状;有无疼痛,疼痛的部位、性质、持续时间等;全身有无贫血、消瘦、乏力等恶病质的表现。

2.体征

评估妇科检查的结果,如宫颈有无异常、有无糜烂和赘生物,宫颈是否出血、肥大、质硬、宫颈管外形呈桶状等。

(三)心理、社会状况

子宫颈癌确诊早期,患者常因无症状或症状轻微,对诊断表示怀疑和震惊,而四处求医,希望癌症诊断被否定;当诊断明确,患者会感到恐惧和绝望,害怕疼痛和死亡,迫切要求治疗,以减轻痛苦、延长寿命。另外,恶性肿瘤对患者身体的折磨会给患者带来巨大的心理应激,而且手术范围大,留置尿管的时间长,疾病和手术对身体的损伤大,恢复时间长,患者很长时间不能正常地生活、工作。

(四)辅助检查

宫颈癌发展过程长,尤其是癌前病变阶段,所以应该积极开展防癌普查,提倡"早发现、早诊断,早治疗"。早期宫颈癌因无明显症状和体征,需采用以下辅助检查。

1.宫颈刮片细胞学检查

宫颈刮片细胞学检查是普查宫颈癌的主要方法,也是早期发现宫颈癌的主要方法之一。应注意在宫颈外口鳞-柱上皮交界处取材,防癌涂片用巴氏染色。结果分5级:Ⅰ级正常、Ⅱ级炎症、Ⅲ级可疑癌、Ⅳ级高度可疑癌、Ⅴ级癌。巴氏Ⅲ级及以上细胞,需行活组织检查。

2.碘试验

将碘溶液涂于宫颈和阴道壁,观察其着色情况。正常宫颈阴道部和阴道鳞状上皮含糖原丰富,被碘溶液染成棕色或深赤褐色。不染色者为阳性,说明鳞状上皮不含糖原。瘢痕、囊肿、宫颈炎或宫颈癌等鳞状上皮不含糖原或缺乏糖原,均不染色,所以本试验对癌无特异性。碘试验主要用以识别宫颈病变危险区,以便确定活检取材部位,提高诊断率。

3.阴道镜检查

对于宫颈刮片细胞学检查Ⅲ级或以上者,应行阴道镜检查,观察宫颈表面上皮及血管变化,发现病变部位,指导活检取材,提高诊断率。

4.宫颈和宫颈管活组织检查

宫颈和宫颈管活组织检查是确诊宫颈癌和癌前病变的金标准。可在宫颈外口鳞-柱上皮交界3、6、9、12点4处取材,或在碘试验不着色区、阴道镜病变可疑区取材做病理检查。宫颈活检阴性时,可用小刮匙刮取宫颈管组织送病理检查。

七、护理诊断

(一)排尿异常

排尿异常与宫颈癌根治术后对膀胱功能影响有关。

(二)营养失调

营养失调与长期的阴道流血造成的贫血及癌症的消耗有关。

(三)焦虑

焦虑与子宫颈癌确诊带来的心理应激有关。

（四）恐惧

恐惧与宫颈癌的不良预后有关。

（五）自我形象紊乱

自我形象紊乱与阴道流恶臭液体及较长时间留置尿管有关。

八、护理目标

（1）患者能接受诊断，配合各种检查、治疗。

（2）出院时，患者排尿功能恢复良好。

（3）患者能接受现实，适应术后生活方式。

九、护理措施

（一）心理护理

多陪伴患者，经常与患者沟通，了解其心理特点，与患者、家属一起寻找引起不良心理反应的原因，教会患者缓解心理应激的措施，学会用积极的应对方法，如寻求别人的支持和帮助、向别人倾诉内心的感受等，使患者能以最佳的心态接受并积极配合治疗。

（二）饮食与营养

根据患者的营养状况、饮食习惯，协助其制订营养食谱，鼓励患者进食高能量、高维生素及营养素全面的饮食，以满足机体的需要。

（三）阴道、肠道准备

术前 3 天需每天行阴道冲洗 2 次，冲洗时动作应轻柔，以免损伤子宫颈脆性癌组织，引起阴道大出血。肠道按清洁灌肠的标准来准备。另外，术前教会患者进行肛门、阴道肌肉的缩紧与舒张练习，掌握锻炼盆底肌肉的方法。

（四）术后帮助膀胱功能恢复

由于手术范围大，可能损伤支配膀胱的神经，膀胱功能恢复缓慢，所以，一般留置尿管 7～14 天，甚至 21 天。

1.盆底肌肉的锻炼

术前教会患者进行盆底肌肉的缩紧与舒张练习，术后第 2 天开始锻炼，术后第 4 天开始锻炼腹部肌肉，如抬腿、仰卧起坐等。有资料报道改变体位的肌肉锻炼有利排尿功能的恢复，锻炼的强度应逐渐增加。

2.膀胱肌肉的锻炼

在拔除尿管前 3 天开始定时开放尿管，每 2～3 小时放尿 1 次，锻炼膀胱功能，促进排尿功能的恢复。

3.导残余尿

在膀胱充盈的情况下拔除尿管，让患者立即排尿，排尿后，导残余尿，每天 1 次。如残余尿连续 3 次在 100 mL 以下，证明膀胱功能恢复尚可，不需再留置尿管；如残余尿超过 100 mL，应及时给患者留置尿管，保留 3～5 天后，再行拔管，导残余尿，直至残余尿低于 100 mL 以下。

（五）保持负压引流管的通畅

手术创面大，渗出多，淋巴回流受阻，术后常在盆腔放置引流管，应密切注意引流管是否通畅，引流液的量、色、质，一般于 48～72 小时后拔除引流管。

(六)出院指导

(1)定期随访:护士应向出院患者和家属说明随访的重要性及随访要求。第1年内,出院后1个月首次随访,以后每2~3个月随访1次;第2年每3~6个月随访1次;第3~5年,每半年随访1次;第6年开始每年随访1次。如有不适随时就诊。

(2)少数患者出院时尿管未拔,应教会患者留置尿管的护理,强调多饮水、外阴清洁的重要性,勿将尿袋高于膀胱口,避免尿液倒流,继续锻炼盆底肌肉、膀胱功能,及时到医院拔尿管、导残余尿。

(3)康复后应逐步增加活动强度,适当参加社交活动及正常的工作等,以便恢复原来的角色功能。

十、结果评价

(1)患者住院期间能以积极态度配合诊治全过程。

(2)出院时,患者无尿路感染症状,拔管后已经恢复正常排尿功能。

(3)患者能正常与人交往,正确树立自我形象。

(李　玲)

第十一节　卵巢肿瘤

卵巢肿瘤是妇科常见的肿瘤,可发生于任何年龄。卵巢肿瘤可以有各种不同的形态和性质,单一型或混合型、一侧性或双侧性、囊性或实质性、良性或恶性。

卵巢癌是女性生殖器常见的三大恶性肿瘤之一,近40年来,卵巢恶性肿瘤发病率增加2~3倍,并有逐渐上升趋势。20%~25%卵巢恶性肿瘤患者有家族史。卵巢癌的发病还可能与高胆固醇饮食、内分泌、肥胖、吸烟有关,此为卵巢肿瘤发病的高危因素。

由于卵巢位于盆腔内,无法被直接窥视,而且早期无明显症状,又缺乏完善的早期诊断和鉴别方法,一旦出现症状时,往往已属晚期病变,治疗效果不佳,故病死率高居妇科恶性肿瘤之首。

一、分型

(一)卵巢上皮性肿瘤

卵巢上皮性肿瘤是卵巢肿瘤中最常见的一种,约占所有原发性卵巢肿瘤的2/3,多见于中老年妇女。卵巢上皮性肿瘤分为良性、交界性和恶性,包括浆液性囊腺瘤、浆液性囊腺癌、黏液性囊腺瘤和黏液性囊腺癌。

1.浆液性囊腺瘤

该类型较为常见,约占卵巢良性肿瘤的25%,常见于30~40岁的患者。浆液性囊腺瘤多为单侧,圆球形,大小不等,表面光滑,壁薄,囊内充满淡黄色清亮液体。分为单纯性及乳头状两型,前者囊壁光滑,多为单房;后者有乳头状物向囊内突起,常为多房性,偶尔向囊壁外生长。镜下见囊壁为纤维结缔组织,内衬单层立方形或柱状上皮,间质见砂粒体。

2.浆液性囊腺癌

该类型是最常见的卵巢恶性肿瘤,占卵巢恶性肿瘤的40%～50%。浆液性囊腺癌多为双侧,体积较大,囊实性,结节状或分叶状,灰白色,或有乳突状增生,切面为多房,腔内充满乳头,质脆,囊液混浊,有时呈血性。镜下见囊壁上皮明显增生,复层排列,一般在4层以上。癌细胞为立方形或柱状,细胞明显异型,并向间质浸润。肿瘤生长速度快,预后差,5年存活率仅为20%～30%。

3.黏液性囊腺瘤

该类型约占卵巢良性肿瘤的20%,是人体中生长最大的一种肿瘤,多发生于生育年龄,少数儿童也可以发生。黏液性囊腺瘤多为单侧,圆形或卵圆形,体积较大,表面光滑,灰白色,切面常为多房,囊腔内充满胶冻样黏液,含黏蛋白和糖蛋白,囊内很少有乳头生长。镜下见囊壁为纤维结缔组织,内衬单层高柱状上皮,可见杯状细胞和嗜银细胞。偶可自行破裂,瘤细胞种植在腹膜上继续生长并分泌黏液,在腹膜表面形成胶冻样黏液团块,似卵巢癌转移,称为腹膜黏液瘤。瘤细胞呈良性,分泌旺盛,很少见细胞异型和核分裂,多限于腹膜表面生长,一般不浸润脏器实质。

4.黏液性囊腺癌

该类型占卵巢恶性肿瘤的10%～20%,多为单侧,瘤体较大,囊壁可见乳头或实质区,切面为囊实性,囊液混浊或为血性。镜下见腺体密集,间质较少,腺上皮细胞超过3层,细胞异型明显,并有间质浸润。黏液性囊腺癌的5年存活率为40%～50%。

(二)卵巢生殖细胞肿瘤

卵巢生殖细胞肿瘤好发于青少年及儿童,青春期前患者占60%～90%。生殖细胞肿瘤包括畸胎瘤、无性细胞瘤和内胚窦瘤。其中仅成熟畸胎瘤为良性,其他类型均属恶性。

1.畸胎瘤

畸胎瘤由多胚层组织构成,偶见只含一个胚层成分。肿瘤组织多数成熟,少数不成熟。无论肿瘤质地呈囊性还是实质性,其恶性程度均取决于组织分化程度。

成熟畸胎瘤是最常见的卵巢良性肿瘤,占所有卵巢肿瘤的10%～20%,占生殖细胞肿瘤的85%～97%,占畸胎瘤的95%以上,可发生于任何年龄,以20～40岁居多。成熟畸胎瘤多为单侧、中等大小,呈圆形或卵圆形,壁表面光滑,质韧,多为单房,腔内充满油脂和毛发,有时可见牙或骨质。囊壁内层为复层扁平上皮,囊壁常见小丘样隆起向腔内突出,称为头节。肿瘤可含外、中、内胚层组织。任何一种组织成分均可恶变,形成各种恶性肿瘤。恶变率为2%～4%,多发生于绝经后妇女。

未成熟畸胎瘤属于恶性肿瘤,多发生于青少年,常为单侧实性瘤,可有囊性区域,含2～3胚层,由分化程度不同的未成熟胚胎组织构成,主要为原始神经组织。肿瘤恶性程度根据未成熟组织所占比例、分化程度及神经上皮含量而定。其转移及复发率均高,5年存活率约20%。

2.无性细胞瘤

无性细胞瘤属中等恶性的实性肿瘤,主要发生于青春期及生育期妇女。无性细胞瘤多为单侧,右侧多于左侧。肿瘤为圆形或椭圆形,中等大小,触之如橡皮样。表面光滑或呈分叶状,切面淡棕色。镜下见圆形或多角形大细胞,核大,细胞质丰富,瘤细胞呈片状或条索状排列,有少量纤维组织相隔,间质中常有淋巴细胞浸润。无性细胞瘤对放疗特别敏感,5年存活率可达90%。

3.内胚窦瘤

内胚窦瘤属高度恶性肿瘤,多见于儿童及青少年。肿瘤多数为单侧、体积较大,圆形或卵圆形,切面部分囊性,组织质脆,多有出血坏死区,呈灰红或灰黄色,易发生破裂。镜下见疏松网状和内胚窦样结构。瘤细胞呈扁平、立方、柱状或多角形,并产生 AFP,故测定患者血清中 AFP 浓度可作为诊断和治疗监测时的重要指标。内胚窦瘤生长迅速,易早期转移。但该肿瘤对化疗十分敏感,既往平均生存时间仅 1 年,经手术及联合化疗后,生存期明显延长。

(三)卵巢性索间质肿瘤

卵巢性索间质肿瘤占卵巢肿瘤的 4.3%～6%,该类肿瘤常有内分泌功能,故又称为卵巢功能性肿瘤,包括颗粒细胞瘤、卵泡膜细胞瘤、纤维瘤、支持细胞-间质细胞瘤和卵巢转移性肿瘤。

1.颗粒细胞瘤

该瘤是最常见的功能性肿瘤,可发生于任何年龄,45～55 岁为发病高峰,属于低度恶性肿瘤。肿瘤能分泌雌激素,故有女性化作用,青春期前可出现假性性早熟。在生育年龄出现月经紊乱,绝经后妇女则有不规则阴道流血,常合并子宫内膜增生,甚至引起癌变。肿瘤多为单侧性,大小不一,圆形或椭圆形,呈分叶状,表面光滑,实性或部分囊性,切面组织脆而软,伴出血坏死灶。镜下见颗粒细胞环绕成小圆形囊腔,菊花样排列,中心含嗜伊红物质及核碎片。瘤细胞呈小多边形,偶呈圆形或圆柱形,细胞质嗜淡酸或中性,细胞膜界限不清,核圆,核膜清楚。一般预后良好,5 年存活率达 80%左右,但有晚期复发倾向。

2.卵泡膜细胞瘤

该瘤属良性肿瘤,多为单侧,大小不一,圆形或卵圆形,呈分叶状,质硬,表面被覆有光泽的纤维薄膜,切面为实性,灰白色。由于肿瘤可分泌雌激素,故有女性化作用,常与颗粒细胞瘤合并存在。镜下见瘤细胞呈短梭形,细胞质富含脂质,细胞交错排列呈漩涡状,瘤细胞团为结缔组织分隔。恶性卵泡膜细胞瘤较少见,可见瘤细胞直接浸润邻近组织,并发生远处转移,但预后比一般卵巢癌好。

3.纤维瘤

该瘤为较常见的卵巢良性肿瘤,多见于中年妇女。肿瘤单侧居多,中等大小,表面光滑或结节状,切面灰白色,实性,坚硬,中等大小时易发生蒂扭转。镜下见肿瘤由梭形瘤细胞组成,排列呈编织状。1%～5%纤维瘤患者可伴有腹水及胸腔积液,称梅格斯综合征,手术切除肿瘤后,胸、腹水自行消失。其他卵巢良性肿瘤也可以合并胸腔积液、腹水,例如黏液性囊腺瘤等,梅格斯综合征是指所有卵巢良性肿瘤合并胸腔积液、腹水者。

4.支持细胞-间质细胞瘤

该肿瘤罕见,多发生于 40 岁以下妇女,多为良性、单侧居多、通常较小、可局限在卵巢门区或皮质区,实性,表面光滑,有时呈分叶状,切面灰白色伴囊性变,囊内壁光滑,含血性浆液或黏液。镜下见肿瘤由不同分化程度的支持细胞及间质细胞组成。高分化者属良性,中低分化为恶性,占10%～30%,具有男性化作用,少数无内分泌功能,雌激素升高呈现女性化,雌激素由瘤细胞直接分泌或由雄激素转化而来。该肿瘤的 5 年存活率为 70%～90%。

5.卵巢转移性肿瘤

体内任何部位,如乳腺、肠、胃、生殖道、泌尿道等的原发性癌均可能转移到卵巢。常见的库肯勃瘤,是种特殊的卵巢转移性腺癌,其原发部位是胃肠道,肿瘤为双侧性,中等大小,多保持卵巢原状或呈肾形,一般无粘连,切面实性,胶质样。镜下见典型的印戒细胞,能产生黏液,周围是结缔组织或黏液瘤性间质。该肿瘤恶性程度高,预后极差。

(四)瘤样病变

瘤样病变属卵巢非赘生性肿瘤,是卵巢增大的常见原因,有时表现为下腹压迫感,盆腔一侧胀痛,月经不规则等。如果症状不严重,一般追踪观察1～2个月,无需特殊治疗,囊肿会自行消失。常见的瘤样病变有以下几种。

1.卵泡囊肿

在卵泡发育过程中,因停滞以致不成熟,或成熟但不排卵,卵泡液潴留而形成卵泡肿瘤。囊壁薄,卵泡液清,囊肿直径常小于5 cm。

2.黄体囊肿

黄体囊肿因黄体持续存在所致,一般少见,多为单侧,直径5 cm左右,可使月经后延。

3.黄素囊肿

黄素囊肿在滋养细胞疾病患者中出现。由于滋养细胞显著增生,产生大量HCG,刺激卵巢颗粒细胞及卵泡内膜细胞,使之过度黄素化而形成囊肿,直径在10 cm左右,常为双侧性,也可单侧,大小不等,表面光滑,黄色,活动度好。黄素囊肿本身无手术指征。

4.多囊卵巢

多囊卵巢与患者内分泌功能紊乱、下丘脑-垂体平衡失调有关。双侧卵巢均匀增大,为正常卵巢的2～5倍,呈灰白色,表面光滑,包膜厚,坚韧、切面有多个囊性卵泡。患者有闭经、不孕、多毛等多囊卵巢综合征。

5.卵巢子宫内膜异位囊肿

该瘤又称卵巢巧克力囊肿。卵巢组织内因存在异位的子宫内膜,导致反复出血形成单个或多个囊肿,直径在6 cm以下,囊内液为暗褐色糊状陈旧性血液。

二、临床表现

(一)症状

1.卵巢良性肿瘤

卵巢肿瘤是妇科的常见肿瘤,其组织学分类繁多,占全身肿瘤之首位。常见的卵巢良性肿瘤有发生于上皮的浆液性囊腺瘤、黏液性囊腺瘤,发生于生殖细胞的良性畸胎瘤,以及来自卵巢非特异性间质的纤维瘤、血管瘤、平滑肌瘤及脂肪瘤等。卵巢良性肿瘤还需与卵巢非赘生性囊肿相鉴别,如卵泡囊肿、黄体囊肿、多囊卵巢及卵巢子宫内膜异位症等。卵巢良性肿瘤的主要症状是腹部包块及腹痛,有时出现尿频、尿急和下坠感等膀胱、直肠压迫症状。肿瘤蒂扭转可引起腹痛。通常妇科检查及B超检查能早期明确诊断。

2.卵巢恶性肿瘤

卵巢恶性肿瘤居妇科癌症发病率的第3位,近年来有增加趋势,由于其早期多无症状,有60%的病例于诊断时已为Ⅲ或Ⅳ级(FIGO临床分期),其病死率占妇科癌症首位,5年存活率仅为13.0%～63.0%。卵巢原发性恶性肿瘤的组织分型繁多,有上皮性浆液性囊腺癌、黏液性囊腺癌,以及来自生殖细胞的实性畸胎瘤、无性细胞瘤及内胚窦瘤等。发生于性索间质的有颗粒细胞瘤、非特异间质的纤维肉瘤、平滑肌肉瘤等。另有来源于胃肠、乳腺及子宫的转移瘤,如库肯勃瘤等。卵巢恶性肿瘤的主要症状为腹部包块,腹痛,腹部胀满及膀胱、直肠压迫症状,有腹水时产生下肢浮肿、呼吸困难。晚期患者肿瘤压迫神经而产生下肢疼痛。根据病史、妇科检查、B超检查、腹水脱落细胞检查及腹部CT检查能明确诊断。

(二)并发症

1.蒂扭转

蒂扭转为妇科常见的急腹症,约10%卵巢肿瘤发生蒂扭转。患者体位突然改变或向同一方向连续转动时,以及妊娠期或产褥期,子宫大小、位置的改变均易促发蒂扭转。发生急性蒂扭转后静脉回流受阻,瘤内极度充血,瘤体迅速增大,后因动脉血流受阻,瘤体发生坏死变为紫黑色,可破裂和继发感染。

患者的典型症状为突然发生一侧下腹剧痛,常伴恶心、呕吐甚至休克,系腹膜牵引绞窄所致。盆腔检查可触及张力较大的肿物,压痛以瘤蒂处最剧,并有肌紧张。若为不全扭转,有时可自然复位,腹痛也随之缓解。蒂扭转一经确诊应尽快手术。

2.破裂

约有3%卵巢肿瘤发生破裂,有外伤性破裂及自发性破裂两种。症状轻重取决于囊肿的性质及流入腹腔的囊液量,轻者仅感轻度腹痛,重者表现为剧烈腹痛、恶心、呕吐,导致腹膜炎及休克。妇科检查可发现腹部压痛、腹肌紧张,可有腹水征,原有的肿块摸不到或扪及缩小的低张肿块。怀疑肿瘤破裂时应立即剖腹探查。

3.感染

感染较少见,多由肿瘤扭转或破裂后与肠管粘连引起,也可来源于邻近器官感染灶,如阑尾脓肿扩散。患者表现为发热、腹痛、肿块、腹部压痛、反跳痛、肌紧张及白细胞计数升高等腹膜炎征象。

4.恶变

肿瘤,尤其双侧性肿瘤迅速生长,应考虑有恶变可能,诊断后应尽早手术。

三、实验室及辅助检查

(一)妇科检查

应用妇科双合诊(或三合诊)检查,常可发现阴道穹隆部饱满,可触到囊性或实性的肿块,子宫位于肿瘤的侧方或前后方。注意评估卵巢肿瘤的大小、质地、单侧或双侧、活动度以及肿瘤与子宫及周围组织的关系。

(二)影像学检查

1.B超检查

临床诊断符合率超过90%,但不易测出直径不足1 cm的实性肿瘤。能检测肿瘤的部位、形态、大小、囊性或实性、囊内有无乳头,同时可对肿块来源做出定位;并能鉴别卵巢肿瘤、腹水或结核性包裹性积液。

2.腹部平片

若为卵巢畸胎瘤可显示牙及骨质,囊壁为密度增加的钙化层,囊腔呈放射透明阴影。

3.CT 检查

CT 检查可清晰显示肿块,良性肿瘤多呈均匀性吸收,囊壁薄,光滑;恶性肿瘤轮廓不规则,向周围浸润或伴腹水;CT 还可显示有无肝、肺结节及腹膜后淋巴结转移。

(三)细胞学检查

腹水或腹腔冲洗液找癌细胞,对进一步确定卵巢癌的临床分期和选择治疗方案有意义。

（四）腹腔镜检查

腹腔镜检查可直视肿块的大体情况，并可对整个盆腔、腹腔进行观察，必要时可在可疑部位进行多点活检。

（五）放射学检查

若为卵巢畸胎瘤，可行腹腔平片检查，可显示骨质及牙齿等。

（六）细针穿刺活检

用长细针（约 6 cm）经阴道后穹隆（或经直肠）直接刺入肿瘤，在真空下抽吸组织或液体做病理检查，可鉴别良、恶性肿瘤。

（七）其他

可以通过免疫学、生物化学等方法测定患者血清中的肿瘤标志物（如 AFP、CA125、HCG等），用于辅助诊断及病情监测。

四、主要护理诊断

（一）焦虑、恐惧

焦虑、恐惧与卵巢肿块有关。

（二）预感性悲哀

预感性悲哀与切除子宫、卵巢有关。

（三）知识缺乏

缺乏卵巢肿瘤相关知识。

（四）营养失调

营养摄入低于机体需要量，与恶性肿瘤有关。

（五）潜在并发症

潜在并发症有伤口感染、癌性转移、尿潴留、丧失生育能力及卵巢早衰等。

五、护理措施

（一）提供支持，协助患者应对压力

（1）为患者提供表达情感的机会和环境。经常巡视病房，陪伴患者一定时间（至少 10 分钟），详细了解患者的疑虑和需求。

（2）评估患者焦虑的程度以及应对压力的技巧；耐心向患者讲解病情，解答患者的提问；安排访问已康复病友，分享感受，增强治愈信心。

（3）鼓励患者尽可能参与护理活动，接受患者无破坏性应对压力的方式，以维持其独立性和生活自控能力。

（4）鼓励家属参与照顾患者，为他们提供单独相处的时间及场所，增加家庭成员间的互动。

（二）协助患者接受各种检查和治疗

（1）向患者及家属介绍将经历的手术经过、可能实行的各种检查，取得其主动配合。

（2）协助医师完成各种诊断性检查，如为放腹水者备好腹腔穿刺用物，协助医师完成操作过程。在放腹水过程中，严密观察、记录患者的生命体征变化、腹水性质及出现的不良反应；一次放腹水 3 000 mL 左右，不宜过多，以免腹压骤降，发生虚脱，放腹水速度宜缓慢，后用腹带包扎腹部。发现不良反应及时报告医师。

（3）使患者理解，手术是卵巢肿瘤最主要的治疗方法，解除患者对手术的种种顾虑。按腹部手术患者的护理内容认真做好术前准备和术后护理，同时需要为巨大肿瘤患者准备沙袋加压腹部，以防腹压骤然下降出现休克。

（4）对于需化疗、放疗者，为其提供相应的护理活动。

（三）妊娠合并卵巢肿瘤患者的护理

妊娠合并卵巢肿瘤的患者比较常见，其危害性较非孕期大，恶性肿瘤者很少妊娠。

（1）合并良性肿瘤者：早孕者可等待孕 12 周后手术，以免引起流产；妊娠晚期发现肿瘤者可等待至妊娠足月行剖宫产术，同时切除卵巢。需为患者提供相应的手术护理。

（2）合并非良性肿瘤者：诊断或考虑为恶性肿瘤者，应及早手术并终止妊娠，其处理和护理原则同非孕期。

（四）健康教育

1.手术患者的健康教育

（1）指导术后患者执行腹部肌肉增强运动，以加强被手术影响的肌肉。

（2）指导患者避免重体力劳动，向患者和家属讲解术后活动的重要性，鼓励患者主动参与制订术后恢复计划，逐天增加活动量，可适当参加户外运动，注意劳逸结合，运用不同的自我调节方法保持身心健康，如听音乐、聊天等。

（3）避免从事会增加盆腔充血的活动，如跳舞，久站等，因盆腔组织的愈合需要良好的血液循环。

（4）指导患者注意个人卫生，术后禁止性生活 3 个月，禁止盆浴 3 个月，可淋浴，保持会阴局部皮肤清洁，注意个人防护，防止感冒。

（5）出现阴道流血、异常分泌物时应及时报告医师。

（6）按医嘱如期返院接受追踪检查。

2.做好随访工作

（1）卵巢非赘生性肿瘤直径不足 5 cm 者，应定期（3～6 个月）接受复查并详细记录。

（2）手术后患者根据病理报告结果配合治疗：良性者术后 1 个月常规复查；恶性肿瘤患者常需辅以化疗，但尚无统一化疗方案，多按组织类型制订不同化疗方案，疗程多少因个案情况而异，护士应配合家属督促、协助患者克服实际困难，努力完成治疗计划以提高疗效。

（3）卵巢癌易于复发，患者需长期接受随访和监测。随访时间：术后 1 年内，每月 1 次；术后第 2 年，每 3 个月 1 次；术后 3～5 年视病情每 4～6 个月 1 次；5 年以上者，每年 1 次。随访内容包括临床症状与体征、全身及盆腔检查、B 超检查等，必要时做 CT 或 MBI 检查；根据病情需要测定血清 CA125、AFP、HCG 等肿瘤标志物。

3.加强预防保健意识

（1）大力宣传卵巢癌的高危因素，提倡高蛋白、富含维生素 A 的饮食，避免高胆固醇饮食，高危妇女宜预防性口服避孕药。

（2）积极开展普查普治工作，30 岁以上妇女每年应进行一次妇科检查，高危人群，不论年龄大小，最好每半年接受 1 次检查，必要时进行 B 超检查和检测血清 CA125 等肿瘤标志物。

（3）卵巢实性肿瘤或囊性肿瘤直径大于 5 cm 者应及时手术切除。盆腔肿块诊断不清或治疗无效者宜及早行腹腔镜检或剖腹探查。

（4）凡乳腺癌、子宫内膜癌、肠胃癌等患者，术后随访中应定期接受妇科检查，以确定有无卵巢转移癌。

（马雪花）

第十二节　妊娠滋养细胞肿瘤

一、概念

妊娠滋养细胞肿瘤是滋养细胞的恶性病变，60％继发于葡萄胎，30％继发于流产，10％继发于足月妊娠或异位妊娠，包括侵蚀性葡萄胎、绒毛膜癌和胎盘部位滋养细胞肿瘤（后者临床罕见，本节不做叙述）。

二、发病机制

(一)侵蚀性葡萄胎

侵蚀性葡萄胎继发于葡萄胎妊娠，水泡状组织侵入子宫肌层，有绒毛结构，滋养细胞增生、异型。

(二)绒毛膜癌

绒毛膜癌可继发于葡萄胎妊娠，也可继发于非葡萄胎妊娠。细胞滋养细胞和合体滋养细胞高度增生，明显异型，不形成绒毛或水泡状结构，并广泛侵入子宫肌层造成出血坏死。肿瘤不含间质和自身血管，瘤细胞靠侵蚀母体血管而获取营养物质。

三、辅助检查

（1）绒毛膜促性腺激素（HCG）测定：血清 HCG 水平是妊娠滋养细胞肿瘤的主要诊断依据。

葡萄胎后滋养细胞肿瘤：HCG 测定 4 次高水平，呈平台状态（±10％），并持续 3 周或更长时间；或者 HCG 测定 3 次上升（＞10％），并至少持续 2 周或更长时间。

非葡萄胎后滋养细胞肿瘤：足月产、流产和异位妊娠后 HCG 多在 4 周左右转为阴性，若超过 4 周，血清 HCG 仍持续高水平，或一度下降后又上升。

（2）超声检查：诊断子宫原发病灶最常用的方法。子宫可正常大小或增大，肌层内可见高回声团块，边界清但无包膜；或肌层有回声不均区域或团块，边界不清且无包膜；彩色多普勒超声主要显示丰富的血流信号和低阻力型血流频谱。

（3）X 线胸片：诊断肺转移首选的检查方法。最初征象为肺纹理增粗，后发展为片状或小结节状阴影，典型表现为棉球状或团块状阴影。

（4）CT 和磁共振检查：CT 对发现肺部较小病灶和脑、肝等部位转移灶有较高的诊断价值，磁共振主要用于脑和盆腔病灶的诊断。

四、治疗

妊娠滋养细胞肿瘤采取以化疗为主，手术和放疗为辅的综合治疗。

五、护理评估

(一)健康史

采集个人及家属的既往史,包括滋养细胞疾病史、药物使用史及药物过敏史;葡萄胎第一次刮宫的资料;刮宫次数及刮宫后阴道流血量、性质、时间;子宫复旧情况;收集血、尿 HCG 随访资料,肺 X 线检查结果;询问生殖道、肺部、脑等转移的相应症状的主诉,是否接受过化疗及化疗的时间、药物、剂量、疗效及用药后机体的反应情况。

(二)生理状况

1.无转移滋养细胞肿瘤

无转移滋养细胞肿瘤大多数继发于葡萄胎妊娠,临床表现有以下几点。

(1)阴道流血。

(2)子宫复旧不全或不均匀性增大。

(3)卵巢黄素化囊肿。

(4)腹痛。

(5)假孕症状等。

2.转移性滋养细胞肿瘤

转移性滋养细胞肿瘤更多见于非葡萄胎妊娠或绒癌,肿瘤主要经血行播散,转移发生早而且广泛,转移致肝、脑者预后不良。

(1)最常见的转移部位是肺(80%),其次是阴道(30%)、盆腔(20%)、肝(10%)以及脑(10%)等。

(2)由于滋养细胞的生长特点之一是破坏血管,所以各转移部位症状的共同特点是局部出血。

(3)肺转移可无症状,典型表现为胸痛、咳嗽、咯血及呼吸困难。

(4)阴道转移灶常位于阴道前壁及穹隆,呈紫蓝色结节,破溃时引起不规则阴道流血,甚至大出血。

(5)肝转移病灶较小时可无症状,也可表现为右上腹部疼痛或肝区疼痛、黄疸等,若病灶穿破肝包膜,可出现腹腔内出血。

(6)脑转移表现为猝然跌倒、暂时性失语、失明、头痛、喷射样呕吐、抽搐、昏迷等。

(三)影响因素

(1)年龄大于等于 40 岁。

(2)前次妊娠性质。

(3)距前次妊娠时间(月)。

(4)治疗前血 HCG 值。

(5)最大肿瘤大小(包括子宫)。

(6)转移部位。

(7)转移病灶数目。

(8)前次失败化疗。

(四)心理-社会因素

(1)患者及家属担心安全及疾病的预后,对治疗缺乏信心。

（2）害怕化疗的毒副作用。

（3）患者手术后生育无望而感到绝望，对生活失去信心。

六、护理措施

(一)症状护理

1.阴道流血

严密观察、记录出血量，保持外阴清洁，以防感染。出血多时观察血压、脉搏、呼吸，及时做好手术准备。

2.腹痛

病灶穿破浆膜层、腹腔内出血、病灶感染、卵巢黄素化囊肿发生扭转或破裂都可出现急性腹痛，应立即通知医师，并做好手术准备。

3.阴道转移症状

（1）限制走动，密切观察阴道有无破溃出血，禁止做不必要的检查和窥阴器检查。

（2）准备好各种抢救物品（输血、输液用物、长纱条、止血药物、照明灯及氧气等）。

（3）如发生溃破大出血时，应立即通知医师并配合抢救。用长纱条填塞阴道压迫止血，填塞的纱条必须于 24～48 小时内取出，如患者出血未止，则再用无菌纱条重新填塞。同时给予输血、输液。按医嘱用抗生素。取出纱条未见继续出血者仍应严密观察阴道出血情况及生命体征。同时观察有无感染及休克。

4.肺转移症状

（1）卧床休息，减轻患者消耗，观察患者有无咳嗽、咯血、呼吸困难，有呼吸困难者给予半卧位并吸氧。

（2）治疗配合：按医嘱给予镇静药及化疗药物。

（3）大量咯血时有窒息、休克甚至死亡的危险，如发现应立即通知医师，同时给予头低侧卧位并保持呼吸道的通畅，轻击背部，排出积血，配合医师进行止血抗休克治疗。

5.脑转移症状

（1）严密观察生命体征及病情变化，记录出入量。

（2）治疗配合：按医嘱给予静脉补液用药，严格控制补液总量和补液速度。

（3）预防并发症：重视患者早期症状，采取必要的护理措施，预防跌倒、咬伤、吸入性肺炎、角膜炎、压疮等发生。

（4）检查配合：做好 HCG、腰穿、CT 等项目的检查配合。

（5）昏迷、偏瘫者按相应的护理常规实施护理。

(二)用药护理

低危患者首选单一药物化疗，高危患者首选联合化疗。目前常用的一线化疗药物有甲氨蝶呤（MTX）、氟尿嘧啶（5-FU）、放线菌素-D（Act-D）、环磷酰胺（CTX）、长春新碱（VCR）、依托泊苷（VP-16）等。单一药物化疗常用 MTX、5-FU、Act-D。联合化疗首选 EMA-CO 方案或氟尿嘧啶为主的联合化疗方案。

(三)手术护理

1.手术指征

手术主要用于控制大出血等各种并发症、切除耐药病灶、减少肿瘤负荷和缩短化疗疗程，在一些特定的情况下应用,主要用于辅助治疗。

2.手术方式

子宫切除术和肺叶切除术。

(四)心理护理

(1)向患者及家属讲解滋养细胞肿瘤的治疗、发展和转归,详细解释患者所担心的各种疑虑,减轻其心理压力,鼓励其增强信心,配合治疗。

(2)提供有关化学药物治疗及护理的信息,以减少患者的恐惧无助感。

(3)争取家属的支持与配合,家人的理解和帮助是患者迫切的需求。

(五)健康指导

(1)鼓励患者进食高营养、高蛋白、高维生素、易消化的饮食,纠正贫血,改善机体状况,以增强机体抵抗力。

(2)注意休息,避免疲劳及受凉,有转移病灶症状出现时应卧床休息,病情稳定后再适当活动。节制性生活,有阴道转移者严禁性生活。

(3)指导患者按时完成每个疗程的化疗。

(4)治疗结束后严密随访,第1次在出院后3个月,然后每6个月1次至3年,此后每年1次至5年,以后每两年1次。随访内容包括血HCG监测,了解月经是否规则,有无转移灶症状,做妇科检查,定期或必要时做盆腔B超、X线胸片或CT检查。

(5)随访期间应严格避孕,避孕方法首选避孕套,也可选用口服避孕药,一般化疗停止1年后方可妊娠。

七、注意事项

(1)定期消毒病房及患者用物,严格控制探视,避免交叉感染。

(2)妊娠滋养细胞肿瘤高危患者联合化疗疗程多,毒副作用严重,且个体差异较大,要严密做好毒副作用监测,采取及时有效应对措施,同时也要鼓励患者及家属树立信心,积极战胜疾病。

(3)化疗是治疗妊娠滋养细胞肿瘤的有效手段,治疗过程中要避免因药物剂量不足,随意更改化疗方案,随意延迟化疗等导致的耐药病例的产生。

(马雪花)

第十一章 产科护理

第一节 产科患者的常规护理

一、概述

产科常规护理包括入院护理、住院护理和出院护理，属于产科责任护士（助产士）的基本工作范畴，具体包括入院接诊、床位安置、护理评估、治疗处置、病情和产程观察、健康教育和出院指导等内容。由于孕产妇不是一般意义上的患者，且任何问题都有可能涉及胎儿和家庭，故产科护理与其他临床科室的护理相比有其特色和不同的专科护理要求，应全面考虑孕产妇、胎婴儿、家庭经济、文化背景、社会心理等。

二、护理评估

（一）健康史

1.年龄

年龄过小易发生难产；年龄过大，尤其是35岁以上的高龄初产妇，易并发妊娠期高血压疾病、产力异常等。

2.职业

患者在工作中是否接触有毒、有害、放射性物质。

3.本次妊娠经过

妊娠早期有无病毒感染史、用药史、发热史、出血史；饮食营养、运动、睡眠、大小便情况；胎动开始时间。

4.推算预产期

按末次月经推算预产期。如孕妇记不清末次月经日期或为哺乳期月经尚未来潮而受孕者，可根据早孕反应开始出现时间、胎动开始时间、子宫底高度和B超检查的胎囊大小、头臀长度、胎头双顶径及股骨长度值推算出预产期。

5.月经史和孕产史

初潮年龄、月经周期、持续时间。了解初产妇孕次和流产史；了解经产妇既往孕产史，如有无难产史、早产史、死胎死产史、分娩方式、有无产后出血和会阴三度裂伤史等，了解出生时新生儿情况。

6.既往史和手术史

重点了解妊娠前有无高血压、心脏病、血液病、肝肾疾病、结核病、糖尿病和甲状腺功能亢进等内分泌疾病;做过何种手术;有无食物、药物过敏史。

7.家族史

询问家族中有无妊娠合并症、双胎及其他遗传性疾病。

8.配偶情况

着重询问配偶有无不良嗜好、健康状况和有无遗传性疾病。

(二)临床表现

1.症状

(1)疼痛:询问疼痛发生时间、部位、性质及伴随症状,鉴别生理性疼痛与病理性疼痛、临产与假临产。

(2)阴道流血:根据出血的量、颜色和性状,鉴别病理性出血(胎盘/血管前置、胎盘早剥等)和临产前征兆(见红)。

(3)阴道流液:观察阴道流液时间、量、颜色、性状、pH 及能否自主控制,判断是破膜还是一过性尿失禁。

(4)其他:有无头昏、头痛、视物模糊等自觉症状。

2.体征

(1)宫缩:通过触诊法或胎儿电子监护仪监测宫缩,观察宫缩的规律性,如持续时间、间歇时间和强度,确定是否临产。假临产特点为宫缩持续时间短(<30 秒)且不恒定,间歇时间长且不规律,宫缩强度不增加,宫缩时宫颈管不短缩,宫口不扩张,常在夜间出现,清晨消失,给予强镇静药物能抑制宫缩。临产开始的标志为规律且逐渐增强的子宫收缩,持续约 30 秒,间歇 5～6 分钟,同时伴随进行性宫颈管消失、宫口扩张和胎先露部下降;用强镇静药物不能抑制宫缩。随着产程进展,宫缩持续时间渐长(50～60 秒),强度增加,间歇期渐短(2～3 分钟),当宫口近开全时,宫缩持续时间可长达 1 分钟或以上,间歇期仅 1～2 分钟。

(2)宫口扩张:通过阴道检查或肛查(不建议使用)确定宫口扩张程度。当宫缩渐频繁并增强时,宫颈管逐渐缩短直至消失,宫口逐渐扩张。潜伏期扩张速度较慢,活跃期后加快,当宫口开全时,宫颈边缘消失。

(3)胎先露下降:通过阴道检查明确颅骨最低点与坐骨棘平面之间的关系。潜伏期胎头下降不明显,活跃期加快。

(4)胎膜破裂:胎膜多在宫口近开全时自然破裂,前羊水流出。未破膜者,阴道检查时触及有弹性的前羊水囊;已破膜者,则直接触及先露部,推动先露部时流出羊水。

(三)辅助检查

(1)实验室检查:血常规、尿常规、出凝血时间、血型(ABO 和 Rh)、肝肾功能、乙肝抗原抗体、糖耐量、梅毒螺旋体、HIV 筛查、阴道分泌物等。

(2)B 超检查。

(3)胎儿电子监护。

(4)其他:心电图等。

(四)高危因素

(1)年龄:不足 18 岁或大于等于 35 岁。

（2）疾病：妊娠合并症与并发症。

（3）异常分娩史。

（4）其他：酗酒、吸毒等。

（五）心理-社会因素

1.分娩意愿

了解其选择自然分娩或剖宫产的原因。

2.宗教信仰

患者有无因宗教信仰的特殊要求。

3.家庭及社会支持度

家族成员对分娩的看法和医院提供的服务。

4.对分娩过程的感知

患者对分娩的恐惧、自身和胎儿安全的担忧、自我形象的要求、母亲角色适应和行为反应。

5.对医院环境感知

隐私保护、环境舒适性要求等。

三、护理措施

（一）入院护理

（1）接诊：热情接待孕产妇，询问就诊原因，初步评估孕产妇情况，包括面色、体态、精神状态，根据情况安排护理工作流程。

（2）安置孕产妇：依孕产妇自理能力，将其送达已准备好的房间和床位；协助安放母婴生活用品。

（3）收集资料：①入院证；②门诊资料（包括围生期保健手册）；③历次产检记录及辅助检查报告单；④分娩计划书。

（4）建立病历，填写床头卡、手腕带并完成放置和佩戴。

（5）测量生命体征、体重，填写三测单，完成首次护理评估单的书写。

（6）通知管床医师，协助完成产科检查，遵医嘱完成相应辅助检查及处理；根据孕产妇的情况和自理能力，与医师共同确定护理级别，提供相应级别的护理。

（7）介绍管床医师、责任护士、病房环境、生活设施及使用方法、作息时间、家属探视陪伴相关制度。

（8）根据入院评估情况，制订个性化护理计划。

（二）住院护理

（1）观察生命体征：每天测量体温、脉搏、呼吸、血压，如患者有血压升高或妊娠期高血压疾病等，应酌情增加测量次数，并报告医师给予相应处理。每周测1次体重。

（2）遵医嘱进行相应治疗处理。

（3）活动与休息：指导孕产妇保证足够的睡眠，护理活动应不打扰其休息。鼓励其适当活动，有合并症或并发症等应征求医师意见。

（4）清洁与舒适：病室每天开窗通风；指导孕产妇穿棉质衣服，保持个人卫生和会阴部清洁；协助并指导家属为生活不能自理的孕产妇进行脸部清洁、口腔护理、会阴护理、足部护理。

（5）排尿与排便：了解每天排便情况，指导产妇勤排尿，多吃含纤维素的食物，增加饮水量，适当活动。

（6）晨晚间护理：观察和了解孕产妇夜间睡眠质量及产科情况，整理床单位，满足孕产妇清洁、舒适和安全的需要，创造良好的环境，保障母婴休息。

3.阴道分娩孕产妇的护理

（1）产前护理：①指导并协助孕妇采取舒适体位，以左侧卧位为宜，增加胎盘血供。②指导孕妇数胎动，每天 3 次，每次 1 小时。③每 4 小时听一次胎心，胎膜破裂和有异常时酌情增加次数；必要时行胎儿电子监护。如胎心异常，及时给予氧气吸入，患者取左侧卧位，并通知医师及时处理。④密切观察产兆，了解宫缩开始和持续时间、频率及强度；适时阴道检查了解宫口软硬度、扩张情况和是否破膜。⑤观察阴道流液：发现破膜立即听胎心，观察羊水的量、色及性状；保持外阴清洁，避免不必要的阴道检查，预防感染。若先露高浮，应取头低足高位，预防脐带脱垂。⑥营养和休息：鼓励患者进食、适当活动、保存体力，指导应对和放松技巧。

（2）产时护理：确诊临产且满足产房转入标准时，转入产房分娩。

（3）产后护理。①每天测量生命体征 4 次，体温超过 38 ℃时及时报告医师。②子宫复旧和恶露：产后入病房，2 小时内每 30 分钟按压宫底一次，观察阴道出血量、颜色和性状，准确测量产后 24 小时出血量。每天在同一时间评估宫底高度、子宫收缩情况，同时观察恶露量、颜色和气味，如发现异常，及时排空膀胱，按摩子宫，遵医嘱给宫缩剂。如恶露有异味，提示有感染的可能，配合医师做好血标本和组织标本的采集及使用抗生素。③会阴护理：保持局部清洁干燥。产后数小时内用冰袋冷敷，以减轻疼痛不适，24 小时后红外线治疗。每天用 0.05% 聚维酮碘消毒液或 2‰ 苯扎溴铵擦洗或冲洗会阴 2～3 次，大便后清洗外阴，保持局部清洁干燥。会阴有缝线者，每天检查有无红肿、硬结、分泌物，取伤口对侧卧位。如有会阴伤口疼痛剧烈或有肛门坠胀感，应报告医师，排除阴道壁或会阴血肿；如患者出现伤口感染，遵医嘱处理，提前拆线，定时换药；会阴水肿者予 50% 硫酸镁湿热敷。④排尿和排便护理：保持大小便通畅，鼓励患者多饮水，多吃蔬菜及含纤维素食物。产后 4～6 小时内尽早排尿，若排尿困难可改变体位，解除思想顾虑，温水冲洗、热敷下腹部、针灸或新斯的明注射，无效时导尿。⑤产后 1 小时进流食或清淡半流饮食，以后进普通饮食。乳母注意增加蛋白质、维生素和铁的摄入。⑥给予活动指导，鼓励尽早下床活动。⑦乳房护理和母乳喂养指导。

4.术前护理

（1）术前禁饮食：择期手术前禁食 6 小时以上，禁饮水 4 小时以上，急诊手术即刻禁食禁饮。

（2）术前皮肤准备：备皮（新的观念不主张），孕妇情况及医院条件允许可指导或协助孕产妇沐浴、更换手术衣、剪指甲，取下义齿、首饰等物品并交家属保管。

（3）药物过敏试验：遵医嘱进行抗生素、局麻药皮试并详细记录结果。

（4）遵医嘱完善相关辅助检查，必要时备血。

（5）送孕妇至手术室前，听胎心、测血压、完善病历。

（6）与手术室工作人员核查身份和物品，做好交接并记录。

5.术后护理

（1）手术结束，由麻醉师和产科医师或手术室助产士送产妇及新生儿回母婴休息室，与病区责任护士进行入室交接，包括手术方式、麻醉方式、手术过程和术中出血情况；目前产妇神志及生命体征；镇痛、输液（血）及用药情况；新生儿情况。

（2）安置床位，搬移尽量平稳，注意保护伤口、导管，防止滑脱或污染。

（3）根据麻醉方式选择适当卧位。全麻未清醒者专人守护，去枕平卧，头偏向一侧；腰麻、硬膜外麻醉患者术后平卧6小时，血压平稳后，可用枕头或抬高床头；6小时后协助其翻身，定期检查皮肤受压情况，鼓励产妇肢体活动，防止下肢静脉血栓形成。

（4）观察生命体征和病情变化：持续心电监护测血压、脉搏、氧饱和度，30分钟记录一次直至平稳。

（5）切口护理：观察腹部伤口有无渗血、渗液，保持局部清洁干燥。

（6）观察子宫收缩及阴道出血情况：定时观察宫底位置、软硬度，观察阴道流血的量、色和性状，准确估计出血量，有异常及时报告医师。

（7）加强管道护理：标识清晰，避免管道折叠，确保通畅；观察并记录引流液的量及性质。

（8）饮食与排泄：术后6小时内禁食禁饮，之后进无糖无乳流质，肛门排气后逐步过渡到半流质、普食。适当补充维生素和纤维素，保证营养，以利于乳汁的分泌。术后24小时拔除尿管，鼓励产妇下床活动，适量饮水，尽早排尿。

（9）指导母乳喂养：分娩后1小时内行母婴皮肤接触、早吸吮不少于30分钟。

6.心理护理

（1）主动沟通，介绍住院环境、分娩手术相关知识、可能出现的情况和配合方法，缓解因陌生环境、分娩、手术等引起的不良情绪。

（2）观察情绪变化，鼓励孕妇表达分娩经历和内心感受，给予其帮助和疏导。

（3）根据母亲角色适应阶段进行对应护理。①依赖期：产后3天内，让产妇休息，医务人员和家属共同完成产妇和新生儿的日常护理。②依赖-独立期：产后3天开始，医务人员及家属加倍关心产妇，耐心指导并鼓励产妇参与照护新生儿，促使产妇接纳孩子与自己。③独立期：指导产妇及丈夫正确应对压力、照护新生儿、家庭模式和生活方式的改变等，培养新的家庭观念。

7.危急状况处理

（1）阴道流水：密切观察阴道流液时间、量、性质、伴随症状，测定pH，判断是否破膜。若确诊破膜，立即让产妇平卧、听胎心、检查胎先露是否固定，同时报告医师进行相应处理。

（2）阴道流血：密切观察流血时间，正确估计出血量、性质及伴随症状，同时报告医师进行相应处理。

（3）头昏、头痛：立即监测血压、脉搏等生命体征，警惕子痫等疾病发生，同时报告医师进行相应处理。

（4）胎心、胎动异常：判断是否出现胎儿宫内窘迫及脐带脱垂，做相应的应急处理。

（三）出院护理

（1）按常规完成出院体检，去除手腕带；评估产妇产后/术后恢复情况、饮食及睡眠情况、自护和护理新生儿的能力。

（2）进行新生儿沐浴和体检，评估新生儿情况，包括体重、生理性黄疸消退及母乳喂养情况，更换襁褓，去除手腕带。

（3）完成出院宣教，发放出院指导手册；有出院带药者，详细说明使用方法及注意事项；交代产后随访，定期复查。

（4）签署并执行出院医嘱，完善住院病历；审核住院项目，通知住院处结账。

（5）整理床单位，进行终末消毒；铺好备用床，准备迎接新入院者。

（李　玲）

第二节　异位妊娠

一、概述

(一)定义

受精卵在子宫体腔以外着床称为异位妊娠,习称宫外孕,发病率约 2%,是妇科常见急腹症,是早孕阶段导致孕产妇死亡的首要原因之一。异位妊娠可发生于卵巢、腹腔、阔韧带、宫颈,但以输卵管妊娠最常见,占异位妊娠 95% 左右。输卵管妊娠的发生部位又以壶腹部最多见,其次为峡部、伞部,间质部妊娠少见。本节主要讨论输卵管妊娠。

(二)主要发病机制

精子和卵子在输卵管结合形成受精卵,某些因素可导致受精卵不能正常通过输卵管进入宫腔,受阻于输卵管,在输卵管的某一部位着床、发育,发生输卵管妊娠。

(三)治疗原则

根据患者的病情和生育要求,选择合理的治疗方法,异位妊娠的治疗包括药物治疗和手术治疗。

1.药物治疗

药物治疗适用于早期异位妊娠,要求保存生育功能的年轻患者。

2.手术治疗

适应证:①生命体征不平稳或有腹腔内出血征象者;②诊断不明确者;③异位妊娠有进展者(血 HCG>3 000 U/L,或进行性升高、有胎心搏动、附件区包块增大);④药物治疗禁忌证或无效者。

二、护理评估

(一)健康史

询问患者月经史、孕产史,准确推算停经时间;重视高危因素,如不孕症、放置宫内节育器、绝育术、辅助生殖技术后、盆腔炎、异位妊娠史等。

(二)临床表现

1.症状

典型症状为停经后腹痛与阴道流血。

(1)停经:多数患者有 6~8 周的停经史,但有部分患者将不规则阴道流血视为月经而主诉无停经史。

(2)腹痛:输卵管妊娠患者的主要症状。轻者常表现为一侧下腹部隐痛或酸胀感。当输卵管妊娠破裂时,患者可突感一侧下腹部撕裂性疼痛,常伴有恶心、呕吐。若血液局限于病变区,主要表现为下腹部疼痛;当血液积聚于直肠子宫陷凹时,肛门有坠胀感;随着血液流向全腹,患者表现为全腹痛,甚至放射至肩胛部及背部。

(3)阴道流血:胚胎死亡后常有不规则阴道流血,呈少量点滴状,色暗红或深褐,剥离的蜕膜管型或碎片随阴道流血排出。

（4）晕厥与休克：与输卵管妊娠破裂致大出血和疼痛有关，严重程度与腹腔内出血速度和量成正比。

2.体征

（1）一般情况：腹腔内出血多时，患者呈贫血貌，有脉搏快而细弱、心率增快、血压下降等休克症状，体温一般正常，休克时可略低，腹腔内血液吸收时可略高，但不超过 38 ℃。

（2）腹部检查：下腹部压痛、反跳痛明显，患侧尤剧，但腹肌紧张较轻。出血多时，叩诊有移动性浊音，如反复出血、血液积聚，可在下腹触及软性包块。

（3）盆腔检查：子宫后方或患侧附件扪及压痛性肿块；阴道后穹隆饱满，有触痛。宫颈抬举痛或摇摆痛明显，此为输卵管妊娠破裂的重要特征。内出血多时，检查子宫有漂浮感。

（三）辅助检查

1.HCG 测定

尿或血 HCG 测定是早期诊断异位妊娠的重要方法，同时，也对异位妊娠保守治疗的效果评价具有重要意义。

2.超声诊断

超声可见子宫内膜增厚，宫腔内无妊娠囊，宫旁可见低回声区，若其内有胚芽及心管搏动，可确诊为异位妊娠。

3.阴道后穹隆穿刺

阴道后穹隆穿刺是一种简单可靠的诊断方法，适用于疑有腹腔内出血的患者。直肠子宫陷凹在盆腔中位置最低，即使腹腔内出血不多，也能经阴道后穹隆穿刺抽出。若抽出暗红色不凝血，说明腹腔内有出血。

4.腹腔镜检查

目前，腹腔镜检查被视为异位妊娠诊断的金标准，而且在确诊的情况下可起到治疗的作用，适用于早期和诊断有困难，但无腹腔大出血和休克的病例。

5.子宫内膜病理检查

阴道流血多者，应做诊断性刮宫，排除宫内妊娠，刮出物送病理检查。

（四）高危因素

1.输卵管炎症

输卵管炎症是输卵管妊娠的主要原因。包括输卵管黏膜炎和输卵管周围炎。慢性炎症可使管腔变窄、粘连，或纤毛受损等使受精卵运行受阻而在该处着床，导致输卵管妊娠。

2.输卵管发育不良或功能异常

输卵管过长、肌层发育不良、纤毛缺乏、输卵管痉挛或蠕动异常等。

3.辅助生殖技术

近年辅助生殖技术的应用，使输卵管妊娠发生率增加，既往少见的异位妊娠，如卵巢妊娠、宫颈妊娠、腹腔妊娠的发生率增加。

（五）心理-社会因素

（1）腹腔内急性大量出血及剧烈腹痛使患者及家属面对死亡的威胁，表现出强烈的情绪反应，如恐惧、焦虑。

（2）因妊娠终止产生自责、失落、抑郁的心情；个别担心以后的生育能力。

三、护理措施

(一)常规护理

1.合理休息

嘱患者卧床休息,避免突然变换体位及增加腹压的动作。

2.饮食指导

鼓励患者进食营养丰富,尤其是高蛋白、富含铁的饮食,以促进血红蛋白的合成,增强患者的抵抗力。

(二)症状护理

(1)重视患者主诉,尤其注意阴道流血量与腹腔内出血量可不成正比,当阴道流血量不多时,不要误以为腹腔内出血量亦很少。

(2)严密监测患者生命体征及病情变化。如患者出现腹痛加剧、肛门坠胀感时,及时通知医师,积极配合治疗。对严重内出血并伴发休克的患者,护士应立即开放静脉,交叉配血,做好输血输液的准备,以便配合医师积极纠正休克,补充血容量,给予相应处理。

(三)用药护理

常用药物及用药观察:用药期间应仔细观察用药效果及不良反应。

甲氨蝶呤,常用剂量为 0.4 mg/(kg·d),肌内注射,5 天为 1 个疗程。

在应用化学药物治疗期间,应用 B 超进行严密监护,检测血 HCG,并注意患者的病情变化及药物毒副作用。护理措施参见第一章第三节化疗患者的护理,治疗过程中若有严重内出血征象,或疑输卵管间质部妊娠或胚胎继续生长时,仍应及时进行手术治疗。

(四)手术护理

手术分为保守手术和根治手术,可经腹或经腹腔镜完成。保守手术为保留输卵管,适用于有生育要求的年轻妇女。根治手术为切除输卵管,适用于无生育要求的输卵管妊娠、内出血并发休克的急症患者。对于内出血并发休克的患者,密切监测生命体征及腹痛的变化,采取抗休克治疗。给予患者平卧位,注意保暖、吸氧,迅速建立静脉输液通路,交叉配血,按医嘱输液、输血,补充血容量,并迅速做好术前准备。

(五)心理护理

(1)配合医师向患者本人及家属讲清病情及治疗方案,做好思想工作,解除其紧张和焦虑情绪。同时,让家人给予更多的关心和爱护,减少或避免不良的精神刺激和压力。

(2)帮助患者以正常的心态接受此次妊娠失败的现实,向她们讲述疾病的相关知识,减少因害怕再次发生异位妊娠而抵触妊娠的不良情绪,使患者能充满信心地迎接新生活。

四、健康指导

(一)宣传相关知识

输卵管妊娠患者有 10% 的再发率和 50%～60% 的不孕率,要告知有生育要求者,术后避孕6 个月,再次妊娠时应及时就医。

(二)养成良好的卫生习惯

勤洗澡,勤更衣,性伴侣固定,防止生殖系统感染。发生盆腔炎性疾病时须彻底治疗,以免延误病情。

五、注意事项

（1）异位妊娠是妇科急腹症之一，未发生流产或破裂前，症状及体征不明显。

（2）多数患者停经 6～8 周以后出现不规则阴道流血，但有 20％～30％ 患者无停经史，把异位妊娠的不规则阴道流血误认为月经，或由于月经过期仅数天而不认为是停经。

（3）异位妊娠者腹腔内出血多时有晕厥、休克等临床表现。因此，有性生活的育龄期女性，若有阴道不规则流血或下腹疼痛，都应首先排除异位妊娠的可能。

（4）尿或血 HCG 测定对早期诊断异位妊娠至关重要。腹腔镜检查是诊断的金标准。

（5）生命体征不稳定、异位妊娠破裂、妊娠囊直径大于等于 4 cm 或大于等于 3.5 cm 伴胎心搏动的患者禁忌采用药物治疗。

（高媛媛）

第三节　过期妊娠

一、概述

（一）定义

平时月经周期规则，妊娠达到或超过 42 周（≥294 天）尚未分娩者，称为过期妊娠，其发生率占妊娠总数的 3％～15％。

（二）发病机制

各种原因引起的雌孕激素失调导致孕激素优势，分娩发动延迟，胎位不正、头盆不称，胎儿、子宫不能密切接触，反射性子宫收缩减少，引起过期妊娠。

（三）处理原则

妊娠 40 周以后胎盘功能逐渐下降，42 周以后明显下降，因此，在妊娠 41 周以后，即应考虑终止妊娠，尽量避免过期妊娠。应根据胎儿安危状况、胎儿大小、宫颈成熟度综合分析，选择恰当的分娩方式。

（1）促宫颈成熟：目前常用的促宫颈成熟的方法主要有 PGE_2 阴道制剂和宫颈扩张球囊。

（2）人工破膜可减少晚期足月和过期妊娠的发生。

（3）引产术：常用静脉滴注缩宫素，诱发宫缩直至临产；胎头已衔接者，通常先人工破膜，1 小时后开始滴注缩宫素引产。

（4）适当放宽剖宫产指征。

二、护理评估

（一）健康史

详细询问患者病史，准确判断预产期、妊娠周数等。

（二）症状、体征

孕期达到或超过 42 周，通过胎动、胎心率、B 超检查、雌孕激素测定、羊膜镜检查等确定胎盘功能是否正常。

（三）辅助检查

B超检查、雌孕激素测定、羊膜镜检查；胎儿监测的方法包括 NST、CST、生物物理评分（BPP）、改良 BPP（NST＋羊水测量）。尽管 41 周及以上孕周者应行胎儿监测，但采用何种方法及以何频率目前都尚无充分的资料予以确定。

（四）高危因素

高危因素包括初产妇、既往过期妊娠史、男性胎儿、孕妇肥胖。对双胞胎的研究也提示遗传倾向对晚期或过期妊娠的风险因素占 23％～30％。某些胎儿异常可能也与过期妊娠相关，如无脑儿和胎盘硫酸酯酶缺乏，但并不清楚两者之间联系的确切原因。

（五）心理-社会因素

过期妊娠加大胎儿、新生儿及孕产妇风险，导致个人、家庭成员产生紧张、焦虑、担忧等不良情绪。

三、护理措施

（一）常规护理

（1）查看历次产检记录，准确核实孕周。

（2）听胎心，待产期间每 4 小时听 1 次或遵医嘱；交接班必须听胎心；临产后按产程监护常规进行监护；每天至少进行一次胎儿电子监护，特殊情况随时监护。

（3）重视自觉胎动并记录于入院病历中。

（二）产程观察

（1）加强胎心监护。

（2）观察胎膜是否破裂，以及羊水量、颜色、性状等。

（3）注意产程进展、观察胎位变化。

（4）不提倡常规会阴侧切。

（三）用药护理

1.缩宫素静脉滴注

缩宫素作用时间短，半衰期为 5～12 分钟。

（1）静脉滴注缩宫素的配制方法：应先用生理盐水或乳酸钠林格注射液 500 mL，用 7 号针头行静脉滴注，按每分钟 8 滴调好滴速，然后再向输液瓶中加入 2.5 U 缩宫素，将其摇匀后继续滴入。切忌先将 2.5 U 缩宫素溶于生理盐水或乳酸钠林格注射液中直接穿刺行静脉滴注，因此法初调时不易掌握滴速，可能在短时间内使过多的缩宫素进入体内，不够安全。

（2）合适的浓度与滴速：因缩宫素个体敏感度差异极大，静脉滴注缩宫素应从小剂量开始循序增量，起始剂量为 2.5 U 缩宫素溶于 500 mL 生理盐水或乳酸钠林格注射液中，即 0.5％缩宫素浓度，以每毫升 15 滴计算，相当于每滴液体中含缩宫素 0.33 mU。从每分钟 8 滴开始，根据宫缩、胎心情况调整滴速，一般每隔 20 分钟调整 1 次。应用等差法，即从每分钟 8 滴（2.7 mU/min）调整至 16 滴（5.4 mU/min），再增至 24 滴（8.4 mU/min）；为安全起见，也可从每分钟 8 滴开始，每次增加 4 滴，直至出现有效宫缩。

（3）有效宫缩的判定标准：10 分钟内出现 3 次宫缩，每次宫缩持续 30～60 秒，伴有宫颈的缩短和宫口扩张。最大滴速不得超过每分钟 40 滴，即 13.2 mU/min，如达到最大滴速，仍不出现有效宫缩时可增加缩宫素浓度,但缩宫素的应用量不变。增加浓度的方法是 500 mL 生理盐水或乳酸钠林格注射液中加 5 U 缩宫素,即 1‰缩宫素浓度,先将滴速减半,再根据宫缩情况进行调整,增加浓度后,最大增至每分钟 40 滴(26.4 mU),原则上不再增加滴数和缩宫素浓度。

(4)注意事项:①要有专人观察宫缩强度、频率、持续时间及胎心率变化并及时记录,调好宫缩后行胎心监护,破膜后要观察羊水量及有无胎粪污染及其程度。②警惕变态反应。③禁止肌内、皮下、穴位注射及鼻黏膜用药。④输液量不宜过大,以防止发生水中毒。⑤宫缩过强时应及时停用缩宫素,必要时使用宫缩抑制剂。⑥引产失败:缩宫素引产成功率与宫颈成熟度、孕周、胎先露高低有关,如连续使用 2~3 天仍无明显进展,应改用其他引产方法。

2.前列腺素制剂促宫颈成熟

常用的促宫颈成熟的药物主要是前列腺素制剂。目前常在临床使用的前列腺素制剂如下。

(1)可控释地诺前列酮栓:一种可控制释放的前列腺素 E_2(PGE_2)栓剂,含有 10 mg 地诺前列酮,以 0.3 mg/h 的速度缓慢释放,需低温保存,可以控制药物释放,在出现宫缩过频时能方便取出。

应用方法:外阴消毒后将可控释地诺前列酮栓置于阴道后穹隆深处,并旋转 90°,使栓剂横置于阴道后穹隆,宜于保持原位。在阴道口外保留 2~3 cm 终止带,以便于取出。在药物置入后,嘱孕妇平卧 20~30 分钟,以利栓剂吸水膨胀;2 小时后复查,若栓剂仍在原位孕妇可下地活动。

出现以下情况时应及时取出:①出现规律宫缩(每 3 分钟 1 次的宫缩)并同时伴随有宫颈成熟度的改善,宫颈 Bishop 评分大于等于 6 分。②自然破膜或行人工破膜术。③子宫收缩过频(每 10 分钟有 5 次及以上的宫缩)。④置药 24 小时。⑤有胎儿出现不良状况的证据:胎动减少或消失、胎动过频、胎儿电子监护结果分级为Ⅱ类或Ⅲ类。⑥出现不能用其他原因解释的母体不良反应,如恶心、呕吐、腹泻、发热、低血压、心动过速或者阴道流血增多。取出至少 30 分钟后方可静脉滴注缩宫素。

禁忌证:包括哮喘、青光眼、严重肝肾功能不全等;有急产史或有 3 次以上足月产史的经产妇;瘢痕子宫妊娠;有子宫颈手术史或子宫颈裂伤史;已临产;Bishop 评分大于等于 6 分;急性盆腔炎;前置胎盘或不明原因阴道流血;胎先露异常;可疑胎儿窘迫;正在使用缩宫素;对地诺前列酮或任何赋形剂成分过敏者。

(2)米索前列醇:一种人工合成的前列腺素 E_1(PGE_1)制剂,有 100 μg 和 200 μg 两种片剂,美国食品与药品监督管理局(FDA)于 2002 年批准米索前列醇用于妊娠中期促宫颈成熟和引产,而用于妊娠晚期促宫颈成熟虽未经 FDA 和中国国家市场监督管理总局认证,但美国 ACOG 于 2009 年又重申了米索前列醇在产科领域使用的规范。参考美国 ACOG 2009 年的规范并结合我国米索前列醇的临床使用经验,经中华医学会妇产科学分会产科学组多次讨论,米索前列醇在妊娠晚期促宫颈成熟的应用常规如下:用于妊娠晚期未破膜而宫颈不成熟的孕妇,是一种安全有效的引产方法。每次阴道放药剂量为 25 μg,放药时不要将药物压成碎片。如 6 小时后仍无宫缩,在重复使用米索前列醇前应行阴道检查,重新评价宫颈成熟度,了解原放置药物是否溶化、吸收,如未溶化和吸收则不宜再放。每天总量不超过 50 μg,以免药物吸收过多。如需加用缩宫素,应该在最后一次放置米索前列醇后再过 4 小时以上,并行阴道检查证实米索前列醇已经吸收才可以加用。使用米索前列醇时应在产房观察,监测宫缩和胎心率,一旦出现宫缩过频,应立即进行阴道检查,并取出残留药物。

优点：价格低、性质稳定、易于保存、作用时间长，尤其适合基层医疗机构应用。一些前瞻性随机临床试验和荟萃分析表明，米索前列醇可有效促进宫颈成熟。母体和胎儿使用米索前列醇产生的多数不良后果与每次用药量超过 25 μg 相关。

禁忌证与取出指征：应用米索前列醇促宫颈成熟的禁忌证及药物取出指征与可控释地诺前列酮栓相同。

(四)产程处理

进入产程后，应鼓励产妇取左侧卧位、吸氧。产程中最好连续监测胎心，注意羊水形状，必要时取胎儿头皮血测 pH，及早发现胎儿宫内窘迫，并及时处理。过期妊娠时，常伴有胎儿窘迫、羊水粪染，分娩时应做相应准备。胎儿娩出后立即在直接喉镜指引下行气管插管，吸出气管内容物，以减少胎粪吸入综合征的发生。

(五)心理护理

(1)为孕产妇提供心理支持，帮助其建立母亲角色。

(2)安抚产妇家属，帮助产妇家庭应对过期妊娠分娩。

(3)接纳可能出现的难产，行胎头吸引、产钳助产等。

四、健康指导

(1)合理、适当地休息、饮食、睡眠等。

(2)情绪放松、身体放松。

(3)适当运动，无其他特殊情况时取自由体位待产。

(4)讲解临产征兆、自觉胎动计数等，指导产妇如何积极配合治疗。

(5)讲解过期妊娠分娩及过期产儿护理原则。

五、注意事项

应急处理：做好正常分娩、难产助产、剖宫产准备。

(高媛媛)

第四节　多胎妊娠

一、概述

(一)定义

一次妊娠宫腔内同时有两个或两个以上的胎儿时为多胎妊娠，以双胎妊娠为多见。随着辅助生殖技术广泛开展，多胎妊娠发生率明显增高。

(二)类型特点

多胎妊娠包括由一个卵子受精后分裂而形成的单卵双胎妊娠和由两个卵子分别受精而形成的双卵双胎妊娠，双卵双胎妊娠约占双胎妊娠的 70%，两个卵子可来源于同一成熟卵泡或两侧卵巢的成熟卵泡。

(三)治疗原则

1.妊娠期

及早诊断出双胎妊娠者并确定羊膜绒毛性,增加其产前检查次数,注意休息,加强营养,注意预防贫血、妊娠期高血压疾病的发生,防止早产、羊水过多、产前出血等。

2.分娩期

观察产程和胎心变化,如发现有宫缩乏力或产程延长,应及时处理。第一个胎儿娩出后,应立即断脐,助手扶正第二个胎儿的胎位,使其保持纵产式,等待 15～20 分钟后,第二个胎儿自然娩出。如等待 15 分钟仍无宫缩,则可人工破膜或静脉滴注催产素促进宫缩。如发现有脐带脱垂或怀疑胎盘早剥时,即手术助产。如第一个胎儿为臀位,第二个胎儿为头位,应注意防止胎头交锁导致难产。

3.产褥期

第二个胎儿娩出后应立即肌内注射或静脉滴注催产素,腹部放置沙袋,防止腹压骤降引起休克,同时预防发生产后出血。

二、护理评估

(一)健康史

评估本次妊娠的双胎羊膜绒毛膜性,孕妇的早孕反应程度,食欲、呼吸情况,以及下肢水肿、静脉曲张程度。

(二)生理状况

1.孕妇的并发症

妊娠期高血压疾病、妊娠期肝内胆汁瘀积症、贫血、羊水过多、胎膜早破、宫缩乏力、胎盘早剥、产后出血、流产等。

2.围产儿并发症

早产、脐带异常、胎头交锁、胎头碰撞、胎儿畸形以及单绒毛膜双胎特有的并发症,如双胎输血综合征、选择性生长受限、一胎无心畸形等;极高危的单绒毛膜单羊膜囊双胎,由于两个胎儿共用一个羊膜腔,两胎儿间无羊膜分隔,因脐带缠绕和打结而发生宫内意外的可能性较大。

(三)辅助检查

1.B 超检查

B 超检查可以早期诊断双胎、畸胎,能提高双胎妊娠的孕期监护质量。在妊娠 6～9 周,可通过孕囊数目判断绒毛膜性;妊娠 10～14 周,可以通过双胎间的羊膜与胎盘交界的形态判断绒毛膜性。单绒毛膜双胎羊膜分隔与胎盘呈"T"征,而双绒毛膜双胎胎膜融合处夹有胎盘组织,所以胎盘融合处表现为"双胎峰"(或"λ"征)。

妊娠 18～24 周,最晚不要超过 26 周,对双胎妊娠进行超声结构筛查。双胎容易因胎儿体位的关系影响结构筛查质量,有条件的医院可根据孕周分次进行包括胎儿心脏在内的结构筛查。

2.血清学筛查

唐氏综合征在单胎与双胎妊娠孕中期血清学筛查的检出率分别为 60%～70% 和 45%,其假阳性率分别为 5% 和 10%。由于双胎妊娠筛查检出率较低,而且假阳性率较高,目前并不推荐单独使用血清学指标进行双胎的非整倍体筛查。

3.有创性产前诊断

双胎妊娠有创性产前诊断操作带来的胎儿丢失率要高于单胎妊娠,以及后续的处理如选择性减胎等也存在危险性,建议转诊至有能力进行宫内干预的产前诊断中心进行。

(四)高危因素

多胎妊娠者可出现妊娠期高血压疾病、妊娠肝内胆汁瘀积症、贫血、羊水过多、胎膜早破、宫缩乏力、胎盘早剥、产后出血、流产等多种并发症。

(五)心理-社会因素

双胎妊娠的孕妇在孕期必须适应两次角色转变,首先是接受妊娠,其次当被告知是双胎妊娠时,必须适应第二次角色转变,即成为两个孩子的母亲;双胎妊娠属于高危妊娠,孕妇既兴奋又常常担心母儿的安危,尤其担心胎儿的存活率。

三、护理措施

(一)常规护理

(1)增加产前检查的次数,每次监测宫高、腹围和体重。

(2)注意休息;卧床时最好取左侧卧位,增加子宫、胎盘的血供,减少早产的机会。

(3)加强营养,尤其注意补充铁、钙、叶酸等,以满足妊娠的需要。

(二)症状护理

双胎妊娠孕妇胃区受压致胃纳差、食欲减退,因此应鼓励孕妇少量多餐,满足孕期需要,必要时给予饮食指导,如增加铁、叶酸、维生素的供给。因双胎妊娠的孕妇腰背部疼痛症状较明显,应注意休息,可指导其做骨盆倾斜运动,局部热敷也可缓解症状。采取措施预防静脉曲张的发生。

(三)用药护理

双胎妊娠可能出现妊娠期高血压疾病、妊娠肝内胆汁瘀积症、贫血、羊水过多、胎膜早破、胎盘早剥等多种并发症,按相应用药情况护理。

(四)分娩期护理

(1)阴道分娩时严密观察产程进展和胎心率变化,及时处理问题。

(2)防止第二胎儿胎位异常、胎盘早剥;防止产后出血的发生;产后腹部加压,防止腹压骤降引起的休克。

(3)如行剖宫产,需要配合医师做好剖宫产术前准备和产后双胎新生儿护理准备;如系早产,产后应加强对早产儿的观察和护理。

(五)心理护理

帮助双胎妊娠的孕妇完成两次角色转变,使其接受成为两个孩子母亲的事实。告知双胎妊娠虽属高危妊娠,但孕妇不必过分担心母儿的安危,说明保持心情愉快、积极配合治疗的重要性,指导家属准备双份新生儿用物。

四、健康指导

护士应指导孕妇注意休息,加强营养,注意阴道流血量和子宫复旧情况,防止产后出血。并指导产妇正确进行母乳喂养,选择有效的避孕措施。

五、注意事项

合理营养,注意补充铁剂,防止妊娠期贫血,妊娠晚期特别注意避免疲劳,加强休息,预防早产和分娩期并发症。

（李　玲）

第五节　胎膜早破

胎膜早破(premature rupture of membranes,PROM)是指在临产前胎膜自然破裂,是常见的分娩期并发症,妊娠满 37 周的发生率为 10％,妊娠不满 37 周的发生率为 2.0％～3.5％。胎膜早破可引起早产及围生儿死亡率增加,亦可导致孕产妇宫内感染率和产褥期感染率增加。

一、病因

一般认为胎膜早破与以下因素有关,常为多因素所致。

(一)上行感染

可由生殖道病原微生物上行感染引起胎膜炎,使胎膜局部张力下降而破裂。

(二)羊膜腔压力增高

羊膜腔压力增高常见于多胎妊娠、羊水过多等。

(三)胎膜受力不均

胎先露高浮、头盆不称、胎位异常可使胎膜受压不均导致破裂。

(四)营养因素

缺乏维生素 C、锌及铜,可使胎膜张力下降而破裂。

(五)宫颈内口松弛

常因手术创伤或先天性宫颈组织薄弱,宫颈内口松弛,胎膜进入扩张的宫颈或阴道内,导致感染或受力不均,而使胎膜破裂。

(六)细胞因子

白细胞介素-1(IL-1)、IL-6、IL-8、肿瘤坏死因子-α(TNF-α)升高,可激活溶酶体酶,破坏羊膜组织,导致胎膜早破。

(七)机械性刺激

创伤或妊娠后期性交也可导致胎膜早破。

二、临床表现

(一)症状

孕妇突感有较多液体自阴道流出,有时可混有胎脂及胎粪,无腹痛等其他产兆,当咳嗽、打喷嚏等导致腹压增加时,羊水可少量间断性排出。

(二)体征

肛诊或阴检时,触不到羊膜囊,上推胎儿先露部可见到羊水流出。如伴羊膜腔感染,可有臭味,并伴有发热、母儿心率增快、子宫压痛、白细胞计数增多、C反应蛋白升高。

三、对母儿的影响

(一)对母亲的影响

胎膜早破后,生殖道病原微生物易上行感染,感染程度通常与破膜时间有关。羊膜腔感染易发生产后出血。

(二)对胎儿的影响

胎膜早破经常诱发早产,早产儿易发生呼吸窘迫综合征。羊膜腔感染时,可引起新生儿吸入性肺炎,严重者发生败血症、颅内感染等。脐带受压、脐带脱垂时可致胎儿窘迫。胎膜早破发生的孕周越小,胎肺发育不良发生率越高,围生儿死亡率越高。

四、处理原则

预防感染和脐带脱垂,如有感染、胎窘征象,及时行剖宫产终止妊娠。

五、护理

(一)护理评估

1.病史

询问病史,了解是否有发生胎膜早破的病因,确定具体的胎膜早破的时间、妊娠周数,是否有宫缩、见红等产兆,是否出现感染征象,是否出现胎窘现象。

2.身心状况

观察孕妇阴道流液的色、质、量,是否有气味。孕妇常可能因为不了解胎膜早破的原因,而对不可自控的阴道流液形成恐慌,可能担心自身与胎儿的安危。

3.辅助检查

(1)阴道流液的pH测定:正常阴道液pH为4.5～5.5,羊水pH为7.0～7.5。若pH大于6.5,提示胎膜早破,准确率达90%。

(2)肛查或阴道窥阴器检查:肛查时未触到羊膜囊,上推胎儿先露部,有羊水流出。阴道窥阴器检查时见液体自宫口流出,或可见阴道后穹隆有较多混有胎脂和胎粪的液体。

(3)阴道液涂片检查:将阴道液置于载玻片上,干燥后镜检可见羊齿植物叶状结晶,为羊水,准确率达95%。

(4)羊膜镜检查:可直视胎先露部,看不到前羊膜囊即可诊断。

(5)胎儿纤维结合蛋白(fetal fibronectin,fFN)测定:fFN是胎膜分泌的细胞外基质蛋白。当宫颈及阴道分泌物内fFN含量超过0.05 mg/L时,胎膜抗张能力下降,易发生胎膜早破。

(6)超声检查:羊水量减少可协助诊断,但不可确诊。

(二)护理诊断

1.有感染的危险

感染与胎膜破裂后,生殖道病原微生物上行感染有关。

2.知识缺乏

缺乏预防和处理胎膜早破的知识。

3.有胎儿受伤的危险

胎儿受伤与脐带脱垂、早产儿肺部发育不成熟有关。

(三)护理目标

(1)孕妇无感染征象发生。

(2)孕妇了解胎膜早破的知识,如突然发生胎膜早破,能够及时进行初步应对。

(3)胎儿无并发症发生。

(四)护理措施

1.预防脐带脱垂的护理

胎膜早破并胎先露未衔接的孕妇应绝对卧床休息,多采用左侧卧位,注意抬高臀部,防止脐带脱垂造成胎儿宫内窘迫。注意监测胎心变化,进行肛查或阴检时,确定有无隐性脐带脱垂,一旦发生,立即通知医师,并于数分钟内结束分娩。

2.预防感染

保持床单位清洁。于外阴处使用无菌的会阴垫,勤于更换,保持清洁干燥,防止上行感染。更换会阴垫时观察羊水的色、质、量、气味等。嘱孕妇保持外阴清洁,每天擦洗 2 次会阴。同时观察孕妇的生命体征、血生化指标,了解是否存在感染征象。破膜大于 12 小时,遵医嘱给予抗生素,防止感染。

3.监测胎儿宫内情况

密切观察胎心率的变化,嘱孕妇自测胎动。如有混有胎粪的羊水流出,即为胎儿宫内缺氧的表现,应及时予以吸氧,左侧卧位,并根据医嘱做好相应的护理。

对于胎膜早破、孕周不足 35 周者,根据医嘱予地塞米松促进胎肺成熟;对于孕周不足 37 周并已临产者,或孕周超过 37 周者,胎膜早破超过 12 小时后仍未临产者,可根据医嘱尽快结束分娩。

4.健康教育

孕期时为孕妇讲解胎膜早破的定义与原因,并强调孕期卫生保健的重要性。指导孕妇,如出现胎膜早破现象,无须恐慌,应立即平卧,及时就诊。孕晚期禁止性交,避免腹部碰撞或增加腹压。指导孕妇孕期补充足量的维生素和锌、铜等微量元素。宫颈内口松弛者应多卧床休息,并遵医嘱,根据需要于孕 14~16 周时行宫颈环扎术。

(李　玲)

第六节　前置胎盘

一、概述

(一)定义

正常妊娠时,胎盘附着于子宫体部的前壁、后壁或侧壁。妊娠 28 周后,若胎盘附着于子宫下段、下缘,达到或覆盖宫颈内口,位置低于胎先露部,称为前置胎盘。前置胎盘是妊娠晚期的严重并发症之一,也是妊娠晚期阴道流血最常见的原因。国外报道其发病率为 0.5%,国内报道前置胎盘发生率为 0.24%～1.57%。按胎盘边缘与宫颈内口的关系,将前置胎盘分为 4 种类型:完全性前置胎盘、部分性前置胎盘、边缘性前置胎盘、低置胎盘。妊娠中期超声检查发现胎盘接近或覆盖宫颈内口时,称为胎盘前置状态。

(二)主要发病机制

由于人工流产、多胎妊娠、经产妇等原因,胎盘需要扩大面积、吸取营养,以供胎儿需求的胎盘面积扩大导致的前置胎盘以及孕卵着床部位下移导致胎盘前置。

(三)处理原则

抑制宫缩、止血、纠正贫血和预防感染。根据阴道流血量、有无休克、妊娠周数、产次、胎位、胎儿是否存活、是否临产及前置胎盘类型等综合作出决定。凶险性前置胎盘患者应当在有条件的医院处理。

二、护理评估

(一)健康史

除个人健康史外,在孕产史中尤其注意识别有无剖宫产术、人工流产术及子宫内膜炎等前置胎盘的易发因素;此外,妊娠经过中,特别是孕 28 周后,是否出现无痛性、无诱因、反复阴道流血症状,并详细记录具体经过及医疗处理情况。

(二)临床表现

1.症状

典型症状为妊娠晚期或临产时,发生无诱因、无痛性反复阴道流血。初次出血量一般不多,剥离处血液凝固后,出血停止;也有初次即发生致命性大出血而导致的休克。阴道流血发生时间、反复发生次数、出血量多少与前置胎盘类型有关。

2.体征

患者一般情况与出血量有关,大量出血者呈现面色苍白、脉搏增快微弱、血压下降等休克表现。腹部检查:子宫软,无压痛,大小与妊娠周数相符。由于子宫下段有胎盘占据,影响先露入盆,故胎先露高浮,常并发胎位异常。反复出血或一次出血量过多可使胎儿宫内缺氧,严重者胎死宫内。当前置胎盘附着于子宫前壁时,可在耻骨联合上方闻及胎盘杂音。临产时检查见宫缩为阵发性,间歇期子宫完全松弛。

(三)辅助检查

1.超声检查

推荐使用经阴道超声进行检查,其准确性明显高于经腹超声,并具有安全性。当胎盘边缘未达到宫颈内口时,测量胎盘边缘距宫颈内口的距离;当胎盘边缘覆盖宫颈内口时,测量胎盘边缘超过宫颈内口的距离,结果应精确到毫米。

2.MRI 检查

有条件的医院对于怀疑合并胎盘植入者,可选择 MRI 检查。与经阴道超声检查相比,MRI 对胎盘定位无明显优势。

(四)高危因素

前置胎盘的高危因素包括流产史、宫腔操作史、产褥期感染史、高龄、剖宫产史、吸烟、双胎妊娠,以及妊娠 28 周前超声检查提示胎盘前置状态等。

（五）心理-社会因素

患者的一般情况与出血量的多少密切相关。大量出血时可见面色苍白、脉搏细速、血压下降等休克症状，孕妇及其家属可因突然阴道流血而感到恐惧或焦虑，既担心孕妇的健康，又担心胎儿的安危，可能显得恐慌、紧张、手足无措等。

三、护理措施

（一）常规护理

1.保证休息，减少刺激

孕妇需住院观察，阴道流血期间绝对卧床休息，尤以左侧卧位为佳，血止后可适当活动。并定时间断吸氧，每天3次，每次1小时，以提高胎儿血氧供应。此外，还需避免各种刺激，以减少出血机会。医护人员进行腹部检查时动作要轻柔，禁做阴道检查及肛查。

2.检测生命体征，及时发现病情变化

严密观察并记录孕妇生命体征，阴道流血的量、色、时间及一般状况，监测胎儿宫内状态，按医嘱及时完成实验室检查项目，并交叉配血备用。发现异常及时报告医师并配合处理。

（二）症状护理

1.纠正贫血

除口服硫酸亚铁、输血等措施外，还应加强饮食营养指导，建议孕妇多食高蛋白及含铁丰富的食物，如动物肝脏、绿叶蔬菜及豆类等。一方面有助于纠正贫血，另一方面还可增强机体抵抗力，同时也可促进胎儿发育。

2.预防产后出血和感染

产妇回病房休息时，严密观察产妇的生命体征及阴道流血情况，发现异常及时报告医师处理，以防止或减少产后出血。

及时更换会阴垫，以保持会阴部清洁、干燥。

胎儿娩出后，及早使用宫缩剂，以预防产后大出血；严格按照高危儿标准护理新生儿。

3.紧急转运

如患者阴道流血多，怀疑为凶险性前置胎盘，本地无医疗条件处理，应建立静脉通道，输血输液，止血，抑制宫缩，由有经验的医师护送，迅速转诊到上级医疗机构。

（三）用药护理

在期待治疗过程中，常伴发早产，对于有早产风险的患者可酌情给予宫缩抑制剂，防止因宫缩引起的进一步出血，赢得促胎肺成熟的时间。常用药物有硫酸镁、β受体激动剂、钙通道阻滞剂、非甾体类抗感染药、缩宫素受体抑制剂等。

在使用宫缩抑制剂的过程中，仍有阴道大出血的风险，应随时做好剖宫产手术的准备。值得注意的是，宫缩抑制剂与肌松剂有协同作用，可加重肌松剂的神经肌肉阻滞作用，增加产后出血的风险。

糖皮质激素的使用：若妊娠不足34周，应促胎肺成熟，应参考早产的相关诊疗指南。

除口服硫酸亚铁、输血等措施外，还应加强饮食营养指导，建议孕妇多食高蛋白及含铁丰富的食物，如动物肝脏、绿叶蔬菜及豆类等。一方面有助于纠正贫血，另一方面还可增强机体抵抗力，同时也可以促进胎儿发育。

（四）心理护理

帮助孕妇了解前置胎盘发病机制、症状体征辅助检查内容,引导孕妇能以最佳身心状态接受手术及分娩的过程。

四、健康指导

护士应加强对孕妇的管理和宣教,指导围孕期妇女避免吸烟、酗酒、吸食毒品等不良行为,避免多次刮宫、引产或宫内感染,防止多产,减少子宫内膜损伤或子宫内膜炎。加强孕期管理,按时进行产前检查及正确的孕期指导,早期诊断,及时处理。对妊娠期出血者,无论量多少均应就医,做到及时诊断,正确处理。

五、注意事项

(1)如有腹痛、出血等不适症状,应绝对卧床休息,止血后方可轻微活动。

(2)避免进行增加腹压的活动,如用力排便、频繁咳嗽、下蹲等,避免用手刺激腹部,变换体位时动作要轻缓。

(3)禁止性生活、阴道检查及肛查。

(4)备血,做好处理产后出血和抢救新生儿的准备。

(5)长期卧床者应加强营养,适当行肢体活动,给予下肢按摩,定时排便,练习深呼吸等,以防止并发症的发生。

（李　玲）

第七节　会阴切开术后护理

在顺产的时候,医师有可能会为产妇做会阴切开手术。会阴位于一个非常特殊的位置——尿道口、阴道口及肛门交汇处,这里组织疏松,遍布血管,神经非常丰富,对疼痛十分敏感,所以,产妇在生产完之后,经常会感觉到会阴伤口疼痛。

一、会阴伤口痛分类

（一）创伤痛

会阴切开手术留下的伤口需要很长一段时间才能愈合。皮肤肌肉切断、神经断裂,再加之缝合结扎,感觉伤口疼痛是再正常不过的了。通常来说,产妇在手术当天会感觉到较重的疼痛感,两三天之后,痛感就会明显减轻。当然,疼痛的程度也因人而异。如果产妇感觉疼痛较重,可以求助医师。

（二）水肿性痛

会阴伤口出现水肿的症状,通常见于分娩时第二产程较长的产妇。这时伤口缝线勒紧,疼痛感会一直持续。为了缓解这种疼痛,可以用红外线灯对产妇的伤口进行照射,或者对伤口进行湿敷。这些做法能促进水肿的消退,一旦水肿消退,疼痛感也会随之消失。

（三）血肿性痛

血肿性痛是由伤口内部出血造成的。出血积聚在伤口里无法排出，最终形成产道血肿，伤口周围皮肤出现瘀肿，颜色发紫，触碰时痛感尤其明显。出血量比较大的时候，血肿会向伤口的上下发展，严重时还会导致产妇休克。产妇出现血肿性痛时，应该马上止血，医师可能会拆开伤口缝合线，对淤血进行清理，将出血点缝合起来。

（四）感染性痛

感染性痛是由感染引起的，伤口处会红、肿、痛、热，并且产妇还会全身发热。这时多处于炎症早期，尽早进行抗感染治疗，并配合以局部热疗，就可以将炎症控制住，疼痛感也会因此而减轻或者消失。如果炎症继续发展，会导致伤口化脓。这时应该将产妇的伤口缝合线拆除，将脓液引流出来，等到炎症消除后再进行第二次缝合。

（五）缝合线未吸收痛

缝合线未吸收痛通常出现于出院后，伤口瘢痕略微突出、溃破流液、有缝合线穿出。通常缝合线排由以后，伤口就能够自行愈合。为缓解这种疼痛，产妇可以用浸有 1:5 000 的高锰酸钾溶液的纱布在伤口处湿敷 10 分钟，然后再涂上红霉素软膏。每天湿敷 2~3 次最佳。

（六）硬结性痛

硬结性痛是指伤口由于炎症、缝合线没有吸收等导致纤维组织增生，形成硬结引发的疼痛。这时应该进行局部理疗，如红外线照射。还可以用热水坐浴，每次 15 分钟左右，每天 2 次。

二、护理与康复

会阴伤口由于所处的位置特殊，非常容易受到各种污染。而且产妇产后会不断排出恶露，难免会流经伤口，影响伤口愈合。所以，产妇在产后一定要注意护理会阴伤口。

（一）采取正确的卧位

会阴侧切通常采用左侧切，为了避免压迫伤口，产妇应采取右侧卧位或者仰卧位，避免恶露对伤口造成污染。右侧卧位还可以帮助伤口里的积血尽快流出，不至于形成血肿，不会对伤口的愈合产生影响。另外，右侧卧位还可以防止恶露中子宫内膜碎片流入伤口，减少子宫内膜异位症的发生概率。等到了产后第 5 天前后，就可以采用左右轮换卧位。

（二）保持伤口清洁

产妇应及时更换卫生巾，避免恶露长时间浸泡伤口。每天用温开水对伤口进行冲洗，大小便后也要用温开水冲洗。为了避免污染伤口，大便以后要从前向后擦拭，切勿从后向前擦拭。

（三）防止伤口撕裂

产妇在大便的时候可以先对会阴部和臀部进行收敛，这样可以防止会阴伤口因用力大便而撕裂。大便时要避免用力憋气扩张会阴部，如果便秘，可以使用开塞露对直肠和肛门进行润滑。在伤口完全愈合前，产妇不要做下蹲或其他用力的动作。坐立的时候身体重心要向右倾斜，避免压迫伤口而引发疼痛。此外，大腿外展不要过度，防止伤口裂开。如果产妇需要拆线，最好不要在拆线当天出院，因为伤口裂开通常发生在伤口拆线的当天。

（四）避免伤口感染

如果产妇的伤口出现了肿胀、疼痛、硬结等现象，尤其是在挤压时会流出脓性分泌物时，要在医师的指导下服用抗生素，再拆除缝合线，促进脓液流出，避免伤口感染引发更大的问题。

（五）密切观察会阴伤口的情况

要特别注意会阴切口的变化，如果伤口出现剧烈疼痛，要马上与医师联系，或者到医院急诊，及时进行处理，必要时可以做理疗。如果伤口出现了肿胀现象，在排除感染的情况下可以进行理疗，或者用50%硫酸镁进行湿敷，帮助伤口消肿。

（六）注意饮食

产后1周内，产妇最好进食一些少渣食物，比如牛奶、藕粉、蛋汤、米汤、稀粥等半流质食物，预防便秘。适量食用蛋、瘦肉等高蛋白食物，可促进伤口修复。除细粮之外还要适当吃一些粗粮，补充粗纤维，加速肠蠕动。要注意不能吃辛辣以及具有刺激性的食物。在伤口未愈合时，要尽量少吃鱼类，因为鱼肉中富含的有机酸物质，具有抑制血小板凝集的作用，不利于伤口愈合。

（陈粉粉）

第八节　剖宫产术后护理

在分娩时，由于各种各样的原因，有些产妇经历了剖宫产。剖宫产的产妇们在护理时要更加小心。

剖宫产手术结束后，产妇回到病房最重要的事情就是好好休息。剖宫产毕竟是比较大的手术，需要良好的休养才能使身体较快恢复。而且，这时候的产妇还要忍受导尿管的刺激、吸氧管的不适、心电监护的袖带缠绕以及镇痛泵的作用，会处于极其不舒服的状态，更加需要良好的休息。

一、剖宫产术后护理与康复

（一）躺卧的姿势以平卧为宜

产妇在生产后平卧6小时就可以枕枕头了，平卧的姿势会减轻对伤口的牵拉。平卧位时，如果把头偏向一侧，可预防呕吐物的误吸。而且，大多数剖宫产产妇都会采用硬脊膜外腔麻醉方式，术后用平卧姿势可以预防麻醉带来的头痛。

（二）进行术后生命体征监测

常规进行术后生命体征监测。观察产妇面色，测量脉搏、体温、血压，观察小便的颜色和量以及尿管是否通畅，并且把这些情况准确记录下来。

（三）少用止痛药物

剖宫产手术后，随着麻醉药作用的慢慢消失，产妇伤口的疼痛感会越来越强。一般在术后数小时，伤口开始剧烈疼痛。如果实在无法忍受，可以请医师开止痛药物，或者使用镇痛泵来缓解疼痛。但用量不要过度，使用太多的止痛药物会对肠蠕动功能的恢复造成不利影响。通常来说，伤口的疼痛在3天后就会减弱甚至消失。

（四）术后应该多翻身

手术时使用的麻醉药会对肠蠕动产生抑制作用，所以手术后产妇会产生不同程度的肠胀气。因此，在产后第1天，产妇应该尽早翻身、多翻身，这样有利于肠蠕动功能的尽快恢复，使肠道里积攒的气体尽早排出来。

(五)尽快进食

剖宫产 6 小时后,产妇就可以饮用一些可以帮助排气的汤饮了,这样可以增强肠蠕动,尽快排气,减少腹胀。

(六)尽早活动

术后,产妇一旦开始恢复知觉了,就可以适当地进行一些肢体活动,并根据身体情况逐渐增加活动量。尽早活动有利于加速全身血液循环,使伤口更快愈合,促使子宫尽快复原,预防肠粘连以及血栓形成而导致其他部位的栓塞。

(七)注意排尿

在做剖宫产手术的时候,医师通常会为产妇放置导尿管。术后 12~24 小时,麻醉药的影响会逐渐消失,膀胱肌肉再次恢复排尿功能,这时,医师会为产妇拔掉导尿管。拔掉之后,一旦出现了尿意,产妇就要尽力排尿,从而使导尿管保留时间过长带来的危险性降低,避免引发尿路细菌感染。

二、剖宫产伤口的护理与康复

剖宫产的伤口是多种多样的,有纵切,也有横切,不过,无论是哪一种伤口,最关键的一点都是一样的,那就是要做好清洁护理。

(1)产妇要按时更换伤口的纱布,及时涂药。在换纱布和涂药之前,医师会用蘸有 75% 乙醇的棉签对伤口以及伤口周围轻轻擦拭,进行消毒,然后再涂药,绑上干净的纱布。伤口愈合以前不要沾水,否则水会污染伤口,导致感染。所以,剖宫产的产妇在产后 2 周以内尽量不要洗澡,可以对身体进行擦浴。

(2)产妇伤口的愈合离不开充足的营养,所以,剖宫产的产妇还要多食用一些能促进伤口愈合的食物。促进伤口恢复的最主要的营养素是蛋白质以及铁、锌、B 族维生素、维生素 C 等。产妇应该多吃一些含有这些营养素的食物,如蛋白质含量高的鸡蛋、鱼,锌含量高的海带、木耳,铁含量高的动物肝脏、菠菜、樱桃,维生素 C 含量高的苹果、橘子等。

(3)密切观察伤口,如果伤口出现不适症状,如有较多的渗液流出,要求助医师,及时用盐水纱布对渗液进行引流,并且用盐水对伤口进行冲洗。

伤口疼痛一般在产后 2~3 天内就会缓解,如果疼痛一直非常剧烈,并且出现了异常情况,比如伤口红肿、发热,用手按压时感觉刺痛,局部还有波动感,很有可能是伤口发炎甚至化脓了,要及时报告医师去进行处理。

(陈粉粉)

第九节 产褥感染

产褥感染是指分娩时及产褥期生殖道受病原体感染,引起局部和全身的炎性变化。发病率为 1.0%～7.2%,是产妇死亡的四大原因之一。产褥病率是指分娩 24 小时以后的 10 天内用口表每天测量 4 次,体温有 2 次达到或超过 38 ℃。可见产褥感染与产褥病率的含义不同。虽然造成产褥病率的原因以产褥感染为主,但也包括产后生殖道以外的其他感染与发热,如泌尿系统感染、乳腺炎、上呼吸道感染等。

一、病因

(一)感染来源

1.自身感染

正常孕妇生殖道或其他部位的病原体,当出现感染诱因时使机体抵抗力低下而致病。孕妇生殖道病原体不仅可以导致产褥感染,而且在孕期即可通过胎盘、胎膜、羊水间接感染胎儿,并导致流产、早产、死胎、IUGR、胎膜早破等。有些病原体造成的感染,在孕期只表现出阴道炎、宫颈炎等局部症状,常常不被患者重视,而在产后机体抵抗力低下时发病。

2.外来感染

由被污染的衣物、用具、各种手术器械、物品等接触患者后引起感染,常常与无菌操作不严格有关。产后住院期间探视者、陪伴者的不洁护理和接触,是引起产褥感染极其重要的来源,也是极容易被疏忽的感染因素,应引起产科医师、医院管理者的高度重视。

(二)感染病原体

引起产褥感染的病原体种类较多,较常见者有链球菌、大肠埃希菌、厌氧菌等,其中内源性需氧菌和厌氧菌混合感染的发生有逐渐增高的趋势。需氧性链球菌是外源性感染的主要致病菌,有极强的致病力、毒力和播散力,可致严重的产褥感染。大肠埃希菌属包括大肠埃希菌及其相关的革兰氏阴性杆菌、变形杆菌等,亦为外源性感染的主要致病菌之一,也是菌血症和感染性休克最常见的病原体。在阴道、尿道、会阴周围均有寄生,平常不致病,产褥期机体抵抗力低下时可迅速增殖而发病。厌氧性链球菌存在于正常阴道中,当产道损伤、机体抵抗力下降,可迅速大量繁殖,并与大肠埃希菌混合感染,其分泌物异常恶臭。

(三)感染诱因

1.一般诱因

机体对入侵的病原体的反应,取决于病原体的种类、数量、毒力以及机体自身的免疫力。女性生殖器官具有一定的防御功能,任何削弱产妇生殖道和全身防御功能的因素均有利于病原体的入侵与繁殖,如贫血、营养不良,和各种慢性疾病,如肝功能不良、妊娠合并心脏病、糖尿病等,以及临近预产期前性交、羊膜腔感染。

2.与分娩相关的诱因

(1)胎膜早破:完整的胎膜对病原体的入侵起着有效的屏障作用,胎膜破裂导致阴道内病原体上行性感染,是病原体进入宫腔并进一步入侵输卵管、盆腔、腹腔的主要原因。

(2)产程延长、滞产、多次反复的肛查和阴道检查增加了病原体的入侵机会。

(3)剖宫产操作中无菌措施不严格、子宫切口缝合不当,导致子宫内膜炎的发生率为阴道分娩的20倍,并伴随严重的腹壁切口感染,尤以分枝杆菌所致者为甚。

(4)产程中宫内仪器使用不当或使用次数过多、使用时间过长,如宫内胎儿心电监护、胎儿头皮血采集等,将阴道及宫颈的病原体直接带入宫腔而感染。宫内监护超过8小时者,产褥病率可达71%。

(5)各种产科手术操作(产钳助产、胎头吸引术、臀牵引等),以及产道损伤、产前产后出血、宫腔填塞纱布、产道异物、胎盘残留等,均为产褥感染的诱因。

二、分型及临床表现

发热、腹痛和异常恶露是最主要的临床表现。由于机体抵抗力不同,炎症反应程度、范围和部位的不同,临床表现有所不同。根据感染发生的部位可将产褥感染分为以下几种类型。

(一)急性外阴、阴道、宫颈炎

此常由于分娩时会阴损伤或手术产、孕前有外阴阴道炎者而诱发,表现为局部灼热、坠痛、肿胀,炎性分泌物刺激尿道可出现尿痛、尿频、尿急。会阴切口或裂伤处缝线嵌入肿胀组织内,针孔流脓。阴道与宫颈感染者其黏膜充血、水肿、溃疡、化脓,日久可致阴道粘连甚至闭锁。病变局限者,一般体温不超过 38 ℃,病情发展可向上或宫旁组织,导致盆腔结缔组织炎。

(二)剖宫产腹部切口、子宫切口感染

剖宫产术后腹部切口的感染多发生于术后 3～5 天,局部红肿、触痛。组织侵入有明显硬结,并有浑浊液体渗出,伴有脂肪液化者其渗出液可呈黄色浮油状,严重患者组织坏死,切口部分或全层裂开,伴有体温明显升高,超过 38 ℃。Soper 报道剖宫产术后的持续发热主要为腹部切口的感染,尤其是普通抗生素治疗无效者。

据报道,3.97%的剖宫产术患者有切口感染、愈合不良,常见的原因有合并糖尿病、妊娠期高血压疾病、贫血等。剖宫产术后子宫切口感染者则表现为持续发热,早期低热多见,伴有阴道出血增多,甚至晚期产后大出血,子宫切口缝合过紧过密是其因素之一。妇检子宫复旧不良、子宫切口处压痛明显,B 超检查显示子宫切口处隆起呈混合性包块,边界模糊,可伴有宫腔积液/血,彩色多普勒超声检查显示有子宫动脉血流阻力异常。

(三)急性子宫内膜炎、子宫肌炎

此为产褥感染最常见的类型,由病原体经胎盘剥离而侵犯至蜕膜所致者为子宫内膜炎,侵及子宫肌层者为子宫肌炎,两者常互相伴随。临床表现为产后 3～4 天开始出现低热,下腹疼痛及压痛,恶露增多且有异味,如早期不能控制,病情加重,出现寒战、高热、头痛、心率加快、白细胞及中性粒细胞数增高,有时因下腹部压痛不明显及恶露不一定多而容易误诊。Figucroa 报道急性子宫内膜炎的患者 100%有发热,61.6%其恶露有恶臭,60%患者子宫压痛明显。最常培养分离出的病原体主要有溶血性葡萄球菌、大肠埃希菌、链球菌等。当炎症波及子宫肌壁时,恶露反而减少,异味亦明显减轻,容易误认为病情好转。感染逐渐发展可于肌壁间形成多发性小脓肿,B 超检查显示子宫增大、复旧不良、肌层回声不均,并可见小液性暗区,边界不清。如继续发展,可导致败血症甚至死亡。

(四)急性盆腔结缔组织炎、急性输卵管炎

急性盆腔结缔组织炎、急性输卵管炎多继发于子宫内膜炎或宫颈深度裂伤,病原体通过淋巴道或血行侵及宫旁组织,并延及输卵管及其系膜。临床表现主要为一侧或双侧下腹持续性剧痛,妇检或肛查可触及宫旁组织增厚或有边界不清的实质性包块,压痛明显,常伴有寒战和高热。炎症可在子宫直肠积聚形成盆腔脓肿,如脓肿破溃则向上播散至腹腔。如侵及整个盆腔,使整个盆腔增厚呈巨大包块状,不能辨别其内各器官,整个盆腔似乎被冻结,称为"冰冻骨盆"。

(五)急性盆腔腹膜炎、弥漫性腹膜炎

炎症扩散至子宫浆膜层,形成盆腔腹膜炎,继续发展为弥漫性腹膜炎,出现全身中毒症状:高热、寒战、恶心、呕吐、腹胀、下腹剧痛,体检时下腹明显压痛、反跳痛。产妇因产后腹壁松弛,腹

肌紧张多不明显。腹膜炎性渗出及纤维素沉积可引起肠粘连,常在直肠子宫陷凹形成局限性脓肿,刺激肠管和膀胱导致腹泻、里急后重及排尿异常。病情不能彻底控制者可发展为慢性盆腔炎。

(六)血栓性静脉炎

细菌分泌肝素酶分解肝素导致高凝状态,加之炎症造成的血流淤滞静脉脉壁损伤,尤其是厌氧菌和类杆菌造成的感染极易导致血栓性静脉炎。可累及卵巢静脉、子宫静脉、髂内静脉、髂总静脉及下腔静脉,病变常为单侧性,患者多在产后 1～2 周,继子宫内膜炎之后出现寒战、高热反复发作,持续数周,不易与盆腔结缔组织炎鉴别。下肢血栓性静脉炎者:病变多位于一侧股静脉和腘静脉及大隐静脉,表现为弛张热、下肢持续性疼痛、局部静脉压痛或触及硬索状包块,血液循环受阻,下肢水肿,皮肤发白,称为股白肿。可通过彩色多普勒超声血流显像检测确诊。

(七)脓毒血症及败血症

病情加剧则细菌进入血液循环引起脓毒血症、败血症,尤其是当感染血栓脱落时,可致肺、脑、肾脓肿或栓塞死亡。

三、处理原则

治疗原则是抗感染。辅以整体护理、局部病灶处理、手术或中医中药治疗。

(一)支持疗法

纠正贫血与电解质紊乱,增强免疫力。半卧位以利脓液流于陶氏腔,使之局限化。进食高蛋白、易消化的食物,多饮水,补充维生素,纠正贫血和水、电解质紊乱。发热者以物理退热方法为主,高热者酌情给予 50～100 mg 双氯芬酸栓塞肛门退热,一般不使用安替比林退热,以免体温不升。重症患者应少量多次输新鲜血或血浆、清蛋白,以提高机体免疫力。

(二)清除宫腔残留物

有宫腔残留者应予以清宫,对外阴或腹壁切口感染者可采用物理治疗,如红外线或超短波局部照射,有脓肿者应切开引流,盆腔脓肿者行阴道后穹隆穿刺或切肿引流,并取分泌物培养及药物敏感试验。严重的子宫感染,经积极的抗感染治疗无效,病情继续扩展恶化者,尤其是出现败血症、脓毒血症者,应果断及时地行子宫全切术或子宫次全切除术,以清除感染源,拯救患者的生命。

(三)抗生素的应用

应注意需氧菌与厌氧菌及耐药菌株的问题。感染严重者首选广谱高效抗生素,如青霉素、氨苄阿林、头孢类或喹诺酮类抗生素等,必要时进行细菌培养及药物敏感试验,并应用相应的有效抗生素。可短期加用肾上腺糖皮质激素,提高机体应激能力。

(四)活血化瘀

血栓性静脉炎者产后在抗感染同时,加用肝素 48～72 小时,即肝素 50 mg 加 5％葡萄糖溶液静脉滴注,6～8 小时一次,体温下降后改为每天 2 次,维持 4～7 天,并口服双香豆素、双嘧达莫等。也可用活血化瘀中药及溶栓类药物治疗。若化脓性血栓不断扩散,可考虑结扎卵巢静脉、髂内静脉等,或切开病变静脉直接取栓。

四、护理

(一)护理评估

1.病史

认真进行全身及局部体检,注意有无引起感染的诱因,排除可致产褥病率的其他因素或切口感染等,查血尿常规、C 反应蛋白(CRP)、红细胞沉降率(ESR)则有助于早期诊断。

2.身心状况

通过全身检查,三合诊或双合诊检查,有时可触到增粗的输卵管或盆腔脓肿包块,辅助检查如彩色超声多普勒、CT、磁共振等检测手段能对产褥感染形成的炎性包块、脓肿以及静脉血栓作出定位及定性诊断。

3.辅助检查

病原体的鉴定对产褥感染诊断与治疗非常重要,方法有以下几种。

(1)病原体培养:常规消毒阴道与宫颈后,用棉拭子通过宫颈管取宫腔分泌物或脓液进行需氧菌和厌氧菌的双重培养。

(2)分泌物涂片检查:若需氧培养结果为阴性,而涂片中出现大量细菌,应疑厌氧菌感染。

(3)病原体抗原和特异抗体检查:已有许多商品药盒问世,可快速检测。

(二)护理诊断

(1)疼痛:与产褥感染有关。

(2)体温过高:与伤口、宫内等感染有关。

(3)焦虑:与自身疾病有关。

(三)护理目标

(1)产妇疼痛减轻,体温正常。

(2)产妇感染得到控制,舒适感增加。

(3)产妇焦虑减轻或消失,能积极配合治疗。

(四)护理措施

(1)卧床休息:取半卧位,有利于恶露的排出及炎症的局限。

(2)注意观察子宫复旧情况:给予宫缩剂即缩宫素,促使子宫收缩,及时排出恶露。

(3)饮食:增强营养,提高机体抵抗力,高热量、高蛋白、高维生素、易消化饮食。产后 3 天内不能吃过于油腻、汤太多的食物。饮食中必须含足量的蛋白质、矿物质与维生素。少食或不食辛辣刺激性食物。保持精神愉快,心情舒畅,避免精神刺激。

(4)体温升高的护理:严密观察体温、脉搏,每 4 小时测量 1 次,体温在 39 ℃以上者,可采取物理降温(冰帽、温水、酒精擦洗),鼓励患者多饮水。

(5)食欲缺乏者:可静脉补液,注意纠正酸中毒,纠正电解质紊乱,必要时输血。

(6)保持会阴部清洁、干燥:每天消毒、擦洗外阴 2 次;会阴水肿严重者,可用 50%硫酸镁湿热敷;会阴伤口感染扩创引流者每天用消毒液换药或酌情坐浴;盆腔脓肿切开者,注意引流通畅。

(7)抗感染治疗:使用大剂量的抗生素。应用抗生素的原则是早用、快速、足量;对于严重的病例要采取联合用药(氨苄霉素、庆大霉素、卡那霉素、甲硝唑等);必要时取分泌物做药敏试验。

（8）下肢血栓性静脉炎：卧床休息，局部保暖并给予热敷，以促进血液循环而减轻肿胀，注意抬高患肢，防栓子脱落栓塞肺部。急性期过后，指导和帮助患者逐渐增加活动。

（9）做好患者的口腔、乳房护理感染患者实施床边隔离，尤其是患者使用的便盆要严格隔离，防止交叉感染；及时消毒患者用物，产妇出院后应严格消毒所用物品。

（五）护理评价

（1）产妇疼痛减轻，体温正常。

（2）产妇感染得到控制，舒适感增加。

（3）产妇焦虑减轻或消失，积极配合治疗。

（陈粉粉）

第十节　产褥期抑郁症

产褥期抑郁症又称产后抑郁症，是指产妇在分娩后出现抑郁症状，是产褥期精神综合征中最常见的一种类型。易激惹、恐怖、焦虑、沮丧和对自身及婴儿健康过度担忧，常失去生活自理及照料婴儿的能力，有时还会陷入错乱或嗜睡状态。多于产后 2 周发病，于产后 4～6 周症状明显，既往无精神障碍史。有关其发生率，国内研究资料多为 10%～18%，国外资料高达 30% 以上。

一、病因

本病的发生与生理、心理及社会因素密切相关。其中，B 型血性格、年龄偏小、独生子女、不良妊娠结局对产妇的抑郁情绪影响很大。此外，与缺乏妊娠、分娩及小儿喂养常识也有一定关系。

（一）社会因素

家庭对婴儿性别的敏感，以及孕期发生不良生活事件越多，越容易患产褥期抑郁症。孕期、分娩前后诸如孕期工作压力大、失业、夫妻分离、亲人病丧等生活事件的发生，以及产后体形改变，都是患病的重要诱因。产后遭到家庭和社会的冷漠，缺乏帮助与支持，也是致病的危险因素。

（二）遗传因素

遗传因素是精神障碍的潜在因素。有精神病家族史，特别是有家族抑郁症病史的产妇。产褥期抑郁症的发病率高。在过去有情感性障碍的病史、经前抑郁症史等均可引起该病。

（三）心理因素

由于分娩带来的疼痛与不适使产妇感到紧张恐惧，出现滞产、难产时，产妇的心理准备不充分，紧张、恐惧的程度增加，导致躯体和心理的应激增强，从而诱发产褥期抑郁症的发生。

二、临床表现

心情沮丧、情绪低落、易激惹、恐怖、焦虑，对自身及婴儿健康过度担忧，失去生活自理及照料婴儿能力，有时还会出现嗜睡、思维障碍、迫害妄想，甚至伤婴或出现自杀行为。

三、处理原则

产褥期抑郁症通常需要治疗，包括心理治疗和药物治疗。

(一)心理治疗

通过心理咨询,以解除致病的心理因素(如婚姻关系不良、想生男孩却生女孩、既往有精神障碍史等)。对产褥妇多加关心和无微不至的照顾,尽量调整好家庭中的各种关系,指导其养成良好睡眠习惯。

(二)药物治疗

应用抗抑郁症药,主要是选择 5-羟色胺再吸收抑制剂、三环类抗抑郁药等,例如帕罗西汀以 20 mg/d 为开始剂量,逐渐增至 50 mg/d 口服;舍曲林以 50 mg/d 为开始剂量,逐渐增至 200 mg/d 口服;氟西汀以 20 mg/d 为开始剂量,逐渐增至 80 mg/d 口服;5 mg/d 阿米替林以 50 mg/d 为开始剂量,逐渐增至 150 mg/d 口服等。这类药物优点为不进入乳汁中,故可用于产褥期抑郁症。

(三)BN-脑神经平衡疗法

世界精神病学协会(WPA)、亚洲睡眠研究会(ASRS)、抑郁症防治国际委员会(PTD)、中国红十字会全国精神障碍疾病预防协会、广州海军医院精神病治疗中心宣布,治疗精神疾病技术的新突破:BN-脑神经介入平衡疗法为精神科领域治疗权威技术正式在广州海军医院启动。BN-脑神经介入平衡疗法引进当今世界最为先进的脑神经递质检测技术,打破了传统的诊疗手段,采用全球最尖端测量设备,结合BN-脑神经介入平衡疗法开创精神科领域检测治疗新标准。

四、诊断标准

产褥期抑郁症至今尚无统一的诊断标准。美国精神病学会(1994)在《精神疾病的诊断与统计手册》一书中,制定了产褥期抑郁症的诊断标准。在产后 2 周内出现下列 5 条或 5 条以上的症状,必须具备①②两条:①情绪抑郁;②对全部或多数活动明显缺乏兴趣或愉悦;③体重显著下降或增加;④失眠或睡眠过度;⑤精神运动性兴奋或阻滞;⑥疲劳或乏力;⑦遇事皆感毫无意义或自责感;⑧思维力减退或注意力溃散;⑨反复出现死亡想法。

五、护理

(一)引导解决心理问题

耐心倾听产妇的诉说,做好心理疏导工作,解除产妇不良的社会、心理因素,减轻产妇的心理负担。

(二)关心、体贴产妇

加强与产妇的沟通,取得其信任,缓解其焦虑情绪。

(三)指导、帮助产妇

进行母乳喂养、照顾婴儿,使产妇逐步适应母亲角色,增强产妇的自信心。

(四)做好基础护理工作

使产妇感到舒适,缓解躯体症状,并指导产妇养成良好的睡眠习惯。

(五)重视高危因素

对存在抑郁症的高危因素、有焦虑症状及手术结束妊娠的产妇应高度重视,加强心理关怀与生活护理。

(六)发动产妇的家庭成员及其他的支持系统

使他们理解、关心产妇,多与产妇进行交流沟通,形成良好的家庭氛围。

（七）做好出院指导

出院时做好指导工作,并定期随访,提供心理咨询,解决产妇的心理问题。

六、预防

（一）加强对孕妇的精神关怀

利用孕妇学校等多种渠道普及有关妊娠、分娩常识,减轻孕妇妊娠、分娩的紧张、恐惧心情,完善自我保健。

（二）运用医学心理学、社会学知识

对孕妇在分娩过程中,多关心和爱护,对于预防产褥期抑郁症行积极意义。

（陈粉粉）

第十一节 晚期产后出血

晚期产后出血是指分娩 24 小时后,在产褥期内发生的子宫大量出血,出血量超过 500 mL。产后 1~2 周发病最常见,亦有迟至产后 6 周发病,又称产褥期出血。晚期产后出血发生率的高低与各地产前保健及产科质量水平密切相关。近年来,随着各地剖宫产率的升高,晚期产后出血的发生率有上升趋势。

一、病因

（一）胎盘、胎膜残留

胎盘、胎膜残留是最晚期产后出血常见的病因,多发生于产后 10 天左右。黏附在子宫腔内的小块胎盘组织发生变性、坏死、机化,可形成胎盘息肉。当坏死组织脱落时,基底部血管开放,引起大量出血。

（二）蜕膜残留

产后 1 周内正常蜕膜脱落并随恶露排出,若蜕膜剥离不全或剥离后长时间残留在宫腔内诱发子宫内膜炎症,影响子宫复旧,可引起晚期产后出血。

（三）子宫胎盘附着部位复旧不全

胎盘娩出后,子宫胎盘附着部位即刻缩小,可有血栓形成,随着血栓机化,可出现玻璃样变,血管上皮增厚,管腔变窄、堵塞,胎盘附着部位边缘有内膜向内生长,内膜逐渐修复,此过程需 6~8 周。如果胎盘附着面复旧不全,可使血栓脱落,血窦重新开放,导致子宫大量出血。

（四）感染

感染以子宫内膜炎为多见,炎症可引起胎盘附着面复旧不全及子宫收缩不佳,导致子宫大量出血。

（五）剖宫产术后

子宫切口裂开多见于子宫下段剖宫产横切口两侧端,其主要原因有感染与伤口愈合不良。

（六）其他

妊娠合并凝血功能障碍性疾病;胎盘部位滋养细胞肿瘤、子宫黏膜下肌瘤、子宫内膜息肉、宫

腔内异物、宫颈糜烂、宫颈恶性肿瘤等均可能引起晚期产后出血。诊断依靠妇科检查血或尿HCG测定、X线或CT检查、B超检查及宫腔刮出物病理检查等。

二、临床表现

产后出血的主要临床表现为阴道流血过多，产后24小时内流血量超过500 mL，继发出血性休克及易于发生感染。随病因的不同，其临床表现亦有差异。

(一)阴道流血

胎盘胎膜残留、蜕膜残留表现为血性恶露持续时间延长，以后反复出血或突然大量流血。检查可有以下发现。①子宫复旧不全：宫口松弛，有时可触及残留组织。②子宫胎盘附着面感染或复旧不全：表现为突然大量阴道流血，检查发现子宫大而软、宫口松弛，阴道及宫口有血块堵塞。③剖宫产术后：子宫伤口裂开多发生于术后2～3周，出现大量阴道流血，甚至引起休克。

(二)腹痛和发热

腹痛和发热常合并感染，伴有恶露增加，有恶臭。

(三)全身症状

继发性贫血，甚至出现失血性休克而危及生命。

三、处理原则

针对不同出血原因引起的产后出血，采取以下相应的措施。

(一)少量或中等量阴道流血

应给予足量广谱抗生素及子宫收缩剂。

(二)疑有胎盘、胎膜、蜕膜残留或胎盘附着部位复旧不全者

疑有胎盘、胎膜、蜕膜残留或胎盘附着部位复旧不全者应行刮宫术。刮宫前做好备血，建立静脉通路及开腹手术准备，刮出物送病理检查，以明确诊断。刮宫后应继续给予抗生素及子宫收缩剂。

(三)疑有剖宫产后子宫切口裂开

仅少量阴道流血可先住院给予广谱抗生素及支持疗法，密切观察病情变化；若阴道流血多量，可进行剖腹探查；若切口周围组织坏死范围小，炎症反应轻微，可作清创缝合及髂内动脉、子宫动脉结扎止血或行髂内动脉栓塞术；若组织坏死范围大，酌情作子宫次全切除术或子宫全切术。

四、护理

(一)护理评估

1.病史

详细询问患者有无产后出血史、剖宫产史等，询问产妇在分娩过程中有无胎盘、胎膜残留，有无下腹痛、低热或产后低热史。若为剖宫产术后，应注意剖宫产前或术中特殊情况及术后恢复情况，尤其应注意术后有无发热等情况，同时应排除全身出血性疾病。

2.身心状况

症状和体征除阴道流血外，一般可有腹痛和发热。双合诊检查应在严密消毒、输液、备血等有抢救条件下进行。检查可发现子宫增大、软，宫口松弛，可以食指轻触子宫下段剖宫产者切口

部位,了解切口愈合情况。

3.辅助检查

(1)血常规:了解贫血和感染情况。

(2)超声检查:了解子宫大小、宫腔有无残留物及子宫切口愈合情况。

(3)病原菌和药物敏感性试验:选择有效广谱抗生素。

(4)血 β-HCG 测定:有助于排除胎盘残留及绒毛膜癌。

(5)病理学检查:宫腔刮出物或切除子宫标本,送病理检查。

(二)护理诊断

1.组织灌注不足

组织灌注不足与阴道大量出血有关。

2.潜在并发症

潜在并发症出血性休克。

3.恐惧

恐惧与阴道大量出血致生命威胁有关。

(三)护理目标

(1)产妇经过治疗,出血能得到控制,生命体征恢复正常。

(2)产妇的血容量恢复,组织灌注良好。

(3)产妇能积极配合治疗及护理,生理及心理上的舒适感增加。

(四)护理措施

1.预防

(1)术前预防:剖宫产时做到合理选择切口,避免子宫下段横切口两侧角部撕裂及合理缝合。

(2)产后检查:产后应仔细检查胎盘、胎膜,如有残缺,应及时取出。在不能排除胎盘残留时,以进行宫腔探查为宜。

(3)预防感染:术后应用抗生素预防感染,严格无菌操作。

2.产后 24 小时后的护理

应严密观察产妇恶露量颜色、气味及子宫复旧情况,保持会阴及切口清洁干燥,严密观察体温、脉搏、呼吸、血压变化,必要时对产妇做进一步的相关检查,例如 B 超检查,以检查宫内情况。

3.失血性休克患者的护理

为患者提供安静的环境,保证其舒适和休息。严密观察出血征象,观察皮肤颜色、血压、脉搏。观察子宫复旧情况、有无压痛等。遵医嘱使用抗生素防治感染,遵医嘱进行输血。

4.心理护理

绝大多数患者对出血存在恐慌心理,应在做好抢救及护理下作的同时,安慰患者,做好解释工作,对患者细心、热情,解除其紧张心理,保持镇静,积极配合医师、护士进行诊治。

(五)护理评价

(1)产妇经过治疗出血得到控制,生命体征恢复正常。

(2)产妇的血容量恢复,组织灌注良好。

(3)产妇积极配合治疗及护理,主诉生理及心理上的舒适感增加。

(陈粉粉)

第十二节 产后腹痛

一、病因与发病机制

（1）产后腹痛的原因也是由于子宫收缩所致。子宫收缩时，引起血管缺血，组织缺氧，神经纤维受压，所以产妇会感到腹痛。当子宫收缩停止时，血液流通，血管畅通，组织有血氧供给，神经纤维解除挤压，疼痛消失，这个过程一般在1～2天完成。

（2）产妇在分娩过程中由于失血过多，或者本来气血虚弱，使冲脉、任脉空虚，因而后腹痛。

（3）产妇在产后若起居不慎，或受生冷，或腹部触冒风寒，或用冷水洗涤，使寒邪乘虚而入，使血脉凝滞、气血运行不畅就会引起产后腹痛。有的产妇产后因过悲、过忧、过怒，使肝气不舒，肝郁气滞，则血流不畅，以致气血瘀阻，也会造成腹痛。也有的因产后站立、蹲下、坐、卧时间过长，持久不变换体位，引起淤血停留，而致下腹疼痛坠胀，甚至引起腰酸尾骶部疼痛。

二、临床表现

（1）初产妇因子宫纤维较为紧密，子宫收缩不甚强烈，易复原，且复原所需要时间也较短，疼痛不明显。经产妇由于多次妊娠，子宫肌纤维多次牵拉，复原较难，疼痛时间相对延长，且疼痛也较初产妇剧烈些。

（2）失血引起腹痛表现症状为小腹隐隐疼痛，绵绵不断，腹部喜用热手揉按，恶露量少、色淡红、清稀，或兼头昏眼花耳鸣、身倦无力，或兼大便结燥，面色萎黄。

（3）血脉凝滞、气血运行不畅引起腹痛则表现症状为产后小腹疼痛喜温喜揉按，或喜温拒按，得热敷则减轻；由情绪不畅引起者；恶露量少，涩滞不畅，色紫暗常夹血块，或兼胸肋胀痛，四肢欠温。

三、护理与康复

（1）卧床休息，保证充分睡眠，避免久站、久坐、久蹲，防止子宫下垂、脱肛等病发生。

（2）加强营养，可选择食用一些药膳，如人参粥、扁豆粥、猪肾粥、红杞鲫鱼汤、当归生姜羊肉汤、黄花当归鸡汤、参枣羊肉汤等。

（3）大便结燥者，可服麻仁丸，早晚服蜂蜜一匙。多吃新鲜蔬菜、水果，如香蕉、红苕、西瓜、西红柿等，以润肠通便。

（4）用热毛巾热敷痛处，或用灸条灸关元穴（脐下3寸，即脐下约三横指）、中极穴（脐下4寸，即脐下四横指），或把盐炒热后装布袋热熨痛处，或熨关元穴、中极穴。

（5）若恶露量多，或有创伤流血不止者，必须报告医师及时处理。

（6）按摩法：用手按摩下腹部。方法：先从心下掭至脐，在脐周作圆形揉按数遍，再向下掭至耻骨联合（阴毛处之横骨）上方，再作圆形揉按数遍，然后将热手置于痛处片刻，又重复上述动作，但在作圆形按摩时方向应与前次相反，如此反复按摩，每次10～15遍，早晚各1次。

（7）对血脉凝滞腹痛者可选用中药肉桂、小茴香、吴茱萸各10 g，干姜12 g，艾叶、陈皮各

20 g、木香15 g等温热药适量,以水浸润炒热装袋,趁热温熨痛处,冷再加热,每次熨 10～15 分钟。或服食益母草。益母草药膏每天 3 次,以化瘀止痛。

(8)加强食疗:可选用生姜红糖汤、醪糟蛋、益母草煮醪糟、当归生姜羊肉汤、羊肉桂心汤。小腹胀痛,胸胁胀满者,可多食柚子、金橘饼、韭菜等。忌食生冷瓜果、饮料。

(9)心情舒畅:产妇应保持心情愉快,避免各种精神刺激因素。

(10)注意保暖:注意保暖防风,尤其要保护下腹部,忌用冷水洗浴。

(11)适当活动:一种姿势睡卧,很容易造成盆腔淤血,因此应注意随时改变体位。

(陈粉粉)

第十三节　盆腔器官脱垂

盆底功能障碍也称为盆底缺陷或盆底支持组织松弛,由于各种原因导致的盆底支持较为薄弱,引起盆腔器官位置及功能障碍的一组疾病。表现为盆腔器官脱垂(pelvic organ prolapse,POP)和压力性尿失禁等疾病。

POP 是指由于盆底支持结构薄弱而导致盆腔脏器脱离正常的解剖位置。按其症状表现分为有症状及无症状;POP 是严重影响中老年女性健康的常见病,发病原因复杂,影响因素诸多,由于个体差异,每个患者常为多种因素的叠加作用而引起疾病,极少由单一因素作用形成。

近年来,国内外学者对盆底功能障碍的研究逐步深入,美国的资料报道,除肿瘤和其他疾病外 POP 已成为子宫切除的第三大常见原因。

无症状盆腔器官脱垂是指没有明显感觉的轻度膨出,盆底支持。薄弱而导致盆腔脏器移位,不及时治疗和训练,病情容易加重。

一、病因

(一)组织损伤

妊娠及分娩期,怀孕使子宫体积增大、重量的增加,子宫位置发生改变、腹腔内压力的增大等,加之站立行走,地心吸引均可增加盆底肌肉组织及结缔组织的机械性损伤。Snooks 等通过神经电生理研究显示,分娩可以造成盆底肌肉组织部分去神经支配和阴部神经障碍。

神经障碍可导致局部肌肉萎缩变薄,张力降低。无论时正常分娩还是剖宫产,整个妊娠期已经引发了损伤,Delancy 的研究也支持盆底神经损伤所致盆底肌肉薄弱,引起盆底支持及压力传导障碍,尤其是巨大儿、羊水过多、多胎妊娠、多次分娩时损伤可想而知(图 11-1)。

尽管有研究显示,与阴道分娩相比,剖宫产在一定程度上可起到盆底的保护性作用,但临产后再行剖宫产,由于临产后宫缩所产生的直接压迫和牵拉,则与阴道分娩等同。而阴道助产则风险更大(图 11-2)。

(二)慢性腹内压增高

引起慢性腹压增加的因素包括慢性咳嗽、长期便秘、反复负重劳动、盆腔肿瘤及用力屏气等;上述因素导致长期处于高腹压状态,从而使腹直肌和肛门括约肌紧张,致使诱发或加重 POP(图 11-3)。从事重体力劳动的女性,其发生 POP 的可能性明显高于其他工作种类的女性,发病风险依次为重体力劳动者＞家庭主妇＞服务业＞技术行业＞管理行业。

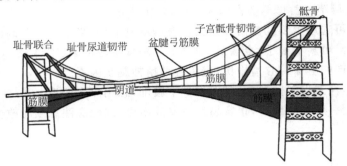

图 11-1 盆底的"吊桥"腹内压分娩直接压迫筋膜

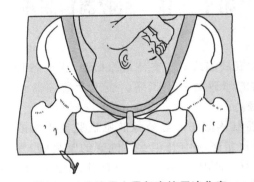

图 11-2 分娩用力屏气直接压迫盆底

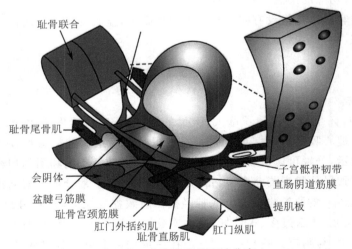

图 11-3 高腹压直接压迫盆底

(三)先天及遗传因素

虽然 POP 危险因素公认,但仍然有部分患者无法解释:①子宫脱垂可见于一些年轻的未生育女性,甚至是处女;②症状性盆底器官脱垂的发生多与阴道分娩有数十年的间隔;③绝大多数有过阴道分娩史、甚至是多产的妇女并不发生盆底器官脱垂。推测认为 POP 可能与先天或遗传性因素相关。

近期研究发现,某些遗传因素导致的结缔组织先天性发育缺陷,盆底组织发育不良,也为高危因素之一。来自常染色体显性遗传病,影响胶原形成和重塑的两种结缔组织疾病,马方综合征和 Elders-Danlos 综合征。

马方综合征主要影响 I 型胶原纤维;Elders-Danlos 综合征则可影响多个胶原纤维基因的生成。在病理条件下。加速转换使胶原含量、纤维结构,发生稳定性障碍,与 POP 发生有关,研究发现马方综合征者中 33%,而 Ehlers-Danlos 综合征中 75%患者发生了 POP。POP 有家族倾向,直系亲属中,母亲或姐妹中有生殖道脱垂者,本人患病风险明显增加。

(四)种族差异

具体原因尚不明确,可能与不同种族的盆底结构、肌肉和结缔组织的发育状况以及创伤后形成的厚纤维组织的倾向不同,文化和生活习惯各异,POP 的发生也有种族差异,白人多见,白人妇女较亚裔及非裔女性患病风险更高。亚洲人其次,黑人少见。

(五)代谢异常

随年龄增长雌激素水平的逐渐降低,导致具有调节盆底胶原纤维的含量、形态、代谢异常,结缔组织中的胶原以及胶原分子间的相互交联受到影响,无法维持盆底各肌肉及结缔组织的正常形态和张力,此外,明显降低的体内雌激素水平,也无法支持盆底组织的修复与再生,盆底支持结构减弱。

(六)营养性因素

体质量指数及腰臀比值增加的肥胖者易诱发盆底器官脱垂,有研究表明,代谢性疾病患者如糖尿病等饮食控制;瘦长的无力体型,常伴有胃下垂、肾下垂及腹壁松弛、肠松弛等,使营养缺乏、体力衰弱、肌肉松弛、盆底筋膜萎缩及支持功能减退。

(七)医源性因素

医源性因素包括子宫切除术、阴道前后壁修补术等。阴道穹隆脱垂是子宫切除术后较常见的远期并发症,大多发生在术后 2~3 年。其中多数是由于术前未发现潜在的子宫或阴道脱垂,术中又未采取相应的预防措施;还有一部分患者术前并无生殖道脱垂,因全子宫切除术会切断固定子宫的各组韧带及阴道穹隆周围的结缔组织,在一定程度上削弱了盆底支持的结构组织,为以后阴道穹隆脱垂的发生埋下隐患。另外因为患者术后未能很好休息并过早用力活动,或同时伴有慢性咳嗽、便秘等增加腹内压的情况。POP 还常发生在盆底重建术后,因盆底重建术可能仅矫正了某一部位的脱垂,但忽视了手术可能造成阴道轴向的改变,术后随之发生盆底另一部位的脱垂,并引起相应的临床症状。

二、临床表现

患者没有感觉不适,多于妇科检查时发现。个别有轻微的腰骶部酸胀痛或下坠感,久站或劳累后有轻微不适,个别感觉尿频、尿急等症状,排尿困难、便秘、阴道流血少见。

妇科检查:见阴道前后壁膨出、阴道口略松、阴道皱襞存在或消失,宫颈外口在坐骨棘水平。

封闭骨盆底的肌肉群称为盆底肌肉。盆底肌肉是非常独特的一组肌肉群,也常被称是一张支撑盆底的"悬吊兜网",女性的泌尿、生殖和相邻近肠道器官,包括尿道、膀胱、阴道、子宫、直肠等脏器被一"网"紧锁住,国外学者斯坦芬尼·布勒形容,像一条弹簧将性功能、排尿功能等都与耻骨、尾椎等密切联系连接在一起,以便维持上述脏器正常位置和行使器官的功能。

三、盆底肌肉功能检查

(一)妇科检查

妇科检查又称盆腔检查,包括外阴、阴道、宫颈、宫体及双侧附件检查。

1.基本要求

盆腔检查前医师应履行告知义务,解释检查步骤,争取患者配合。避免交叉感染使用一次性垫单,检查动作轻柔和仔细,应当态度严肃、语言亲切。避免经期做检查(必检时应消毒外阴,使用无菌手套及器械)。无性生活史者,应行直肠-腹部诊,禁用阴道窥器检查(除家属同意),取膀胱截石位,危重患者不宜搬动可在病床上检查。肥胖和不配合的患者,可在麻醉下实施或改用超声检查。检查前患者需要排空大小便。

2.盆腔检查步骤

应当对外阴、阴道、宫颈、宫体及双侧附件进行检查,重点关注脏器位置,描述尽量细致。

(1)外阴部:外阴发育女性型或男性型,有无畸形,阴毛情况。注意皮肤和黏膜色泽或色素及质地变化。皮炎、溃疡、赘生物或肿块。

观察阴道前庭尿道口周围黏膜色泽及有无赘生物。处女膜是否完整,会阴后-侧切瘢痕。检查时观察有无阴道前后壁膨出、子宫脱垂或尿失禁。

1)阴道前壁膨出:检查时应指导患者向下用力屏气,根据最大屏气状态下膨出最大限度判定分度。①Ⅰ度:阴道前壁向下突出,形成球状物达处女膜缘仍在阴道内。②Ⅱ度:阴道口外见突出的部分阴道前壁,且展平或消失。③Ⅲ度:阴道前壁全部突出于阴道口外。

国外 Baden-Walker 提出阴道半程系统评价盆底器官膨出分度法。①Ⅰ度:阴道前壁突出达距处女膜缘 1/2 处。②Ⅱ度:阴道前壁突出达处女膜缘。③Ⅲ度:阴道前壁突出达处女膜外。

2)阴道后壁膨出:检查见会阴有陈旧性裂伤,阴道松弛,阴道后壁黏膜呈球状物膨出。肛门指诊时注意注意盆底肌肉组织,肛门括约肌功能,了解肛提肌的肌力和生殖裂隙宽度。

肛门检查,仅阴道后壁黏膜膨出,无盲袋的感觉。阴道后壁膨出时,手指向前方触及呈盲袋状向阴道凸出的直肠。

根据阴道后壁两个球形突起不同部位命名,直肠膨出位于阴道中段;肠膨出位于后穹隆部,疝囊内的小肠。

检查时应指导患者向下用力屏气,根据最大屏气状态下膨出最大限度判定分度。①Ⅰ度:仍在阴道内,阴道后壁达处女膜缘。②Ⅱ度:阴道后壁已经部分脱出阴道口。③Ⅲ度:阴道后壁完全脱出阴道口外。

国外 Baden-Walker 的分级标准如下。①Ⅰ度:后壁的突出部下降距处女膜 1/2 处。②Ⅱ度:阴道后壁突出部到处女膜缘。③Ⅲ度:阴道后壁突出部到处女膜以外。

3)会阴检查:有无伤口,有无红肿、硬结、触痛或压痛。阴道口能否闭合,会阴体弹性。最大屏气向下用力时会阴平面下移度及同坐骨结节平面的关系。会阴骶神经分布区域的痛温觉,了解有无神经损伤。妇科检查主要了解子宫位置及复旧情况。

(2)阴道窥器检查:使用阴道窥器检查阴道和宫颈时,要注意阴道窥器的结构特点。双合诊是盆腔检查中最重要内容。检查者手指放入阴道,另一手在腹部检查,称为双合诊。除检查阴道、宫颈、宫体、输卵管、卵巢、宫旁结缔组织以及骨盆腔内壁有无异常外,重点了解子宫脱垂情况。

（3）盆底肌肉评估：感染、炎症、分娩或外伤是导致盆底肌肉组织发生松弛的关键。发达国家和地区如欧美及日韩等，已经普及了盆底肌肉评估的方法，盆底肌肉及其筋膜由于扩张而失去弹力而且常有部分肌纤维断裂。

1）阴道内的肌纤维分类。根据肌纤维的特征，分为两类：①Ⅰ类肌纤维为慢纤维，多与维持静息条件下支持功能相关，可以发生等位收缩，维持时间长且连续，不易疲劳；②Ⅱ类肌纤维为快纤维，与盆底肌快速有力的收缩功能相关，可以发生等张收缩，快速且简捷，但容易疲劳。

2）盆底肌肉功能评估：包括盆底肌力、阴道收缩压。①盆底肌力：重点评估肌肉收缩强度、可否对抗阻力，肌肉持续收缩时间及疲劳度、对称性，重复收缩能力及快速收缩次数。②直肠肛诊：用于评价在休息状态及自主收缩状态下的肛门括约肌有无受损。阴道收缩压表示阴道浅深肌层的综合肌力水平。

3）盆底肌肉评级：共 6 级。IC 级，1～5 级。①一类纤维：属患者收缩阴道，用收缩持续时间和连续完成次数分级。1 级：感觉到肌肉轻微收缩（蠕动），但不能持续。2 级：明显感觉肌肉收缩，能完成 2 次，但仅持续 2 秒。3 级：肌肉收缩使手指向上向前运动，能完成 3 次。持续时间达到 3 秒。4 级：肌肉收缩有力，能完成四次拮抗手指压力，持续时间达 4 秒。5 级：肌肉收缩有力，能完成 5 次拮抗手指压力，持续时间达 5 秒或以上。②二类纤维：让患者以最大力度和最快速度收缩和放松阴道，起点以 66 秒限定内所能阴道收缩的次数和完成次数来分级。

（二）盆底肌肉力度减弱

检测盆底肌力评级≤3 级或阴道收缩压≤2.9 kPa 者。

四、康复护理

无症状性膨出的生活方式干预，可通过生活方式干预和盆底肌肉锻炼加中药辅助治疗以改善其脱垂。适度营养，加强锻炼，减缓激素水平的降低。

（一）一般护理措施

（1）生活习俗改变：注意营养和饮食调理，不挑食不捡食，荤素搭配，适当注意深色蔬菜、粗纤维食品和坚果的食入，保证足够的饮水量，不宜刻意减肥，但也要注意调整饮食结构，不宜过度肥胖；养成良好的排便习惯，避免过分用力；以及改变过多的负重和使用腹压的情况；

（2）加强孕前、孕期保健，做好阴道分娩的配合，指导参加产前呼吸样训练，适当加强体能锻炼。

（3）做好产时指导，不宜过早屏气用力，产后尽早做盆底康复治疗。

（4）早期做好床上训练和运动，原则上在产后 42 天开始锻炼。①腹部运动训练：运动腹部，活动内脏。硬板床平睡仰卧，两手臂伸直，平放于身体两侧。尽量深吸气使腹壁下陷内脏牵引向上，然后呼气。②抬腿运动训练：提升和加强腹直肌和大腿肌肉力量训练。硬板床平睡仰卧，两手臂伸直，平放于身体两侧。左右两腿交替抬举，尽量抬高，最好能与身体最好成一直角。③腰臀肌运动训练：锻炼腰臀部加强肌肉力量。硬板床平睡仰卧，双手放在腹部，两膝关节屈起，双脚平放。体质量尽量由双肩及双足支撑，抬高臀部。④盆底肌肉运动训练：锻炼盆底肌肉。硬板床平睡仰卧，双手放在腹部，两膝分开，再用力向内合拢，同时收缩肛门，然后双膝分开，并放松肛门。⑤此外，还有仰卧起坐、胸膝运动等。

（二）非手术治疗护理措施

无症状性脱垂一般无须手术治疗，早期发现，及时治疗十分重要，产后应当尽早开始训练。

进行盆底肌训练、电刺激、生物反馈等行为康复治疗、也可使用子宫托、中医药等治疗,其中以电刺激联合生物反馈疗法效果最优。

1.盆底康复治疗

(1)盆底肌训练:以 Kegel 训练最常实施,指导有意识地、主动地收缩肛门,收缩以肛提肌为主的盆底肌肉,使盆底的肌肉得以锻炼,以加强盆底的协助控尿功能。最好的开始训练时间为产后第 1 天。

训练方法:指导产妇采取舒适的各种位置(平卧、站、坐),在吸气时尽力收缩肛门 5～10 秒,呼气时放松后,循环继续此动作。

首次训练根据产妇体力恢复的情况,可收缩 15 次。然后,逐渐增加收缩次数,每天进行 3 次或更多,6～8 周为 1 个疗程。注意尽量避免腹部吸气加压,腿部及臀部肌肉不应参与。

(2)盆底肌电刺激:使用 500 Hz 以下低频电流疗法刺激治疗疾病。

作用机制:尚仍未完全阐明。

低频电刺激主要经过神经反射加强尿道括约肌收缩,抑制膀胱逼尿肌收缩功能,锻炼加强了膀胱的储尿能力,协调加强尿道括约肌的控尿;电刺激还可通过预防肌肉萎缩,促进神经恢复功能。

方法:将电极放置于会阴部,通过不同频率的电流刺激,强化整个盆底肌群,以及刺激盆底肌群支配神经,经过神经反射提高和增强盆底肌的收缩能力。

(3)盆底生物反馈治疗:借助于现代仪器,反复训练人的功能,达到预防和治疗盆腔脏器的脱垂,提高性生活质量的目的。

盆底生物反馈治疗作用原理:通过一边训练功能,一边利用肌电图、压力曲线等多种形式,将局部的生理功能加以描记,并且转换为声、光等反馈信息。

主要是指导患者形成正确地进行自主的盆底肌肉康复训练的条件反射。能在盆底生物反馈治疗的操作指导下,使患者的阴道有节律的紧缩、增加盆底肌力。

方法:在专业康复护士指导下,每周初始进行 2～3 次,以后逐渐更多,10 次为 1 个疗程。疗程结束时,应当进行评估。

(4)子宫托:目前子宫托的应用范围越来越广泛,适用于大部分盆腔器官脱垂,形成支撑,阻止盆底脏器进一步脱出。

子宫托依赖盆膈,对阴道前壁形成支持结构,利于休息康复。

适应证:有生育要求者、孕期妇女、产后早期、年龄较大、不能耐受手术或不愿手术者等。

子宫托的使用应当没有绝对的禁忌证。相对禁忌:阴道炎、严重的阴道溃疡、活动性盆腔炎性疾病等。

遵循个体化原则选择子宫托,根据患者体形及体质量,阴道的长度及宽度,盆腔器官脱垂的严重程度,选择能够舒适佩戴的各型子宫托,最好使用评估后的最大号。

子宫托合适的标准:子宫托试戴时,子宫脱与阴道之间应当容 1 指,放置后应当检查脱垂部位是否复位,以脱垂组织恢复原先的功能位置,而且在咳嗽、用力、运动时子宫托不会脱出,患者无明显不适感,不影响行动,大小便为宜。

应当告诫患者,一般应当白天工作和行走时,戴上子宫托,休息睡觉时取出,应当保持子宫托的清洁。

2.中医药治疗护理

通过辨证施治,方法简便易行,审证求因,能避免手术的痛苦,有安全可靠的效果,但要长期坚持。

(1)中药内服:中药补中益气汤为代表,肾气亏虚型,以固肾缩尿、托气升阳治疗;气血亏虚型,以益气养血治疗;湿热下注型治,以化湿清热、行气降浊治疗。

(2)中药熏洗:物理刺激作用,利用热效应促使毛细血管扩张,气行血活,促进血液循环,增强盆底肌力,宜早期长期使用。

(3)中药直肠给药:通过肠壁的半透膜的渗透性被迅速吸收,达到肌力增强的治疗作用。

(4)贴敷疗法:应用中药制剂贴于皮肤穴位,达到经络治疗作用。包括三阴交、足三里等部位。

(5)针灸:针灸选择合适的穴位,增强机体抵抗力、免疫力和调节局部器官的肌力和促进功能恢复。

(陈粉粉)

第十二章 慢性病护理

第一节 原发性高血压

原发性高血压的病因复杂,不是单个因素引起,与遗传有密切关系,是环境因素与遗传相互作用的结果。要诊断高血压,必须根据患者与血压对照规定的高血压标准,在未服降压药的情况下,测两次或两次以上非同日多次重复的血压所得的平均值为依据,偶然测得一次血压增高不能诊断为高血压,必须重复和进一步观察。测得高血压时。要做相应的检查以排除继发性高血压,若患者是继发性高血压,未明确病因即当成原发性高血压而长期给予降压治疗,不但疗效差,而且原发性疾病严重发作常可危及生命。

一、一般表现

原发性高血压通常起病缓慢,早期常无症状,可以多年自觉良好而偶于体格检查时发现血压升高,少数患者则在发生心、脑、肾等并发症后才被发现。高血压患者可有头痛、眩晕、气急、疲劳、心悸、耳鸣等症状,但并不一定与血压水平呈正比。往往是在患者得知患有高血压后才注意到。

高血压病初期只是在精神紧张、情绪波动后血压暂时升高,随后可恢复正常,以后血压升高逐渐趋于明显而持久,但一天之内白昼与夜间血压水平仍可有明显的差异。

高血压病后期的临床表现常与心、脑、肾功能不全或器官并发症有关。

二、实验室检查

(1)为了原发性高血压的诊断、了解靶器官(主要指心、脑、肾、血管)的功能状态并指导正确选择药物治疗,必须进行下列实验室检查:血常规、尿常规、肾功能、血尿酸、脂质、糖、电解质、心电图、胸部 X 线和眼底检查。早期患者上述检查可无特殊异常,后期高血压患者可出现尿蛋白增多及尿常规异常,肾功能减退,胸部 X 线可见主动脉弓迂曲延长、左室增大,心电图可见左心室肥大劳损。部分患者可伴有血清总胆固醇、甘油三酯、低密度脂蛋白胆固醇的增高和高密度脂蛋白胆固醇的降低,亦常有血糖或尿酸水平增高。目前认为,上述生化异常可能与原发性高血压的发病机制有一定的内在联系。

(2)眼底检查有助于对高血压严重程度的了解,眼底分级法;标准如下:Ⅰ级,视网膜动脉变细、反光增强；Ⅱ级，视网膜动脉狭窄、动静脉交叉压迫；Ⅲ级，上述血管病变基础上有眼底出血、棉絮状渗出；Ⅳ级，上述基础上出现视盘水肿。大多数患者仅为Ⅰ、Ⅱ级变化。

（3）动态血压监测（ABPM）与通常血压测量不同，动态血压监测是由仪器自动定时测量血压，可每隔 15～30 分钟自动测压（时间间隔可调节），连续 24 小时或更长。可测定白昼与夜间各时间段血压的平均值和离散度，能较敏感、客观地反映实际血压水平。

正常人血压呈明显的昼夜波动，动态血压曲线呈双峰一谷，即夜间血压最低，清晨起床活动后血压迅速升高，在上午 6～10 时及下午 4～8 时各有一高峰，继之缓慢下降。中、轻度高血压患者血压昼夜波动曲线与正常类似，但血压水平较高。早晨血压升高可伴有血儿茶酚胺浓度升高，血小板聚集增加及纤溶活性增高会变化，可能与早晨较多发生心脑血管急性事件有关。

血压变异性和血压昼夜节律与靶器官损害及预后有较密切的关系，即伴明显靶器官损害或严重高血压患者其血压的昼夜节律可消失。

目前尚无统一的动态血压正常值，但可参照采用以下正常上限标准：24 小时平均血压值<17.3/10.7 kPa（130/80 mmHg），白昼均值 < 18.0/11.3 kPa（135/85 mmHg），夜间<16.7/10.0 kPa（125/75 mmHg）。夜间血压均值比白昼降低>10%，如降低不及 10%，可认为血压昼夜节律消失。

动态血压监测可用于：诊断"白大衣性高血压"，即在诊所内血压升高，而诊所外血压正常；判断高血压的严重程度，了解其血压变异性和血压昼夜节律；指导降压治疗和评价降压药物疗效；诊断发作性高血压或低血压。

三、原发性高血压危险度的分层

原发性高血压的严重程度并不单纯与血压升高的水平有关，必须结合患者总的心血管疾病危险因素及合并的靶器官损害做全面的评价，治疗目标及预后判断也必须以此为基础。心血管疾病危险因素包括吸烟、高脂血症、糖尿病、年龄>60 岁、男性或绝经后女性、心血管疾病家族史（发病年龄女性<65 岁，男性<55 岁）。靶器官损害及合并的临床疾病包括心脏疾病（左心室肥大、心绞痛、心肌梗死、既往曾接受冠状动脉旁路手术、心力衰竭），脑血管疾病（脑卒中或短暂性脑缺血发作），肾脏疾病（蛋白尿或血肌酐升高），周围动脉疾病，高血压视网膜病变（大于等于Ⅲ级）。危险度的分层是把血压水平及危险因素及合并的器官受损情况相结合分为低、中、高和极高危险组。治疗时不仅要考虑降压，还要考虑危险因素及靶器官损害的预防及逆转。

（1）低度危险组：高血压 1 级，不伴有上列危险因素，治疗以改善生活方式为主，如 6 个月后无效，再给药物治疗。

（2）中度危险组：高血压 1 级伴 12 个危险因素或高血压 2 级不伴有或伴有不超过 2 个危险因素者。治疗除改善生活方式外，给予药物治疗。

（3）高度危险组：高血压 1～2 级伴至少 3 个危险因素者，必须药物治疗。

（4）极高危险组：高血压 3 级或高血压 1～2 级伴靶器官损害及相关的临床疾病者（包括糖尿病），必须尽快给予强化治疗。

四、临床类型

原发性高血压大多起病及进展均缓慢，病程可长达十余年至数十年，症状轻微，逐渐导致靶器官损害。但少数患者可表现为急进重危，或具特殊表现而构成不同的临床类型。

（一）高血压急症

高血压急症是指高血压患者血压显著的或急剧的升高［收缩压＞26.7 kPa（200 mmHg），舒张压＞17.3 kPa（130 mmHg）］，常同时伴有心、脑、肾及视网膜等靶器官功能损害的一种严重危及生命的临床综合征，其舒张压＞20.0 kPa（150 mmHg）和/或收缩压＞29.3 kPa（220 mmHg），无论有无症状，也应视为高血压急症。高血压急症包括高血压脑病、高血压危象、急进型高血压、恶性高血压，高血压合并颅内出血、急性冠状动脉功能不全、急性左心衰竭、主动脉夹层血肿以及子痫、嗜铬细胞瘤危象等。

（二）恶性高血压

1%～5%的中、重度高血压患者可发展为恶性高血压，其发病机制尚不清楚，可能与不及时治疗或治疗不当有关。病理上以肾小动脉纤维样坏死为突出特征。临床特点：①发病较急骤；多见于中、青年。②血压显著升高，舒张压持续＞17.3 kPa（130 mmHg）。③头痛、视物模糊、眼底出血、渗出和视盘水肿。④肾脏损害突出，表现为持续蛋白尿、血尿及管型尿，并可伴肾功能不全。⑤进展迅速，如不给予及时治疗，预后不佳，可死于肾衰竭、脑卒中或心力衰竭。

（三）高血压危重症

1.高血压危象

在高血压病程中，由于周围血管阻力的突然上升，血压明显升高，出现头痛、烦躁、眩晕、恶心、呕吐、心悸、气急及视物模糊等症状。伴靶器官病变者可出现心绞痛、肺水肿或高血压脑病。血压以收缩压显著升高为主，也可伴舒张压升高。发作一般历时短暂、控制血压后病情可迅速好转；但易复发。危象发作时交感神经活动亢进，血中儿茶酚胺升高。

2.高血压脑病

高血压脑病是指在高血压病程中发生急性脑血液循环障碍，引起脑水肿和颅内压增高而产生的临床征象。发生机制可能为过高的血压突破了脑血管的自身调节机制，导致脑灌注过多，液体渗入脑血管周围组织，引起脑水肿。临床表现有严重头痛、呕吐、神志改变，较轻者可仅有烦躁、意识模糊，严重者可发生抽搐、昏迷。

（四）急进型高血压

急进型高血压占高血压患者中1%～8%，多见于年轻人，男性居多。临床特点：①收缩压、舒张压均持续升高，舒张压常持续≥17.3 kPa（130 mmHg），很少有波动。②症状多而明显进行性加重，有一些患者高血压是缓慢病程，但后突然迅速发展，血压显著升高。③出现严重的内脏器官的损害，常在1～2年内发生心、脑、肾损害和视网膜病变，出现脑卒中、心肌梗死、心力衰竭、尿毒症及视网膜病变（眼底Ⅲ级以上改变）。

（五）缓进型高血压

这种类型占95%以上，临床上又称之为良性高血压。因其起病隐匿，病情发展缓慢，病程较长，可达数十年，多见于中老年人。临床表现：①早期可无任何明显症状，仅有轻度头痛或不适，休息之后可自行缓解。偶测血压时才发现高血压。②逐渐发展，患者表现为头痛、头晕、失眠、乏力、记忆力减退症状，血压也随着病情发展是逐步升高并趋向持续性，波动幅度也随之减小并伴随着心、脑、肾等器官的器质性损害。

此型高血压病由于病程长，早期症状不明显所以患者容易忽视其治疗，思想上不重视，不能坚持服药，最终造成不可逆的器官损害，危及生命。

(六)老年人高血压

年龄超过 60 岁达高血压诊断标准者即为老年人高血压。临床特点:①半数以上以收缩压为主;即单纯收缩期高血压,此与老年人大动脉弹性减退、顺应性下降有关,使脉压增大。流行病资料显示,单纯收缩压的升高也是心血管病致死的重要危险因素。②部分老年人高血压是由中年原发性高血压延续而来,属收缩压和舒张压均增高的混合型。③老年人高血压患者心、脑、肾器官常有不同程度损害,靶器官并发症如脑卒中、心力衰竭、心肌梗死和肾功能不全较为常见。④老年人压力感受器敏感性减退;对血压的调节功能降低、易造成血压波动及直立性低血压,尤其在使用降压药物治疗时要密切观察。老年人选用高血压药物时宜选用平和、缓慢的制剂,如利尿剂和长效钙通道阻滞剂及血管紧张素转化酶抑制剂(ACEI)等;常规给予抗凝剂治疗;定期测量血压以予调整剂量。

(七)难治性高血压

难治性高血压又称顽固性或有抵抗性的高血压。临床特点:①治疗前血压≥24.0/15.3 kPa(180/115 mmHg),经过充分的、合理的、联合应用三种药物(包括利尿剂),血压仍不能降至21.3/13.3 kPa(160/100 mmHg)以下。②治疗前血压<24.0/15.3 kPa(180/115 mmHg),而适当的三联药物治疗仍不能达到:<18.7/12.0 kPa(140/90 mmHg),则被认为是难治性高血压。③对于老年单纯收缩期高血压,如治疗前收缩压>26.7 kPa(200 mmHg),经三联治疗,收缩压不能降至 22.7 kPa(170 mmHg)以下,或治疗前收缩压 21.3～26.7 kPa(160～200 mmHg),而治疗后不能降至 21.3 kPa(160 mmHg)以下及至少低 1.3 kPa(10 mmHg),亦称为难治性高血压。充分的合理的治疗应包括至少三种不同药理作用的药物,包括利尿剂并加之以下两种:β受体阻滞剂,直接的血管扩张药,钙通道阻滞剂或血管紧张素转化酶抑制剂。应当说明的是,并不是所有严重的高血压都是难治性高血压,也不是难治性高血压都是严重高血压。

诊断难治性高血压应排除假性高血压及白大衣高血压,并排除继发性高血压,如嗜铬细胞瘤、原发性醛固酮增生症、肾血管性高血压等;中年或老年患者过去有效的治疗以后变得无效,则强烈提示肾动脉硬化及狭窄,肾动脉造影可确定诊断肾血管再建术可能是降低血压的唯一有效方法。

难治性高血压的主要原因可能有以下几种:①患者的依从性不好即患者没有按医师的医嘱服药,这可能是最主要的原因。依从性不好的原因可能药物方案复杂或服药次数频繁,患者未认识到控制好血压的重要性,药物费用及不良反应等。②患者食盐量过高(>5 g/d),或继续饮酒,体重控制不理想。应特别注意来自加工食品中的盐,如咸菜、罐头、腊肉、香肠、酱油、酱制品、咸鱼、成豆制品等,应劝说患者戒烟、减肥,肥胖者减少热量摄入量。③医师不愿使用利尿药或使用多种作用机制相同的药物。④药物相互作用,如阿司匹林或非甾体抗炎药因抑制前列腺素合成而干扰高血压的控制,拟交感胺类可使血压升高,麻黄素、口服避孕药、雄性激素、过多的甲状腺素、糖皮质激素等可使血压升高或加剧原先的高血压;考来烯胺可妨碍抗高血压药物的经肠道吸收。三环类抗忧郁药,苯异丙胺、抗组织胺、单胺氧化酶抑制剂及可卡因干扰胍乙啶的药理作用。

(八)儿童高血压

关于儿童高血压的诊断标准尚未统一。如 WHO 规定:13 岁以上正常上限为 18.7/12.0 kPa(140/90 mmHg),13 岁以下则为 18.0/11.3 kPa(135/85 mmHg)。《实用儿科学》中规定:8 岁以下舒张压 >10.7 kPa(80 mmHg),8 岁以上 >12.0 kPa(90 mmHg);或收缩压 >16.0 kPa

(120 mmHg)与舒张压＞10.7 kPa(80 mmHg)为高血压。儿童血压测量方法与成年人有所不同：①舒张压以 Korotloff 第四音为难。②根据美国心脏病协会规定,使用袖带的宽度为：1 岁以下为 2.5 cm,1～4 岁 5～6 cm,5～8 岁 8～9 cm,成人 12.5 cm,否则将会低估或高估血压的高度。诊断儿童高血压应十分慎重,特别是轻度高血压者应加强随访。一经确诊为儿童高血压后,首先除外继发性高血压。继发性高血压中最常见的病因是肾脏疾病,其次是肾动脉血栓、肾动脉狭窄、先天性肾动脉异常、主动脉缩窄、嗜铬细胞瘤等。

临床特点：①5％的患者有高血压的家族史。②早期一般无明显症状,部分患者可有头痛,尤在剧烈运动时易发生。③超重肥胖者达 50％。④平素心动过速,心前区搏动明显,呈现高动力循环状态。⑤尿儿茶酚胺水平升高,尿缓激肽水平降低,血浆肾素活性轻度升高,交感神经活性增高。⑥对高血压的耐受力强,一般不引起心、肾、脑及眼底的损害。

(九)青少年高血压

青少年时期高血压的研究已越来越被人们重视。大量调查发现,青少年原发性高血压起源于儿童期,并认为青少年高血压与成人高血压及并发症有密切关系,同儿童期高血压病因相似,常见于继发性高血压,在青春期继发性高血压病例中,肾脏疾病仍然是主要的病因。大量的调查发现青少年血压与年龄有直接相关,青少年高血压诊断标准在不同时间(每次间隔三个月以上)三次测量坐位血压,收缩压和/或舒张压高于 95 百分位以上可诊断为高血压。见表 12-1。

表 12-1　我国青少年年龄血压百分位值表

年龄(岁)	男性/P95(mmHg)	女性/P95(mmHg)
1～12	128/81	119/82
13～15	133/84	124/81
16～18	136/89	127/82

注：1 mmHg≈0.133 kPa

(十)精神紧张性高血压

交感神经系统在发病中起着重要作用。交感神经系统活性增强可导致：①血浆容量减少,血小板聚集,因而易诱发血栓形成。②激活肾素-血管紧张素系统,再加上儿茶酚胺的作用,引起左室肥厚的血管肥厚,肥厚的血管更易引起血管痉挛。③副交感神经系统活性较低和交感神经系统活性增强,是易引起心律失常,心动过速的因素。④降低骨骼肌对胰岛素的敏感性,其主要机制为：在紧急情况下;交感神经系统活性增高引起血管收缩,导致运输至肌肉的葡萄糖减少;去甲肾上腺素刺激 β 受体也可引起胰岛素耐受,持续的交感神经系统还可以造成肌肉纤维类型由胰岛素耐受性慢收缩纤维转变成胰岛素耐受性快收缩纤维,这些变化可致血浆胰岛素浓度水平升高,并促进动脉粥样硬化。

(十一)白大衣性高血压

白大衣性高血压(WCH)是指在诊疗单位内血压升高,但在诊疗单位外血压正常。有人估计,在高血压患者中,有 20％～30％为白大衣高血压,故近年来提出患者自我血压监测(HBPM)。HBPM 有下列好处：①能更全面更准确地反应患者的血压。②没有"白大衣效应"。③提高患者服药治疗和改变生活方式的顺从性。④无观察者的偏倚现象。自测血压可使用水银柱血压计,亦可使用动态血压监测(ABPM)的方法进行判断。有人认为"白大衣高血压"也应予以重视,它可能是早期高血压的表现之一。我国目前的参考诊断标难为 WCH 患者诊室收缩压

＞21.3 kPa（160 mmHg）和/或舒张压＞12.0 kPa（90 mmHg）并且白昼动态血压收缩压＜18.0 kPa（135 mmHg），舒张压＜10.7 kPa（80 mmHg），这还需要经过临床的验证和评价。

"白大衣性高血压"多见于女性、年轻人、体型瘦，以及诊所血压升高、病程较短者。在这类患者中，规律性的反复出现的应激方式，例如上班工作，不会引起血压升高。ABPM 有助于诊断"白大衣性高血压"。其确切的自然史与预后还不很清楚。

（十二）应激状态

偏快的心率是处于应激状态的一个标志，心动过速是交感神经活性增高的一个可靠指标，同时也是心血管病死亡率的一个独立危险因素。心率增快与血压升高、胆固醇升高、甘油三酯升高、血球压积升高、身体质量指数升高、胰岛素抵抗、血糖升高、高密度脂蛋白-胆固醇降低等密切相关。

（十三）夜间高血压

24 小时动态血压监测发现部分患者的血压正常节律消失，夜间收缩压或舒张压的降低小于日间血压平均值的 10%，甚至夜间血压反高于日间血压。夜间高血压常见于某些继发性高血压（如嗜铬细胞瘤、原发性醛固酮增多症、肾性高血压）、恶性高血压和合并心肌梗死、脑卒中的原发性高血压。夜间高血压的产生机制与神经内分泌正常节律障碍、夜间上呼吸道阻塞、换气过低和睡眠觉醒有关，其主要症状是响而不规则的大鼾、夜间呼吸暂停及日间疲乏和嗜睡。这种患者常伴有超重、易发生脑卒中、心肌梗死、心律失常和猝死。

（十四）肥胖型高血压

肥胖者易患高血压，其发病因素是多方面的，伴随的危险因素越多，则预后越差。本型高血压患者心、肾、脑、肺功能均较无肥胖者更易受损害，且合并糖尿病、高脂血症、高尿酸血症者多，患冠心病、心力衰竭、肾功能障碍者明显增加。

（十五）夜间低血压性高血压

夜间低血压性高血压是指日间为高血压（特别是老年收缩期性高血压），夜间血压过度降低，即夜间较日间血压低超过 20%。其发病机制与血压调节异常、血压节律改变有关。该型高血压易发生腔隙性脑梗死，可能与夜间脑供血不足、高凝状态有关。治疗应注意避免睡前使用降压药（尤其是能使夜间血压明显降低的药物）。

（十六）顽固性高血压

顽固性高血压是指高血压患者服用三种以上的不同作用机制的全剂量降压药物，测量血压仍不能控制在 18.7/12.7 kPa（140/95 mmHg）以下或舒张压（DBP）≥13.3 kPa（100 mmHg），老年患者血压仍＞21.3/12.0 kPa（160/90 mmHg），或收缩压（SBP）不能降至 18.7 kPa（140 mmHg）以下。顽固性高血压的原因：①治疗不当。应采用不同机制的降压药物联合应用。②对药物的不能耐受。由于降压药物引起不良反应；而中断用药，常不服药或间断服药，造成顺应性差。③继发性高血压。当患者血压明显升高并对多种治疗药物呈抵抗状态的，应考虑排除继发因素。常见肾动脉狭窄、肾动脉粥样斑块形成、肾上腺疾病等。④精神因素。工作繁忙造成白天血压升高，夜间睡眠时血压正常。⑤过度摄钠。尤其对高血压人群中，约占 50% 的盐敏感性高血压，例如老年患者和肾功能减退者，盐摄入量过高更易发生顽固性高血压，而低钠饮食可改善其对药物的抵抗性。

五、护理评估

（一）病史

应注意询问患者有无高血压家族史，个性特征、职业、人际关系、环境中有无引发本病的应激因素，生活与饮食习惯、烟酒嗜好，有无肥胖、心脏病、肾脏病、糖尿病、高脂血症、痛风、支气管哮喘等病史及用药情况。

（二）身体状况

高血压病根据起病和病情进展缓急分为缓进型和急进型两类，前者多见，后者占高血压病的1%～5%。

1.一般表现

缓进型原发性高血压起病隐匿，病程进展缓慢，早期多无症状，偶在体格检查时发现血压升高，少数患者在发生心、脑、肾等并发症后才被发现。高血压患者可在精神紧张、情绪激动或劳累后有头晕、头痛、眼花、耳鸣、失眠、乏力、注意力不集中等症状，但症状与血压增高程度并不一定一致。

患者血压随季节、昼夜、情绪等因素有较大波动，表现为冬季较夏季高、清晨较夜间高、激动时较平静时高等特点。体检时可听到主动脉瓣区第二心音亢进、主动脉瓣区收缩期杂音，少数患者在颈部或腹部可听到血管杂音。长期持续高血压可有左心室肥厚。

高血压病早期血压仅暂时升高，去除原因和休息后可恢复，称为波动性高血压阶段。随病情进展，血压呈持久增高，并有脏器受损表现。

2.并发症

并发症主要表现为心、脑、肾等重要器官发生器质性损害和功能性障碍。

（1）心脏：血压长期升高，增加了左心室的负担。左室因代偿而心肌肥厚，继而扩张，形成高血压性心脏病。在心功能代偿期，除有劳累性心悸外，其他症状不明显。心功能失代偿时，则表现为心力衰竭。由于高血压后期可并发动脉粥样硬化，故部分患者可并发冠心病，发生心绞痛、心肌梗死。

（2）脑：重要的脑血管病变表现如下。①一时性（间歇性）脑血管痉挛：可使脑组织缺血，产生头痛、一时性失语、失明、肢体活动不灵或偏瘫。可持续数分钟至数天，一般在24小时内恢复。②脑出血：一般在紧张的体力或脑力劳动时容易发生，例如情绪激动、搬重物等时突然发生。其临床表现因出血部位不同而异，最常见的部位在脑基底节豆状核，故常损及内囊，又称内囊出血。其主要表现为突然摔倒，迅速昏迷，头、眼转向出血病灶的同侧，出血病灶对侧的"三偏"症状，即偏瘫、偏身感觉障碍和同侧偏盲。呼吸深沉而有鼾声，大小便失禁。瘫痪肢体开始完全弛缓，腱反射常引不出。数天后瘫痪肢体肌张力增高，反射亢进，出现病理反射。③脑动脉血栓形成：多在休息睡眠时发生，常先有头晕、失语、肢体麻木等症状，然后逐渐发生偏瘫，一般无昏迷。随病情进展，可发生昏迷甚至死亡。上述脑血管病变的表现，中医学统称为"中风"或"卒中"，现代医学统称为"脑血管意外"。高血压脑病：是指脑小动脉发生持久而严重的痉挛、脑循环发生急性障碍，导致脑水肿和颅内压增高，可发生于急进型或严重的缓进型高血压病患者。表现血压持续升高，常超过26.7/16.0 kPa（200/120 mmHg），剧烈头痛、恶心、呕吐、眩晕、抽搐、视物模糊、意识障碍，直至昏迷。发作可短至数分钟，长者可达数小时或数天。

（3）肾的表现：长期高血压可致肾小动脉硬化，当肾功能代偿时，临床上无明显肾功能不全表现。当肾功能转入失代偿期时,可出现多尿、夜尿增多、口渴、多饮,提示肾浓缩功能减低,尿比重固定在 1.010 左右,称为等渗尿。当肾功能衰退时,可发展为尿毒症,血肌酐、尿素氮增高。

(4)眼底视网膜血管改变:目前我国采用 Keith-Wegener4 级眼底分级法。Ⅰ级,视网膜动脉变细;Ⅱ级,视网膜动脉狭窄,动脉交叉压迫;Ⅲ级,眼底出血或棉絮状渗出;Ⅳ级,视盘水肿。眼底的改变可反映高血压的严重程度。

3.急进型高血压病

急进型高血压占高血压病的 1‰ 左右,可由缓进型突然转变而来,也可起病即为急进型。多见于青年和中年。基本的临床表现与缓进型高血压病相似,但各种症状更为突出,具有病情严重、发展迅速、肾功能急剧恶化和视网膜病变(眼底出血、渗出、视盘水肿)等特点。血压显著增高,舒张压持续在 17.3～18.7 kPa(130～140 mmHg)或更高,常于数月或 1～2 年内出现严重的心、脑、肾损害,最后常为尿毒症死亡,也可死于急性脑血管疾病或心力衰竭。经治疗后,少数病情亦可转稳定。

高血压危象是指短期内血压急剧升高的严重临床表现。它是在高血压的基础上,交感神经亢进致周围小动脉强烈痉挛,这是血压进一步升高的结果,常表现为剧烈头痛、神志改变、恶心、呕吐、心悸、呼吸困难等。收缩压可高达 34.7 kPa(260 mmHg),舒张压 16.0 kPa(120 mmHg)以上。

(三)实验室及其他检查

1.尿常规检查

尿常规检查可阴性或有少量蛋白和红细胞,急进型高血压患者尿中常有大量蛋白、红细胞和管型,肾功能减退时尿比重降低,尿浓缩和稀释功能减退,血中肌酐和尿素氮增高。

2.X 线检查

轻者主动脉迂曲延长或扩张、并发高血压性心脏病时,左心室增大,心脏至靴形样改变。

3.超声波检查

心脏受累时,二维超声显示:早期左室壁搏动增强,第Ⅱ期多见室间隔肥厚,继则左心室后型肥厚;左心房轻度扩大;超声多普勒于二尖瓣上可测出舒张期血流速度减慢,舒张末期速度增快。

4.心电图和心向量图检查

心脏受累的患者又可见左心室增厚或兼有劳损,P 波可增宽或有切凹,P 环振幅增大,特别终末向后电力更为明显。偶有心房颤动(简称房颤)或其他心律失常。

5.血浆肾素活性和血管紧张素Ⅱ浓度测定

二者可增高,正常或降低。

6.血浆心钠素浓度测定

心钠素浓度降低。

六、护理目标

(1)头痛减轻或消失。

(2)焦虑减轻或消失。

(3)血压维持在正常水平,未发生意外伤害。

(4)能建立良好的生活方式,合理膳食。

七、护理措施

(一)一般护理

(1)头痛、眩晕、视物模糊的患者应卧床休息,抬高床头,保证充足的睡眠。指导患者使用放松技术,如缓慢呼吸、心理训练、音乐治疗等,避免精神紧张、情绪激动和焦虑,保持情绪平稳。保持病室安静,减少声光刺激和探视,护理操作动作要轻巧并集中进行,少打扰患者。对因焦虑而影响睡眠的患者遵医嘱应用镇静剂。

(2)有氧运动可降压减肥、改善脏器功能、提高活动耐力、减轻胰岛素抵抗,指导轻症患者选择适当的运动,如慢跑、健身操、骑自行车、游泳等(避免竞技性、力量型的运动),一般每周 3～5 次,每次 30～40 分钟,出现头晕、心慌、气短、极度疲乏等症状时应立即停止运动。

(3)合理膳食,每天摄钠量不超过 6 g,减少热量、胆固醇、脂肪摄入,适当增加蛋白质,多吃蔬菜、水果,摄入足量的钾、镁、钙,避免过饱,戒烟酒及刺激性的饮料,可以降低血压,减轻体重,防止高血脂和动脉硬化,防止便秘,减轻心脏负荷。

(二)病情观察与护理

(1)注意神志、血压、心率、尿量、呼吸频率等生命体征的变化,每天定时测量并记录血压。血压有持续升高时,密切注意有无剧烈头痛、呕吐、心动过速、抽搐等高血压脑病和高血压危象的征象。出现上述现象时应给予氧气吸入,建立静脉通路,通知病危,准备各种抢救物品及急救药物,详细书写特别护理记录单;配合医师采取紧急抢救措施,加快速降压、制止抽搐,以防脑血管疾病的发生。

(2)注意用药及观察:高血压患者服药后应注意观察服药反应,并根据病情轻重、血压的变化决定用药剂量与次数,详细做好记录。若有心、脑、肾严重并发症,则药物降压不宜过快,否则供血不足易发生危险。血压变化大时,要立即报告医师予以及时处理。要告诉患者按时服药及观察,忌乱用药或随意增减剂量与擅自停药。用降压药期间要经常测量血压并做好记录,以提供治疗参考,注意起床动作要缓慢,防止直立性低血压引起摔倒。用利尿剂降压时注意记出入量,排尿多的患者应注意补充含钾高的食物和饮料,如玉米面、海带、蘑菇、枣、桃、香蕉、橘子汁等。用普萘洛尔药物要逐渐减量、停药,避免突然停用引起心绞痛发作。

(3)患者如出现肢体麻木,活动欠灵,或言语含糊不清时,应警惕高血压并发脑血管疾病。对已有高血压心脏病者,要注意有无呼吸困难、水肿等心力衰竭表现;同时检查心率、心律,注意有无心律失常的发生。观察尿量及尿的化验变化,以发现肾脏是否受累。发现上述并发症时,要协助医师相应的治疗及做好护理工作。

(4)高血压急症时,应迅速准确按医嘱给予降压药、脱水剂及镇痉药物,注意观察药物疗效及不良反应,严格按药物剂量调节滴速,以免血压骤降引起意外。

(5)出现脑血管意外、心力衰竭、肾衰竭者,给予相应抢救配合。

八、健康教育

(1)向患者提供有关本病的治疗知识,注意休息和睡眠,避免劳累。

(2)同患者共同讨论改变生活方式的重要性,低盐、低脂、低胆固醇、低热量饮食,禁烟、酒及刺激性饮料。肥胖者节制饮食。

(3)教会患者进行自我心理平衡调整,自我控制活动量,保持良好的情绪,掌握劳逸适度,懂得愤怒会使舒张压升高,恐惧焦虑会使收缩压升高的道理,并竭力避免之。

（4）定期、准确、及时服药,定期复查。

（5）保持排便通畅,规律的性生活,避免婚外性行为。

（6）教会患者怎样测量血压及记录。让患者掌握药物的作用及不良反应,告诉患者不能突然停药。

（7）指导患者适当地进行运动,可增加患者的健康感觉和松弛紧张的情绪,增高 HDL-C。推荐作渐进式的有 O_2 运动,如散步、慢跑;也可打太极拳、练气功;避免举高重物及做等长运动(如举重、哑铃)。

（肖　琴）

第二节　糖　尿　病

糖尿病(diabetes mellitus,DM)是一组由多病因引起的以慢性高血糖为特征的代谢性疾病,是由胰岛素分泌和/或作用缺陷所引起。糖尿病是常见病、多发病。据国际糖尿病联盟统计,2011 年全球有糖尿病患者 3.66 亿,比 2010 年的 2.85 亿增加近 30%。我国成年人糖尿病患病率达 9.7%,而糖尿病前期的比例更高达 15.5%。因此,糖尿病是严重威胁人类健康的世界性公共卫生问题。

一、分型

（一）1 型糖尿病
1 型糖尿病:胰岛 β 细胞破坏,常导致胰岛素绝对缺乏。

（二）2 型糖尿病
2 型糖尿病:从以胰岛素抵抗为主伴胰岛素分泌不足到以胰岛素分泌不足为主伴胰岛素抵抗。

（三）其他特殊类型糖尿病
其他特殊类型糖尿病指病因相对比较明确,如胰腺炎、库欣综合征等引起的一些高血糖状态。

（四）妊娠期糖尿病
妊娠期糖尿病指妊娠期间发生的不同程度的糖代谢异常。

二、临床表现

（一）代谢紊乱综合征
1."三多一少"

多饮、多食、多尿和体重减轻。

2.皮肤瘙痒

患者常有皮肤瘙痒,女性患者可出现外阴瘙痒。

3.其他症状

四肢酸痛、麻木、腰痛、性欲减退、月经失调、便秘和视物模糊等。

(二)并发症

1.糖尿病急性并发症

(1)糖尿病酮症酸中毒(diabetic ketoacidosis,DKA):为最常见的糖尿病急症,以高血糖、酮症和酸中毒为主要表现。DKA最常见的诱因是感染,其他诱因:胰岛素治疗中断或不适当减量、饮食不当、各种应激及酗酒等。临床表现为早期三多一少,症状加重;随后出现食欲缺乏、恶心、呕吐、多尿、口干、头痛、嗜睡、呼吸深快(呼气中有烂苹果味);后期严重失水、尿量减少、眼球下陷、皮肤黏膜干燥、血压下降、心率加快、四肢厥冷;晚期出现不同程度意识障碍。

(2)高渗高血糖综合征:是糖尿病急性代谢紊乱的另一临床类型,以严重高血糖、高血浆渗透压、脱水为特点,无明显酮症酸中毒,患者常有不同程度的意识障碍或昏迷。本病起病缓慢,最初表现为多尿、多饮,但多食不明显或反而食欲缺乏;随病情进展出现严重脱水和神经精神症状,患者反应迟钝、烦躁或淡漠、嗜睡,逐渐陷入昏迷、出现抽搐,晚期尿少甚至尿闭,但无酸中毒样深大呼吸。与DKA相比,失水更为严重、神经精神症状更为突出。

(3)感染性疾病:糖尿病容易并发各种感染,血糖控制差者更易发生,病情也更严重。

(4)低血糖:一般将血糖≤2.8 mmol/L作为低血糖的诊断标准,而糖尿病患者血糖值≤3.9 mmol/L就属于低血糖范畴。低血糖有两种临床类型,即空腹低血糖和餐后(反应性)低血糖。低血糖的临床表现呈发作性,具体分为两类:①自主(交感)神经过度兴奋表现为多有出汗、颤抖、心悸、紧张、焦虑、饥饿、流涎、软弱无力、面色苍白、心率加快、四肢冰凉和收缩压轻度升高等。②脑功能障碍表现为初期表现为精神不集中、思维和语言迟钝、头晕、嗜睡、视物不清、步态不稳,后可有幻觉、躁动、易怒、性格改变、认知障碍,严重时发生抽搐和昏迷。

2.糖尿病慢性并发症

(1)微血管病变:这是糖尿病的特异性并发症。微血管病变主要发生在视网膜、肾、神经和心肌组织,尤其以肾脏和视网膜病变最为显著。

(2)大血管病变:这是糖尿病最严重、突出的并发症,主要表现为动脉粥样硬化。动脉粥样硬化主要侵犯主动脉、冠状动脉、脑动脉、肾动脉和肢体外周动脉等。

(3)神经系统并发症:以周围神经病变最常见,通常为对称性,下肢较上肢严重,病情进展缓慢。患者常先出现肢端感觉异常,如呈袜子或手套状分布,伴麻木、烧灼、针刺感或如踏棉垫感,可伴痛觉过敏、疼痛;后期可有运动神经受累,出现肌力减弱甚至肌萎缩和瘫痪。

(4)糖尿病足:指与下肢远端神经异常和不同程度周围血管病变相关的足部溃疡、感染和/或深层组织破坏,主要表现为足部溃疡、坏疽。糖尿病足是糖尿病最严重且需治疗费用最多的慢性并发症之一,是糖尿病非外伤性截肢的最主要原因。

(5)其他:糖尿病还可引起黄斑病、白内障、青光眼、屈光改变和虹膜睫状体病变等。牙周是最常见的糖尿病口腔并发症。

在我国,糖尿病是导致成人失明、非创伤性截肢的主要原因;心血管疾病是使糖尿病患者致残、致死的主要原因。

三、护理措施

(一)一般护理

1.饮食护理

应帮助患者制订合理、个性化的饮食计划,并鼓励和督促患者坚持执行。

(1)制订总热量。①计算理想体重(简易公式法):理想体重(kg)＝身高(cm)－105。②计算总热量:成年人休息状态下每天每千克理想体重给予热量 105～126 kJ,轻体力劳动 126～147 kJ,中度体力劳动 147～167 kJ,重体力劳动＞167 kJ。儿童、孕妇、乳母、营养不良和消瘦以及伴有消耗性疾病者应酌情增加,肥胖者酌减,使体重逐渐恢复至理想体重的±5％左右。

(2)食物的组成和分配。①食物组成:总的原则是高碳水化合物、低脂肪、适量蛋白质和高纤维的膳食。碳水化合物所提供的热量占饮食总热量的 50％～60％,蛋白质的摄入量占供能比的 10％～15％,脂肪所提供的热量不超过总热量的 30％,饱和脂肪酸不应超过总热量的 7％,每天胆固醇摄入量宜＜300 mg。②确定每天饮食总热量和碳水化合物、脂肪、蛋白质的组成后,按每克碳水化合物、蛋白质产热 16.7 kJ,每克脂肪产热 37.7 kJ,将热量换算为食品后制订食谱,可按每天三餐分配为 1/5、2/5、2/5 或 1/3、1/3、1/3。

(3)注意事项。①超重者,禁食油炸、油煎食物,炒菜宜用植物油,少食动物内脏、蟹黄、蛋黄、鱼子、虾子等含胆固醇高的食物。②每天食盐摄入量应＜6 g,限制摄入含盐高的食物,如加工食品、调味酱等。③严格限制各种甜食:包括各种糖果、饼干、含糖饮料、水果等。为满足患者口味,可使用甜味剂。对于血糖控制较好者,可在两餐之间或睡前加水果,例如,苹果、梨、橙子等。④限制饮酒量,尽量不饮白酒,不宜空腹饮酒。每天饮酒量≤1 份标准量(1 份标准量为:啤酒 350 mL 或红酒 150 mL 或低度白酒 45 mL,各约含乙醇 15 g)。

2.运动护理

(1)糖尿病患者运动锻炼的原则:有氧运动、持之以恒和量力而行。

(2)运动方式的选择:有氧运动为主,如散步、慢跑、快走、骑自行车、做广播体操、打太极拳和球类活动等。

(3)运动量的选择:合适的运动强度为活动时患者的心率达到个体 60％的最大氧耗量,简易计算方法为:心率＝170－年龄。

(4)运动时间的选择:最佳运动时间是餐后 1 小时(以进食开始计时)。每天安排一定量的运动,至少每周 3 次。每次运动时间 30～40 分钟,包括运动前作准备活动和运动结束时的整理运动时间。

(5)运动的注意事项:①不宜空腹时进行,运动过程应补充水分,携带糖果,出现低血糖症状时,立即食用。②运动过程中出现胸闷、胸痛、视物模糊等应立即停止运动,并及时处理。③血糖＞14 mmol/L,应减少活动,增加休息。④随身携带糖尿病卡以备急需。⑤运动时,穿宽松的衣服,棉质的袜子和舒适的鞋子,可以有效排汗和保护双脚。

(二)用药护理

1.口服用药的护理

指导患者正确服用口服降糖药,了解各类降糖药的作用、剂量、用法、不良反应和注意事项。

(1)口服磺脲类药物的护理:①协助患者于早餐前 30 分钟服用,每天多次服用的磺脲类药物应在餐前 30 分钟服用。②严密观察药物的不良反应。最主要的不良反应是低血糖,护士应教会患者正确识别低血糖的症状及如何及时应对和选择医疗支持。③注意药物之间的协同与拮抗。水杨酸类、磺胺类、保泰松、利血平、β受体阻滞剂等药物与磺脲类药物合用时会产生协同作用,增强后者的降糖作用;噻嗪类利尿剂、呋塞米、依他尼酸、糖皮质激素等药物与磺脲类药物合用时会产生拮抗作用,降低后者的降糖作用。

(2)口服双胍类药物的护理:①指导患者餐中或餐后服药。②如出现轻微胃肠道反应,给予患者讲解和指导,以减轻患者的紧张或恐惧心理。③用药期间限制饮酒。

(3)口服 α-葡萄糖苷酶抑制剂类药物的护理:①应与第一口饭同时服用。②本药的不良反应有腹部胀气、排气增多或腹泻等症状,在继续使用或减量后消失。③服用该药时,如果饮食中淀粉类比例太低,而单糖或啤酒过多则疗效不佳。④出现低血糖时,应直接给予葡萄糖口服或静脉注射,进食淀粉类食物无效。

(4)口服噻唑烷二酮类药物的护理:①每天服用 1 次,可在餐前、餐中、餐后任何时间服用,但服药时间应尽可能固定。②密切观察有无水肿、体重增加等不良反应,缺血性心血管疾病的风险增加,一旦出现应立即停药。③如果发现食欲缺乏等情况,警惕肝功能损害。

2.使用胰岛素的护理

(1)胰岛素的保存:①未开封的胰岛素放于冰箱 4~8 ℃冷藏保存,勿放在冰箱门上,以免震荡受损。②正在使用的胰岛素在常温下(≤28 ℃)可使用 28 天,无须放入冰箱。③运输过程尽量保持低温,避免过热、光照和剧烈晃动等,否则可因蛋白质凝固变性而失效。

(2)胰岛素的注射途径:包括静脉注射和皮下注射。注射工具有胰岛素专用注射器、胰岛素笔和胰岛素泵。

(3)胰岛素的注射部位:皮下注射胰岛素时,宜选择皮肤疏松部位,如上臂三角肌、臀大肌、大腿前侧、腹部等。进行运动锻炼时,不要选择大腿、臂部等要活动的部位注射。注射部位要经常更换,如在同一区域注射,必须与上次注射部位相距 1 cm 以上,选择无硬结的部位。

(4)胰岛素不良反应的观察与处理:①低血糖反应。②变态反应表现为注射部位瘙痒,继而出现荨麻疹样皮疹,全身性荨麻疹少见。处理措施包括更换高纯胰岛素,使用抗组胺药及脱敏疗法,严重反应者中断胰岛素治疗。③注射部位皮下脂肪萎缩或增生时,采用多点、多部位皮下注射和及时更换针头可预防其发生。若发生则停止注射该部位后可缓慢自然恢复。④胰岛素治疗初期可发生轻度水肿,以颜面和四肢多见,可自行缓解。⑤部分患者出现视物模糊,多为晶状体屈光改变,常于数周内自然恢复。⑥体重增加以老年 2 型糖尿病患者多见,多引起腹部肥胖。护士应指导患者配合饮食、运动治疗控制体重。

(5)使用胰岛素的注意事项:①准确执行医嘱,按时注射。对 40 U/mL 和 100 U/mL 两种规格的胰岛素,使用时应注意注射器与胰岛素浓度的匹配。②长、短效或中、短效胰岛素混合使用时,应先抽吸短效胰岛素,再抽吸长效胰岛素,然后混匀,禁忌反向操作。③注射胰岛素时应严格无菌操作,防止发生感染。④胰岛素治疗的患者,应每天监测血糖 2~4 次,出现血糖波动过大或过高,及时通知医师。⑤使用胰岛素笔时要注意笔与笔芯是否匹配,每次注射前确认笔内是否有足够的剂量,药液是否变质。每次注射前安置新针头,使用后丢弃。⑥用药期间定期检查血糖、尿常规、肝肾功能、视力、眼底视网膜血管、血压及心电图等,了解病情及糖尿病并发症的情况。⑦指导患者配合糖尿病饮食和运动治疗。

(三)并发症的护理

1.低血糖的护理

(1)加强预防:①指导患者应用胰岛素和胰岛素促分泌剂,从小剂量开始,逐渐增加剂量,谨慎调整剂量。②指导患者定时定量进餐,如果进餐量较少,应相应减少药物剂量。③指导患者运动量增加时,运动前应增加额外的碳水化合物的摄入。④乙醇能直接导致低血糖,应指导患者避免酗酒和空腹饮酒。⑤容易在后半夜及清晨发生低血糖的患者,晚餐适当增加主食或含蛋白质较高的食物。

（2）症状观察和血糖监测：观察患者有无低血糖的临床表现，尤其是服用胰岛素促分泌剂和注射胰岛素的患者。对老年患者的血糖不宜控制过严，一般空腹血糖≤7.8 mmol/L，餐后血糖≤11.1 mmol/L即可。

（3）急救护理：一旦确定患者发生低血糖，应尽快给予糖分补充，解除脑细胞缺糖状态，并帮助患者寻找诱因，给予健康指导，避免再次发生。

2.高渗高血糖综合征的护理

（1）预防措施：定期监测血糖，应激状况时每天监测血糖。合理用药，不要随意减量或停药。保证充足的水分摄入。

（2）病情监测：严密观察患者的生命体征、意识和瞳孔的变化，记录 24 小时出入液量等。遵医嘱定时监测血糖、血钠和渗透压的变化。

（3）急救配合与护理：①立即开放两条静脉通路，准确执行医嘱，输入胰岛素，按照正确的顺序和速度输入液体。②绝对卧床休息，注意保暖，给予患者持续低流量吸氧。③加强生活护理，尤其是口腔护理、皮肤护理。④昏迷者按昏迷常规护理。

3.糖尿病足的预防与护理

（1）足部观察与检查：①每天检查双足 1 次，视力不佳者，亲友可代为检查。②了解足部有无感觉减退、麻木、刺痛感；观察足部的皮肤温度、颜色及足背动脉搏动情况。③注意检查趾甲、趾间、足底皮肤有无红肿、破溃、坏死等损伤。④定期做足部保护性感觉的测试，常用尼龙单丝测试。

（2）日常保护措施：保持足部清洁，避免感染，每天清洗足部 1 次，10 分钟左右；水温适宜，不能烫脚；洗完后用柔软的浅色毛巾擦干，尤其是脚趾间；皮肤干燥者可涂护肤软膏，但不要太油，不能常用。

（3）预防外伤：①指导患者不能赤足走路，外出时不能穿拖鞋和凉鞋，不能光脚穿鞋，禁忌穿高跟鞋和尖头鞋，防止脚受伤。②应帮助视力不好的患者修剪趾甲，趾甲修剪与脚趾平齐，并锉圆边缘尖锐部分。③冬天不要使用热水袋、电热毯或烤灯保暖，防止烫伤，同时应注意预防冻伤。夏天注意避免蚊虫叮咬。④避免足部针灸、修脚等，防止意外感染。

（4）选择合适的鞋袜：①指导患者选择厚底、圆头、宽松、系鞋带的鞋子；鞋子的面料以软皮、帆布或布面等透气性好的面料为佳；购鞋时间最好是下午，需穿袜子试穿，新鞋第 1 次穿 20～30 分钟，之后再延长穿鞋时间。②袜子选择以浅色、弹性好、吸汗、透气及散热好的棉质袜子为佳，大小适中、无破洞和不粗糙。

（5）促进肢体血液循环：①指导患者步行和进行腿部运动（如提脚尖，即脚尖提起、放下，重复 20 次。试着以单脚承受全身力量来做）。②避免盘腿坐或跷二郎腿。

（6）积极控制血糖，说服患者戒烟：足溃疡的教育应从早期指导患者控制和监测血糖开始。同时告知患者戒烟，因吸烟会导致局部血管收缩而促进足溃疡的发生。

（7）及时就诊：如果伤口出现感染或久治不愈，应及时就医，进行专业处理。

（四）心理护理

糖尿病患者常见的心理特征：否定、怀疑、恐惧紧张、焦虑烦躁、悲观抑郁、轻视麻痹、愤怒拒绝和内疚混乱等。针对以上特征，护理人员应对患者进行有针对性的心理护理。糖尿病患者的心理护理因人而异，但对每一个患者，护士都要做到以和蔼可亲的态度进行耐心细致、科学专业的讲解。

（1）当患者拒绝承认患病事实时，护士应耐心主动地向患者讲解糖尿病相关的知识，使患者消除否定、怀疑、拒绝的心理，并积极主动地配合治疗。

（2）有轻视、麻痹心理的患者，应耐心地向患者讲解不重视治疗的后果及各种并发症的严重危害，使患者积极地配合治疗。

（3）指导患者学习糖尿病自我管理的知识，帮助患者树立战胜疾病的信心，使患者逐渐消除上述心理。

（4）寻求社会支持，动员糖尿病患者的亲友学习糖尿病相关知识，理解糖尿病患者的困境，全面支持患者。

（肖　琴）

第十三章 介入护理

第一节 脑膜瘤栓塞介入治疗的护理

一、疾病概述

脑膜瘤又叫蛛网膜内皮瘤，是成人常见的颅内良性肿瘤，在颅内肿瘤中发病率为 $16\%\sim77\%$，仅次于神经上皮肿瘤而居第 2 位，是中枢神经系统内常见的原发性肿瘤。其发病的年龄高峰为 45 岁左右，男：女为 $1:1.8$；常见发病部位为大脑凸面、矢状窦旁、大脑镰、鞍结节、蝶骨嵴、嗅沟、侧脑室、小脑幕、小脑脑桥角、斜坡和枕骨大孔；其中 $60\%\sim70\%$ 脑膜瘤沿大脑凸面、大脑镰（包括矢状窦旁）或蝶骨（包括鞍结节）生长，28% 儿童脑膜瘤发生于脑室内。临床症状因肿瘤部位的不同而异，可出现头痛、视力下降、视野缺损、嗅觉和听觉障碍等症状，大约 40% 的脑膜瘤患者会出现癫痫症状。近年来，脑膜瘤的检出率逐步增高，这与医学科学的发展、CT、磁共振等检查的提高有一定的关系。

脑膜瘤起源于蛛网膜颗粒的内皮细胞和成纤维细胞，组织学分型颇多，$80\%\sim90\%$ 的脑膜瘤为良性（WHO I 级）。此类瘤细胞形态多样、排列形式多样，细胞分化较好；$5\%\sim15\%$ 的脑膜瘤属于非典型性（WTO II 级），组织学上可见细胞密度增加，小细胞性，可出现较多核分裂，细胞核异型，该类型肿瘤复发率较高（$7\%\sim20\%$）。$1\%\sim3\%$ 脑膜瘤属于分化不良型（WTO III 级），组织学上细胞明显异常，核分裂指数高，复发率为 $50\%\sim78\%$，通常在诊断后 2 年内死亡。

脑膜瘤一般属于良性肿瘤，治疗主要是手术切除。由于脑膜瘤大多数血供丰富，部分脑膜瘤发生于蝶鞍旁、斜坡、海绵窦、桥小脑角等部分，手术难度较高，风险较大。Manelfe 等在 1973 年最早提出了术前肿瘤栓塞的技术。脑膜瘤术前栓塞能够使肿瘤大部分或全部去血管化，肿瘤质地变软，从而不但减少术中出血，还能够使肿瘤易于切除，从而降低手术风险，提高肿瘤切除率。对于肿瘤较大、部位较深、手术风险较大的脑膜瘤，还要辅助放疗、化疗，以提高术后生存率，降低复发率。另外有实验证明，无论体外还是体内生长激素受体拮抗剂、生长抑素激动剂及多巴胺 D_2 受体激动剂对脑膜瘤都具有一定的抗肿瘤增殖作用。

脑膜瘤的术前栓塞作为手术的一种辅助治疗手段，国内外文献均未见有明确的适应证及禁忌证的报道。综合国内外文献，结合我们和相关单位的实际工作，初步探讨适应证和禁忌证如下。

（一）适应证

（1）脑膜瘤体积较大，一般直径＞3 cm。

（2）术前检查显示脑膜瘤供血丰富，且为颈外动脉供血为主。

（3）脑膜瘤位于颅底或邻近重要神经结构、考虑术中出血较多或与正常解剖结构分离困难。

（二）禁忌证

以下情况认为不合适术前栓塞。

（1）肿瘤供血血管以颈内动脉或椎动脉系统供血为主。

（2）造影可见的颈外动脉与颈内动脉或椎基底动脉间有吻合者。

（3）有不适合介入治疗的其他情况，如凝血功能障碍、重要脏器功能不全、血管解剖入路困难、对比剂过敏、不能控制的高血压。

二、手术操作

（1）术前要常规进行详细的神经系统查体并记录，包括患者意识、语音，双侧肢体的运动、感觉，尤其要注意脑神经的功能。

（2）介入栓塞手术一般在局麻下进行。常规术前准备，包括连接心电监护、建立静脉通路、消毒、铺无菌巾、连接灌注线等。

（3）进行全面的脑血管造影，了解肿瘤血管情况。一般脑膜瘤以颈外动脉供血为主，最常见脑膜中动脉、脑膜副动脉、枕动脉、颞浅动脉供血，颈内动脉参与供血者以脑膜垂体干供血多见。

（4）微导管超选择性插管进入肿瘤供血血管，微导管内造影了解有无危险吻合。若无危险吻合可进一步进行利多卡因激发试验，一般以 2％的利多卡因溶液 1 mL 稀释后缓慢沿微导管注入，然后再进行神经系统评估。若为阳性则进一步调整微导管位置。有危险吻合者要尽量将微导管超过危险吻合，若不能超过，原则上不进行栓塞治疗。

（5）使用栓塞剂对肿瘤血管进行栓塞。常用栓塞剂有 NBCA 胶、ONYX 胶、PVA 颗粒、明胶海绵等，必要时可辅以弹簧圈。国外文献报道中使用 PVA 颗粒较为常见。

（6）颈内动脉系统供血者栓塞要慎重，椎动脉系统供血者尤其要慎重，稍有不慎就会导致灾难性后果。

（7）术后再次进行详尽的神经系统查体，并与术前查体进行比较，若发生脑神经功能障碍，可能是由于栓塞剂栓塞了脑神经的滋养动脉所致，一般经过保守治疗能够恢复；若患者除脑神经障碍外还伴有肢体运动、感觉障碍、意识改变，则可能栓塞剂进入颅内，要进行颅脑 MRI 检查，并进行积极的内科治疗。

三、并发症

除介入手术操作共有的并发症，例如腹股沟血肿、血管内膜损伤等，主要并发症来自异位栓塞。颅内外危险吻合的存在是引起脑神经和脑组织缺血的重要因素。Manelfe 等较早提出了危险吻合的存在，如在眼动脉和脑膜中动脉之间，海绵窦段的颈内动脉和脑膜中动脉、脑膜副动脉之间，椎动脉和咽深动脉之间，椎动脉和枕动脉之间，均存在危险循环。此外，在脑膜中动脉上有滋养血管发出供应面神经，在咽深动脉上有分支供应后组脑神经，这是颈外动脉栓塞可能引起脑神经障碍的一个非常重要的原因。因此，微导管应尽量接近肿瘤，以使栓塞剂更好地进入肿瘤的毛细血管床，达到较好的栓塞效果。常见并发症包括以下。

（1）栓塞剂通过危险吻合或反流进入脑血管内,导致脑梗死;或栓塞视网膜动脉,导致视力障碍,严重者可失明。

（2）栓塞剂栓塞头皮供血动脉,导致头皮坏死,用液态性栓塞剂发生的可能性更大。一般来说,头皮组织供血丰富,固体栓塞剂不会导致头皮组织缺血坏死。使用液体性栓塞剂有导致头皮坏死的可能。

（3）脑神经滋养动脉栓塞,导致一过性或永久性脑神经功能障碍。一般来说,脑神经滋养血管细小,栓塞剂不易到达末梢,因此不易导致永久性神经功能障碍。

（4）栓塞后肿瘤内出血,导致肿瘤体积迅速增大,神经功能恶化,部分需紧急手术处理。

（5）栓塞后局部组织缺血,导致术后头痛,一般经过改善微循环、止痛等对症处理后能够缓解。

四、护理

（一）术前护理

1.心理护理

患者入院后,主动热情向患者介绍病区环境、主治医师及主管护士,使患者尽快熟悉住院环境。应耐心解释手术的基本原理、必要性及并发症的预防以及术前、术后的注意事项,取得患者、家属的积极配合,使患者以最佳的状态接受手术治疗。

2.术前常规准备

术前嘱患者练习在床上解小便,术前 4 小时禁食、禁水,腹股沟区备皮,抗生素皮试。术前使镇静药物,地西泮 10 mg 或苯巴比妥钠 100 mg 肌内注射。

3.癫痫的预防

运动区、颞叶等部位脑膜瘤,特别是已有癫痫病史者,需要围术期使用抗癫痫药物治疗。术前无癫痫发作的患者,要备好抗癫痫药物,以防术中发作。

4.备好术中抢救可能使用的药物

这些药物包括急救药物（心脏、呼吸兴奋剂）,解痉药（罂粟碱）,脱水剂（甘露醇）,抗癫痫药物（地西泮、德巴金）,溶栓药物（尿激酶等）,止血药物（巴曲酶）,肝素中和剂（鱼精蛋白）等。

（二）术中护理

（1）协助医师完成术前常规准备,如摆正患者体位、连接心电监护、开通静脉通路、连接导管灌注装置,准备并配好肝素、利多卡因等常用药物。肝素的配制:肝素 1 支（12 500 U）使用生理盐水稀释至 12.5 mL 即 1 000 U/mL。导引导管放置到位后,按 100 U/kg 体重静脉注射全身肝素化,并准确记录肝素注射时间。将 5 000 U 肝素加入 500 mL 生理盐水中用来冲洗介入器械。

（2）配合手术医师完成术前神经系统查体,对术前患者的神经功能检查结果进行详细记录,包括双侧脑神经和躯体感觉运动神经系统功能,尤其要注意记录双眼视力,面神经、动眼神经和三叉神经感觉运动功能。

（3）在进行栓塞前先行激发试验及栓塞过程中要严密观察患者生命体征和神经功能变化。由于介入治疗医师术中为无菌操作,且精力高度集中,不方便或忽略患者的术中的神经功能变化。这时护士要时刻注意患者语言、意识的变化,提醒医师并进行必要的神经系统检查。

（4）栓塞完成后,再次对患者进行全面的神经系统功能检查,并与术前检查结果比较,以排除因栓塞可能导致的并发症。

（5）协助介入治疗医师完成对患者的压迫止血及穿刺点包扎，并向患者及其家属交代术后的注意事项。

（三）术后护理

1.一般护理

患者术后返回病房后，立即吸氧，心电监护，了解患者血压、脉搏、呼吸有无异常。定时监测血压、脉搏、呼吸、体温变化，并认真做好记录。有变化时及时汇报医师，积极配合抢救。

2.神经功能监测

密切观察患者意识状态、精神、语音，定时观察患者脑神经功能、肢体的运动和感觉功能。尤其要注意视力有无变化，定时观察瞳孔的大小、形态及对光反射，两侧是否等大等圆，面神经、三叉神经运动和感觉功能，因为这些都是栓塞中容易造成损害的神经。若患者出现剧烈恶心、呕吐，意识水平降低，双侧瞳孔不等大或反射迟钝，要及时通知相关医师并进行 CT 复查，以排除肿瘤内或颅内出血。

3.术区护理

监测穿刺肢体的足背动脉搏动、皮温，穿刺点压迫部位有无渗血穿刺肢体若出现皮温降低、足背动脉搏动消失、肢体肿胀，应适当放松穿刺点的压迫，以防出现下肢的缺血和深静脉的血栓形成。

4.对症处理

术后出现一般程度的恶心、呕吐，不伴有剧烈头痛、颈强直、瞳孔改变、意识改变，可能为脑血管造影后的反应，可对症处理后密切观察生命体征；若患者伴有上述情况，需进一步 CT 扫描排除肿瘤内出血及大面积梗死情况。术后患者可出现头痛，可能主要与栓塞后局部脑膜缺血有关，若不伴有神经功能障碍也可止痛治疗后观察。部分患者平卧体位小便不易解出，多为心理性因素，可嘱咐患者放松，或使用膀胱区热敷，多能自行解出，必要时可进行留置导尿管。

五、健康教育

患者入院后，要向患者及家属介绍脑膜瘤的临床特点、介入治疗的基本原理、介入栓塞和手术治疗脑膜瘤的必要性以及手术前后需要注意的事项，以取得患者及家属的信任，从而能够积极配合介入栓塞治疗。出院后坚持按医嘱服药，特别是抗癫痫的药物，需长期服药，按医嘱减量或停药。出院后合理、卫生饮食，多吃含蛋白质、维生素的食物。有神经功能障碍的患者每天要坚持适当的锻炼，注意劳逸结合，出院后定期随访。

（张慧娟）

第二节　颅外颈动脉硬化狭窄性疾病介入治疗的护理

一、疾病定义

颈动脉硬化狭窄性疾病是指颈动脉由于动脉粥样硬化造成狭窄或闭塞的疾病，是缺血性脑卒中和短暂性脑缺血发作（TIA）的重要原因，占全部缺血性卒中的 15%～20%，病变多累及颈动脉分叉处。2003 北美放射年会超声会议公布的颈动脉粥样硬化病变程度评估标准将病变程度分为 4 级：<50% 为轻度狭窄,50%~69% 为中度狭窄,70%~99% 为重度狭窄,100% 为闭塞。

二、临床表现

临床上根据颈动脉狭窄是否引发脑缺血症状,分为有症状型和无症状型两大类。

(一)有症状型

(1)仅有脑缺血症状:可有脑鸣、单眼黑蒙、视物模糊、头昏、头痛、失眠、记忆力减退、嗜睡、多梦等症状。眼部缺血表现为视力下降、偏盲。

(2)TIA 发作。①常见症状:病灶对侧发作性肢体单瘫、偏瘫和面瘫、单肢或偏身麻木;②特征性症状:病变侧单眼一过性黑蒙或失明,对侧偏瘫及感觉障碍,优势半球受累可有失语;③可能出现的症状:病灶对侧同向性偏盲。

(3)缺血性脑卒中:以偏瘫、失语和偏身感觉障碍等局灶定位症状为主;部分患者可有头痛、呕吐、意识障碍等全脑症状。

(二)无症状型

临床上无任何神经系统症状和体征,有时仅在体格检查时于颈动脉根部或行经处闻及血管杂音。无症状型颈动脉狭窄,尤其是中度狭窄或斑块溃疡被公认为"高危病变",越来越受到重视。

三、诊断要点

(一)综合临床表现

符合有症状型或无症状型的临床表现。

(二)影像学检查

(1)颈动脉超声:二维超声显示颈动脉内径变窄,彩色多普勒超声(CDFI)可见狭窄处血流亮丽,脉冲多普勒显示狭窄口血流速度明显加快。

(2)CT 血管成像(CTA)和磁共振血管成像(MRA):清晰显示颈动脉管腔狭窄、范围、部位、形态及与周围组织结构的空间关系及有无斑块及成分。狭窄严重者 MRA 可显示血流信号中断、狭窄后血管扩张等。

(3)数字减影血管造影(DSA):准确显示颈动脉不同程度的狭窄、闭塞、血栓及溃疡形成等。

(4)头颅 CT 和 MRI:脑梗死发病 24 小时内头颅 CT 一般无影像学改变,24 小时后梗死区呈低密度影像。脑梗死发病 2 小时内 MRI 弥散加权成像(DWI)可显示缺血组织的部位及范围。

四、治疗要点

颈动脉狭窄的治疗目的在于改善脑供血,纠正或缓解脑缺血症状,预防 TIA 发作;稳定血管内斑块,防止斑块脱落引起脑梗死。包括内科治疗、外科治疗及血管腔内介入治疗。

(一)内科治疗

内科治疗能够延缓颈动脉狭窄病程进展,但常不能从根本上消除颈动脉狭窄、闭塞,常与外科治疗、介入治疗相结合,且贯穿始终。

(1)病因治疗:颈动脉粥样硬化作为全身动脉粥样硬化的一部分,其危险因素与全身动脉粥样硬化的危险因素相同,如吸烟、肥胖、脂代谢异常、高血压、糖尿病、高同型半胱氨酸血症等。通过查找病因,针对可能存在的危险因素进行治疗,如控制血压、降低血脂和血糖、治疗心律失常、改善心功能、纠正血液成分异常、防止颈部过度活动等。

(2)药物治疗。①抗血小板聚集药物:可以减少微栓子的发生,预防复发。常用药物有阿司匹林、噻氯吡啶、双嘧达莫、氯吡格雷和奥扎格雷等。噻氯吡啶作用优于阿司匹林,氯吡格雷不良反应少于阿司匹林。既往不推荐常规应用双重抗血小板药物,但目前,欧洲急性脑卒中治疗指南已将阿司匹林和双嘧达莫缓释剂的复合制剂作为首先推荐应用的药物。②抗凝药物:目前不推荐将抗凝药物作为 TIA 患者的常规治疗,但对于伴发心房颤动和冠心病的 TIA 患者(感染性心内膜炎除外),或经抗血小板治疗后 TIA 仍频繁发作的患者,推荐使用抗凝治疗。一般选用华法林 6～12 mg,1 次/天,口服,3～5 天后改为 2～6 mg 维持,剂量调整至监测凝血酶原时间(PT)为对照组 1.5 倍或国际标准化比值(INR)为 2.0～3.0。必要时可静脉应用肝素或低分子肝素皮下注射。③钙通道阻滞剂:能阻止钙离子大量内流引起细胞内钙超载,防止脑组织损伤,还可增加血流量,改善微循环。常用注射泵静脉泵入尼莫地平注射液 20～40 mg,3 次/天;盐酸氟桂利嗪片 5～10 mg,每天睡前口服 1 次。④其他:如患者血纤维蛋白原水平增高,可考虑用巴曲酶或降纤酶治疗;也可用中医中药、改善循环的药物。

(二)外科治疗

(1)颈动脉内膜切除术(CEA):CEA 是目前颈动脉颅外段血运重建的标准疗法。欧洲及北美开展的一系列大型临床随机对照研究证实,对于中、重度颈动脉狭窄的患者,无论是否存在脑缺血症状,手术均可明显获益。在临床推广过程中,美国心脏协会(AHA)还制订了 CEA 手术操作基本条件:对有症状患者,围术期总卒中/死亡率<6%;无症状患者,围术期总卒中/死亡率<3%。

(2)外翻式颈动脉内膜切除术(EEA):1959 年由 DeBakey 等人首先提出,与常规 CEA 相比,其主要特点是避免在颈内动脉远端切开和缝合,而是将颈动脉切口移至管径较粗的分叉部位。对于符合颈动脉狭窄治疗指征,且合并颈内动脉迂曲者,建议行 EEA。

(三)血管腔内介入治疗

随着血管腔内治疗技术的快速发展和介入器材的改良,颈动脉血管腔内成形术(PTA)和颈动脉支架植入术(CAS)成为继 CEA 后治疗颈动脉狭窄的一种有效方法,目前,已被多数颈动脉狭窄治疗指南确立为颈动脉狭窄的一线治疗方法。

(1)颈动脉球囊扩张:早期颈动脉 PTA 围术期并发症发生率很高,其中远端脑血管栓塞及术后早期颈动脉血栓性闭塞发生率分别为 8%和 5%左右,术后 6 个月再狭窄的发生率为 15%。

(2)颈动脉支架植入术:CAS(图 13-1,图 13-2)的应用促进了颈动脉血管成形术的发展,使术后血管夹层形成问题得以解决,同时使 6 个月再狭窄的发生率降至 5%以下。20 世纪 90 年代,脑保护装置(EPD)(图 13-3)的问世实现了在保持颈动脉血流的情况下提供脑保护,是 CAS 技术的重要组成部分。目前,EPD 的使用(图 13-4)已成为 CAS 的标准技术,极大地促进了 CAS 技术的普及及发展。

(3)适应证:①≥50%(血管造影测量,下同)的有症状型颈动脉狭窄。②≥70%的无症状型颈动脉狭窄。③动脉内膜剥脱术后效果不理想或术后再狭窄。④手术风险高或无法以手术方法治疗的病变,如合并严重内科疾病患者的重度有症状型颈动脉狭窄、无名动脉和颈总动脉起始部或颈内动脉颅内段病变、双侧多血管、多部位病变以及放疗后颈动脉狭窄等。⑤非动脉粥样硬化性颈动脉狭窄,如纤维肌性发育不良或处于稳定期的大动脉炎性狭窄。⑥自发性、创伤性及手术或经皮腔内血管成形术后形成颈动脉夹层者。⑦严重颈动脉狭窄合并假性动脉瘤者。⑧不超过6个月的短段(小于 10 mm)颈动脉闭塞,远端证实没有血栓者。⑨颈内动脉闭塞伴发的颈外动脉狭窄等。

(4)禁忌证:①有症状型颈动脉狭窄合并颅内血管畸形。②有症状型颈动脉狭窄合并急性或亚急性脑梗死。③超过 6 个月或大于 10 mm 的颈动脉慢性完全性闭塞。④无法通过造影了解病变远端血管情况的完全性闭塞。⑤延伸至颅内的长段颈动脉狭窄。⑥主动脉弓或病变颈动脉异常迂曲,导管或支架无法安全到达并通过狭窄处。

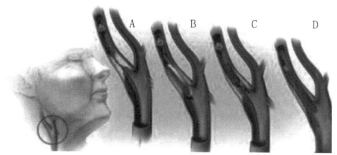

图 13-1　颈动脉支架植入术示意图

A.颈内动脉起始段狭窄;B.颈内动脉狭窄处球囊扩张;C.颈内动脉支架植入;D.颈内动脉支架植入后

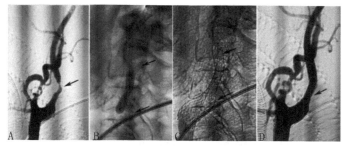

图 13-2　颈动脉支架植入术 DSA 图

A.造影示颈内动脉重度狭窄;B.狭窄段球囊扩张;C.狭窄段支架植入;D.支架植入后造影示颈动脉狭窄改善

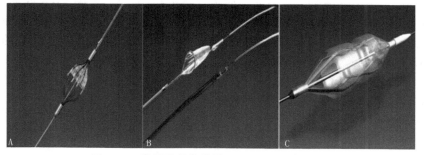

图 13-3　常用脑保护装置(EPD)(远端滤网型)

A.Cordis 品牌 EPD;B.EV3 品牌 EPD;C.Boston 品牌 EPD

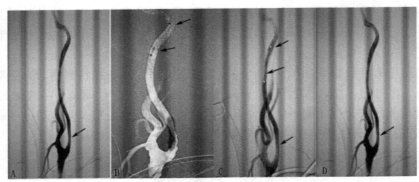

图 13-4　EPD 辅助下颈动脉支架植入 DSA 图
A.造影示颈动脉狭窄；B.EPD 到达狭窄段远心端；C.EPD 辅
助下支架植入；D.支架植入后造影示颈动脉狭窄改善

五、专科护理评估

(一)病史评估

1.病因及危险因素

了解患者有无高血压、高脂血症、糖尿病,有无脑血管疾病家族史,有无长期高盐高脂饮食和烟酒嗜好,是否进行体育锻炼等。是否遵医嘱正确服用降压、降脂、降糖、抗凝及抗血小板聚集药物,治疗效果及目前用药情况等。

2.起病情况和临床表现

了解患者发病时间、急缓及发病时所处状态。

(二)身体评估

1.生命体征

监测体温、脉搏、呼吸、血压,伴有高血压的患者尤应密切观察血压情况。

2.意识状态

观察有无意识障碍及其类型和严重程度。部分患者仅有嗜睡、失眠、记忆力减退等症状;颈动脉斑块脱落致大面积脑梗死时可出现意识障碍。

3.头颈部检查

观察双侧瞳孔大小、是否等大及对光反射是否正常;有无视力下降、黑蒙或失明、视物模糊、偏盲;有无脑鸣、头昏、头痛;有无口角歪斜和伸舌偏斜;有无失语及其类型;颈动脉搏动强度、有无杂音。部分患者仅有脑鸣、单眼黑蒙、视物模糊、头昏、头痛、失眠、记忆力减退、嗜睡、多梦等脑缺血症状;颈动脉狭窄致 TIA 发作时可出现病变侧单眼一过性黑蒙或失明、病灶对侧同向性偏盲、面瘫、优势半球受累时可有失语;颈动脉斑块脱落致大面积脑梗死时部分患者可有头痛、呕吐、意识障碍等全脑症状。

4.四肢脊柱检查

观察有无肢体运动和感觉障碍。颈动脉狭窄致 TIA 发作时可出现病灶对侧发作性肢体单瘫、偏瘫、单肢或偏身麻木及感觉障碍;颈动脉斑块脱落致大面积脑梗死时可有偏瘫、失语和偏身感觉障碍等局灶定位症状。

(三)心理、社会状况

观察患者是否存在因疾病所致焦虑等心理问题;了解患者及家属对疾病发生的相关因素、介入治疗和护理方法、预后及预防等知识的认知程度;评估患者家庭条件及经济状况等。

六、术前护理

(一)一般护理

1.饮食指导

嘱患者进食低盐、低脂、低热量、高蛋白、富含维生素及纤维素的清淡食物;戒烟、限制饮酒。

2.休息与体位

术前以卧床休息为主,保持稳定情绪;活动或改变体位时嘱其注意安全,必要时协助生活护理,防止发生意外损伤。

(二)病情观察及对症护理

1.病情观察

参见本节"专科护理评估"部分。

2.头晕脑鸣

颈动脉狭窄患者常表现为头晕、脑鸣、黑蒙等脑缺血症状,有的甚至在院外已出现晕厥。应加强对患者跌倒危险因素的评估,询问发作前有无诱因及先兆症状、持续时间、伴随症状等,加强生活护理并指导患者自我防护,如出现头晕、黑蒙等立即平卧,防止跌伤;外出检查安排专人陪护,症状严重时要求 24 小时专人陪护,以避免因脑供血不足而致跌倒、坠床等不良事件发生。

3.头痛

颈动脉斑块脱落致大面积脑梗死时患者可出现头痛、呕吐、意识障碍等。使用数字分级法(NRS)进行疼痛强度评分,根据评分结果采取适宜的护理措施,如指导患者放松、冥想、转移注意力、音乐放松疗法、创造安静的环境等,必要时遵医嘱给予镇痛剂。

4.用药护理

患者应用抗血小板聚集药物期间应监测出凝血时间和凝血酶原时间,观察有无鼻出血、牙龈出血、血尿、便血及皮肤黏膜出血点或瘀斑等;观察有无剧烈头痛、呕吐、血压升高等颅内出血症状,发现异常及时报告医师处理。静脉应用防止脑血管痉挛的药物如尼莫地平或其他血管活性药物时,应遵医嘱严格控制给药速度并密切监测血压变化。

(三)术前检查及护理

遵医嘱做好各项术前检查,包括实验室检查(血常规、病毒全套、出凝血时间、肝肾功能、血脂分析等)、心电图、胸片及各项专科检查(表 13-1),指导并告知患者及家属各项化验检查的意义及注意事项。特殊患者根据病情进行相应的风险因素评估及必要的检查,如心功能、肺功能等。

(四)术前准备及护理

1.外周血管疾病介入手术术前护理常规

按外周血管疾病介入手术围术期护理常规的术前护理执行。

2.抗血小板药物

术前至少 3 天遵医嘱服用抗血小板聚集药物,嘱患者按时、按剂量服药并做好用药指导。

3.控制血糖

合并糖尿病患者,遵医嘱服用降糖药物或使用胰岛素控制血糖,使空腹血糖稳定在 8.0 mmol/L 以下,餐后 2 小时血糖控制在 10.0 mmol/L 以下。指导患者严格控制饮食、按时按剂量用药,并遵医嘱按时监测血糖。

表 13-1　颈动脉狭窄介入术前专科检查

检查项目	目的及意义	结果判断
颈动脉超声	作为颈部血管病变的初步筛查手段 可以显示颈动脉粥样硬化斑块累及范围、声波特性、形态学特征及血管狭窄程度 初步显示动脉瘤形态、大小及瘤体内有无栓子	颈动脉狭窄：血管腔内膜增厚、管壁回声增强、管腔狭窄 颈动脉粥样斑块：规则性斑块，表面光滑，纤维帽完整；不规则性斑块，表面血流充盈不全或充盈缺损，纤维帽不完整
彩色多普勒超声（CDFI）	术前常用的无创性诊断方式 有助于评估颅内外血管狭窄、闭塞及血管痉挛；判断侧支循环情况、进行栓子监测以及在血管造影前评估脑血液循环状况；对判断预后具有参考意义	血管痉挛、狭窄、闭塞
CTA 和 MRA	无创性血管成像新技术，有助于 TIA 的早期诊断 可以判断有无血管狭窄、闭塞和其他血管病变，但不如 DSA 准确 为无创性血管成像新技术，可以清晰显示瘤体形态、大小	血管狭窄、闭塞 斑块形成，提示动脉粥样硬化 血管显影中断，提示动脉闭塞 血管断续显影，提示动脉不完全闭塞
DSA	动态评估血管狭窄、闭塞及侧支循环情况，是脑血管病变检查的"金标准" 介入治疗前常规行血管造影检查，可以准确显示病变部位、性质、范围和程度	管腔不规则，不同程度的血管狭窄、闭塞、血栓及溃疡形成
头颅 CT 和 MRI	用于明确有无脑组织病变及鉴别病变性质 头颅 CT 可以快速判断病变性质，但对后颅窝脑组织病变显影欠佳 头颅 MRI 可准确显示脑缺血组织的部位、范围及性质，但耗时较长、限制较多（如心脏起搏器植入患者不能行该检查）。排除栓子脱落导致脑梗死等颈	
动脉瘤相关并发症	脑梗死 24 小时后头颅 CT 常呈低密度影 脑梗死发病 2 小时以内 MRI 可准确显示缺血组织的部位、范围	

4.控制血压

合并高血压患者，遵医嘱口服降压药，一般收缩压控制在低于基础血压值 20%～25%。对颈动脉狭窄患者术前血压管理有严格的要求，术前过度降压治疗可致脑部低灌注而引发缺血性脑卒中，因此，强调血压控制应个体化。

5.控制肺部疾病

合并慢性呼吸系统疾病的患者，术前应嘱患者禁烟 2 周；指导患者练习深呼吸、有效咳嗽及排痰；遵医嘱治疗慢性肺部疾病，防止急性发作；合并急性呼吸系统感染时遵医嘱进行抗感染治疗。

6.改善心功能

合并心功能不全的患者，遵医嘱进行改善心功能的治疗；指导患者注意休息、避免劳累、防止着凉、保持情绪稳定等,以免加重心脏负荷。

7.抗感染治疗

合并呼吸道、泌尿道等感染的患者,遵医嘱进行抗感染治疗;同时密切监测体温、白细胞计数、胸片、尿液分析等化验检查结果。

七、介入治疗方法与术中配合

按外周血管疾病介入手术围术期护理常规,本节以经皮颈动脉球囊扩张术及支架植入术为例介绍手术护理配合,见表 13-2。

表 13-2　经皮颈动脉球囊扩张术及支架植入术手术步骤及护理配合

手术步骤	护理配合
确认患者、手术名称及部位,做好术前准备	患者准备:热情接待患者入室,做好心理疏导,稳定患者情绪;核对患者姓名、性别、科室、床号、住院号、诊断过敏史;妥善安置患者于平卧位,双下肢分开略外展;连接心电、血压及指脉氧监测;建立静脉通路,除颤仪、吸引器等处于备用状态
用物准备:准备术中冲管用生理盐水压力袋,配制术中肝素化用药(配制方法:2 mL 肝素＋8 L 生理盐水);准备手术用物并备好无菌器械台。消毒、铺单、抽取造影剂	协助医师、穿手术衣、戴无菌手套;碘伏消毒剂消毒手术部位皮肤,并协助铺单;连接加压输注装置,排尽管路内空气;抽取造影剂并连接高压注射器
局麻下采用 Seldinger 技术穿刺股动脉,常规行主动脉弓、颈动脉、椎动脉及全脑血管造影	递送 4 F 血管鞘、0.89 mm(0.035 in)超滑导丝、4 F 单弯导管,必要时协助导管塑形
更换 8 F 动脉鞘或直接置入 8 F 90 cm 长鞘,引入 8 F 导引导管至颈总动脉分叉处(狭窄病变)下方	递送 8 F 90 cm 长鞘、8 F 导引导管、0.89 mm(0.035 in)加硬交换导丝;导引导管到位后遵医嘱实施全身肝素化治疗,严格记录给药时间及肝素用量,每隔 1 小时追加肝素
根据颈动脉斑块形态、患侧颈动脉迂曲程度、管径、对侧颈动脉是否狭窄,以及颅内动脉循环情况等选择适宜的颈动脉支架,越过狭窄段病变并于远端释放	递送支架
植入球囊导管并行预扩张	递送型号适宜的球囊导管;球囊扩张时因刺激颈动脉窦容易发生迷走神经反射,扩张前抽取阿托品、肾上腺素及多巴胺备用,密切观察血压、心率变化,如出现心动过缓及低血压立即遵医嘱用药
经支架输送导管将自膨式支架(常用直径 7～9 mm,长度 30～40 mm)送至狭窄段,经造影证实位置无误后释放支架	递送型号适宜的支架;整个手术过程中均应严格监测生命体征特别是心率、血压的变化,控制相对低血压状态[一般收缩压不超过 16.0 kPa(120 mmHg),或低于基础血压值 4.0 kPa(30 mmHg)];同时应注意观察患者病情变化,随时询问有无不适,告知配合事项及重要性,嘱其术中不得随意移动身体尤其是头部;及时填写手术护理记录单
支架植入后再次行常规造影复查并判断疗效,如残余狭窄<30%一般不需再做后扩张,如行后扩张多使用 5～6 mm直径球囊 严格按照使用说明操作回收支架	根据末次肝素化时间计算体内肝素量,必要时遵医嘱使用鱼精蛋白中和,中和剂量为 1∶1,即 10 mg 肝素∶10 mg 鱼精蛋白

续表

手术步骤	护理配合
再次行病变侧颈动脉和同侧脑血管造影,全面评价手术操作和术后脑血流变化	
妥善包扎、处理穿刺处;一种方法为术后即拔除鞘管,使用缝合器缝合后压迫穿刺点 5～10 分钟,无出血后加压包扎;另一种方法为暂不拔除鞘管,先初步固定,待体内肝素化完全衰减后再拔除鞘管,拔除鞘管后按压穿刺点 20 分钟,无出血后常规加压包扎	根据需要递送血管缝合器;协助医师妥善包扎;对患者做好术后体位、饮食等护理问题的健康宣教;护送患者返回病房,与病房护士详细交接

八、术后护理

(一)一般术后护理常规

按外周血管疾病介入手术围术期护理常规执行。

(二)病情观察及对症护理

1.生命体征

术后一般持续心电、血压、血氧饱和度监测 48～72 小时,尤应重点监测心率、血压变化。如血压不稳定,每 10～15 分钟监测一次,平稳后改为每 30～60 分钟监测一次,再根据医嘱逐步过渡到每 1～2 小时监测一次,严格控制血压并遵医嘱维持血压在适宜水平。2014 年,中国急性缺血性脑卒中指南规定,对于高血压患者血管开通后应控制血压低于基础血压值 2.7 kPa(20 mmHg),但不应低于 12.0/8.0 kPa(90/60 mmHg);血压过高或过低时可遵医嘱给予硝酸甘油、盐酸多巴胺等血管活性药物调节血压。使用血管活性药物时要求剂量准确;尽量选择留置针建立静脉通路,经静脉泵入或滴入药物,防止因药液外渗致药液未能进入血液循环而影响血压波动。用药期间应密切观察血压变化,根据血压变化严格遵医嘱控制给药速度。

2.神经系统

术后应密切观察患者意识、双侧瞳孔大小、对光反射等;了解患者语言表达能力及发音能力,观察肢体活动度及肌力变化,并与术前做对比,发现异常症状和体征,应立即通知医师并协助处理。

3.出血倾向

为有效预防血栓形成和支架内再狭窄,术后仍需抗凝治疗。实施抗凝治疗前应向患者及家属耐心讲解抗凝治疗的重要性,同时告知患者抗凝治疗过程中有引起出血的可能性。实施抗凝治疗期间应注意观察有无出血倾向,如皮肤、黏膜出血、注射后针眼出血、局部瘀斑、血尿或胃肠道出血;同时观察有无头痛、喷射性呕吐及意识、瞳孔改变等颅内出血内征象。

(三)并发症的预防和处理

1.一般术后护理常规

按外周血管疾病介入手术围术期护理常规执行。

2.颈动脉窦反应

因颈动脉支架植入对颈动脉窦压力感受器的刺激,可能会引起迷走反射。如出现心率<50 次/分,应立即遵医嘱给予阿托品 0.5 mg 静脉注射,必要时重复用药,至心率维持在60 次/分以上。如出现血压降低,应立即遵医嘱给予多巴胺等升压药或扩容治疗,使用升压药期

间应密切监测血压变化,以免血压提升过快引发高灌注综合征。

3.脑血管痉挛

颈动脉分叉上方的颈内动脉对机械刺激非常敏感,导管、导丝、支架均可刺激血管壁引起脑血管痉挛;患者紧张、焦虑情绪也会诱发脑血管痉挛,使脑血流量减少,表现为头晕、肢体无力、麻木、短暂性失语、意识障碍等脑缺血症状。应密切观察患者意识、瞳孔变化,有无头晕、偏盲、四肢无力或偏瘫等,如发生脑血管痉挛,可遵医嘱给予罂粟碱、尼莫地平等药物治疗,并根据血压调整用药剂量。同时应加强心理护理,指导患者保持稳定情绪,避免精神紧张和情绪激动。

4.脑过度灌注综合征

血管再通后过度灌注综合征是一种非常严重的并发症,可能与血管再通后血流量显著增加有关。主要表现为非典型性偏头痛、兴奋、躁动、短暂癫痫发作,也可出现面部及眼痛、恶心呕吐、意识障碍、高血压及局限性神经体征等,严重时可发生颅内出血。术后患者取头高卧位,24 小时内严密监测生命体征,重点监测血压变化及神经系统症状和体征。如患者出现剧烈头痛、频繁呕吐等颅高压症状时,应立即通知医师并遵医嘱快速静脉滴注甘露醇,125 mL 甘露醇应在 15 分钟内滴完,避免药物外渗。因甘露醇有致肾衰作用,用药期间应观察尿量、尿色,并监测肾功能及电解质情况。如患者出现兴奋、躁动等症状时应加强安全防护,使用床挡,必要时给予约束带,以防止坠床、脱管等不良事件发生。

5.支架内血栓形成

急性颈动脉闭塞是颈动脉支架植入术后较严重的并发症,其可能原因包括颈动脉狭窄处常存在新鲜或部分溶解的血栓;支架可激活血小板,增加支架植入后血栓形成的风险;动脉硬化性斑块的崩解、脱落可致缺血性脑卒中。为预防支架内血栓形成,颈动脉支架植入术后常规给予抗凝治疗,包括皮下注射低分子肝素、口服硫酸氢氯吡格雷片、阿司匹林等药物。抗凝治疗期间应遵医嘱按时给药,向患者解释用药的重要性,使其主动配合治疗;密切观察有无出血倾向;定时监测出、凝血时间,根据检验结果调整药物用量。

6.脑梗死

由于术中阻断颈动脉、手术部位血栓形成、动脉硬化斑块脱落等原因,可导致脑梗死。术后应密切观察患者神志、精神、瞳孔、肌力、语言和肢体活动情况等神经系统症状和体征,尤应观察手术对侧肢体活动情况,有无偏瘫及活动障碍,发现异常立即报告医师处理。

九、出院指导

(一)疾病预防指导

(1)饮食指导:同术前指导患者规律生活、适当运动、保持情绪稳定。

(2)指导患者控制血压、降血脂、控制血糖、限制饮酒及适当降低体重等,建立健康的生活方式。

(3)提倡患者戒烟:吸烟是脑卒中的独立危险因素,烟中的尼古丁会减弱动脉血与氧的结合力,使血液黏滞度、血细胞比容增高,促进血小板聚集,从而导致血栓形成。

(二)疾病知识指导

(1)告知患者及家属疾病发生的基本原因和主要危险因素、常见症状及需及时就诊的指征。

(2)如有 TIA 发作史,应指导患者做好自我防护,如改变体位时动作应缓慢、避免突然转动头部,出现头晕、黑矇等立即平卧,必要时需家属陪护。

(三)用药指导

(1)向患者说明抗凝治疗的重要性,嘱其坚持遵医嘱服用抗凝药物。

(2)服药期间应指导患者观察有无出血倾向,如牙龈出血、血尿、便血及皮肤黏膜有无瘀斑及出血点,以及有无头痛、恶心、呕吐等,出现异常及时到医院就诊。

(3)服药期间嘱患者每1～2周复查凝血功能,在医师指导下调整抗凝药物的用量。

(四)康复指导

(1)如颈动脉狭窄合并脑梗死,出现肢体感觉障碍、偏瘫、失语等神经系统症状,术后应指导患者尽早进行功能锻炼。只要患者神志清楚、生命体征平稳、病情不再进展,48小时后即可进行,康复与治疗并进。

(2)除运动康复治疗外,还应注意语言、认知、心理等康复。同时做好宣教,提高社会和家庭对康复重要性的认识。

(五)复诊要求

(1)随访与复诊的时间为出院后3月、6月、12月。

(2)随访与复诊的内容包括服药情况、症状有无复发、复查颈部血管超声以及观察支架内血流通畅情况等。

(3)如出现头晕、头痛、视物模糊、语言及肢体活动异常,应立即到医院复诊。

(张慧娟)

第三节　主动脉夹层介入治疗的护理

一、概述

主动脉夹层又称主动脉内膜剥离,是由于内膜局部撕裂,而受强力的血液冲击,内膜剥离扩展,主动脉形成真假两腔。主动脉夹层动脉瘤的发病率,每年每百万人口为5～10例。男女之比约为3∶1,发病年龄大多数在40岁以上。根据夹层累及范围有两种分类。

(一)Debakey 分型

根据主动脉夹层累及部位,分为3型见图13-5。

Ⅰ型:原发破口位于升主动脉或主动脉弓部,夹层累及升主动脉、主动脉弓部、胸主动脉、腹主动脉大部或全部,少数可累及髂动脉。

Ⅱ型:原发破口位于升主动脉,夹层累及升主动脉,少数可累及部分主动脉弓。

Ⅲ型:原发破口位于左锁骨下动脉开口远端,根据夹层累及范围又分为Ⅲa、Ⅲb型。Ⅲa型:夹层累及胸主动脉。Ⅲb型:夹层累及升主动脉、腹主动脉大部或全部。少数可累及髂动脉。

(二)Stanford 分型

Stanford 分型又可分为2型,见图13-6。

A型:夹层累及升主动脉,无论远端范围如何。

B型:夹层累及左锁骨下动脉开口以远的降主动脉。

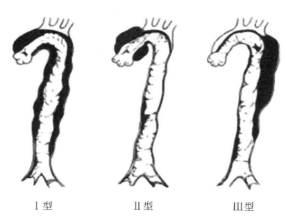

图 13-5　Debakey 分型

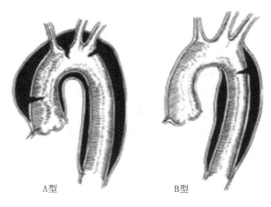

图 13-6　Stanford 分型

二、病因与发病机制

(一)动脉粥样硬化

在 50 岁以上多见,国外的首位病因。

(二)囊性中层坏死或退行性变

囊性中层坏死或退行性变多见于中青年男性,好发于主动脉根部,常伴有主动脉瓣关闭不全,国内的首位病因。

(三)创伤性

由创伤直接或间接造成主动脉壁的损害。

(四)细菌感染和真菌性

细菌或真菌损伤动脉中层,造成动脉壁的局部膨出。

(五)梅毒

梅毒是梅毒性动脉炎的后期并发症,常在感染后 15～20 年后产生,是 1940 年以前的首位病因。

(六)先天性

先天性动脉粥样硬化常伴有主动脉缩窄、动脉导管未闭。

三、病理生理

主动脉夹层是以主动脉中膜内血肿的形成为特征,血肿将内膜和外膜分隔开从而形成一个假腔(撕裂层)。假腔会沿着血管的长轴不断蔓延。可以顺着血管走行向前扩展,也可以逆行至主动脉弓甚至升主动脉。而夹层血肿内的血流也可以再破入主动脉腔。少数情况下,夹层可以从外膜破裂引起心包内出血、胸腔出血和纵隔出血等并导致猝死。由上述 3 种疾病引起的死亡病例中有 30% 被证实有主动脉夹层。

四、临床表现

(一)急性主动脉夹层

1.症状

疼痛:多为突发的剧烈疼痛,为持续性锐痛,如"刀割样"难以忍受。患者烦躁不安,大汗淋漓。疼痛部位与主动脉夹层发生的部位密切相关。DebakeyⅠ型、DebakeyⅡ型主动脉夹层初起表现为胸前区疼痛,继而出现颈部疼痛。DebakeyⅢ型表现为胸背部疼痛,后向腰腹部转移。疼痛可因假腔血流重新破入主动脉腔(真腔)使假腔内压力下降,剥离停止而减轻。但有时可反复出现,提示夹层继续扩展。有上述症状且疼痛持续不能缓解者,预后多不良。

主动脉夹层破裂症状:升主动脉破裂时,由于血液进入心包腔而产生急性心脏压塞,多数患者在数分钟内猝死。胸主动脉破裂可造成左侧胸腔积血。

主动脉瓣关闭不全的症状:若夹层位于主动脉根部累及主动脉瓣而造成瓣膜完整性受损亦可出现主动脉瓣关闭不全的症状。轻度关闭不全患者可无症状或被疼痛所掩盖。中度以上关闭不全时,患者可出现心悸、气短等症状,严重者有咳粉红色泡沫痰,不能平卧等急性左侧心力衰竭症状。

重要脏器供血障碍的症状:冠状动脉供血障碍时,可表现为心绞痛、心肌梗死,严重者可引起死亡。头臂干动脉受累引起脑供血障碍时可出现晕厥、昏迷、偏瘫等。肋间动脉供血障碍严重者可有截瘫。腹腔脏器供血障碍可引起腹痛、腹胀、肠麻痹、肠坏死、肾功能不全等。

2.体征

血压与脉搏:除失血外,多数患者虽有面色苍白、四肢末梢潮凉等创伤性休克表现,但血压正常甚至升高。若出现血压下降应警惕夹层破裂的可能。主动脉夹层一个很重要的体征就是肢体间脉搏、血压存在差异,因此早期体检应注意四肢脉搏和血压的检查。DebakeyⅠ型、DebakeyⅡ型主动脉夹层患者如无名动脉受累,则右上肢血压低于对侧,脉搏减弱。

DebakeyⅢ型累及左锁骨下动脉开口时,左上肢血压低于右侧,脉搏减弱。下肢血压下降,足背动脉搏动减弱提示夹层累及髂动脉或股动脉。外周脉搏减弱伴有血压下降提示可能有夹层破裂、急性心脏压塞或急性心肌供血障碍导致的低心排血量。

心脏:心率较快,多数患者在胸骨左缘第 2、3 肋间,右缘第 2 肋间可闻 2~3 级收缩期杂音。合并主动脉关闭不全时,可闻及胸骨左缘 2、3 肋间舒张期杂音,主动脉第二心音减弱。心音减弱并有心浊音界扩大时,提示心包积液。

(二)慢性主动脉夹层

除急性发作病史外,慢性主动脉夹层患者的临床表现以夹层部位主动脉增粗、压迫症状为主,如声嘶吞咽困难,呼吸困难、左侧肺部感染等。

五、影像学检查

(一)超声心动图

超声心动图能显示分离的内膜、真腔、假腔以及附壁血栓。可观察夹层内膜撕裂的位置、假腔内血栓及血流、心包内是否存在积液等,并可见真假腔间波动的内膜片。

(二)X 线

胸部 X 线平片后前位和侧位显示胸部动脉瘤阴影。部分患者在胸主动脉瘤走行区域可见钙化斑点或片状钙化阴影,并在透视下显示扩张性搏动。

(三)CT

CT 检查能显示瘤体的部位、大小及范围。近年应用超高速 CT 和螺旋 CT 诊断胸主动脉瘤,进行二维、三维重建可以显示瘤体与周围组织的比邻,清晰识别头臂干血管情况,特别是对于降主动脉瘤夹层逆行撕裂累及左侧锁骨下动脉的患者。

(四)MRI

MRI 检查是目前快速诊断夹层动脉瘤的重要检查手段。有利于主动脉内膜撕裂口及其假腔的观察。现阶段该检查是诊断主动脉夹层的"金标准"。

(五)动脉造影

通过动脉造影可以发现增大的动脉瘤。如果是夹层动脉瘤,真假腔内血流存在差别,因而可以通过显影剂浓度的差别进行区别。如果心电图提示,病变可能累及冠状动脉造成心肌供血不足,可以考虑同时实施冠状动脉造影。由于过量的对比剂存在肾毒性,因此,近年该检查在临床上的使用率有所下降,但对于存在主动脉分支闭塞的患者,该检查能够提供有价值的信息。

六、腔内隔绝术介入治疗的适应证及禁忌证

腔内隔绝术(EVE)指通过血管腔内方法在主动脉瘤内放置支架移植物。从而将动脉瘤腔完全与血流隔绝,血流通过移植物流向远端。移植物可以通过球扩式或自膨式的金属支架铆定在动脉内。而移植物及人造血管附着在金属支架上,起到了隔绝血流的目的。1998 年 Dake 等率先将其应用于主动脉夹层的治疗。在我国,上海长海医院血管外科率先应用腔内隔绝术治疗主动脉夹层。

(一)适应证

Stanford B 型夹层动脉瘤:内膜撕裂口最好距左锁骨下动脉开口 1.5 cm 以上;对对比剂无变态反应:血肌酐水平<2.5 mg/dL。

(二)禁忌症

对于 Stanford A 型,特别是 Debakey Ⅰ 型和 Ⅱ 型的主动脉夹层动脉瘤,由于其解剖位置的复杂性,利用血管腔内治疗仍存在较大的困难和危险。因此,Stanford A 型主动脉夹层动脉瘤成为血管外科界正在攻克的难题,也成为 EVE 的相对禁忌证。

七、术前护理

(一)心理护理

人们常常认为主动脉瘤是"不定时炸弹",很多患者均存在恐惧心理,加上动脉瘤夹层撕裂带来患者的剧烈疼痛感,治愈该疾病的微创方法腔内隔绝术是一项新开展的技术,手术费用比较

高,患者及其家属顾虑较多,影响神经内分路的正常生理功能。护理人员向患者及其家属耐心介绍有关知识,着重强调手术的正面效果,减轻恐惧心理,避免因精神紧张致血压升高、动脉瘤破裂,使患者积极接受手术。同时要为患者创造安静舒适的睡眠环境,限制人员探视,避免人员走动过多影响患者休息。

(二)疼离的评估与护理针

对患者的疼痛,护理人员应教会患者疼痛时自我护理的方法,如深呼吸运动、听音乐等,并用长海痛尺对患者胸痛进行评分。动态评估疼痛的性质、范围、持续时间,一旦出现疼痛突然加剧,且难以忍受,可能提示瘤体的破裂,应做好各项急救。

(三)密切监测生命体征

据统计,90%以上的主动脉夹层患者均合并高血压,血压突然升高,可能带来夹层的继续撕裂甚至突然破裂,给患者带来生命危险。因此在密切观察各项生命体征的同时,尤其要严格控制血压,把血压降至理想值。患者可通过口服抗高血压药物控制,如口服降压效果不理想,血压较高时,可使用静脉药物控制。护理人员应密切观察患者血压的变化,嘱患者勿用力屏气或用力排便而造成血压的突然升高。因此患者术前应给予高纤维素、高维生素软食,必要时给予缓泻药,以保持大便通畅。

(四)预防主动脉夹层破裂的措施

护理人员应告知患者避免做腰腹过屈、长时间深蹲等动作、剧烈运动和咳嗽。加强巡视,防止患者出现摔倒、碰倒。要求患者各项检查专人护送,预防感冒。嘱患者多食蔬菜水果,保持大便通畅,避免用力屏气等。

(五)术前准备

教会患者床上翻身、排便的方法,嘱患者术前 1 天 20:00 后禁食、22:00 后禁水,抽血查血型、备血,做头孢菌素皮试,为患者佩戴手腕识别带,做好术中带药(抗生素、胃黏膜保护剂等)的准备,术晨双侧腹股沟及会阴部备皮,准备好腹带、胃管,导尿包、尿瓶、尿管等术中用物带至介入手术室。护理人员应向患者讲解治疗的目的,手术的必要性、大致方法及术中、术后可能出现的不适。

八、术中配合

(一)麻醉及手水体位

腰麻(最常见)、局麻或全麻。取平卧位。

(二)常用器材和物品

(1)腔内隔绝术手术物品准备:常规手术包、手套、大纱布、大盐纱、吸引管、吸引管头、输液器、三通开关、导尿包、导尿管、集尿瓶、套管针、延长管、注射器(10 mL、20 mL)、500 mL 生理盐水、肝素、电极板片、电刀、电刀头、皮下缝线 2-0、缝皮线 4-0、CV-6 血管缝线、慕丝线(1 号、4 号、7 号)、持针器、圆针(9×24,7×17)、中奇钳、三角刀柄、刀片(11 号、23 号)、无损伤血管阻断钳、蚊钳、分离钳、甲状腺拉钩、阑尾拉钩及乳突拉钩。

(2)腔内隔绝术器具:穿刺针、高压连接管、5F 动脉鞘 0.89 mm(0.035 in)超滑导丝、0.89 mm(0.035 in)超硬导丝 260 cm、单弯造影管、猪尾导管及支架移植物系统。

(三)手术操作路径

股动脉切开(有时可直接通过穿刺完成)途程在一侧腹股沟韧带水平沿股动脉走形作纵形切

口或斜形切口（图 13-7），长约 3 cm，环形游高出股总动脉，用吊带悬吊动脉（图 13-8）。一般选择髂动脉通畅平直的一侧进支架移植物系统的主体。

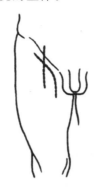

图 13-7　腹股沟区纵行切口或斜形切口

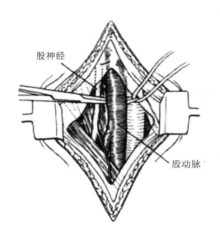

图 13-8　吊带悬吊股动脉

（四）手术步骤及护理配合流程

腔内隔绝术流程见图 13-9。

九、术后护理

（一）密切监测生命体征的变化

患者术后给予心电监护，取平卧位，去枕 6 小时，持续低流量吸氧。护理人员应重点观察患者血压、脉搏、呼吸、氧饱和度的变化，尤其要将血压控制在正常范围，必要时可给予尼莫地平、盐酸乌拉地尔等抗高血压药物静脉微泵维持。在测量血压时，注意根据患者术中锁骨下动脉是否闭塞选择测量的上肢部位。并观察 24 小时尿量变化，做好尿素氮、血肌酐等变化，随时监测肾功能的变化。

（二）伤口护理

术后患者股动脉伤口给予无菌敷料覆盖，自黏绷带加压包扎，护理人员应在术后 6 小时内密切观察股动脉伤口有无渗血渗液，告知患者术后术肢制动 12 小时，防止伤口出血。一旦出现敷料被血液浸湿，应及时汇报医师，给予伤口重新加压包扎。并注意观察术侧肢体的足背动脉搏动情况。如果出现足背动脉搏动明显变弱或下肢出现苍白、麻木等缺血表现应及时汇报医师。

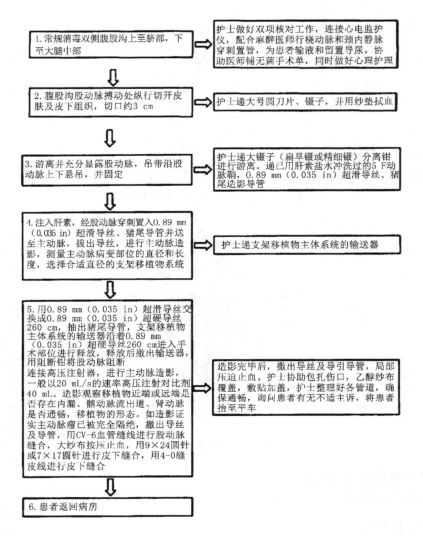

图 13-9　腔内隔绝术流程

(三)疼痛的监测

一般患者术后的腰背都疼痛感会减轻或者消失,有些患者仍然会表现为原部位的疼痛。护理人负应重视患者主诉,正确评估疼痛,必要时给予镇痛药物。

(四)并发症的观察与护理

1.腔内隔绝术后综合征

研究表明,腔内隔绝术后综合征是指术后出现的临床症候群,通常表现为"三高二低",即体温升高(一般不超过 38.5 ℃)。白细胞计数升高(比术前平均升高 10^8/L)和 C2 反应蛋白升高;同时红细胞和血小板呈不同程度的降低。该综合征初步考虑为移植物的异物反应、瘤腔内血栓形成后的吸收、移植。因此,术后护理人员应加强患者体温、血常规中血小板及白细胞变化的观察,患者出现高热时应按高热护理常规并做好体温升高时炎性反应和移植物感染的鉴别。同时护理人员要密切观察患者血红蛋白的量,必要时给予血浆或全血输入。

2.内漏

内漏是指腔内隔绝术后从各种途径继续有血液反流入瘤腔的现象。内漏的危害是可以导致主动脉夹层继续增大甚至破裂。因此,术后护理人员应密切观察患者有无胸痛症状的再次出现,如突然出现术前剧烈胸痛症状,应及时汇报医师,必要时行 CT 检查以确认是否有内漏引起的夹层增大。

3.栓塞

在腔内操作可以导致广泛的微栓塞,甚至导致肾衰竭而死亡。因此,术后护理人员应严密观察尿量的变化,及时抽血查肾功能观察尿素、血肌酐的值,以评估患者肾功能的情况。必要时遵医嘱给予抗凝血药,并及时观察有无用药后的不良反应。远端栓塞导致下肢缺血也是并发症之一。因此,护理人员还应观察患者双下肢的足背动脉搏动,下肢皮肤温度、颜色,及时询问患者有无下肢疼痛等不适主诉。

4.截瘫

胸主动脉瘤腔内隔绝术后最严重的并发症是脊髓缺血损伤引起的截瘫,可在隔绝术后不久出现,也可因术后夹层血栓形成压迫脊髓动脉而延迟出现。因此术后需观察患者下肢的感觉和肌力等情况。一旦发生异常,及时报告医师。脑脊液引流是最好的治疗手术。通常在 S_1、S_4 水平置引流管,维持压力在2.0 kPa(15 mmHg),持续引流。

脑脊被引流过程中,护理人员不可随意移动引流管的位置,搬动患者时先夹闭引流管,待患者安置稳定后再打开引流管,由医师固定引流管的高度。及时观察引流液的颜色、性状、量。翻身时注意保护引流管,安置位置适宜,避免牵拉、滑脱、扭曲、受压,保持其通畅,避免影响引流治疗的效果。

十、健康教育

(一)生活指导

1.行为指导

避免剧烈活动,劳逸结合,防止腹部外力撞击,保持乐观心态。劝患者戒烟戒酒,讲解吸烟对动脉硬化的危害性,饮酒可加重高脂血症。

2.饮食指导

伴有糖尿病或高腊血症的患者,宜给予低胆固醇、低脂肪、低糖饮食,注意食物搭配。

3.用药指导

指导患者正确服用抗高血压药、降糖药和抗凝血药等。定期测血压、血糖,定期复查凝血酶原时间。

(二)复查指导

指导患者学会自我检查腹部的方法,每 6 个月做 1 次彩色多普勒超声检查,每年 1 次 CT 扫描,定期门诊随访。以了解动脉瘤情况和支架是否移位或脱落。

（张慧娟）

第四节　肺癌介入治疗的护理

一、概述

(一)疾病概述

原发性支气管肺癌简称肺癌,是当前最常见的恶性肿瘤之一。肺癌的肿瘤细胞源于支气管黏膜和腺体,常有区域性淋巴结转移和血行播散,早期常有刺激性咳嗽、痰中带血等呼吸道症状,病情进展速度与细胞生物特性有关。发病率一般自 50 岁后迅速上升,在 70 岁达到高峰。

(二)临床表现

肺癌早期症状常较轻微,甚至可无任何不适。中央型肺癌症状出现早且重,周围型肺癌症状出现晚且较轻,甚至无症状,常在体检时被发现。

1.咳嗽

咳嗽为常见的早期症状,以咳嗽为首发症状者占 35％～75％。肺癌所致的咳嗽可能与支气管黏液分泌的改变、阻塞性、胸膜侵犯、肺不张及其他胸内合并症有关。典型的表现为阵发性刺激性干咳,一般止咳药常不易控制。对于吸烟或患慢支气管炎的患者,如咳嗽程度加重,次数变频,咳嗽性质改变如呈高音调金属音时,尤其在老年人,要高度警惕肺癌的可能性。

2.痰中带血或咯血

痰中带血或咯血亦是肺癌的常见症状,以此为首发症状者约占 30％。由于肿瘤组织血供丰富,质地脆,剧咳时血管破裂而致出血,咯血亦可能由肿瘤局部坏死或血管炎引起。

3.胸痛

以胸痛为首发症状者约占 25％。常表现为胸部不规则的隐痛或钝痛。大多数情况下,周围型肺癌侵犯壁层胸膜或胸壁,可引起尖锐而断续的胸膜性疼痛,若继续发展,则演变为恒定的钻痛。持续尖锐剧烈、不易为药物所控制的胸痛,则常提示已有广泛的胸膜或胸壁侵犯。肩部或胸背部持续性疼痛提示肺叶内侧近纵隔部位有肿瘤外侵可能。

4.胸闷、气急

约有 10％的患者以此为首发症状,多见于中央型肺癌,特别是肺功能较差的患者。

5.声音嘶哑

有 5％～18％的肺癌患者以声嘶为第一主诉,通常伴随有咳嗽。声嘶一般提示直接的纵隔侵犯或淋巴结长大累及同侧喉返神经而致左侧声带麻痹。

6.体重下降

消瘦为肿瘤的常见症状之一,肿瘤发展到晚期,患者可表现为消瘦和恶病质。

7.发热

肿瘤坏死可引起发热,多为低热。

(三)治疗方法

1.气管动脉灌注化疗药物(BAI)

肺癌主要由支气管动脉供血,即使是肺转移瘤,主要供血动脉仍是支气管动脉。动脉灌注其基本原理是以较小的药物剂量在局部靶器官获得较高的药物浓度,从而提高疗效、减少药物不良反应,减少正常组织损伤及肿瘤耐药性的形成,达到抑制肿瘤生长、延长患者生存期及改善患者生存质量的目的。

2.气管动脉化疗栓塞术(BACE)

BACE可以阻断肿瘤的血液供应,使处于分裂期、静止期的肿瘤细胞缺血坏死,同时混于碘油内的化疗药物缓慢释放,大大延长化疗药物与肿瘤的接触时间,提高对局部转移病灶的作用。

3.肺动脉灌注化疗术(PAI)及经支气管动脉和肺动脉双重灌注化疗术(DAI)

根据肺癌双重供血理论,通过供血动脉直接灌注化疗药物达到肿瘤局部高浓度化疗作用,同时可减少抗癌药物与血浆蛋白结合,增加游离药物浓度,提高化疗药物的细胞毒性作用,与选择性支气管动脉灌注比较,具有总用药量少,全身不良反应少,见效快等特点。PAI不仅直接作用于肿瘤局部,也可达到肺门和纵隔等处的淋巴结。

二、适应证

(1)各种类型的肺癌,以中晚期不能手术者为主。

(2)有外科禁忌证和拒绝手术者。

(3)作为手术切除前的局部化疗,以提高手术的成功率,降低转移发生率和复发率。

(4)手术切除后预防性治疗,以降低复发率。

(5)手术切除后胸内复发或转移者。

三、禁忌证

(1)出现恶病质或有心、肺、肝、肾衰竭者。

(2)有高热、感染迹象及白细胞计数少于$4\times10^9/L$。

(3)有严重的出血倾向和碘过敏造影禁忌者。

(4)支气管动脉与脊髓动脉共干或吻合交通者相对禁忌证。

四、护理

(一)术前护理

1.减轻焦虑

患者常因不了解介入治疗的方法、因害怕疼痛、担心手术失败或因经济方面的原因而显得焦虑不安。因此,护士应理解同情患者的感受,耐心倾听患者的诉说,鼓励其说出所担心的问题,对患者提出的问题,应给予明确、有效、积极的解释。耐心地向患者介绍手术目的、方法、大致过程、配合要点及注意事项、可能发生的并发症,说明介入手术的重要性、优越性和安全性,并动员亲属给患者以心理和经济方面的全力支持,使患者减少顾虑,能积极配合治疗。

2.改善肺泡的通气与换气功能,预防术后感染

(1)戒烟:指导并劝告患者戒烟,因为吸烟会刺激肺、气管和支气管,使气管、支气管分泌物增加,妨碍纤毛的活动和清洁功能,不利于痰液排出,容易引起肺部感染。

(2)维持呼吸道通畅:及时清除分泌物,鼓励患者进行有效咳嗽,以利排痰。对久病体弱、无力咳嗽者,以手自上而下、由内向外轻拍患者背部协助排痰。若痰液黏稠不易咳出,可行超声雾化,并注意观察痰液的量、颜色、黏稠度、气味、是否带血,遵医嘱给予抗炎祛痰药物,以改善呼吸状况。

（3）咯血的护理：遵医嘱给予吸氧，静脉滴注止血药物；协助患者取半坐卧位，减少疲劳，并有利于呼吸；大咯血时给予头低脚高俯卧位，及时清除口腔内的血块，改善通气，以防窒息；护士应陪伴在床旁，关心体贴患者，减轻恐惧，必要时给予镇静剂；同时做好气管插管、气管切开等抢救准备；咯血不止时不宜搬动患者。

3.改善营养状况

应给予高蛋白、高热量、高维生素、易消化的饮食，注意食物的色香味，保持口腔清洁，并提供洁净清新的进餐环境，增进食欲，必要时静脉输注营养药物。

（二）术后护理

（1）体位：为防止穿刺动脉出血，患者需卧床休息 24 小时，穿刺侧肢体平伸制动 12 小时，12 小时后可在床上轻微活动，24 小时后可下床活动，但应避免下蹲、增加腹压的动作。肢体制动期间指导患者在床上翻身，以减轻患者的不适。

（2）术后 4～6 小时严密观察体温、脉搏、呼吸、血压，直至生命体征稳定。

（3）穿刺部位的观察与护理：穿刺处绷带加压包扎 24 小时或沙袋压迫 6 小时，观察穿刺部位有无渗血、出血，有无血肿形成，如有出血应立即用双手压迫，并通知医师进行处理。

（4）下肢血液循环的监测：严密观察双下肢皮肤颜色、温度、感觉、肌力及足背动脉搏动情况，警惕动脉血栓形成或动脉栓塞的发生，若出现皮肤颜色苍白、皮温下降、感觉异常、肌力减退等现象，应及时报告医师，遵医嘱使用血管扩张剂及神经营养药物，并配合物理治疗。

（5）并发症的观察与护理。①脊髓损伤：是支气管动脉栓塞术及灌注化疗术较常见且最严重的并发症，其发生原因一般认为是由于支气管动脉与脊髓动脉共干，高浓度的对比剂或药物流入脊髓动脉，造成脊髓细胞损伤或脊髓血供被阻断，致脊髓缺血所引起。表现为术后数小时开始出现横断性脊髓损伤症状，损伤平面高时可影响呼吸，2～3 天内发展到高峰，发生率约 15%。因此，护士应密切观察患者双下肢运动、感觉、肌力及有无尿潴留的发生。一旦有上述情况发生，应及时通知医师采取措施。可用生理盐水作脑脊液换洗，每 5 分钟置换 10 mL，共 200 mL。遵医嘱使用血管扩张剂，如烟酰胺、罂粟碱、低分子右旋糖苷、丹参等改善脊髓循环，应用地塞米松或甘露醇脱水治疗以减轻脊髓水肿，中医针刺治疗等有助于恢复或减轻病情的发展。②栓塞后综合征：是支气管动脉栓塞化疗术治疗后常见的并发症。是由于动脉被栓塞后器官缺血、水肿和肿瘤坏死所致。主要表现为发热、胸闷、胸骨后烧灼感等，体温一般不超过 38 ℃，多在一周内缓解。严重者可有高热，体温高于 40 ℃，若高热持续不缓解，伴胸痛、咳脓性痰，应警惕有肺脓肿的发生，该并发症较少见。确诊者遵医嘱应用敏感的抗生素及退热药，嘱患者注意休息，给予高蛋白、高热量、高维生素、营养丰富易消化的饮食，多饮水，出汗后及时更换被服，避免着凉，同时做好患者的心理护理，减轻焦虑。③肋间皮肤坏死和支气管大面积坏死：支气管动脉不仅是支气管、肺、脏层胸膜、肺动静脉的营养血管，它还供血于气管、食管、纵隔淋巴结等组织，而且约有 2/3 的人右支气管动脉与右肋间动脉共干，因此，支气管动脉栓塞术后，护士应注意观察患者有无咳嗽、咽下疼痛、胸痛、咯血、肋间痛及胸部皮肤有无感觉异常、皮温及颜色的改变。如有上述情况应及时报告医师，遵医嘱应用扩血管药物，咯血者遵医嘱应用止血药和血管升压素，同时做好咯血患者的护理，咽下疼痛者宜进软食和流质。④误栓：肺动脉栓塞术后容易发生，且常易引起脑栓塞，发生率约 10%，所以应注意观察患者有无脑栓塞的症状，如失语、偏瘫等，如有应及时通知医师处理，必要时手术取出栓子。⑤化疗药物的不良反应：与术后常见并发症化疗药不良反应的护理相同。

五、护理评价

(1)患者的心理状况如何,能否正确面对疾病,是否主动参与治疗与护理。

(2)患者是否维持正常的呼吸形态。

(3)患者是否发生窒息,窒息后能否得到及时解除。

(4)营养状况是否得到改善,体重是否增加或维持平衡。

(5)患者的疼痛症状是否得到缓解或减轻,对止痛方法表示满意的程度。

(6)对介入治疗方法、术后并发症的了解程度,是否掌握术后注意事项及康复知识。

(7)患者有否并发症,并发症发生后发现和处理是否及时和正确。

六、健康教育

(1)积极治疗原发病　如支气管扩张、肺脓肿、肺结核及霉菌感染等,以及某些寄生虫病(肺阿米巴病、肺吸虫病)和急性传染病(肾综合征出血热、肺出血型钩端螺旋体病)等。

(2)早期诊断 40 岁以上者应定期进行胸部 X 线普查,中年以上、久咳不愈并出现阵发性、刺激性干咳或出现血痰,应警惕肿瘤的发生,做进一步检查,争取早发现、早诊断、早治疗。

(3)让患者了解吸烟的危害,劝其戒烟。

(4)加强营养,合理休息,增强体质,劝其戒酒。

(5)避免出入公共场所或与上呼吸道感染者接近,避免居住或工作于布满灰尘、烟雾及化学刺激的环境。

(6)支气管动脉栓塞化疗、灌注化疗的患者,在治疗过程中应注意血常规的变化,定期返院复查血细胞和肝肾功能,如有咯血、呼吸困难、高热等症状出现,应及时就诊。

(7)动静脉瘘介入治疗术后的患者要注意休息、减少活动,遵医嘱应用止咳药,以免剧咳导致血管破裂出血。遵医嘱定期复查,如再次出现咯血和缺氧症状或异位栓塞时应及时就诊。

(张慧娟)

第五节　肝血管瘤介入治疗的护理

一、概述

肝血管瘤是肝最常见的良性肿瘤,肝血管瘤可分为海绵状血管瘤、硬化性血管瘤、血管内皮细胞瘤和毛细血管瘤 4 种类型,其中以肝海绵状血管瘤最为常见,约占良性肿瘤的 74%,好发于 30～50 岁,女性较为多见,男女比例为 1:(5～7),病灶大多为单发,也可多发。肝血管瘤瘤体大小不一,小者在显微镜下才能确诊,大者重达十余千克。

二、病理解剖

海绵状血管瘤病灶与正常组织接壤区并非规则,瘤周肝组织内肝细胞索萎缩或消失,血窦明显扩张淤血,并可见一些非正常分布的腔大壁薄的血管。海绵状血管瘤畸形血窦连接于肝动脉、门静脉和肝静脉之间,其血供完全来自肝动脉,部分来自动静脉瘘。海绵状血管瘤瘤体质地柔软。

三、临床表现

本病的临床表现随肿瘤部位、大小、增长速度及肝实质受累程度不同而异。小者无症状,大者可压迫胃肠肌、胆道而引起腹痛、黄疸或消化不良症状。少数因肿瘤自发性破裂、瘤蒂扭转或者外伤撞击而呈急腹症表现。

国内外学者根据肝血管瘤瘤体直径大小将其进行分类。直径<5 cm 称为小血管瘤,直径为5~10 cm 称为大血管瘤,直径为 10~15 cm 称为巨大血管瘤。此分类方法可对肝血管瘤治疗方案起到参考和指导意义。

四、影像学诊断

因肝血管瘤缺乏特异性临床表现,其诊断主要依靠影像学检查,包括 B 超、CT、MRI、肝动脉造影等。超声检查敏感性很高,表现为均质、强回声、边缘清晰及后壁声增强的肝内回声区。

彩色多普勒超声可显示病灶内血管、血流,其敏感性和特异性较高。CT 或 MRI 增强检查早期表现为病灶边缘强化,随时间延长,强化区逐渐向病灶中心推进。

肝动脉造影,选择性肝动脉造影诊断敏感可靠,主要是动脉早期肝内动脉末端有充盈造影剂的血窦,随着时间延长,血窦充盈越明显,轮廓和范围逐渐清楚。血窦大小不一,局部分布构成"棉花球状"表现。并且造影剂在血窦内持续停留 10 秒以上,到实质期和静脉期血窦仍十分明显,这种特征性表现称之为"早出晚归"。

五、适应证和禁忌证

(一)适应证

(1)肝血管瘤直径>5 cm,有明显不适者。

(2)血管瘤在短期内明显增大者。

(3)肝血管瘤有破裂可能或破裂出血者。

(二)禁忌证

(1)肝、肾衰竭者。

(2)碘过敏者。

(3)有严重出血倾向者。

六、术前护理

(一)心理护理

(1)热情接待患者,及时介绍病区环境和床位医师及责任护士。

(2)耐心向患者及家属做好解释工作,介绍疾病相关知识和介入治疗的优点、目的、方法、术中配合及术后注意事项,以消除患者的顾虑,积极配合治疗。

(二)完善术前准备

(1)术前检查肝、肾功能,监测甲胎蛋白、血常规及出凝血时间等。

(2)术前 1 天做好碘过敏试验,并做好记录。

（3）穿刺部位皮肤准备。

（4）术前根据医嘱交代患者禁食及手术中使用的药物。

（5）训练患者穿刺时呼吸配合。

七、术中护理配合

（1）患者平卧于手术床上，双下肢分开并外展。护理配合：热情接待患者入室，做好心理疏导，稳定患者情绪。核对患者姓名、性别、科室、床号、住院号、诊断及造影剂过敏试验结果。协助患者采取适当的体位：平卧位，双下肢分开略外展连接心电、血压及指脉氧监测。建立静脉通路。准备手术物品并备好器械台。协助医师完成手消毒、穿手术衣、戴无菌手套。

（2）皮肤消毒：腹股沟区域，消毒范围上至脐部，下至大腿中部；右季肋区，穿刺点及其外10 cm以上范围。护理配合：聚维酮碘消毒剂消毒手术部位皮肤，并协助铺单。协助抽取造影剂。

（3）经动脉途径。①经股动脉插管，行肝动脉造影检查：递送穿刺针、4 F穿刺鞘、0.89 mm（0.035 in）导丝（150 cm）、4 F肝弯导管。②行肝动脉超选择性造影检查：递送微导管、微导丝。③行肝血管瘤供血动脉栓塞术：递送各种栓塞剂。④行肝动脉造影复查：递送4 F肝弯导管。

（4）经皮经肝穿刺途径。①B超、CT引导下，经皮经肝穿刺肝血管瘤：递送21 G活检针。②平阳霉素注射硬化治疗：递送平阳霉素。③拔管，复查肝区CT，观察有无出血。术中常规病情观察：严密监测患者心率、血压、脉搏、呼吸等生命体征的变化，做好抢救准备，发现异常及时报告医师处理；观察患者面色，倾听其主诉并给予心理支持，行肝动脉栓塞治疗或经皮肝穿刺时，如主诉疼痛可暂缓操作并肌内注射吗啡等镇痛药；递送纱布置于穿刺处，按压穿刺点10～15分钟，然后用3M高强度外科胶带加压包扎。

（5）拔除鞘管，妥善包扎穿刺部位，护送患者安返病房。

八、术后护理

（一）体位护理

患者介入术后返回病房，护士应将患者平稳安置到病床上，穿刺侧下肢伸直制动8～12小时，卧床24小时。选用选择性肝动脉栓塞的患者，穿刺点加压包扎4～6小时。

（二）加强巡视，密切观察

观察右腹股沟及右上腹穿刺点有无出血、血肿；穿刺侧肢体皮肤温度、感觉、知觉是否正常；观察患者有无腹痛、腹胀，若患者出现面色苍白、出冷汗、脉细弱、腹痛等出血症状，立即测量血压，报告医师，及时处理。

（三）饮食护理

栓塞治疗1～2天，患者食欲逐渐恢复，鼓励患者进食富营养、低脂易消化饮食，多吃水果及蔬菜，保证有足够的热量，每天热量12 552 kJ，以降低肝糖原分解，减轻肝负担。

（四）栓塞综合征的观察及护理

（1）恶心、呕吐：观察呕吐物的颜色和量，耐心给患者解释恶心、呕吐的原因，安慰患者，并根据医嘱予以止吐药物。患者呕吐时，应及时清理呕吐物，协助漱口，安慰患者，教会放松技巧，如深呼吸等，提高其心理耐受力。

（2）疼痛：栓塞后患者出现不同程度的腹痛，应密切观察疼痛的部位、程度及持续时间，腹部有无压痛、反跳痛及肌紧张,必要时根据医嘱予以镇痛药物。同时教会患者转移注意力。

(3)发热:治疗后患者均有不同程度的发热,与肝动脉栓塞后坏死组织吸收有关。一般体温在37.5~38.5℃,多在1周内恢复正常,一般不需要特殊处理。如体温超过38.5℃,应予以物理降温或药物降温;出汗较多时应及时擦干汗液并更换衣服,嘱患者多饮水,保证液体入量,防止发生脱水;同时做好口腔及皮肤护理。

(五)并发症的观察及护理

1.肝功能损害

因栓塞物的浸润和异物分布致邻近组织肝损伤,一般栓塞后3天内转氨酶均有一定程度的升高。术后应注意观察小便颜色,观察皮肤巩膜有无黄染及腹围变化,同时注意观察神志情况,警惕肝性脑病发生。抽血检查肝功能情况,并根据医嘱予以保肝支持治疗。保证足够的热量,降低肝糖原分解,减轻肝负担。有肝功能损害的患者,应嘱其卧床休息,保证充足的睡眠。

2.胆囊损伤

常因术中导管未超越胆囊动脉或灌注栓塞剂及硬化剂时压力过大反流入胆囊动脉使胆囊动脉硬化所致,一般有胆区疼痛,呈持续性,可间歇性缓解。术后应注意观察疼痛的部位、性质及持续时间,并根据医嘱予消炎、利胆及镇痛治疗。

3.胃、十二指肠损伤

因硬化剂及栓塞剂反流入胃十二指肠或胃右动脉引起胃和十二指肠球部损伤,甚至有穿孔的危险。术后应观察患者有无腹胀、胃痛等症状,并根据医嘱予以保护胃黏膜治疗,同时饮食宜软易消化。

4.胰腺炎

硬化剂及栓塞剂反流到胰腺供血动脉引起胰腺坏死和炎症,表现为术后上腹背部剧痛,严重者可引起急腹症。轻者对症处理,严重病例按急性胰腺炎处理,必要时外科手术治疗。

九、健康教育

(1)保持情绪稳定,正确对待各种事情,解除忧虑、紧张情绪,避免情志内伤,保持大便通畅,防止发生便秘。

(2)饮食宜清淡易消化,高热量,不宜过饱,忌食油腻食物、烈酒及辛辣食物。

(3)患者出院后3个月避免过重的体力劳动,半年至1年后来院复诊,视病灶消失情况,个别情况下患者必要时行第2个疗程治疗。

(张慧娟)

第六节　原发性肝癌介入治疗的护理

一、疾病概述

(一)病因

肝癌是严重危害人们健康的主要恶性肿瘤之一,在我国和亚洲以原发性肝癌多见,而在欧美地区则以转移性肝癌多见。每年全世界有 250 000 人死于肝癌,其中 40％ 在中国。由于肝癌起病隐蔽,患者就诊时大多已属于中、晚期。80％ 以上的患者合并不同程度的肝硬化,常伴随肝硬化失代偿和储备功能不良,能手术切除者仅占全部肝癌的 5.4％～24.3％,40％～60％ 的肝癌在手术时已发生肝内转移,术后复发率高。肝癌的血管内介入治疗包括肝动脉化疗栓塞(TACE)、经肝动脉栓塞剂治疗(TAE)、肝动脉灌注大剂量化疗药物治疗(TAI)及经门静脉化疗或化疗栓塞。

(二)常见的症状

肝癌起病隐匿,早期多无症状,中、晚期方才出现症状

(1)腹痛,多在右上腹,也可在左上腹或下腹,为持续性钝痛。但在肝肿瘤破裂出血于薄膜时可有剧痛,出血至腹腔时可有腹膜刺激征。

(2)消瘦乏力,且呈进行性加重。

(3)消化道症状,如食欲减退、恶心、呕吐、腹胀、腹泻或便秘。

(4)上腹部发现包块。

(5)黄疸,可因胆管受压、阻塞引起的梗阻性黄疸,也可因肿瘤大量破坏干细胞性黄疸。

(6)发热,多为不明原因的低、中度发热,有时可高热。

(7)肿瘤近膈顶时,部分患者可有右肩痛,常被误认为肩周炎。

(8)转移灶及并发症状。

二、适应证

(1)不能手术切除的中、晚期肝癌。

(2)因其他原因不宜手术切除的肝癌。

(3)癌块过大,化疗栓塞可使癌块缩小,以利二期切除。

(4)肝内存在多个癌结节者。

(5)肝癌主灶切除,肝内仍有转移灶者。

(6)肝癌复发,无再次手术切除可能者。

(7)肝癌破裂出血不适于肝癌切除者。

(8)控制肝癌疼痛。

(9)行肝移植术前等待供肝者,可考虑行化疗栓塞以期控制肝癌的发展。

三、禁忌证

(1)肝功能损害严重,谷丙转氨酶明显增高,有明显腹水、黄疸。

(2)肝癌体积占肝脏 3/4 以上者。

(3)有凝血机制障碍、出血倾向者。

(4)严重的器质性疾病,如心、肺、肾功能不全者。

(5)严重的代谢性疾病,如糖尿病,或严重的代谢紊乱,如低钠血症未予控制者。

(6)门静脉高压中度以上胃底食管静脉曲张者。

(6)碘过敏、解剖变异,无法完成选择性肝动脉插管者。

(7)重度感染者。

四、护理

(一)术前准备

(1)指导患者床上排大、小便练习。

(2)多吃维生素及粗纤维食物以保证体内微量元素的平衡,提高机体的营养状况增加抵抗力。

(3)协助医师了解患者病情,开展心理护理,消除患者和家属的思想顾虑,鼓励患者愉快地接受介入诊断和治疗。执行医疗保护制度,不必要告诉患者的病情,特别是恶性病患者。

(4)做造影剂过敏试验并做好记录。

(5)术区备皮,即术侧大腿上 1/3 至腹股沟部,做穿刺部位区域的皮肤准备。

(6)术前 4 小时禁食、2 小时禁水,防止术中及术后呕吐。

(7)术前 30 分钟遵医嘱给予镇静剂。

(二)术前护理

1.护理评估

(1)既往健康状况:患者以往多有肝硬化,病情的进一步发展,使患者情绪产生变化。

(2)心理、社会状况:患者不仅承受恶性肿瘤的压力和经济负担,还要面对治疗后可能的并发症的心理压力。

2.护理诊断

(1)焦虑与疾病痛苦和对治疗知识缺乏有关。

(2)恐惧与未曾经历介入手术有关。

3.护理目标

(1)焦虑有所减轻,心理和生理上的舒适感有所增加。

(2)恐惧感减轻,恐惧的行为表现和体征减少。

4.护理措施

(1)加强心理支持,减轻焦虑:创造安静、舒适、无刺激的环境,理解、同情患者。倾听和与患者共同分析焦虑产生的原因并对焦虑程度作出评价,对患者提出的问题要给明确、有效、积极的解释。向患者说明焦虑影响身心健康。患者发怒时,如无过激行为不加以限制。指导患者运用转移注意力等松弛疗法以减轻焦虑情绪,并对患者的合作及时给予鼓励,与患者一起制订应对焦虑的方式。

(2)加强宣教,减少恐惧:为患者及家属讲解介入手术的目的、方法、注意事项以及术后的不良反应。对患者的恐惧表示理解,鼓励患者表达自己的感受,耐心做解释工作。谈论患者感兴趣的话题,请家属协助,采用转移注意力和按摩等方式共同缓解患者的恐惧。必要时,请已做过介入手术的患者现身说法并对患者的进步及时给予肯定和鼓励。

(三)介入术中配合

(1)暴露手术区域并配合皮肤消毒。

(2)协助术者铺巾,戴影像增强器消毒布套。

(3)如有刷手护士,可先用肝素生理盐水冲洗导管、导丝、穿刺针等穿刺用品。

(4)准备局部麻醉药、造影剂和其他治疗药物,协助配制肝素生理盐水。

(5)无麻醉医师时,负责观察患者、完成补液、给氧或其他临时治疗措施。

(6)操作结束时,协助包扎穿刺口。

(四)术后注意事项

(1)术后患者平卧位,穿刺肢体制动24小时,穿刺部位沙袋压迫6～8小时,防止出血及血肿形成。

(2)密切观察穿刺部位有无出血、渗血、足背动脉搏动情况和皮肤的颜色、温度。如有异常,立即通知医师处理。

(3)术后当日多饮水,可进流食以后逐渐过渡到半流食和普食。饮食应保持清洁、新鲜、富于营养且易消化、吸收。

(4)根据病情给予抗生素及保肝、止血、止吐等药物,并观察用药后反应。

(5)密切观察患者病情变化,注意尿量及颜色、消化道反应及有无发热、腹痛等,如有异常遵医嘱给予对症处置。

(6)术后观察血压、脉搏,连续测量三天时间温。

(五)术后护理

1.护理评估

(1)化疗药物所致的毒性反应。

(2)组织器官栓塞引起缺血所致的症状。

(3)肿瘤组织坏死、吸收引起的症状。

(4)化疗药物刺激膈神经引起的症状。

2.护理诊断

(1)营养失调:低于机体需要量与食欲缺乏、恶心、呕吐有关。

(2)潜在并发症:栓塞引起局部组织、器官缺血产生疼痛。

(3)潜在并发症:栓塞后局部组织坏死产生吸收热导致体温升高。

(4)潜在并发症:介入化疗药物刺激膈神经引起呃逆。

3.护理目标

(1)恶心、呕吐症状减轻;想进食。

(2)主诉疼痛消除或减轻;能运用有效方法消除或减轻疼痛。

(3)体温不超过38.5℃;患者自诉舒适感增加。

(4)呃逆间隔时间延长;能运用有效方法减轻呃逆。

4.护理措施

(1)加强饮食指导:指导患者进高蛋白、高热量、高维生素、易消化软质低油腻饮食,少量多餐。让患者倾听音乐,分散注意力以减轻恶心不适感。必要时遵医嘱应用止吐药物。

(2)减轻或有效缓解疼痛:观察、记录患者疼痛的性质、程度、时间、发作规律、伴随症状及诱发规律,调整舒适体位,指导患者及家属保护疼痛部位,掌握减轻疼痛的方法。给予精神安慰和心理疏导,指导患者应用松弛疗法缓解疼痛。遵医嘱给予镇痛药,观察并记录用药后效果。

(3)利用有效方法降温:卧床休息,保持室内通风,室温在18～22℃,湿度在50%～70%。鼓励患者多饮水,体温超过38.5℃时根据病情选择不同的降温方法,如冰袋外敷、酒精擦浴、冰水灌肠等。保持口腔清洁,口唇干燥时涂液状石蜡或护唇油,出汗后及时更换衣服,穿衣盖被适中,避免影响机体散热。遵医嘱给予补液、抗生素、退热剂,观察、记录降温效果,高热患者应吸氧。

(4)利用有效方法减轻或消除呃逆:行心理疏导消除精神紧张、抑郁情绪。嘱患者连续缓慢吞咽温开水,增加饮食的花色和种类。双侧足三里注射阿托品 0.25 mg,顽固性呃逆可应用盐酸氯丙嗪。

(六)健康教育

(1)加强营养:做好治疗期间的饮食指导,食高蛋白、高维生素、高热量、低脂肪软食,戒烟、酒、辛辣等刺激性食物,多食水果蔬菜保持大便通畅。

(2)适当锻炼:活动量以不引起心悸、心累、气短或活动后脉搏不超过活动前的 10% 为宜,避免过劳。

(3)调节生活规律:注意养成良好卫生习惯,注意气候变化,避免着凉感冒。

(4)按时服药:指导患者遵医嘱按时服药,慎用损害肝脏药物。

(5)保持愉悦心情:建议患者从事益于健康的娱乐,如听音乐、看电视、读报等保持心情愉快。

(6)定期复查:每 2 个月复查 CT 一次,发现异常症状,随时复诊。

五、并发症及护理

(一)穿刺部位出血及血肿

术中反复穿刺或穿刺点压迫不当、肝素用量过大或患者自身凝血机制障碍引起。对于凝血功能异常的患者,要适当延长压迫时间和行加压包扎。嘱患者咳嗽或用力排便、排尿时应压迫穿刺点。穿刺点如有出血应重新加压包扎。小血肿可再用沙袋压迫 6～8 小时,术侧肢体制动 24 小时;大血肿可用无菌注射器抽吸,遵医嘱适当用止血药;24 小时后可行热敷,以促进吸收。

(二)上消化道出血

由于门静脉高压、患者术前肝功能及凝血功能差、化疗药物损害胃黏膜或术后恶心、呕吐致食管、贲门、胃黏膜撕裂引起出血。密切观察患者生命体征及大便和呕吐物的颜色、性质及量;遵医嘱禁食、卧床休息,行止血、扩容、降低门静脉压力等治疗;出血停止后给予高蛋白、高热量、多种维生素、低盐、低脂软食,少量多餐。

(三)股动脉栓塞

股动脉栓塞是 TACE 术后最严重的并发症。术后每小时观察穿刺侧肢体皮肤颜色、温度、感觉及足背动脉搏动情况,发现患肢肢端苍白、感觉迟钝、皮温下降、小腿疼痛剧烈,提示有股动脉栓塞的可能,可进一步做超声波检查确诊,同时抬高患肢并给予热敷,遵医嘱给予解痉及扩血管药物,禁忌按摩,以防栓子脱落,必要时行动脉切开取栓术。

(四)尿潴留

因介入术后肢体制动、加压包扎、沙袋压迫,且不习惯床上排尿引起。给予心理疏导,做好解释工作,消除紧张情绪;让患者听流水声或热敷腹部,按摩膀胱;腹部加压;必要时行导尿术。

(五)截瘫

TACE 术后引起脊髓损伤致截瘫。术后注意观察患者双下肢皮肤感觉、痛觉有无异常,一旦发现下肢麻木、活动受限、大小便失禁等异常情况,应立即报告医师。

(张慧娟)

第七节　急性肠系膜上动脉栓塞介入治疗的护理

一、疾病概述

急性肠系膜上动脉栓塞是指栓子进入肠系膜上动脉,发生急性动脉血管栓塞,使肠系膜上动脉血供突然减少或消失,导致肠管急性缺血坏死。此病起病急骤,病情凶险,预后差。多因肠管大面积坏死而引起败血症,中毒性休克,多器官功能衰竭而死亡。

二、临床表现

(一)症状

典型的临床表现为起病急骤,持续性剧烈腹痛或慢性进行性加剧,多见于上腹部,亦可波及全腹,伴有呕吐、腹泻、腹胀、休克等。

(二)体征

早期腹部体征轻微,可出现 Bergan 三联征,即剧烈的上腹或脐周疼痛而无相应的腹部体征;心律不齐伴有心脏病或房颤;剧烈的胃肠道症状,晚期由于肠坏死和腹膜炎的发生,出现腹部压痛、反跳痛、肌紧张等腹膜刺激征,可有血性呕吐物或血便,腹腔穿刺可抽出血性液体。

(三)并发症

患者可出现肠缺血性坏死、血栓再次形成及肠瘘等。

三、诊断要点

(1)有与本病有关的诱因,如房颤、动脉硬化、心脏瓣膜病、血液高凝状态等。

(2)病情进行性加重,腹部穿刺抽出血性液体。

(3)腹部压痛、反跳痛症状明显,伴有腹肌紧张,腹膜炎严重患者呈板状腹。症状与体征不相符,解痉及强效止痛药物效果不佳。

(4)DSA 是肠系膜血管是否有栓塞或者狭窄诊断的金标准。

(5)CTA 可以判断肠系膜上动脉是否有栓塞或者狭窄。

四、治疗要点

(一)内科治疗

扩张肠系膜血管及解除肠管痉挛,肝素全身抗凝。同时去除诱发疾病,如心律失常、防止其他栓子脱落等。

(二)外科治疗

确诊后,除了年老体弱合并严重的心、脑、肺血管疾病及重要脏器功能障碍不能耐受手术,同时未发现肠坏死迹象者,均应立即行手术治疗,未能确诊但出现腹膜炎、腹腔抽出血性液体也是手术的指征。手术的方式主要有以下 3 种:肠系膜上动脉取栓术、肠系膜上动脉血管旁路术、肠切除吻合。

(三)介入治疗

目前主要的介入治疗方法有 3 种:局部导管溶栓术、球囊血管成形术和支架植入术。

1.介入治疗的适应证

(1)肠系膜上动脉主干阻塞、无明确肠管坏死证据、血管造影可见肠系膜上动脉开口者,可考虑首先采用介入技术开通血管,如果治疗成功(完全或大部分清除栓塞)、临床症状缓解,可继续保留导管溶栓、严密观察,不必急于手术。如果经介入治疗后症状无缓解,即使开通了肠系膜上动脉,亦应考虑手术治疗。

(2)存在外科治疗的高风险因素(如心脏病、慢性阻塞性肺气肿、动脉夹层等)、确诊时无肠坏死证据,可以选择介入治疗。

(3)外科治疗后再发血栓、无再次手术机会者,有进一步治疗价值者。

2.介入治疗的禁忌证

(1)就诊时已有肠坏死的临床表现。

(2)存在不利的血管解剖因素,如严重动脉迂曲、合并腹主动脉瘤-肠系膜动脉瘤,预期操作难度大、风险高、技术成功率低。

(3)存在严重的肾功能不全,不是绝对禁忌证,但介入治疗后预后较差。

五、专科护理评估

(一)腹部体征评估

评估患者有无腹痛,及腹痛的部位、性质、时间及疼痛程度,有无腹膜炎表现。

(二)胃肠道评估

观察患者有无恶心、呕吐、黑便等情况,呕吐早期主要为肠痉挛所致,为胃内容物;若呕吐物为咖啡渣样,则提示进展至肠管坏死渗出。血便多为柏油色或暗红色,若持续出现则为肠管坏死开始的表现。

六、术前护理

(一)心理护理

由于起病急,伴有剧烈腹痛,病情复杂凶险,病死率高,且需急诊手术,患者及家属担心手术后的效果、并发症等,会产生焦虑、恐惧心理。

(二)病情观察

急性肠系膜上动脉栓塞具有发病急,病情进展迅速,症状体征不典型,误诊率、病死率高等特点。因此,早期诊断非常重要。护士应密切观察病情变化,详细询问病史,注意临床表现,观察患者腹部体征、腹痛特点。该病所致的腹痛程度剧烈,进展快。早期呈局限性、间歇性,而腹肌紧张、反跳痛不如细菌或化学性腹膜炎严重,阳性体征不明显。也有的患者随着肠管坏死反而感觉腹痛绞痛减轻或消失。因此,腹部体征与疼痛的剧烈程度不成比例,是本病早期表现的特点。晚期可出现持续性腹痛,肠鸣音减弱,可能出现大面积肠坏死,应立即通知医师,必要时转入外科行开腹探查。

(三)术前准备

1.健康教育和心理护理

向患者及家属简要介绍介入手术的目的、方式,根据患者和家属的文化程度及需求,可采用口头讲解、书面材料、幻灯、视频、微信公众号等方式。了解患者是否对手术有思想顾虑,协同主管医师共同针对性地予以帮助和解释。鼓励患者树立信心积极配合治疗。

2.评估过敏史

评估患者有无碘剂用药史和过敏史,若有应及时报告医师。

3.饮食要求

局麻患者术前不需禁食,一般嘱患者进食清淡、易消化的饮食即可。需全麻者术前禁食8~12小时,禁饮4~6小时,如术晨有降压药物口服,仍需按常规服用,降糖药物根据术晨血糖情况遵医嘱服用或停服。

4.生活护理

术前一日训练患者卧床排尿、排便,以便提高其术后卧床的适应性。术前晚沐浴或擦浴,保证充足睡眠。

5.检查皮肤和动脉搏动

检查拟手术入路区域皮肤有无瘢痕、感染等,术前一般不需常规备皮,若穿刺点毛发较多,在手术当天使用电动剃毛刀或脱毛膏备皮,避免使用剃须刀,防止剃须刀损伤皮肤而增加感染机会。触摸标记双侧足背动脉及上肢桡动脉搏动最明显处,以便术后对比。有异常情况及时报告主管医师。

6.入室前准备

嘱患者术日晨取下活动义齿、眼镜、发卡、手表、首饰等交由家属妥善保管,更换干净手术服,入介入手术室前排空膀胱。

7.核对交接

核对患者手腕带、病历、术中用药、影像学(CT、MRI等)资料等,一并送入介入手术室,与手术室护士交接。

(四)术前检查

1.实验室检查

详见表13-3。

表 13-3　急性肠系膜上动脉介入术前的特殊化验

检查项目	目的及意义	结果判断
D-二聚体	评价血栓或栓塞的重要指标,反映纤维蛋白溶解功能	正常值<200 μg/L,升高表明体内存在着频繁的纤维蛋白降解过程,即存在血栓
肠型脂肪酸结合蛋白	当肠道缺血时释放入血,理论上是目前诊断肠缺血的最佳指标	正常值<10 ng/L,过高说明有肠管坏死
L-乳酸、D-乳酸、谷胱甘肽巯基转移酶	评价有无缺血-再灌注损伤的指标	升高可提示肠道存在缺血-再灌注损伤

2.影像学检查

(1)超声:超声检查为诊断肠系膜血管病的一种经济、简单、无创的检查方法,可以显示受累动脉的血栓或血流缺损、腹腔内游离液体、肠壁增厚同时,如发现腹腔内游离液体,可以在超声引导下行腹腔穿刺术。

（2）CT：螺旋 CT 是诊断急性肠系膜缺血的快捷、正确的影像学检查方法之一，其增强扫描动脉期图像可直接显示肠系膜动脉内充盈缺损，此外，还包括肠腔扩张积液、肠壁增厚、腹水等间接征象。

（3）DSA：动脉造影仍是诊断缺血性肠病的金标准，可以提供病变部位、程度及侧支循环状况，并可进行治疗。但其存在可能假阳性、造影剂的肾脏毒性。因此要严格掌握时机，指征须个体化，适于只有不明原因腹痛，而无腹膜炎体征患者。

七、术中护理

按外周血管疾病介入手术围术期护理常规执行。

八、术后护理

（一）体位与活动

留置溶栓导管者，给予平卧位，床头抬起应低于 30°，穿刺侧下肢制动，另一侧肢体的弯曲活动。

（二）营养支持

由于疾病原因，患者术前相当一段时间不能正常进食，而且个体差异也很大，需要护士因人而异进行饮食指导。术前腹痛与进食无关的患者，术后即可进软食。一般术后 12～24 小时禁食水或进流质饮食，2～4 天进半流质饮食，且少量多餐，进食量逐渐增加，术后 2 周开始进软食。腹泻者给予完全肠道外营养，待腹泻减轻后，逐渐过渡至软食。

（三）抗凝治疗的护理

患者术后合理应用抗凝溶栓药物至关重要，能有效降低术后复发率和病死率。患者常规应用低分子肝素钙注射液 0.4 mL 腹壁皮下注射，每天两次。同时注意有无出血倾向，如溶栓导管敷料处有无渗血，一般术后 3～4 天易发生，有无皮肤黏膜、牙龈等出血，有无血尿、黑便、脑出血等，加强凝血功能的监测。

（四）腹部体征观察

术后患者如出现腹痛，原因可能有肠管痉挛，肠坏死。因此，应观察疼痛的部位、性质及持续时间，有无恶心、呕吐等伴随症状。观察大便的次数、量、颜色及性状。观察肠鸣音的次数。如腹痛由阵发性转为持续性，剧烈难忍，血便伴肠鸣音减弱或消失，出现急腹症症状，可考虑肠坏死可能。排除肠坏死，待腹痛性质确定后，可根据疼痛规范化治疗方法酌情给予镇痛药，使患者处于无痛状态。

（五）胃肠减压的护理

留置胃肠减压的患者，应保持胃肠减压管通畅，妥善固定在相应位置，观察胃液的量、性质、颜色，注意有无应激性溃疡的发生。护士应告知患者带管的注意事项，嘱其勿牵拉，防止脱落，更换引流袋时严格无菌操作，预防逆行感染。

（六）感染的护理

患者因肠管广泛缺血、坏死、导管损伤等使机体抵抗力降低，因此，预防感染极为重要。遵医嘱给予足量、有效的抗生素；密切观察体温变化，出现高热及时给予降温处理，一般低于 38.5 ℃可不予处理，38.5～39 ℃可给予物理降温，如温水擦浴等，高于 39 ℃可酌情给予药物降温。

（七）防止电解质和酸碱失衡

患者由于肠管缺血、感染、呕吐、小肠功能紊乱等因素，常易引起电解质紊乱和酸碱失衡，尤其是血清钾离子更不稳定。应积极给予补液，并严格遵守定量、定时、定性原则。准确记录出入水量。低钾患者应保证尿量达 40 mL/h 后开始补钾。提醒医师不定期进行电解质、二氧化碳结合力、尿素氮等检查。

九、出院指导

（1）出院后应注意饮食，2 个月内鼓励患者少量多餐饮食，进食量逐渐增加，不宜过饱，以免增加肠道负担。低脂肪摄入，减少血栓再形成的机会。

（2）出院后仍需注意排便情况及腹部感觉。随着活动量逐渐增加，观察体重是否增加。

（3）支架植入的患者，口服华法林或利伐沙班每天 1 次，至少连用半年。口服华法林应定期监测凝血指标，使 INR（国际标准化比值）延长至 2.0～3.0。用药期间注意有无鼻出血、齿龈出血、血尿等情况发生。半年后改用阿司匹林 50～100 mg 口服，每天 1 次，终身服用，不用监测凝血指标。

（4）建议在出院后 3 个月、6 个月、1 年来院复查肠系膜动脉血流情况。

（张慧娟）

第八节 下肢深静脉血栓介入治疗的护理

一、概述

下肢静脉系统血栓形成（LEDVT）是指血液在下肢深静脉腔内不正常凝结引起的疾病，血栓脱落可引起肺栓塞（PE）。

如早期未得到及时有效的治疗，血栓可机化，常遗留静脉功能不全，称为深静脉血栓形成后综合征（PTS）。LEDVT 在临床上是一种常见病、多发病。在美国每年约 500 万人发生静脉血栓，在我国缺乏精确的统计，徐州医学院附属医院近 3 年的住院患者统计，静脉血栓的发病率占住院患者的 1%。

二、病理解剖

静脉血栓可分为以下 3 种类型。①红血栓或凝固血栓组成比较均匀，血小板和白细胞散在分布在红细胞及纤维素的胶状块内。②白血栓包括纤维素、成层的血小板和白细胞，只有极少的红细胞。③混合血栓最常见，包含白血栓组成头部，板层状的红血栓和白血栓构成体部，红血栓或板层状的血栓构成尾部。

下肢深静脉血栓形成有些病例起源于小腿静脉，也有些病例起源于股静脉、髂静脉。静脉血栓形成后，在血栓远侧静脉压力升高所引起的一系列病理生理变化，如小静脉甚至毛细静脉处于明显的淤血状态，毛细血管的渗透压因静脉压力改变而升高，血管内皮细胞内缺氧而渗透性增加，以致血管内液体成分向外渗出，移向组织间隙，往往造成肢体肿胀。如有红细胞渗出于血管外,其代谢产物含铁血黄素,形成皮肤色素沉着。在静脉血栓形成时,可伴有不同程度的动脉痉挛,在动脉搏动减弱的情况下,会引起淋巴淤滞,淋巴回流障碍,加重肢体的肿胀。静脉系统存在着深浅 2 组,深浅静脉之间又存在着广泛的交通支,在深部,吻合支可通过骨盆静脉丛抵达对侧的髂内静脉,这些静脉的适应性扩张,促使血栓远侧静脉血向心回流。血栓的蔓延可沿静脉血流方向。向近心端延伸,如小腿的血栓可以继续延伸至下腔静脉。当血栓完全阻塞静脉主干后,就可以逆行延伸。血栓的碎块还可以脱落,随血流经右心,继之栓塞于肺动脉,即并发肺栓塞。另一方面血栓可机化、再管化和再内膜化,使静脉腔恢复一定程度的通畅。血栓机化的过程。自外周开始,逐渐向中央进行。机化的另一重要过程,是内皮细胞的生长,并穿透入血栓,这是再管化的重要组成部分。机化的最后结果,将使静脉恢复一定程度的功能。但因管腔受纤维组织收缩作用的影响.以及静脉瓣膜本身遭受破坏,使瓣膜消失,或呈肥厚状黏附于管壁,从而导致继发性深静脉瓣膜功能不全,产生静脉血栓形成后综合征。

三、临床表现

此病由于发病隐匿,早期症状多不典型,一旦出现临床症状时,其症状往往较重。由于血栓形成与高凝状态、外伤或盆腔和腹部手术、产后等卧床有关,除下肢静脉血液回流障碍的症状外,可以合并有其他系统疾病的症状和体征。

临床上根据血栓发生的部位、病程及临床分型不同有不同的临床表现。

(一)中央型

中央型多发生于髂股静脉,左侧多于右侧。特征为起病急,患侧髂窝、股三角区有疼痛和触痛,下肢明显肿胀,浅静脉扩张,皮温及体温增高。

(二)周围型

周围型包括股静脉及小腿深静脉血栓形成。前者主要表现为大腿肿胀疼痛,但下肢肿胀不明显;后者的临床特征为突然出现的小腿剧痛,患肢不能踏平着地,行走时症状加重;小腿肿胀并且有深压痛,Homans 征阳性(距小腿关节过度背屈试验时小腿剧痛)。

(三)混合型

混合型主要表现为全下肢普遍性肿胀、剧痛、苍白和压痛,常伴有体温升高和脉搏加快;若病情继续发展可导致下肢动脉受压而出现血供障碍,表现为足背和胫后动脉搏动消失,进而足背和小腿出现水疱,皮肤温度明显降低并呈青紫色;如不及时处理,可发生肢体坏死。

四、影像学诊断

(一)静脉造影

下肢静脉造影分上行性和下行性静脉造影术,前者主要用来显示股静脉,由下而上充盈,检查下肢静脉有无阻塞。后者需使用插管得以实现,显示髂静脉和下腔静脉内有无血栓蔓延,优于前者。

(二)超声多普勒检查

彩超表现为血栓呈低回声、不均质回声或高回声,静脉管腔增宽等。此法无创伤性,可以反复检查,方便、简便、迅速、有效。

(三)CT 血管造影

CT 血管造影对疑有血栓部位进行扫描,可以显示血栓及侧支血管。有些静脉造影不能显示出来的血栓,用 CT 检测可能发现。

(四)放射性核素检查

肺灌注/肺通气、下肢静脉显像是诊断肺血栓栓塞症和下肢深静脉病变的有效方法。

五、诊断与鉴别要点

根据下肢深静脉血栓形成的临床表现可以做出初步诊断,确诊方法包括超声显像、静脉造影、CTA、MRI 及放射性核素检查。

六、适应证和禁忌证

(一)适应证

经影像学检查确诊的 DVT 患者,年龄一般≤70 岁,血压≤21.3/14.7 kPa(160/110 mmHg),近期(14 天)内无活动性出血的患者。

(二)禁忌证

(1)严重出血倾向,近期有内脏活动性出血。

(2)颅内出血或颅脑手术史 3 个月之内。

(3)患者的身体状况极差,有严重的并发症。

(4)凝血功能障碍。

(5)心、肝、肾等脏器功能严重损害者。

七、术前护理

(一)心理疏导

由于患者突发肢体肿胀、疼痛、功能障碍,易出现焦虑和恐惧。护理人员应主动、热情地向患者及家属解释本病发生的原因、介入手术的意义和必要性,以及手术经过和注意事项,关心体贴患者,减轻其紧张、恐惧心理,增强战胜疾病的信心。必要时用成功的病例现身教育,以取得患者的合作,积极配合治疗。

(二)卧床休息

(1)急性期患者应绝对卧床休息 10～14 天,避免床上过度活动,患肢制动并禁止按摩及热敷,以防血栓脱落。

(2)抬高患肢高于心脏平面 20～30 cm,以促进血液回流,防止静脉淤血,减轻水肿与疼痛。

(三)饮食指导

患者进低脂、纤维素丰富易消化的食物,以保持大便通畅,避免用力大便致腹压增高,影响下肢血液回流。

(四)戒烟

劝患者禁烟,以防烟中尼古丁引起血管收缩,影响血液循环。

(五)病情观察

观察患肢皮肤颜色、温度、肿胀程度,每天测量患肢与健肢平面的周径并做好记录,以判断血管通畅情况,评估治疗效果。观察患者有无胸痛、呼吸困难、咯血、血压下降等异常情况,如出现上述症状应立即嘱患者平卧,给予高浓度氧气吸入,避免深呼吸、咳嗽、剧烈翻动,并且立即报告医师。

(六)完善术前准备

除做好常规准备外,还应:①协助完善各项术前检查。②重点了解出凝血系统的功能状态,有无介入手术禁忌证。③术前训练患者床上排便,以防术后不习惯床上排便引起尿潴留,术前2～3天进少渣饮食。

八、术中护理配合

(1)患者平卧于手术床上,头偏向一侧。护理配合:热情接待患者入室,做好心理疏导,稳定患者情绪。核对患者姓名、性别、科室、床号、住院号、诊断及造影剂过敏试验结果。协助患者采取适当的体位;妥善放置头架。连接心电、血压及指脉氧监测。建立静脉通路。准备手术物品并备好器械台。协助医师完成手消毒、穿手术衣、戴无菌手套。

(2)皮肤消毒:消毒右侧颈部,消毒范围上至耳垂,下至锁骨下缘;必要时准备腹股沟区域,消毒范围上至脐部,下至大腿中部。护理配合:聚维酮碘消毒剂消毒手术部位皮肤,并协助铺单。

(3)经股静脉或颈内静脉途径插管,行肺动脉、下腔静脉及髂股静脉造影检查。护理配合:递送穿刺针、6 F 穿刺鞘、0.89 mm(0.035 in 导丝)、5 F 单弯导管、5 F 猪尾导管、5 F Cobra 导管。

(4)必要时将滤器置入下腔静脉。护理配合:递送 0.89 mm(0.035 in)加硬导丝(260 cm)、下腔静脉滤器。

(5)置入溶栓导管。护理配合:递送溶栓导管(8～16 孔)。

(6)必要时给予台上溶栓治疗。护理配合:配制并递送溶栓药物。

(7)必要时行滤器取出术。递送球囊、支架术中常规病情观察。①严密监测患者心率、血压、脉搏、呼吸等生命体征的变化,发现异常及时报告医师处理。②观察患者面色,倾听其主诉并给予心理支持。

(8)必要时行狭窄段扩张或支架置入术。护理配合:留置溶栓导管固定,递送敷贴、纱布及橡皮筋,妥善包扎固定鞘管及留置导管;留置导管需贴导管标识并注明外置长度。留置溶栓导管护理,保持导管通畅,防止扭曲折叠;严格无菌操作;定期推注肝素水,防止导管内血栓形成。

(9)妥善固定留置溶栓导管。递送 3M 敷贴覆盖穿刺点,固定留置导管,递送纱布,妥善包扎。护送患者安返病房。

九、术后护理

(一)常规护理

(1)密切观察穿刺部位有无局部渗血或皮下血肿形成。

(2)密切观察穿刺侧肢体足背动脉搏动情况、皮肤颜色、温度及毛细血管充盈时间,询问有无疼痛及感觉障碍。

(3)心理护理:患者由于术后常常在右颈部留置导管及导管鞘,使患者产生不适感,护理人员应给患者解释留置导管的作用及注意事项,关心体贴患者,使患者情绪稳定,配合治疗和护理。

(4)出血:出血为下肢静脉血栓介入治疗过程中的并非常见的并发症,但是一旦发生内脏出血,特别是颅内出血可以导致患者的死亡,应给予高度重视。一旦发生穿刺部位、皮肤黏膜、牙龈、消化道、中枢神经系统等出血,应立即停止使用抗凝和溶栓药物。

(5)生命体征的观察:加强生命体征的监护,术后遵医嘱测血压、脉搏、呼吸直至平稳,同时观察有无对比剂反应及肺栓塞的发生。如果有异常现象,应协助医师及时处理。

（6）溶栓导管的护理：妥善固定，防止脱出、受压、扭曲和折曲、阻塞。溶栓导管引出部皮肤每天用0.5%聚维酮碘消毒，并根据情况更换敷料，防止局部感染和菌血症的发生。按医嘱执行导管内用药，导管部分和完全脱出后根据情况无菌操作下缓慢送入或者去导管室处理。在治疗过程中要保持导管的妥善固定，必要时行超声或造影调整导管位置，以提高血栓内药物浓度，发挥理想疗效。

（7）足背静脉溶栓的方法和护理：当采取足背留置针静脉推注尿激酶时，可根据栓塞部位扎止血带，最常用的是在大腿、膝关节上、距小腿关节（踝关节）上方各扎止血带一根，目的是阻断表浅静脉，让药物通过深静脉注入，以达到更好的溶栓效果，推注完毕后从肢体远端每间隔5分钟依次去除止血带。注意扎止血带应松紧适宜，并按时松解。

（8）抗凝的护理：根据医嘱常规给予肝素或低分子肝素5 000 U皮下注射，注射完毕应延长按压时间，并更换注射部位，观察出凝血时间及有无牙龈和皮肤黏膜等出血现象。

（9）预防感染：术后遵医嘱应用抗生素治疗，保持穿刺点的清洁，密切观察体温的变化，预防感染的发生。

（10）卧床的护理：由于保留导管溶栓的患者需要卧床休息，对于年龄较大和肥胖的患者，应定时给予翻身和背部按摩以防压疮的发生。

（二）并发症的观察与护理

1.肺栓塞

下肢静脉血栓形成最大的危害在于能引起严重的致命性肺栓塞，是栓子脱落堵塞肺动脉所致。主要表现为呼吸困难、胸痛、咯血、咳嗽等症状。一旦出现肺动脉栓塞的症状和体征，应紧急给予肺动脉溶栓治疗。为预防肺栓塞的发生，可使用下腔静脉滤器，并且在溶栓过程中动作要轻柔，防止栓子脱落。未放置滤器的患者，术后应让其严格卧床；备好抢救药品及器材；严密观察病情变化，必要时监测心电图与血气分析。

2.局部出血

发生在腘静脉或股静脉穿刺点处，以后者多见，主要与肢体活动、使用抗凝及溶栓药物有关。应压迫止血并及时更换辅料。

3.感染

穿刺点局部感染常见于留置溶栓导管的患者。应观察穿刺点有无红肿及脓性分泌物，定时测量体温，定期换药。留置导管期间，使用抗生素，可有效地防治感染。

4.脑出血

下肢深静脉血栓形成（LEDVT）的治疗通常是溶栓和抗凝同时进行，特别是年龄较大，病程较长，尿激酶及肝素用量较大的患者，容易发生出血。在用药过程中，护理人员应严密观察有无颅内出血倾向，定时检查凝血功能。重视患者主诉，如出现头痛、恶心、呕吐等症状时，应警惕颅内出血的发生并即刻给予头颅CT检查。

5.滤器并发症

下腔静脉滤器置入术后可能发生滤器移位、血栓闭塞或穿孔。护理人员应了解滤器的种类和型号，以便于对可能发生的并发症进行判断。滤器移位多移向近心端，一般无临床症状，如果滤器移位至右心房、右心室、肺动脉可引起心律失常和心脏压塞。若出现血压下降、心率增快、面色苍白及末梢循环障碍等休克表现及有腹痛、背痛等，立即通知医师进行抢救。术后1、6、12个月分别摄卧位腹部X线平片，观察滤器的形态、位置。

6.下腔静脉阻塞

常发生在大量血栓脱落陷入滤器时,若血栓脱落至下腔静脉滤器内而阻断下腔静脉血液时,患者则出现由一侧下肢肿胀发展为双侧下肢肿胀。

十、健康教育

(1)对既往有周围血管疾病史的高危患者,应采取积极的预防措施,避免血栓形成。①指导患者避免久站、坐时双膝交叉过久,休息时抬高患肢。②术后、产后患者早期下床活动,经常按摩下肢,以促进血液循环,防止发生下肢深静脉血栓。③告知患者腰带不要过紧、勿穿紧身衣服,以免影响血液循环。④指导患者进行适当的体育锻炼,增加血管壁的弹性,如散步、抬腿、打拳等活动。

(2)控制饮食,减少动物脂肪的摄入,饮食宜清淡易消化,戒烟、酒。

(3)要有自我保健意识,保持心情愉快。

(4)根据医嘱服用抗凝药,预防血栓再形成,告知患者用药的注意事项及与食物的相互影响,如菠菜、动物肝脏可降低药效,阿司匹林、二甲双胍合用增加抗凝作用等。服药期间如出现牙龈出血、小便颜色发红、女性患者月经过多等异常情况,应及时和医师联系,调整服药剂量。

(5)定期复查:术后前4周,每周复查凝血酶原时间1次。每月复查1次多普勒超声、腹部CT检查等,如出现下肢肿胀、皮肤颜色、温度有异常情况,应及时复诊。

(张慧娟)

第十四章 手术室护理

第一节 手术室护理的发展趋势

手术室护理的发展趋势必将呈现更显著的专业特性,体现在知识特性、技能特性和专业自主性等多个方面。手术室护理人员要具备更丰富、更全面的专业知识,以便为临床工作提供依据和指导。手术室护理人员应掌握更多技能和方法,配合手术的顺利进行,为患者提供全方位的围术期护理,同时发现问题、解决问题,不断提高护理质量。手术室护理将不断专业化、独立化,在外科治疗领域承担起独特的功能和作用。

一、完善围术期护理的职能

自 1975 年美国手术室护理协会(AORN)和美国护理协会(ANA)共同出版了《手术室护理实施基准》,即明确了手术室护理工作已经转向围术期的护理。患者在护士眼中不再是分离的器官,而是整体的人;手术室护理不再是简单的准备和传递器械,而是包括了术前、术中和术后整个过程,给予患者生理和心理全方位的支持和照顾。

近年来,许多医院实行了包括术前访视、术中配合和术后随访 3 个环节的工作模式,并根据患者的实际情况制订具体的、个性化的整体护理措施,取得了良好的效果。其中,术前访视成为非常重要的环节之一,并受到越来越多的重视。术前访视的内容主要为患者手术相关信息的收集、各种手术注意事项的宣教,以及手术室护士与患者的熟悉和沟通。形式主要为口头讲解,配合知识图片和文字说明,以及手术室现场的参观等。通过有效的术前访视,缓解了手术患者的心理压力,增加了患者对手术室护士的信任和配合,能够帮助患者顺利渡过手术期。在术前访视的实施过程中,还需要进一步统一术前访视的程序,增加专科化知识内涵,提高护患沟通技巧,达到最佳的护理效果。

术后随访是手术室护理工作的延伸,其方式和内涵也不断发展。其中,由手术室或者麻醉科的护理人员在术后进入病房,了解患者精神状况、切口、有无发热及其他异常情况,询问患者疼痛及其他的感受,是否有疑问或者心理困惑等,并进行健康教育,解决存在的问题。同时,对于手术室护理工作的满意度调查也可借助这种方式开展。通过术后随访,可以进一步了解和掌握相关工作的现状,发现问题,提出调整和改进策略,以细化患者手术护理满意度专项工作,促进手术室优质护理工作的开展,提高护理质量。

二、加强多学科间的团队协作

手术室作为医疗诊疗工作的重要部门,是医院进行多科协作、集中治疗的特殊科室。手术团队是指手术医师、麻醉师及手术室护士。团队成员从准备手术、术前核对、到术中配合及术后随访,都必须密切联系,相互合作。手术室护士不再是"外科医师助手"的角色,而是逐渐转变为"手术合作者"的角色。通过有效的团队协作,有效缩短手术时间,提高手术效率。加强成员间的相互理解和沟通,把团队的任务化为自己的任务,增强凝聚力和战斗力。降低医疗不良事件的发生,整合现有资源,相互支持,以灵活积极、集思广益的方法解决复杂的问题。

手术室护士的参与意识和团队概念应逐步加强,不再是被动、盲目、机械地传递手术器械,而是主动积极地参与手术,包括术前的病例讨论和方案制订,术中突发情况的处理以及术后辅助支持工作。在与医师的协作中,如何相互信任、有效沟通、建立自信心是关键。手术室护士需要不断学习新知识、新技术、新设备,掌握手术进展,满足医师需求。在与麻醉医师的协作中,除了分工明确,还需发展多种形式的相互配合,包括麻醉前患者的安抚、麻醉中体位的配合、监测中各项指标的观察、手术中相关情况的沟通,进一步保证手术顺利、安全地进行。在与护理人员、实习学员及其他工作人员的相互协作中,需增强、主动意识,相互尊重,以诚相待,取长补短,相互补充,将手术室护理工作作为一个整体来完成。

总之,手术医疗工作是一个共同整体,手术医师、护士、医技人员和其他辅助人员、行政人员共同合作,缺一不可。作为一个团队,需探讨和建立以患者为中心的"共同目标",加强"领头雁"的领导和协调作用。在科技不断发展、患者法律意识不断增强的现状下,无论临床、科研和教学工作都要求大家整合团队优势,发挥团队精神,充分调动全体人员的积极性和创造性,使手术室护理工作更为整体化和系统化。

三、拓展和细化专科护理内涵

随着现代外科医疗分科越来越细,在手术室也出现了各个不同专业领域的专科护士。手术室专科护士是指在特定的外科领域能深入掌握相关知识和技能,熟练配合各个专科领域的特殊手术,如骨科专科护士、神经外科专科护士、心脏外科专科护士、泌尿外科专科护士等。手术室护士的专科化是配合手术技术不断发展、器械设备迅速更新的必然趋势;在一些医院试行手术室护士专科化的经验证明,专科化的护理使护士能够更快熟悉高、新仪器的使用和保养,更快掌握各种特殊手术的配合技巧,更好了解外科医师的习惯和方法,使手术配合更为默契,提高了护理工作质量,增加了医护合作的满意度。

手术室专科护士的运作模式和培训方式目前尚未统一;各家医院正在积极摸索和探讨中。对于专科护士的培养,需采取阶段式、分层次的计划,建立多种形式结合的培训课程,迅速地提高专业技能,以应对专科知识不断细化和深入、手术方式不断创新、各种专科仪器设备更新换代的发展现状。在运作模式上,需建立完整的认证、考核、奖励机制,从而规范地培养和使用专科护士,确保其工作效果,鼓励更多的护士努力学习钻研技术,促进手术室护理专科化、专业化发展的进程。

在专科护士的培养和使用中,还需要解决好"专才"和"通才"的问题,以全科轮转和专科提升交替进行的方式排班,以最大限度节约人力资源,保证护士既能完成各种应急情况的处置和急诊手术的任务,又能在专科层面提供更优质的服务。

四、继续强化手术室风险管理机制

手术室是一个比较复杂的环境,随处可能存在安全隐患。手术安全是医疗质量的重要环节之一。手术虽然分大小,但风险无处不在。在 2007－2010 年发布的"患者安全目标"中,将手术安全作为重要内容,其中包括严格执行查对制度、提高患者身份识别的准确性、严格防止手术患者、手术部位错误等。

风险管理机制是一套循环的科学方法,包括对潜在的危险因素进行识别、评估,采取正确行动的一系列过程。手术室护理人员应该不断强化风险意识,防患于未然,最大限度保证患者及其他人、财、物的安全。对于任何一台手术,护理人员均应采取严谨的工作态度,严格执行各项规章制度和操作规范,做到细致入微,严禁马虎从事。手术室护士要以科学的工作态度,加强观察和总结,开展调查和研究,发现手术室护理工作的特点、难点,引进和采用先进的方法,才能从根本上发现和解决安全隐患。

手术室应急处置预案,并进行培训和演习具有重要的意义。手术室突发各种意外情况时,如停水、停电、失火、有害物质泄漏等,应根据事先制订和演练的应急预案立即处置。对于手术患者突发的重大病情变化,如患者心搏骤停、大出血、变态反应等,应根据医疗指南迅速采取有效急救措施。因此,预案的制订应科学、实用,有预见性,并简明、易懂、易记、易操作,经过反复演习和培训,做到分工清楚,各司其职,人人掌握,才能最大限度减少突发事件的危害,保护生命及财产的安全。

（赵　楠）

第二节　手术室护理管理

一、环境要求

手术室的环境应全方位、全过程地阻止所有污染途径的干扰,因此手术室位置应选择自然环境质量好,大气含尘、含菌浓度低,无有害气体的地区。

理想的手术室应设置在医院楼房空气洁净的较高层或顶层,外科病房、病理科、血库和放射科应邻近手术室,以便于接送患者、术中迅速处理病理切片、取血、摄 X 线片等。

建筑结构和布局合理、设备器械及各种辅助用品齐全,是保证手术顺利进行的必要条件。手术室还应建立严格、完善的管理制度,提供一个高效率的工作环境。

二、手术室环境分区

(1)洁净区:手术间、刷手间、内走廊、无菌敷料间、无菌物品间、洁净电梯等。

(2)清洁区:更衣室、敷料间、餐厅、办公室、清洁电梯等。

(3)污染区:污染走廊、污染电梯、器械房污染区及走廊入口等。

三、工作流程

(1)洁净手术室的人、物流动是影响室内空气洁净度的重要媒介。手术人员、手术患者、手术用品(敷料和器械等)进出洁净手术室必须受到严格控制,并采取适宜的隔离程序。

(2)手术室采取的是双通道方案。①无菌手术通道:医护人员、患者、洁净物品的供应流线;②非洁净处置通道:术后手术器械、敷料、污物处置流线。

(3)手术室还应设 3 个出入口,包括患者出入口、工作人员出入口、污物出入口。尽量做到隔离、洁污分流,避免交叉感染。

四、主要房间配置

(1)手术间:①Ⅰ级特别洁净手术间,适用于关节置换、器官移植及脑外科、心脏外科和眼科等手术中的无菌手术;②Ⅱ级标准洁净手术间,适用于胸外科、整形外科、泌尿科、肝胆胰外科、骨外科和普通外科中的一类切口无菌手术;③Ⅲ级一般洁净手术间,适用于普通外科、妇产科等手术;④Ⅳ级准洁净手术间,适用于肛肠外科及污染类手术。

(2)刷手间:两个手术间之间或洁净区内。

(3)无菌物品间:是备有麻醉的气管插管、呼吸面罩,各种引流管、纱布罐、缝线、油纱、手术特殊用物、手套、棉棍、尿管、吸引器管、负极板等无菌物品的存放地。

(4)药品间:手术各种用药、消毒液、抢救车存放地。

(5)无菌敷料间:除了保存当天的手术器械和敷料,还备有手术中随时可能用到的敷料及急诊备用器械等。

(6)麻醉恢复室:配备各种监护仪器和急救药品。

(7)器械房、供应室和敷料间:是全手术室的枢纽,所有手术器械和敷料都由器械房和敷料间工作人员打包、灭菌,放在无菌敷料间备用。

(8)手术准备间:存放各种体位架,姿势垫,辅助仪器及手术间常规用品(床单、脚凳、垃圾袋、鞋套、棉垫等)。

五、手术室规则

(一)手术室一般规则

(1)严格执行无菌技术操作规范,除参加手术的医护人员及与手术有关的工作人员和学生外,其他人员不得进入手术室。

(2)进入手术室的人员必须换上手术室的专用衣、帽、拖鞋、口罩等。

(3)手术室工作人员暂离手术室外出时,必须更换外出衣、戴鞋套(或者更换外出鞋)。

(4)患疖肿或急性呼吸道感染者,不得进入手术间。

(5)手术室内保持肃静,严禁抽烟,值班人员在指定地点进餐。

(6)参加手术的人员必须先进行无菌手术,后进行感染手术。

(7)手术进行时,除有特殊紧急情况,一律不传私人电话。

(8)手术室内一切用品用后归还原处。

(9)注意安全,手术间内电源开关和各种气体一定要在专人指导下使用。

(二)手术间规则

(1)手术准时开始。

(2)手术间内避免对流通风。

(3)严格遵守无菌技术操作,若无意违反但经他人指出时,应立即纠正,不得争辩。

(4)手术进行中,室内巡回护士不得无故擅自外出,如需外出时必须与器械护士及麻醉医师协商,经同意后方可离开。

(5)手术完毕后,脱下的手套及沾染患者体液的一次性垃圾应放入黄色垃圾袋中。

(6)特殊感染的手术,术后应按照隔离技术要求进行消毒。

(7)手术完毕后认真进行清洁卫生、物品归位。

(三)更衣室规则

(1)个人更换的衣物存放在衣架或衣柜内,贵重物品应自行保管好。

(2)术后脱下的衣裤应放入专用洗衣袋,拖鞋置于鞋格或柜内,一次性口罩帽子弃于黄色垃圾袋内。

(3)严禁抽烟。

(4)除参加手术的有关人员外,其他人不得在更衣室内洗浴。

六、手术室制度

(一)消毒隔离制度

(1)手术室要定期做空气培养,物品细菌培养,参加手术人员刷手后的细菌培养,蒸锅的芽孢测试;另外每天对压力蒸汽灭菌锅做 B-D 试验,合格后方可进行全日灭菌,并做记录。

(2)所有高压灭菌敷料包内均放指示卡,包口用指示胶条固定,灭菌结束后必须检查指示胶条变为均匀的黑色方可取出,包内指示卡变为黑色方可使用。

(3)灭菌敷料包有效期为 2 周,有效期写在固定的胶条上,手术间内打开的无菌包不得用于其他患者。

(4)每周更换安尔碘、酒精瓶,并注明开启时间。锐器收集盒开启后注明时间,2 天有效。

(5)实施特殊感染手术时,严格按照特殊感染手术后处理要求执行。

(6)澳抗阳性手术处理:设专用扫把、拖把、隔离鞋套、塑料水桶;手术间、门外、平车及污衣袋挂隔离标志;参加手术者穿着鞋套不得离开手术间;术后器械用 2％洗消净浸泡 30 分钟;污染被服放入污衣袋,注明澳抗阳性及日期,送洗衣房处理;将 2％洗消净倒入吸引器浸泡 30 分钟,一次性物品(包括麻醉用物)放入垃圾袋注明"隔离"二字,焚烧处理;墙、地面、无影灯、手术平车及各类物品先用 0.5％洗消净擦拭,再用清水擦拭,最后用 75％乙醇溶液擦拭。

(二)查对制度

(1)执行护理操作要做到三查七对。

(2)接手术患者要认真查对病室、姓名、性别、年龄、住院号、手术名称、手术时间、手术部位及手术带药等。

(3)在进行体腔或深部组织手术时,严格清点器械、纱布、纱垫、棉片、棉球、缝针、线轴等,实行开台前、关体腔前、关体腔后、缝皮前 4 次清点。

(4)台上、台下医护人员需认真核对病理标本来源、病理单,将病理标本浸泡到 4％甲醛溶液(10％福尔马林)中,病理标本的体积与溶液的体积比为 1∶10。

七、手术室工作人员职责

(一)器械护士职责

(1)术前1天看手术表,了解预施手术步骤,必要时参加病例讨论,以便主动配合,如巡回护士休息,要代其完成术前访视工作。

(2)备齐手术所需用物,检查手术所用的无菌物品及器械的灭菌有效期、灭菌指示标记。

(3)协助巡回护士安置患者,准备手术用物仪器等。

(4)提前20~30分钟,严格按刷手步骤刷手。

(5)严格执行手术物品查对制度,与巡回护士共同清点台上所有物品2遍。

(6)按无菌技术操作规范和细则协助医师消毒铺单、整理无菌台,检查器械性能是否良好,请术者检查关键的器械和物品是否备齐适用,如有疑问及时补充、更换。

(7)对正在使用的纱布、纱垫、缝针等,做到心中有数,用后及时收回。

(8)术中随时监督台上人员无菌技术操作,及时指出并监督其立即更正。

(9)掌握手术步骤,积极配合,及时传递手术用物。

(10)与手术医师核对后,及时、妥善处理病理标本,确保病理的完好性,在护理记录单的相应位置签全名,送冰冻标本要与手术医师、内勤人员核对。

(11)术毕将器械送至器械房并和护理员核对,按医用垃圾处理流程处理术中废弃物。手术间的物品定位归原。

(12)对污染手术,按污染类别,遵照感染手术处理细则处理。

(13)术中原则上不调换器械护士,特殊情况必须调换时,须两人清点台上所有用物,交代手术进程、物品摆放等,告之主刀医师,原器械护士交代去向并留联系电话后方可离开。

(二)巡回护士职责

(1)术前1天看手术表,了解手术及预施手术步骤,必要时参加病例讨论;访视患者做好术前宣教;准备手术所需物品、器械、仪器和设备,做到心中有数,准备充分,主动配合。

(2)认真执行患者查对制度,核对患者姓名、年龄、性别、病房、手术名称、手术部位和麻醉方式。检查手术野备皮及全身皮肤情况,再次核实患者有无义齿、发卡、隐形眼镜及贵重物品。如有异常及时报告、处理。同时做好麻醉前患者的心理护理。提高患者的安全感、舒适度和满意度。

(3)严格执行护理文件书写规定,术前及术中特殊情况应在护理记录单上详细描述,并请主刀医师签名,如术前患者皮肤有压伤时,应在皮肤情况一栏中注明。

(4)按静脉输液操作规程建立静脉通道,协助麻醉,按医嘱给药。

(5)严格执行安置体位查对制度,协助手术医师摆好手术体位,保证肢体功能位,保护相应位置神经血管,防止压迫损伤。系好约束带,防止患者坠床。减少患者不必要的暴露,保护其隐私。

(6)确保患者安全、舒适,注意保暖。

(7)全麻患者,用眼药膏保护角膜、结膜或用胶布闭合眼睑,避开睫毛和眉毛固定。

(8)协助洗手护士开台,严格执行手术物品查对制度与洗手护士共同唱点台上所有物品,并记录。术中添加物品两人清点后及时记录,台上掉下的物品应集中放于固定位置,以便清点。

(9)按手术间管理制度对手术间内各类人员进行管理,安排各类人员就位,控制参观人员人数,并监督各类人员正确执行无菌技术操作。

(10)坚守岗位,随时供给术中所需一切物品,负责监督手术间物理环境是否达标,包括温度、湿度、照明、层流、门窗、墙体等,以及手术间各种仪器和设备的正常运转情况,确保手术顺利进行,发现异常及时按报修流程处理。做好护理观察,包括患者病情变化、出血情况、手术体位情况、用药、输液、输血情况和反应,确保患者安全。填写病理单上各项内容,及时传呼内勤送冰冻标本,与手术医师、器械护士核对后将冰冻标本和病理单交内勤,由巡回护士与内勤人员在护理记录单上相应位置签字。术中怀疑或发现电烧、氩气刀、手术灯、手术床、快速压力蒸汽灭菌锅等仪器有故障,应立即传呼仪器维修员。手术带药要与病历核对;术中给药要与术者核对,并征求麻醉医师同意后方可给药,抢救时协助医师给药,在执行医师口头医嘱时,必须复述一遍,避免医疗差错或事故的发生,并保留空安瓿,以便事后核对。协助手术医师包扎伤口,并与主管医师共同检查受压部位皮肤情况,认真记录。术后搬运患者应在麻醉医师同意下,至少由4名医务人员共同完成,注意患者的动、静脉通路,各类引流管,有颈腰椎疾病、骨质疏松等疾病的患者应格外注意保护相应部位,注意保暖。清洁、整理、补充手术间内一切物品,定位归原。如为污染手术,按污染类别,遵照特殊感染手术后处理细则处理。每周一开启新安尔碘消毒液,每周五全天手术结束后,倾倒剩余药液,扔掉小瓶,每周五用乙醇擦拭棉棍罐。术中调换巡回护士,须现场详细交接班,交接内容有患者姓名、病情、物品清点、手术进行情况、输液、用药、输血、体位、电烧、止血带、出入量、热水袋(冰袋)、受压皮肤、特殊仪器情况等,同时要通知术者和麻醉医师。执行工作人员管理细则,加强自我保护意识。认真按护理文件书写规定完成护理记录单、记账单,准确登记手术本。

(赵　楠)

第三节　手术室常见手术体位安置原则

一、手术体位概述

(一)手术体位的概念

1.定义

手术体位是指术中患者的体位状态,由患者的姿势、体位垫的应用及手术床的操作三部分组成。标准手术体位是由手术医师、麻醉医师、手术室护士共同确认和执行,根据生理学和解学知识,选择正确的体位设备和用品,充分显露手术野,确保患者安全与舒适。标准手术体位包括仰卧位、侧卧位、俯卧位,其他手术体位都在标准体位基础上演变而来。

2.体位设备

(1)手术床是一种在手术室或操作室内使用的、带有相关附属配件、可根据手术需要调节患者体位,以适应各种手术操作的床。

(2)手术床配件包括各种固定设备、支撑设备及安全带等,如托手板、腿架、各式固定挡板、肩托、头托及上下肢约束带等。

3.辅助用品

体位用品体位垫是用于保护压力点的一系列不同尺寸、外形的衬垫,如头枕、膝枕、肩垫、胸垫、足跟垫等。

（二）手术体位常见并发症

1.手术体位造成的皮肤损伤

手术中最常见的皮肤损伤是压疮。体位摆放不当是引起压疮等压迫性皮肤损伤的主要原因之一。由于麻醉药物作用和肌肉松弛造成动脉血压低于外界压力（体重），血液循环遭受强大干扰，以致造成严重的组织损伤。压疮的发生机制如下。

（1）压力：局部组织受到持续的垂直压力，当压力超过局部毛细血管压时血流阻断，引起组织缺氧。浅表组织的血液供应不足，持续时间过长时，就会引发组织破坏和压力性溃疡。

（2）压强：是作用力与受力面积的比值，作用力相同，受力面积越小，压强越大。如果毛细血管的内部压强小于体表压强就会阻断毛细血管内的血液流畅运行。

（3）剪切力：两层相邻组织间的滑行，产生进行性相对移位而产生的力。这种力会对组织造成损伤，是压疮的原因之一。

（4）内因：患者的年龄、体重、营养状况、感染及代谢性疾病。

2.手术体位造成的周围神经损伤

（1）因手术体位造成的周围神经损伤常发生于臂丛神经、尺神经、腓神经等。①臂丛神经：当肩关节外展时，臂丛神经的牵拉负荷也越大，长时间保持 90°的外展状态，是导致臂丛神经损伤的直接原因。②尺神经：俯卧位时，当肘关节处于过度屈曲时，尺神经容易受到牵拉负荷，同时由于尺神经内侧的骨性突起，也容易受到压迫，因此，摆放手臂时需依照远端关节低于近端关节的原则，即手比肘低，肘比肩低。③腓神经：在摆放膀胱截石位时，托腿架位置不当容易压迫腘窝或者腓骨小头导致腓总神经受损。

（2）手术体位造成的周围神经损伤的 5 个主要原因为牵拉、压迫、缺血、机体代谢功能紊乱以及外科手术损伤。

3.手术体位造成的组织器官损伤

（1）生殖器官压伤：摆放体位时，女性的乳房、男性外生殖器容易因受到挤压导致器官损伤。

（2）颈椎损伤：由于在全麻下颈部肌肉张力丧失，搬运患者时过度扭动头部，可导致颈椎脱位及颈椎损伤。

（3）组织挤压伤：多见于骨突出部位，如髂部、骶髂部、足跟等，因长时间受挤压而致皮肤及皮下组织损伤。在年老体弱、手术时间长、约束带过紧、手术床垫过硬时更易发生。

（4）眼部损伤：俯卧位头圈、头托位置不当或大小不合适均可导致眼球受压或擦伤角膜，严重者可造成失明。

（5）腰背痛：多发生于椎管内麻醉术后，由于腰背部肌肉松弛，腰椎生理前凸暂时消失，引起棘间肌和韧带长时间受牵拉所致。

（6）血管受压：约束带过度压迫以及过紧可造成血液循环障碍。

（7）急性肺水肿、顽固性低血压：心肺功能低下的患者，术中过度抬高或快速放平双下肢时，可造成急性肺水肿和顽固性低血压。

4.骨筋膜室综合征

骨筋膜室综合征是因动脉受压，继而血供进行性减少而导致的一种病理状态。临床表现为肿胀、运动受限、血管损伤和严重疼痛、感觉丧失。

5.仰卧位低血压综合征

仰卧位低血压综合征是由于妊娠晚期孕妇在仰卧位时,增大的子宫压迫下腔静脉及腹主动脉,下腔静脉受压后导致全身静脉血回流不畅,回心血量减少,心排血量也随之减少,而出现头晕、恶心、呕吐、胸闷、面色苍白、出冷汗、心跳加快及不同程度血压下降,当改变卧姿(左侧卧位)时,患者腹腔大血管受压减轻,回心血量增加,上述症状即减轻或消失的一组综合症状。

6.甲状腺手术体位综合征

在颈部极度后仰的情况下,使椎间孔周围韧带变形、内凸而压迫颈神经根及椎动脉,而引起的一系列临床症状,表现为术中不适、烦躁不安,甚至呼吸困难,术后头痛、头晕、恶心、呕吐等症状。

(三)手术体位安置原则

在减少对患者生理功能影响的前提下,充分显露手术视野,保护患者隐私。

1.总则

(1)保持人体正常的生理弯曲及生理轴线,维持各肢体、关节的生理功能体位,防止过度牵拉、扭曲及血管神经损伤。

(2)保持呼吸道通畅、循环稳定。

(3)注意分散压力,防止局部长时间受压,保护患者皮肤完整性。

(4)正确约束患者,松紧度适宜(以能容纳一指为宜),维持体位稳定,防止术中移位、坠床。

2.建议

(1)根据手术类型、手术需求、产品更新的情况,选择适宜的体位设备和用品。

(2)选择手术床时注意手术床承载的人体重量参数,床垫宜具有防压疮功能。

(3)体位用品材料宜耐用、防潮、阻燃、透气性好,便于清洁、消毒。

(4)定期对体位设备和用品进行检查、维修、保养、清洁和消毒,使其保持在正常功能状态。

(5)根据患者和手术准备合适的手术体位设备和用品。

(6)在安置体位时,应当做好保暖,确保手术体位安置正确,各类管路安全,防止坠床。

(7)安置体位时,避免患者身体任何部位直接接触手术床金属部分,以免发生电灼伤。

(8)术中应尽量避免手术设备、器械和手术人员对患者造成的外部压力。压疮高风险的患者,对非手术部位,在不影响手术的情况下,至少应当每隔2小时调整受压部位一次。

(9)对于高凝状态的患者,遵医嘱使用防血栓设备(如弹力袜、弹力绷带或间歇充气设备等)。

二、仰卧位摆放规范

仰卧位是最基本也是最广泛应用于临床的手术体位,是将患者头部放于枕上,两臂置于身体两侧或自然伸开,两腿自然伸直的一种体位。根据手术部位及手术方式的不同摆放各种特殊的仰卧位,包括头(颈)仰卧位、头高脚低仰卧位、头低脚高仰卧位、人字分腿仰卧位等。特殊仰卧位都是在标准仰卧位的基础上演变而来。

(一)适用手术

头颈部、颜面部、胸腹部、四肢等手术。

(二)用物准备

头枕、上下肢约束带。根据评估情况另备肩垫、膝枕、足跟垫等。

（三）摆放方法

（1）头部置头枕并处于中立位置，头枕高度适宜。头和颈椎处于水平中立位置。

（2）上肢掌心朝向身体两侧，肘部微屈用布单固定。远端关节略高于近端关节，有利于上肢肌肉韧带放松和静脉回流。肩关节外展不超过90°，以免损伤臂丛神经。

（3）膝下宜垫膝枕，足下宜垫足跟垫。

（4）距离膝关节上或下 5 cm 处用约束带固定，松紧适宜，以能容下一指为宜，防腓总神经损伤。

（四）注意事项

（1）根据需要在骨突处（枕后、肩胛、骶尾、肘部、足跟等）垫保护垫，以防局部组织受压。

（2）上肢固定不宜过紧，预防骨筋膜室综合征。

（3）防止颈部过度扭曲，牵拉臂丛神经引起损伤。

（4）妊娠晚期孕妇在仰卧位时需适当左侧卧，以预防仰卧位低血压综合征的发生。

（五）特殊仰卧位

1.头（颈）后仰卧位。

（1）适合手术：口腔、颈前入路等手术。

（2）用物准备：肩垫、颈垫、头枕。

（3）摆放方法：肩下置肩垫，按需抬高肩部。颈下置颈垫，使头后仰，保持头颈中立位，充分显露手术部位。

（4）注意事项：防止颈部过伸，引起甲状腺手术体位综合征；注意保护眼睛；有颈椎病的患者，应在患者能承受的限度之内摆放体位。

2.头高脚低仰卧位

（1）适用手术：上腹部手术。

（2）用物准备：另加脚挡。

（3）摆放方法：根据手术部位调节手术床至适宜的倾斜角度，保持手术部位处于高位。

（4）注意事项：妥善固定患者，防止坠床；手术床头高脚低不宜超过30°，防止下肢深静脉血栓的形成。

3.头低脚高仰卧位

（1）适用手术：下腹部手术。

（2）用物准备：另加肩挡。

（3）摆放方法：肩部可用肩挡固定，防止躯体下滑。根据手术部位调节手术床至适宜的倾斜角度。一般头低脚高（15°～30°），头板调高约 15°；左倾或右倾（15°～20°）。

（4）注意事项：评估患者术前视力和心脏功能情况；手术床头低脚高一般不超过 30°，防止眼部水肿、眼压过高以及影响呼吸循环功能。

4.人字分腿仰卧位

（1）适用手术：如开腹 Dixon 手术；腹腔镜下结直肠手术、胃、肝脏、脾、胰等器官手术。

（2）用物准备：另加床档或脚挡。

（3）摆放方法：麻醉前让患者移至合适位置，使骶尾部超出手术床背板与腿板折叠处合适位置。调节腿板，使双下肢分开。根据手术部位调节手术床至头低脚高或头高脚低位。

（4）注意事项：评估双侧髋关节功能状态，是否实施过髋关节手术。防止腿板折叠处夹伤患者。两腿分开不宜超过 60°,以站立一人为宜,避免会阴部组织过度牵拉。

三、侧卧位规范摆放

侧卧位是将患者向一侧自然侧卧,头部侧向健侧方向,双下肢自然屈曲,前后分开放置。双臂自然向前伸展,患者脊柱处于水平线上,保持生理弯曲的一种手术体位。再在此基础上,根据手术部位及手术方式的不同,摆放各种特殊侧卧位。

(一)适用手术

颞部、肺、食管、侧胸壁、髋关节等部位的手术。

(二)用物准备

头枕、胸垫、固定挡板、下肢支撑垫、托手板及可调节托手架、上下肢约束带。

(三)摆放方法

取健侧卧位,头下置头枕,高度平下侧肩高,使颈椎处于水平位置。腋下距肩峰 10 cm 处垫胸垫。术侧上肢屈曲呈抱球状置于可调节托手架上,远端关节稍低于近端关节;下侧上肢外展于托手板上,远端关节高于近端关节,共同维持胸廓自然舒展。肩关节外展或上举不超过 90°;两肩连线与手术台呈 90°。腹侧用固定挡板支持耻骨联合,背侧用挡板固定骶尾部或肩胛区,共同维持患者 90°侧卧位。双下肢约 45°自然屈曲,前后分开放置,保持两腿呈跑步时姿态屈曲位。两腿间用支撑垫承托上侧下肢。小腿及双上肢用约束带固定。

(四)注意事项

(1)注意对患者心肺功能保护。

(2)注意保护骨突部(肩部、健侧胸部、髋部、膝外侧及踝部等),根据病情及手术时间建议使用抗压软垫及防压疮敷料,预防手术压疮。

(3)标准侧卧位安置后,评估患者脊椎是否在一条水平线上,脊椎生理弯曲是否变形,下侧肢体及腋窝处是否悬空。颅脑手术侧卧位时肩部肌肉牵拉是否过紧。肩带部位应用软垫保护,防止压疮。

(4)防止健侧眼睛、耳郭及男性患者外生殖器受压。避免固定挡板压迫腹股沟,导致下肢缺血或深静脉血栓的形成。

(5)下肢固定带需避开膝外侧,距膝关节上方或下方 5 cm 处,防止损伤腓总神经。

(6)术中调节手术床时需密切观察,防止体位移位,导致重要器官受压。

(7)髋部手术侧卧位,评估患者胸部及下侧髋部固定的稳定性,避免手术中体位移动,影响术后两侧肢体长度对比。

(8)体位安置完毕及拆除挡板时妥善固定患者,防止坠床。

(9)安置肾脏、输尿管等腰部手术侧卧位时,手术部位对准手术床背板与腿板折叠处,腰下置腰垫,调节手术床呈"∧"形,使患者凹陷的腰区逐渐变平,腰部肌肉拉伸,肾区显露充分。双下肢屈曲约 45°错开放置,下侧在前,上侧在后,两腿间垫一大软枕,约束带固定肢体。缝合切口前及时将腰桥复位。

(10)安置 45°侧卧位时,患者仰卧,手术部位下沿手术床纵轴平行垫胸垫,使术侧胸部垫高约 45°;健侧手臂外展置于托手板上,术侧手臂用棉垫保护后屈肘呈功能位固定于麻醉头架上;患侧下肢用大软枕支撑,健侧大腿上端用挡板固定。注意患侧上肢必须包好,避免肢体直接接触麻醉头架,导致电烧伤;手指外露以观察血运;保持前臂稍微抬高,避免肘关节过度屈曲或上举,防止损伤桡、尺神经。

四、俯卧位摆放规范

俯卧位是患者俯卧于床面、面部朝下、背部朝上、保证胸腹部最大范围不受压、双下肢自然屈曲的手术体位。

(一)适用手术

头颈部、背部、脊柱后路、盆腔后路、四肢背侧等部位的手术。

(二)用物准备

根据手术部位、种类以及患者情况准备不同类型和形状的体位用具。如俯卧位支架或弓形体位架或俯卧位体位垫、外科头托、头架、托手架、腿架、会阴保护垫、约束带、各种贴膜等。

(三)摆放方法

(1)根据手术方式和患者体型,选择适宜的体位支撑用物,并置于手术床上相应位置。

(2)麻醉成功,各项准备工作完成后,由医护人员共同配合,采用轴线翻身法将患者安置于俯卧位支撑用物上,妥善约束,避免坠床。

(3)检查头面部,根据患者脸型调整头部支撑物的宽度,将头部置于头托上,保持颈椎呈中立位,维持人体正常的生理弯曲;选择前额、两颊及下颌作为支撑点,避免压迫眼部眶上神经、眶上动脉、眼球、颧骨、鼻及口唇等。

(4)将前胸、肋骨两侧、髂前上棘、耻骨联合作为支撑点,胸腹部悬空,避免受压,避开腋窝。保护男性患者会阴部及女性患者乳房部。

(5)将双腿置于腿架或软枕上,保持功能位,避免双膝部悬空,给予体位垫保护,双下肢略分开,足踝部垫软枕,踝关节自然弯曲,足尖自然下垂,约束带于膝关节上 5 cm。

(6)将双上肢沿关节生理旋转方向,自然向前放于头部两侧或置于托手架上,高度适中,避免指端下垂,用约束带固定。肘关节处垫放压疮体位垫,避免尺神经损伤;或根据手术需要双上肢自然紧靠身体两侧,掌心向内,用布巾包裹固定。

(四)注意事项

(1)轴线翻身时需要至少 4 名医护人员配合完成,步调一致。麻醉医师位于患者头部,负责保护头颈部及气管导管;一名手术医师位于患者转运床一侧,负责翻转患者;另一名手术医师位于患者手术床一侧,负责接住被翻转患者;巡回护士位于患者足部,负责翻转患者双下肢。

(2)眼部保护时应确保双眼眼睑闭合,避免角膜损伤,受压部位避开眼眶、眼球。

(3)患者头部摆放合适后,应处于中立位,避免颈部过伸或过屈;下颌部支撑应避开口唇部,并防止舌外伸后造成舌损伤,头面部支撑应避开两侧颧骨。

(4)摆放双上肢时,应遵循远端关节低于近端关节的原则;约束腿部时应避开腘窝部。

(5)妥善固定各类管道,粘贴心电监护极片的位置应避开俯卧时的受压部位。

(6)摆放体位后,应逐一检查各受压部位及各重要器官,尽量分散各部位承受的压力,并妥善固定。

(7)术中应定时检查患者眼睛、面部等受压部位情况,检查气管插管的位置,各管道是否通畅。

(8)若术中唤醒或体位发生变化时,应检查体位有无改变,支撑物有无移动,并按上述要求重新检查患者体位保护及受压情况。

(9)肛门、直肠手术时,双腿分别置于左右腿板上,腿下垫体位垫,双腿分开,中间以可站一人为宜,角度<90°。

(10)枕部入路手术、后颅凹手术可选用专用头架固定头部,各关节固定牢靠,避免松动。

五、截石位摆放规范

截石位是患者仰卧,双腿放置于腿架上,将臀部移至手术床边,最大限度地暴露会阴,多用于肛肠手术、妇科手术。

(一)适用手术

会阴部及腹会阴联合手术。

(二)用物准备

体位垫,约束带,截石位腿架,托手板等。

(三)摆放方法

(1)患者取仰卧位,在近髋关节平面放置截石位腿架。

(2)如果手臂需外展,同时仰卧。用约束带固定下肢。

(3)放下手术床腿板,必要时,臀部下方垫体位垫,以减轻局部压迫,同时臀部也得到相应抬高,便于手术操作。双下肢外展<90°,大腿前屈的角度应根据手术需要而改变。

(4)当需要头低脚高位时,可加用肩托,以防止患者向头端滑动。

(四)注意事项

(1)腿架托住小腿及膝部,必要时腘窝处垫体位垫,防止损伤腘窝血管、神经及腓肠肌。

(2)手术中防止重力压迫膝部。

(3)手术结束复位时,双下肢应单独、慢慢放下,并通知麻醉师,防止因回心血量减少,引起低血压。

(赵　楠)

第四节　手术室麻醉知识

一、全身麻醉

全身麻醉分为吸入性全麻、静脉全麻、吸入合并静脉的复合性全麻。其中最为常用的为吸入性麻醉,静脉麻醉一般用于手术时间短及术中需要患者清醒一段时间的手术。

(一)吸入性全麻

(1)麻醉前一般给予患者镇痛镇静药物,同时给患者氧气。

(2)根据患者情况给予抑制腺体分泌的药物。

(3)给予吸入性麻醉药物。

(4)在患者麻醉后给予肌松药。

(5)给患者气管插管。

(6)术中患者持续吸入笑气,至手术结束。

（二）静脉全麻

（1）手术开始前先不给予麻醉药物，给予患者吸氧，同时也会给一些镇静镇痛药。

（2）在手术开始切皮前，给予患者静脉全麻的药物丙泊酚。

（3）手术结束前，停止给药。

（三）复合性麻醉

两种麻醉共同使用，麻醉需要有一定的诱导期。

（1）根据麻醉方式，给患者心理支持和帮助，减轻患者恐惧感。

（2）建立静脉通路，同时连接三通，便于静脉给药。

（3）备好固定气管插管的胶条，协助麻醉医师固定。

二、局部麻醉

局部麻醉主要分为局部浸润麻醉、神经区域阻滞、硬膜外麻醉、腰麻、腰硬联合麻醉。此处讲硬膜外麻醉配合。

（1）患者侧卧屈膝位呈虾米状，头尽量压低靠近胸部，膝盖尽量贴近腹部，将腰部弓出。

（2）遵守无菌原则，在托盘上打开一次性硬膜外麻醉包。

（3）用无菌持物钳将一次性小手巾及敷料夹开，充分暴露倒碘酒及生理盐水的凹槽，并倒入相应的位置。

（4）消毒时给医师倒酒精脱碘。

（5）准备硬膜外麻醉合剂，2％利多卡因溶液 20 mL、1％丁卡因溶液 10 mL、0.1％盐酸肾上腺素溶液5滴，并配合医师抽吸药液。注意：医师习惯不同，采用合剂也不完全相同，而且血压高的患者一般不用肾上腺素。如果医师不用合剂做局部麻醉药物，还要另外准备 2 mg/mL 的普鲁卡因两支。医师抽吸药物时注意应将药物名称朝向医师再次核对。

（6）穿刺过程中，护士应保护于患者前侧，双手分别放于患者头颈部及膝盖部维持患者体位，防止其抽动身体，同时安慰患者，给予其心理支持。

（7）在穿刺成功后，协助医师固定硬膜外管。然后收拾用物。

（赵　楠）

第五节　骨科手术护理

由于交通意外、工业和建筑业事故、运动损伤的增多以及人口老龄化，各种自然灾害等因素，导致高危、复杂的创伤越来越多。如果伤者得不到及时、有效的处理和治疗，将导致患者的终身残疾，甚至死亡，这给患者本人、家庭、社会带来沉重的负担。骨科在解剖学、生物力学和生物材料学研究的基础上，对手术方式、内固定材料不断进行新的尝试；近年来国内外信息、学术交流频繁；同时，高清晰度的 X 线片、CT、MRI 在骨科领域被广泛应用，使得骨科手术技术不断更新、变化、提高。下面介绍两例常见骨科手术的护理配合。

一、髋关节置换手术的护理配合

股骨颈骨折、髋关节脱位、髋臼骨折、股骨头骺滑脱等髋关节骨折的病例中,最常见的并发症为创伤导致的血供中断,导致股骨头缺血性坏死。股骨头缺血性坏死进一步发展,会出现软骨下骨折、股骨头塌陷,最终导致严重的骨性关节炎。患者丧失生活和劳动能力。全髋关节置换术用于治疗股骨头缺血性坏死晚期继发严重的髋关节性关节炎患者,临床取得积极的效果,目前已成为治疗晚期股骨头坏死的标准方法。

(一)主要手术步骤及护理配合

1.手术前准备

手术患者取 90°侧卧位(图 14-1),行全身麻醉或椎管内麻醉。切口周围皮肤消毒范围为上至剑突、下过膝关节、两侧过身体中线。按照髋关节手术铺巾法建立无菌区域。

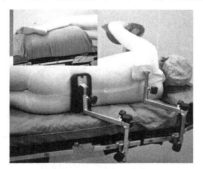

图 14-1　体位摆放

2.手术主要步骤

(1)显露关节囊:髋关节外侧切口(图 14-2),传递 22 号大圆刀切开皮肤,电刀止血,切开臀中肌,臀外侧肌(图 14-3),显露关节囊外侧(图 14-4)。

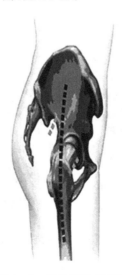

图 14-2　髋关节外侧切口

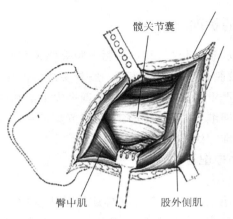

图 14-3 臀外侧肌

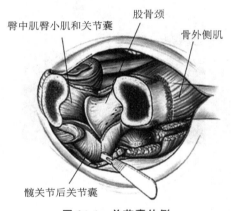

图 14-4 关节囊外侧

(2)打开关节囊(图 14-5):电刀切开,传递有齿血管钳钳夹,切除关节囊。传递 S 形拉钩和 HOMAN 拉钩牵开,充分暴露髋关节并暴露髋臼。

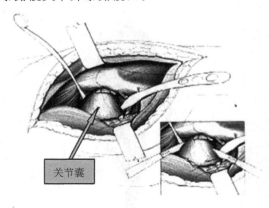

关节囊

图 14-5 关节囊示意图

(3)取出股骨头:股骨颈与大转子移行部用电锯离断股骨颈,用取头器取出股骨头,取下的股骨头用生理盐水纱布包裹保存,以备植骨。

(4)髋臼置换。①削磨髋臼:将合适的髋臼磨与动力钻连接好递与术者,髋臼锉使用顺序为由小到大;削磨髋臼至髋臼壁周围露出健康骨松质为止,冲洗打磨的骨屑并吸引干净,使用蘑菇形吸引可有效防止骨屑堵塞吸引管路。②安装髋臼杯假体:选择与最后一次髋臼锉型号相同的髋臼杯,将髋臼杯安装底盘与螺纹内接杆连接,完成整体相连;将髋臼杯置于已锉好的髋臼中心,用45°调整角度,将髋臼杯旋入至髋臼杯顶部使其完全接触;关闭髋臼杯底部三个窗口,用打入器将与髋臼杯型号一致的聚乙烯臼衬轻扣入内,并检查臼衬以确保其牢固性。

(5)股骨假体柄置换。①扩髓:内收外旋患肢,用 HOMAN 拉钩暴露股骨近端,用开髓器贴近股骨后方骨皮质开髓;将髓腔锉与滑动锤连接,用滑动锤打入髓腔锉,直至髓腔锉与骨皮质完全接触。在整个扩髓过程中,使用髓腔锉原则为由小到大,逐渐递增地进行使用。②安装假体柄:用轴向打入器将假体试柄打入股骨干髓腔内;安装合适的试头;复位器复位;确定假体柄、假体头的型号后逐一取出假体试头、假体试柄;冲洗髓腔并擦干。③安装假体:将与试柄型号相同的假体打入髓腔(方法同安装试柄、试头),假体进入后进行患肢复位,检查关节紧张度和活动范围。注意在置换陶瓷头的假体时必须使用有塑料垫的打入器,以免打入时损坏陶瓷头。④缝合伤口:缝合伤口前可根据实际情况在关节腔内和深筋膜浅层放引流管;然后对关节囊、肌肉层、皮下组织、皮肤等进行逐层缝合。

3.术后处置

为患者擦净伤口周围血迹并包扎伤口;检查皮肤受压情况,固定引流管,护送患者入复苏室进行交接。处理术后器械及物品。

(二)围术期特殊情况及处理

1.对全髋置换的手术患者进行风险评估

股骨头缺血性坏死的疾病有一个渐进的演变过程,患者大多为高龄老人,又有功能障碍或卧床史,术中可能出现各种并发症,甚至心跳呼吸骤停。所以要对患者进行风险评估,评估重点内容如下:①有无皮肤完整性受损的风险。②有无下肢静脉血栓形成的风险。③有无坠床的风险。④有无假体脱位的风险。

2.防止髋关节手术手术部位错误

髋关节为人体左右侧对称部位,易发生手术部位错误的事故。故在全髋关节置换手术前必须严格实施手术部位确认,具体措施如下。

(1)手术图谱:术前主刀医师根据影像诊断与患者及其家属共同确认手术部位,并在图谱的相应部位做好标识,让患者及家属再次确认后,在图谱的下方签名。

(2)标识部位:术前谈话时,在手术图谱确认后,主刀医师用记号笔在患者对应侧的手术部位画上标识。

(3)术前核对:巡回护士与主刀医师、麻醉师共同将手术图谱与患者肢体上手术部位标记进行核对,同时,让可以配合的手术患者口述手术部位。任何环节核对时如有不符,先暂停手术,必须核对无误后再行手术。

3.对外来器械进行管理

用于髋关节置换的特殊工具和器械由医疗器械生产厂家提供,不归属于医院,属于外来器械。如果对于外来器械疏于管理,必将造成手术患者术后感染等一系列严重的并发症,这对于手术患者和术者都无疑是"一场灾难"。因此,外来器械送入手术室后,必须严格按照外来器械使用流程进行管理,包括外来器械的准入、接受、清洗、包装、灭菌和取回。每一环节都应严格按照相关流程执行。

4.预防髋关节假体脱位

手术团队人员掌握正确的搬运方法是杜绝意外发生的关键。按常规搬运方法搬运全髋关节置换术后的手术患者,会因为搬运不当造成手术患者的假体脱位。

(1)团队分工:麻醉师负责头部,保证气管插管的通畅;手术医师负责下肢;巡回护士负责维持引流管路,防止滑脱;工勤人员负责平移手术患者至推床。

(2)要求:手术患者身体呈水平位移动,双腿分开同肩宽,双脚外展呈"外八字"。避免搬运时手术患者脚尖相对,造成假体脱位。

二、下肢骨折内固定手术的护理配合

骨折的患者往往有外伤史,详细了解患者受伤的时间、地点、受伤的力点、受伤的方式(如高空坠落、机器碾压、车祸撞击、运动损伤、跌倒等)、直接还是间接致伤、闭合性还是开放性伤口及伤口污染程度等可以协助诊断,对采取合适的治疗方法起着决定性作用。患者无论发生在骨、骨骺板或关节等处的骨折,都包含骨皮质、骨小梁的中断,同时伴有不同程度的骨膜、韧带、肌腱、肌肉、血管、神经、关节囊的损伤。骨折的诊断主要依据病史、损伤的临床表现、特有体征、X线片。在诊断骨折的同时要及时发现多发伤、合并伤等,避免漏诊。

(一)主要手术步骤及护理配合

1.手术前准备

(1)体位与铺单:患者采取全身麻醉,仰卧位,消毒范围为伤侧肢体,一般上下各超过一个关节,按下肢常规铺巾后实施手术。

(2)创面冲洗:为防止感染,必须对创面进行重新冲洗,常规采用以下消毒液体。①0.9%生理盐水:20 000~50 000 mL,冲洗的液体量视创面的洁净度而定,不可使用低渗或高渗的液体冲洗,以免引起创面组织细胞的水肿或脱水。②过氧化氢(H_2O_2):软组织、肌肉层用 H_2O_2 冲洗,使 H_2O_2 与肌层及软组织充分接触,以杀灭厌氧菌。③灭菌皂液:去除创面上的油污。

(3)使用电动空气止血仪:正确放置气囊袖带,并操作电动空气止血仪,压迫并暂时性阻断肢体血流,达到最大限度制止创面出血并提供清晰无血流的手术视野,同时防止电动空气止血仪使用不当造成手术患者的损伤。

2.主要手术步骤

(1)暴露胫骨干:传递 22 号大圆刀切开皮肤,电刀切开皮下组织、深筋膜,暴露胫骨干。

(2)骨折端复位:清理骨折端血凝块,暴露外侧骨折端;点式复位钳 2 把提起骨折处两端,对齐进行骨折端复位。

(3)骨折内固定。①选择器械:备齐钢板固定需要的所有特殊器械。②选择钢板:选择合适钢板,折弯成合适的角度。③固定钢板:斜面骨折处上采用拉力螺钉起固定作用,依次采用钻孔、测深、螺丝钉转孔、上螺丝固定几个步骤。④固定钢板:依相同方法上螺钉固定钢板。⑤缝合伤口:冲洗伤口,放置引流,然后对肌肉层、皮下组织、皮肤等进行逐层缝合。

3.术后处置

为手术患者擦净伤口周围血迹并包扎伤口;检查皮肤受压情况,固定引流管,送回病房并进行交接。处理术后器械及物品。

（二）围术期特殊情况及处理

1.用空气止血仪减少伤口出血

空气止血仪具有良好的止血效能,如伤口依旧出血不止,则应按照上述规定,检查仪器的使用方法是否正确、运转是否正常等。

（1）袖带是否漏气:因为一旦漏气,空气止血仪的压力就会下降,止血仪将肢体浅表的静脉,但深层的动脉未被压迫,这样导致患者手术部位的出血要比不上止血带时更多。此时,应该更换空气止血仪的袖带,重新调节压力、计算时间。

（2）开放性创伤时袖带是否正确使用:开放性创伤的肢体在使用空气止血带前一般不用橡胶弹力驱血带,因此手术开始划皮后切口会有少量出血,这是正常的。为了减少出血,可先抬高肢体,使肢体静脉血回流后再使用空气止血带。

2.术中电钻发生故障的原因

电钻发生故障的原因较多,手术室护士可采取以下方法进行排除,必要时更换电池或电钻,以便手术顺利进行。

（1）电池故障:①电池未及时充电或充电不完全。②电池使用期限已到,未及时更换以至于无法再充电。③电池灭菌方法错误造成电池损坏。

（2）电钻故障:①钻头内的血迹未及时清理,灭菌后形成血凝块,增加电钻做功的阻力,降低钻速。②操作不当,误碰到保险锁扣,电钻停止转动。③电钻与电池的接触不好。

3.有效防止螺旋钻头意外折断

手术医师在使用电钻为固定钢板的螺钉钻孔时,可能会出现螺旋钻头断于患者体内的情况,这不仅会损伤手术患者,也浪费手术器材。为防止此类事件,洗手护士应该做到以下几点。

（1）术前完成钻头的检查:①钻头的锋利程度。②钻头本身是否有裂缝或损坏。③钻头是否发生弯曲变形。

（2）使用套筒:使用钻头钻孔时必须带套筒,防止钻头与手术患者的骨皮质成角而发生断裂。

（3）防止电钻摩擦生热:使用电钻钻孔时,洗手护士应及时注水,以降低钻头与骨摩擦产生的热量,这样既可有效防止钻头断裂,又可降低钻孔处骨的热源性损伤。

（赵　楠）

第六节　烧伤科手术护理

一、手术治疗

（一）烧伤创面植皮术

植皮可以分为大张植皮、邮票状植皮、网状植皮、自体异体皮肤相间移植、点状植皮、微粒植皮、小皮片异体镶嵌植皮、MEEK 植皮等。

1.大张植皮

大张植皮一般指由鼓式取皮机或电动取皮机切去整张皮片,通常指由鼓式取面积＞4 cm² 的皮片。优点是移植后比较美观,瘢痕较小,术后挛缩率较小,有利于外形和功能的恢复。缺点是手术技术要求较高,切去部位有限。

2.邮票状植皮

邮票状植皮指将自体皮剪裁成 1~2 cm 的正方形皮块移植于创面,此方法消灭创面迅速,适用于Ⅲ度烧伤面积不大,供皮区充足者。优点是皮片与皮片之间留有间隙,利于引流,较大张植皮容易存活,取皮技术要求也不高。

3.网状植皮

在大张自体皮肤上切若干大小、距离相等的平行小切口,每行小切口的行距相等,但邻近行的小切口位置交错,拉成渔网状,可以扩大皮片面积,节约自体皮肤,且有利于引流,愈后外形比较整齐,弹性较好。适用于大面积深度烧伤非功能部位的切、削痂创面,自体皮源相对较多,均可采用。网状植皮为深度烧伤创面治疗常用的植皮方法,1964 年由 Tanner 首先提出这种方法。其通过切皮机将自体皮片按一定扩展率切割成网状,张开后皮片面积成倍扩展,一般扩展率以1:3~1:4 为宜,最大可达 1:9。将网状皮片植于创面后,通过网状皮的逐步扩展,网眼融合消失,创面愈合,从而达到创面修复的目的。

(二)皮瓣移植

皮瓣是具有血液供应的皮肤及皮下组织,移植过程中依靠皮瓣的蒂部与供区相连,以保持皮瓣的供血,用于修复局部或远处组织缺损。皮瓣移植术后注意观察皮瓣血运,防治感染和出血。

针对不同的伤情、部位、性别和拟施行的修复原发伤的手术方式等,采取相应的手术方法,主要有直接缝合、皮片移植、邻近皮瓣修复、双叶或三叶皮瓣、游离远位皮瓣修复供区以及皮肤伸展术等。

二、护理

烧伤治疗内容包括患者的急救、伤口的处理、外科手术治疗及康复后的整形治疗等。常见的烧伤手术治疗有焦痂切开术、皮肤移植以及皮瓣移植。

(一)焦痂切开护理

大面积及深度的严重烧伤患者较易发生环状深层烧伤,在四肢或身体因烧伤焦痂的约束及组织水肿,容易引起急性受压综合征而导致肢体坏死及呼吸困难。焦痂切开术可令烧伤焦痂引致的约束减小从而防止急性受压综合征。

1.术前护理

在患者需要做焦痂切开术前,如患者清醒需向患者说明此治疗的必要性及得到患者的同意后才进行;如患者已昏迷须先知会家人及在两位医师的同意下才可进行。其他术前护理包括电烧灼仪器的准备、消毒、血凝检查等。

2.术后护理

焦痂切开术后伤口一般都会因水肿而被拉阔,应以无菌生理盐水纱布覆盖后再包扎伤口,如需使用其他敷料请遵照医嘱并在每天换药时检查伤口有无感染。

(二)皮肤移植的护理

在一般的情况下,伤口愈合过程会由局部炎症反应发展至伤口表皮覆盖。

如伤口不能自行愈合,便须考虑以外科手术闭合。外科手术闭合包括皮肤移植和皮瓣移植两种方式。在修补伤口缺损时,皮肤是最好的敷料,如伤口因感染或其他原因不能时实时盖上移植的皮肤,表皮皮肤片(人或其他动物)可作为覆盖的敷料。

1.术前护理

皮肤移植术前护理包括血型及血液检查、伤口准备(观察有无感染的症状、局部的血管供应状况)、术前指导等。手术后伤口痛、痒、活动范围的限制及植皮部位的术后固定等知识都需在手术前向患者宣传以得到良好的心理预备及手术后的合作。

2.术后护理

皮肤移植后需维持正确的姿势,高举移植的部位高于心脏的位置5～10天。

(1)如受皮部位以密闭式方法处理应避免有压力于敷料上,小心移动患者以避免创伤,受皮部位需固定并预防移植皮肤的移动。在包扎敷料较厚的情况下观察,敷料表面有无不正常的渗液或血渍,以评估移植部位的皮下有无血肿或液体积聚的可能。并需每天观察敷料及受皮部位的疼痛程度及渗液、气味或肿胀。依医嘱可于术后第4、7、10、14天检查移植部位,移除最后一层纱布前必须用足够的时间以生理盐水或油剂使敷料湿润,以减低移去纱布时的痛楚及损伤植皮。

(2)如受皮部位以开放式方法处理,受皮部位需固定并预防移植皮肤的移动。在手术后第一天需每小时观察植皮表面有无不正常的渗液或血渍,及早发现血肿或液体积聚。如移植位的皮下有血肿或液体积聚应尽早排出以防植皮浮起,可用渗有无菌液状石蜡的消毒棉棒将积聚的液体挤滚出来并继续观察,防止再有液体积聚。其他观察同密闭式方法。

(3)在手术后第14天如植皮保存良好,用水溶性乳脂在植皮上揉抹直至干燥的焦痂脱落及皮肤恢复弹性。

(4)捐皮区如以密封式处理,护理上需保持敷料密封及周围皮肤干燥14～20天。

(5)愈合皮肤的护理同上一节提及的个人卫生处理。如有水疱切勿穿刺水疱,因水疱内的液体会自行吸收。穿刺水疱会增加皮肤感染的机会。

(三)皮瓣移植的护理

在外科整形重建过程中如需代替全层皮肤的缺陷,而植皮又不能满足受皮位置的功能上的需要时皮瓣移植是常用的方法(如骨、肌腱神经、血管或其他敏感结构的外露,需要盖上软组织以作保护)。以外科重建修补伤口的缺陷时需要平衡美学及功能的目的,以及对于捐皮或受损组织的部位所造成的功能性损害而做出决定。选择皮肤瓣手术的方法是基于很多因素,简单来说以能提供最优良的外观、最好的功能于受皮区而又最小影响捐皮区的方法为最佳。

1.术前护理

皮瓣移植一般术前护理同皮肤移植。其他皮瓣移植的术前指导如疼痛、活动能力障碍及有关术后被固定的身体部位及术后体位固定的训练都必须进行。特别是手术前的量度及画记号等需于患者沐浴后才标记于皮肤上,如在手术前记号变淡,需重画。如手术需支架固定体位,须于手术前做好并留有空间于手术后再做微调。

2.术后护理

接受皮瓣移植后的患者需要一个温暖、清洁的环境休息,必须保持病房温暖。

维持体位:植皮位抬高5～10天,高过心脏位置。如受皮位置以密封处理,护理上与密封式处理的皮肤移植一样。如受皮位置以开放式处理,护理上需特别处理。受皮区及血管进入皮瓣处应避免压力及小心避免意外创伤。手术后需每半小时至一小时的观察皮瓣。皮瓣需固定与特定的体位7～10天,或需支架辅助。手术后14天如皮瓣良好可恢复自由活动。捐皮瓣的位置会以植皮覆盖,护理上同皮肤移植受皮区的护理。

烧伤护理团队是整个烧伤治疗中不可或缺的,护士在24小时不断的值班制度下也同时

24小时不断地看护患者。烧伤患者的看护、治疗及康复都需要整个医疗团队的合作才能有效地帮助患者。烧伤护士团队与其他医疗团队一定要有良好合作，并协调不同的专科治疗以达治疗效果。烧伤科护士应有充足知识使用实证的护理概念、技术来提供优质的服务。在直接服务患者时需考虑患者的生理、社会、心理及生活背景以及与合适的护理。

(四)包扎疗法护理

(1)抬高肢体并保持各关节功能位，保持敷料清洁和干燥，敷料潮湿时，及时更换，每次换药前，先给予镇痛剂，减少换药所引起的疼痛。

(2)密切观察创面，及时发现感染征象，如发热、伤口异味、疼痛加剧、渗出液颜色改变等，需加强换药及抗感染治疗，必要时可改用暴露疗法。注意观察肢体末梢血液循环情况，如肢端动脉搏动、颜色及温度。

(五)暴露疗法护理

(1)安排隔离病室，保持病室清洁，室内温度维持在30~32℃，相对湿度40%左右，使创面暴露在温暖、干燥、清洁的空气中。

(2)注意隔离，防止交叉感染。接触患者前需洗手、戴手套，接触患者的所有用物，如床单、治疗巾、便盆等均需消毒。注意保持床单位的干燥和清洁。

(3)保持创面干燥，渗出期用消毒敷料吸取创面过多的分泌物，表面涂以抗菌药物，以减少细菌繁殖，避免形成厚痂。若发现痂下有感染，立即去痂引流，清除坏死组织。

(4)定时翻身或使用翻身床，交替暴露受压创面，避免创面长时间受压而影响愈合。创面已结痂时注意避免痂皮裂开引起出血或感染。极度烦躁或意识障碍者，适当约束肢体，防止抓伤。

(赵　楠)

第十五章 供应室护理

第一节 物品的回收、分类

一、回收

(一)目的

对重复使用的医疗器械、器具和物品进行集中回收处理,防止污染扩散,减轻临床负担。

(二)操作规程

1.工作人员着装

穿外出服,戴网帽、口罩。

2.回收工具

密闭回收车、密封回收容器或贮物袋,密闭回收车要有污车标记。车上备有手套和快速手消毒液。回收工具存放在标示明确,固定的存放区域。

3.回收

(1)使用科室包括门诊、病区和手术室负责人员,应将重复使用的污染诊疗器械、器具和物品直接放置于密封的容器或贮物袋中,并注明科室、物品名称、数量。

(2)沾染较多血液和污物的器械应在使用科室进行简单冲洗,如手术器械、阴道窥镜、直肠窥镜,来不及处理的采用保湿液保湿并且密封储存。

(3)消毒供应中心下收人员每天定时收回,回收时与使用科室负责人员当面点清已封存好的物品名称、数量,并做好登记,双方签字。在诊疗场所不再对污染的诊疗器械、器具和物品进行拆封清点,以减少对环境的污染。

(4)回收时,污染器械应放在有盖的容器中或使用密封专用车。精密器械应单独放置在容器中运送,防止损坏。

(5)被朊毒体、气性坏疽及突发原因不明的传染病病原体污染的诊疗器械、器具和物品,使用者应用双层黄色胶袋密封,胶袋外标明科室、传染病名称、器具数量,由消毒供应中心单独回收处理。

(6)在回收过程中,应尽量缩短回收时间,防止有机污染物的干涸,降低清洗难度。

(7)保障运输过程中装载物不会发生掉落等意外,任何的撞击对手术器械都会造成一定的伤害,同时也会出现污染的问题。

(8)维护装载物的安全性,任何人不得私自打开/拆开密封容器。也就是说负责运送的操作人员对内装物品不具数量的责任,如容器在运送途中有打开过的迹象,责任就在运送人员,而如果封存完整则出问题就在临床或消毒供应中心两者上。

(9)使用后的医疗废弃物和材料,不得进入消毒供应中心处理或转运。

(10)回收人员将回收污染器械物品通过消毒供应中心污物接收口与接收分类人员交接,无误后整理、清洗、消毒回收工具。

4.回收工具的处理

回收车、容器等用具,每次使用后用消毒液擦拭消毒,清水冲洗后擦干备用。消毒液通常使用含氯消毒剂擦拭消毒。

(三)质量标准

(1)按规定的时间到科室对被污染的、可重复使用的医疗器械器具和物品进行回收。

(2)与科室责任人做好交接登记,包括日期、时间、科室、物品名称、数量,交与接人员同时签全名。

(3)不在科室内清点数目,直接把科室移交的被封存的污染物品放入密封污物车或密封容器中。分类清楚,摆放整齐,运输途中无丢失、拆封、器械坏损。

(4)严格遵守消毒隔离原则,不得污染环境及工作人员,包括消毒供应中心到科室之间途经的场所、通道、电梯、门等,携带快速手消毒液。

(5)做好个人防护,回收人员必须戴口罩、戴手套,不得徒手操作。

(四)注意事项

(1)回收科室物品时,与科室主管人员当面交接,并认真做好每项登记。

(2)采用密封回收方式,不得将污染液体外漏,以防污染环境。

(3)消毒供应中心回收人员将回收的物品送到去污区及时清点数目,发现与登记不符按规定时间与科室联系,要求科室增补或记账赔偿。

二、分类

(一)目的

将回收后的污染器械、器具、物品进行接收清点、检查和分类,保证物品数量准确、结构完整,同时防止器械在清洗过程中被损坏、洗不干净以及工作人员被锐器刺伤。

(二)操作规程

(1)工作人员着装:隔离衣、圆帽、口罩、手套、防护鞋。

(2)在消毒供应中心的去污区,回收人员与接收分类人员对回收的诊疗器械、器具和物品进行清点数目、检查其结构的完好性,并做好登记,包括日期、科室、物品名称、数量、清点人员签字。发现问题立即与相关科室联系。

(3)根据器械物品材质、结构、污染程度、污染物性质、精密程度等进行分类处理。根据器械的材质可分为金属、橡胶、玻璃等,根据形状可分为尖锐器械、单管腔类器械,套管腔类器械、轴节器械、盆、盘、瓶等。各种分类的物品应放置在不同的容器或清洗装置上,注明标记防止混乱。

(4)根据器械、物品的材质、结构、污染程度,选择清洗的方式,如手工清洗、超声清洗机清洗、全自动消毒清洗机清洗。

（5）标有"特殊感染"的器械,按国家规定选择处理方法。

（6）一些专科器械可根据使用科室的要求,进行特别处理。

（三）质量标准

（1）数目清点及时准确,器械、器具、物品结构完好。

（2）分类清晰、摆放整齐。

（3）选择清洗方法正确。

（四）注意事项

（1）做好接收分类前的准备工作。将各类清洗容器、篮筐、清洗架等摆放在分类操作台上或周围,便于分类时物品有序摆放,操作便捷。

（2）尖锐器械摆放方向一致,避免清洗时人员被刺伤。

（3）对缺失、坏损的器械,在与科室及时沟通的同时要与护士长请领补充,以保证器械数量,使无菌物品正常供应。

（4）做好自身防护,严格按要求着装,手套破损时及时更换。

（李　玲）

第二节　物品的清洗、消毒、保养干燥

一、清洗

（一）目的

去除医疗器械、器具、物品上的污物（如微生物、颗粒异物、其他有害污染物）,使物品灭菌前其污染量降低到可以接受的水平。

（二）操作规程

根据器械、器具、物品的材质、结构、污染程度、污染物性质、精密程度等选择手工清洗、机械清洗。机械清洗包括自动清洗消毒器清洗和超声清洗机清洗。选择不同的清洗方式遵循相应的工作流程。

1.工作人员着装

戴网帽、口罩、眼罩或面罩,戴手套,穿防水功能的隔离衣或防水围裙及工作鞋。

2.物品准备

（1）清洁剂:碱性清洁剂,PH≥7.5,对各种有机物有较好的去除作用,对金属腐蚀性小,不会加快返锈的现象。中性清洁剂:pH 6.5～7.5,对金属无腐蚀。酸性清洁剂:pH≤6.5,对无机固体粒子有较好的溶解去除作用,对金属物品的腐蚀性小。酶清洁剂:含酶的清洁剂,有较强的去污能力,能快速分解蛋白质等多种有机污染物。根据物品的性质及污染程度,选择适宜的清洁剂。不得使用去污粉。

（2）手工清洗用具:棉签,用于擦拭穿刺针针座内部。不同型号的管腔绒刷,用于管腔器械的刷洗。手握式尼龙刷,用于带轴节、咬齿器械的刷洗。禁止使用钢丝球,以防损坏器械。

（3）除垢除锈剂,用于去除器械上的锈迹或污垢。

3.机械清洗流程

(1)将待清洗器械、物品有序摆放在清洗架上,打开轴节,能拆卸的拆至最小结构,进入清洗机。

(2)检查清洗酶、润滑剂液面是否在吸管口之上,吸引管是否通畅和完好。检查电、蒸汽、自来水压力、蒸馏水制水机工作状况是否满足清洗机工作需要。

(3)根据需要选择清洗程序进行清洗。

(4)清洗过程注意观察机器运行情况并做好记录。如有故障,可根据报警提示原因及时处理。

(5)机械清洗程序。①冲洗:使用流动水去除器械、器具和物品表面污物。②洗涤:使用含有化学清洗剂的清洗用水,去除器械、器具和物品污染物。③漂洗:用流动水冲洗洗涤后器械、器具和物品上的残留物。④终末漂洗:用软水、纯化水或蒸馏水对漂洗后的器械、器具和物品进行最终的处理。

(6)进入消毒程序。

4.手工清洗流程

(1)工作人员洗手戴手套、穿专用鞋、戴圆帽、口罩、防水罩衣、面罩。

(2)将器械分类。

(3)将器械在流动自来水下冲洗。

(4)器械浸泡在规定配比浓度的多酶清洗液中5~10分钟。

(5)各种穿刺针座用棉签处理,有水垢、锈迹的除垢除锈处理。

(6)自来水清洗(管腔用高压水枪冲洗)。

(7)进入消毒程序。

近年来,大量实验证明,物品的清洗质量直接影响灭菌质量,生物膜、有机物污垢均可阻碍灭菌因子的穿透,从而影响灭菌效果,造成医院内感染恶性事件的发生。所以清洗是消毒供应中心工作的一项重要环节。

(三)质量标准

(1)工作人员着装符合要求和分区规定。

(2)环境清洁,地面无杂物、无水迹,垃圾分类处理。

(3)备用物品摆放整齐、保持台面、设备清洁。

(4)正确选择处置方式(机洗/手工清洗)。

(5)清洁剂浓度配制符合要求并做好记录、器械分类浸泡过面。

(6)每批次监测清洗消毒器的物理参数及运转情况并记录。

(7)清洗消毒器维护运转正常、腔体机面无锈迹,清洗程序选择正确。

(8)机洗器械摆放整齐、有轴节器械充分打开。

(9)保证金属类器械表面光亮,齿牙处无血迹、无锈迹、无污渍。

(10)橡胶类干爽,管内壁干净、无血迹。

(11)按要求进行清洗、制水设备的维修、保养并有记录。

(四)注意事项

(1)清洗组应做好个人防护工作,防护用具包括:帽子、面罩、口罩、防水罩袍、防护胶鞋、双层手套。清洗过程中,不慎污水溅入眼睛,立即用洗眼器彻底清洗眼睛,防止感染或化学试剂对眼睛的损伤。

（2）清洗时应保证待清洗器械关节全部打开，以保证清洗效果。

（3）手工清洗时应使用软毛刷，在水面下清洗，以防气溶胶对人体的危害。

（4）当使用自动清洗机时，每层摆放数量应最小化，能拆卸的器械拆卸到最小单位。

（5）管道器械应配合管道刷和气枪、水枪清洗。

（6）超声波清洗器（台式）适用于精密、复杂器械的洗涤。超声清洗时间宜 3～5 分钟，可根据器械污染情况适当延长清洗时间，不宜超过 10 分钟。

（7）清洗亚光手术器械禁用除锈除垢剂浸泡，以免破坏器械表面镀层而变色。应用清洗酶浸泡时严格掌握浸泡时间和浓度。

二、消毒

（一）目的

通过物理或化学方法，进一步降低清洗后器械、器具和物品的生物负荷，消除和杀灭致病菌，达到无害化的安全水平

（二）操作规程

清洗后的器械、器具和物品应进行消毒处理。根据器械、器具、物品的材质及消毒后用途，选择消毒方式。消毒可分为物理消毒和化学消毒。物理消毒包括机械热力消毒、煮沸消毒，化学消毒应选择取得卫生健康委员会颁发卫生许可批件的安全、低毒、高效的消毒剂。

1.物理消毒

（1）机械热力消毒方法的温度、时间应参照下表的要求。此流程一般经过清洗程序后自动转入消毒程序，无须人工操作，但要密切观察机器运行参数，温度和时间达到表 15-1 的规定标准。

（2）煮沸消毒，将清洗后清洁的耐湿热的器械、物品放入盛有软水的加热容器中煮沸，有效消毒时间从水沸腾开始计算并保持连续煮沸。在水中加入 1％～2％ 碳酸氢钠，可提高水沸点 5 ℃，有灭菌防腐作用。一般在水沸后再煮 5～15 分钟即可达到消毒目的，可杀死细菌繁殖体、真菌、立克次氏体、螺旋体和病毒。水温 100 ℃，时间≥30 分钟，即可杀死细菌芽孢达到高水平消毒。

表 15-1　湿热消毒的温度与时间

温度	消毒时间	温度	消毒时间
90 ℃	≥1 分钟	75 ℃	≥30 分钟
80 ℃	≥10 分钟	70 ℃	≥100 分钟

2.化学消毒

（1）按要求着装。

（2）根据选用的化学消毒剂使用说明配制消毒液。消毒供应中心常用的化学消毒剂，一般为高水平消毒剂和中度水平消毒剂。高水平消毒剂包括 2％ 戊二醛，浸泡 20～90 分钟，主要用于内窥镜的消毒；0.2％ 过氧乙酸，浸泡 10 分钟，或 0.08％ 过氧乙酸，浸泡 25 分钟，主要用于手工清洗器械的消毒处理。中水平消毒剂包括 500～1 000 ppm（百万分之一）含氯消毒剂，浸泡 10～30 分钟，主要用于手工清洗器械的消毒；250～500 ppm 含氯消毒剂用于擦拭操作台面、车、储物架等物品消毒。75％ 乙醇，用于台面、手的消毒。0.5％ 碘伏，用于皮肤损伤时的消毒。2％ 三效

热原灭活剂,浸泡1小时以上,主要用于器械的消毒和去热原。

(3)将清洗达标的器械、物品浸泡在消毒液面以下,记录时间。

(4)浸泡规定的时间后进行自来水彻底冲洗,去离子水再次冲洗后进入干燥程序。

(三)质量标准

(1)消毒后直接使用的诊疗器械、器具和物品,湿热消毒温度应≥90 ℃,时间≥5分钟,或A0值≥3 000;消毒后继续灭菌处理的,其湿热消毒温度应≥90 ℃,时间≥1分钟,或A0值≥600。

(2)在全自动或半自动清洗消毒器工作运行中要密切观察各项参数并有记录,以保证消毒质量。

(3)煮沸消毒每次消毒物品的锅次、器械名称、数量、水沸腾时间、停止煮沸时间有记录。

(4)化学消毒剂配制浓度、浸泡时间有记录,可测试浓度的,将测试结果留档。消毒剂在有效期内使用。

(四)注意事项

严格按照器械、物品的材质要求选择消毒方式。

1.物理消毒

(1)煮沸消毒时,器械、物品浸没在水面以下,煮沸时容器要加盖。

(2)水沸腾开始计时后,中途不增加其他物品。

(3)防止烫伤。

2.化学消毒

(1)配置化学消毒剂时要注意安全防护,戴手套、口罩和眼罩。

(2)正确选择和使用消毒剂,严格按照产品使用说明书配置消毒剂浓度,测试消毒剂浓度达到有效浓度标准时方可使用。

(3)消毒剂现用现配,浸泡消毒时一定要加盖。

(4)使用对金属器械有强腐蚀作用的消毒剂时,按产品要求加放抗腐蚀剂,并严格控制浸泡时间,以免损坏器械。

(5)亚光金属器械禁止使用强腐蚀性消毒剂,以防破坏表面镀层而变色。

三、保养干燥

(一)目的

防止器械表面及轴节腐蚀生锈、藏污纳垢,保证各种灭菌方法的灭菌质量,延长器械的使用寿命。

(二)操作规程

清洗消毒后的器械应及时干燥处理。保养干燥目前也有机械和手工两种方式,如经济条件允许应首选机械保养干燥。消毒后直接使用的物品,应机械干燥,不允许使用手工干燥或自然干燥方法,以防止细菌污染。

1.机械器械保养干燥

保养液应该使用水溶性润滑剂,以利于灭菌因子穿透,保证灭菌效果。其流程如下。

(1)根据选用的水溶性润滑剂的产品使用说明书,调节全自动或半自动清洗消毒器抽吸润滑剂的时间,达到需要的浓度。

(2)根据器械的材质选择适宜的干燥温度,金属类干燥温度70～90 ℃,需时间为

20～30 分钟;塑胶类干燥温度 65～75 ℃,防止温度过高造成器械变形,材质老化等问题,一般烘干所需时间约需要 40 分钟。

(3)机器根据设定的干燥时间结束程序自动开门。

2.手工器械保养干燥

(1)根据选用的水溶性润滑剂的产品使用说明书配置润滑剂浓度。

(2)将器械浸泡在润滑剂液面以下,浸泡时间遵照产品说明书的要求。

(3)捞出器械,用低纤维絮擦布擦干。穿刺套管针及手术吸引头等管腔器械可用高压气枪或 95％的乙醇干燥,软式内窥镜等器械和物品根据厂商说明书和指导手册可用也可选用 95％的乙醇处理,保证腔内彻底干燥。

(三)质量标准

(1)器械、物品干燥无水迹。

(2)器械有光泽,无锈迹(润滑剂浓度过低易生锈)。

(3)器械表面无白斑、花纹(出现此现象可能是润滑剂浓度过高或水质不达标所致)。

(4)操作台面用 500 mg/L。含氯消毒剂擦拭 2 次/天。

(5)低纤维絮擦布一用一清洗、消毒、干燥备用。

(四)注意事项

(1)禁止使用液状石蜡作为润滑剂保养。液状石蜡为非水溶性油剂,阻碍水蒸气等灭菌因子的穿透,影响灭菌效果。

(2)消毒后直接使用的器械、物品禁止采用手工干燥处理,以防在擦拭过程中再次污染。

(3)不使用容易脱落棉纤维的棉布类擦布,如纱布等。避免影响器械洁净度,造成微粒污染。

(4)不允许采用自然干燥方法进行器材干燥。

(李　玲)

第三节　物品的检查、制作、包装

一、检查

(一)目的

保证器械物品的清洗、消毒、干燥质量,以及器械物品的功能完好,便于临床科室使用。

(二)操作规程

(1)物品准备:设备设施(应备带光源的放大镜、带光源的包布检查操作台)、棉签、纱布等。

(2)着装:戴圆帽、口罩,穿专用鞋,戴手套。

(3)器械检查:在打开光源的放大镜下逐个查看器械,如刀子、剪子、各种钳子表面、轴节、齿牙是否光亮、洁净,用棉签检查穿刺针座内部是否清洁。用纱布检查管腔器械腔体内部是否洁净,擦拭器械表面是否有油污。

(4)将检查出的有污渍、锈迹的器械进行登记,并由传递窗传回去污区,重新浸泡、去污、除锈、清洗处理,按登记数目及时索要,保证临床供应数目相对恒定。

（5）检查有轴节松动的器械,将轴节螺钉拧紧。穿刺针尖有钩、不锋利的可在磨石上修复。检查剪刀是否锋利,尖部完好。

（6）将不能修复的坏损器械进行登记,交护士长报损并以旧换新。

（7）检查合规的器械进入包装程序。

（8）敷料检查:将各种敷料如包布、手术中单、手术衣等单张放在打开光源的包布检查操作台上检查,检查是否有小的破洞、棉布纱织密度是否均匀、清洁、干燥。检查手术衣带子是否齐全、牢固,袖口松紧是否适度。洗手衣腰带、橡皮带、扣子是否整齐牢固。

（9）将不合规的手术敷料挑拣并登记数量,以备到总务处报损,领取新敷料。护士长补充当天检出的敷料,保证临床和手术室无菌物品的供应。

（10）检查质量合规的敷料进入包装程序。

（三）质量标准

1.日常检查有记录

其意义有二,首先便于器械物品流通时的查找,保证器械物品数量的恒定,满足临床工作需要;其次,为管理者提供数据资料,便于管理者发现问题,保证器械物品清洗、消毒质量,使灭菌合格率达 100%。

2.每周定期抽查有记录

记录内容包括:检查时间、检查内容、检查者、责任人、出现的问题、原因分析、整改措施。

3.每月定期总结有记录

记录整月出现问题整改后的效果,对屡次出现而本科室采取积极措施不能解决的问题,报有关职能部门请求帮助解决。

（四）注意事项

（1）有效应用带光源放大镜和操作台,使其保持功能完好。

（2）各项检金记录要翔实,不能流于形式,对工作确实起到督促指导作用,以保证工作质量。

（3）定期进行清洗、消毒等各个环节质量标准的培训学习,对检查中发现的问题及时组织讨论,查找原因,提高消毒供应中心全员的责任心和业务水平。

二、制作

（一）目的

根据临床各个科室的工作特点和需要,制作出不同规格、数量、材质的无菌物品。

（二）操作规程

制作过程是消毒供应中心一项细致而严谨的工作。把好这一关,不但能满足临床工作需要,提高临床科室对消毒供应中心的满意度,而且能降低消耗,避免浪费。需要制作的物品种类繁多,大体可遵循如下原则。

（1）明确物品的用途。

（2）明确物品制作的标准。

（3）物品、原料准备。

（4）制作后、包装前检查核对(此项工作需双人进行)。

（5）放置灭菌检测用品(生物或化学指示物)。

（6）进入包装流程。

（三）质量标准

（1）用物准备齐全，做到省时省力。

（2）物品制作符合制作标准。

（3）器械、物品数量和功能满足临床科室需要。

（4）例行节约原则，无浪费。

（四）注意事项

（1）敷料类、器械包类分室制作，以防棉絮污染。

（2）临床科室的特殊需求，要与科室护士长或使用者充分沟通并得到其认可后制作。

（3）定期随访临床科室使用情况，根据反馈信息及时调整制作方法。

三、包装

（一）目的

需要灭菌的物品，避免灭菌后遭受外界污染，需要进行打包处理。

（二）操作规程

1.包装材料的准备

根据包装工艺和消毒工艺的需要选择包装材料的材质、规格。无菌包装材料包括医用皱纹纸、纸塑包装袋、棉布、医用无纺布等。

（1）医用皱纹纸。有多种规格型号，用于包装各种诊疗器械及小型手术器械，为一次性使用包装材料，造价贵，抗拉扯性差。

（2）纸塑包装袋。用于各种器械和敷料的包装，需要封口机封口包装。为一次性使用包装材料，造价贵，对灭菌方式有要求，高温高压蒸汽灭菌的有效期相对低温灭菌短，适用于低温灭菌。

（3）棉布。用于各种器械、敷料的包装。要求其密度在140支纱/每平方英寸以上，为非漂白棉布。初次使用应使用90 ℃水反复去浆洗涤，防止带浆消毒后变硬、变色。严禁使用漂白剂、柔顺剂，防止对棉纱的损伤和化学物品的残留。棉质包布可重复使用，价格低廉，其适用于高温高压蒸汽灭菌，皱褶性、柔顺性强，抗拉扯性强。但需要记录使用次数，每次使用前要检查其质量完好状态。当出现小的破洞、断纱、致密度降低（使用30～50次）时，其阻菌效果降低，应检出报废。

（4）医用无纺布。用于各种器械、敷料的包装。其皱褶性、柔顺性强，抗拉扯性次于棉布。阻菌性强，适用于高温高压蒸汽灭菌和指定低温灭菌的包装。为一次性使用包装材料，造价贵。

（5）包装材料的规格根据需要包装的物品大小制定。

2.包装

（1）打器械包和敷料包的方法通常采用信封式折叠或包裹式折叠，这样打开外包装平铺在器械台上，形成了一个无菌界面，有利于无菌操作。这种打包方法适用于布类、纸类和无纺布类包装材料。①信封式包装折叠方法：内层包装，将内外双层包布平铺在打包台上，将器械托盘沿包布对角线放置包布中央，将离身体近的一角折向器械托盘，将角尖向上反折，将有侧一角折向器械，角尖向上反折，重复左侧，将对侧一角盖向器械，此角尖端折叠塞入包内，外留置角尖约5 cm长度。外层包布的包装方法同内层。用封包胶带粘贴两道封严包裹，在一侧封包胶带上粘贴5 cm长带有化学指示剂的胶带。并贴上标有科室、名称、包装者、失效日期的标示卡。②包裹式包装折叠方法：内层包装，将内外双层包布平铺在打包台上，将器械托盘沿包布边缘平行的十字线放置包布中央，将身体近侧一端盖到器械托盘上，向上反折10 cm，将对侧一端盖到器械托盘上,包裹严密,边缘再向上反折 10 cm,将左有两侧分别折叠包裹严密。外层包布的包装方法同内层。用封包胶带粘贴两道封严包裹,在一侧封包胶带上粘贴 5 cm 长带有化学指示剂的胶带。并贴上标有科室、名称、包装者、失效日期的标示卡。

(2)用包装袋包装的物品,应根据所包装物品的大小选择不同规格的包装袋,剪所需要的长度,装好物品,尖锐物品应包裹尖端,以免穿破包装袋。包内放化学指示卡,能透过包装材料看到指示卡变色的包外不再贴化学指示标签。用医用封口机封口。在封口外缘注明科室、名称、包装者、失效日期。

(三)质量标准

(1)包装材料符合要求。有生产许可证、营业执照、卫生检验报告。

(2)物品齐全。

(3)体积、重量不超标。用下排气式压力蒸汽灭菌器灭菌,灭菌包体积不超过 30 cm×30 cm×25 cm,预真空或脉动真空压力灭菌器灭菌,灭菌包体积不超过 30 cm×30 cm×50 cm,敷料包重量不超过 5 kg。金属器械包重量不超过 7 kg。

(4)标示清楚。包外注明无菌包名称、科室、包装者、失效日期。

(5)植入性器械包内中央放置生物灭菌监测指示剂或五类化学指示卡或称爬行卡,其他可放普通化学指示卡以监测灭菌效果。

(6)准确的有效期。布类和医用皱纹纸类包装材料包装的物品有效期为 1 周,其他根据包装材料使用说明而定。

(7)清洁后的物品应在 4 小时内进行灭菌处理。

(8)包布干燥无破洞,一用一清洗。

(9)封口应严密。

(四)注意事项

(1)手术器械应进行双层包装,即包装两次。

(2)手术器械筐或托盘上垫吸水巾。

(3)手术器械码放两层时中间放吸水巾,有利于器械的干燥。

(4)纸塑包装袋封口和压边宽度不少于 6 mm。

(5)新的棉布包装必须彻底洗涤脱浆后使用,否则变硬、变黄呈地图状。每次使用后要清洗。

(6)化学气体低温灭菌应使用一次性包装材料。

(7)等离子气体低温灭菌使用专用的一次性包装材料。

（李　玲）

第四节　物品的灭菌、储存、发放

一、灭菌

(一)目的

通过压力蒸汽或气体等灭菌方法对需要灭菌的物品进行处理,使其达到无菌状态。

（二）操作规程

压力蒸汽灭菌器。

1.灭菌操作前灭菌器的准备

（1）清洁灭菌器体腔，保证排汽口滤网清洁。

（2）检查门框与橡胶垫圈有无损坏、是否平整、门的锁扣是否灵活、有效。

（3）检查压力表、温度表是否在零位。

（4）由灭菌器体腔排汽口倒入 500 mL 水，检查有无阻塞。

（5）检查蒸汽、水源、电源情况及管道有无漏气、漏水情况。打开压缩机电源、水源、蒸汽、压缩机，蒸气压力达到 300～500 kPa；水源压力 150～300 kPa；压缩气体压力≥400 kPa 等运行条件符合设备要求。

（6）检查与设备相连接的记录或打印装置处于备用状态。

（7）进行灭菌器预热，当夹层压力≥200 kPa 时，则表示预热完成。排尽冷凝水，特别是冬天，冷凝水是导致湿包的主要原因。

（8）预真空压力蒸汽灭菌器做 B-D 试验，以测试灭菌器真空系统的有效性，B-D 测试合格后方可使用。

具体操作如下：①待灭菌器预热之后，由消毒员将 B-D 测试包平放于排气孔上方约 10 cm 处，关闭灭菌器门，启动 B-D 运行程序（标准的 B-D 测试程序即 121 ℃、15 分钟或 134 ℃、3.5 分钟）。②B-D 程序运行结束，即在 B-D 测试纸上注明 B-D 测试的日期、灭菌锅编号、测试条件以及操作者姓名或工号。③查看B-D测试结果：查看 B-D 测试纸变色是否均匀，而非变黑的程度。B-D 测试纸变色均匀则为 B-D 测试成功，即可开始运行灭菌程序；否则 B-D 测试失败，查找失败原因予以处理后，连续进行 3 次 B-D 测试，均合格后方可使用。④B-D 测试资料需留存 3 年以上。

标准 B-D 测试包的制作方法如下：①100％脱脂纯棉布折叠成长 30±2 cm、宽 25±2 cm、高 25～28 cm 大小的布包，将专门的 B-D 测试纸放入布包中心位置；所使用的纯棉布必须一用一清洗。②测试包的重量为 4 kg＋5％（欧洲标准为 7 kg；美国标准为 4 kg）。

标准 B-D 包与一次性 B-D 包的区别如下：①标准 B-D 包需每次打包，费时费力；打包所用材料多次洗涤，洗涤剂的残留，影响到测试的稳定性；受人为因素影响大，打包的松紧程度不同会影响到测试的结果。②一次性 B-D 包使用简便，受人为及环境因素影响小，但成本较高。③模拟 B-D 测试装置，使用简便，包装小，灭菌难度可控，但处于发展阶段。

2.灭菌物品装载

装载前检查灭菌包外标志内容，并注明灭菌器编号、灭菌批次、灭菌日期及失效日期。

具体装载要求如下。

（1）装载时应使用专用灭菌架或篮筐装载灭菌物品，物品不可堆放，容器上下均有一定的空间，灭菌包之间间隔距离≥2.5 cm（物品之间至少有足够的空间可以插入伸直的手），以利灭菌介质的穿透，避免空气滞留、液体积聚，避免湿包产生。

（2）灭菌物品不能接触灭菌器的内壁及门，以防吸入冷凝水。

（3）应将同类材质的器械、器具和物品，置于同一批次进行灭菌。若纺织类物品与金属类物品混装时，纺织类物品应放置于灭菌架上层竖放，且装载应比较宽松；金属类则置于灭菌架下层平放；底部无孔的盘、碗、盆等物品应斜放，且开口方向一致；纸袋、纸塑袋亦应斜放。

(4)预真空灭菌器的装载量不得超过柜室容积的90％,下排气灭菌器的装载量不能超过柜室容积的80％,同时预真空和脉动真空压力蒸汽灭菌器的装载量分别不得小于柜室容积的10％和5％,以防止"小装量效应"残留空气影响灭菌效果。

(5)各个储槽的筛孔需完全打开。

(6)易碎物品需轻拿轻放,轻柔操作。

(7)将批量监测随同已装载好的灭菌物品一同推入灭菌器内,批量监测放置在灭菌柜腔内下部、排气孔上方。

3.灭菌器工作运行中

(1)关闭密封门,根据被灭菌物品的性质选择灭菌程序,检查灭菌参数是否正确,启动运行程序。如根据蒸汽供给的压力,判断灭菌所能达到的最高温度,选择采用温度132 ℃～134 ℃,压力205.8 kPa,灭菌维持时间4分钟;或温度121 ℃,压力102.9 kPa,灭菌维持时间20～30分钟。目前多数灭菌器采用电脑自动控制程序,当温度达不到132 ℃时自动转入121 ℃灭菌程序。

(2)灭菌过程中,操作人员必须密切观察设备的运行时仪表和显示屏的压力、温度、时间、运行曲线等物理参数,如有异常,及时处理。

(3)每批次灭菌物品按要求做好登记工作:灭菌日期、灭菌器编号、批次号、装载的主要物品、灭菌程序号、主要运行参数、操作员签名或工号,便于物品的跟踪、追溯。

4.无菌物品卸载

(1)灭菌程序结束后,从灭菌器中拉出灭菌器柜架或容器,放于无菌保持区或交通量小的地方,直至冷却至室温,冷却时间应＞30分钟,防止湿包产生。

(2)灭菌质量确认。确认每批次的化学批量监测或生物批量监测是否合格;对每个灭菌包进行目测,检查包外的化学指示标签及化学指示胶带是否合格,检查有无湿包现象,湿包或无菌包掉落地上均应视为污染包,污染包应重新进入污染物品处理程序,不得烘烤。

(三)质量标准

(1)物品装载正确:①包与包之间留有空间符合要求。②各种材质物品摆放位置、方式符合要求。③在灭菌器柜室内物品的摆放符合要求,避免接触门或侧壁,以防湿包。④有筛孔的容器必须把筛孔打开,其开口的平面与水平面垂直。

(2)按《消毒技术规范》要求完成灭菌设备每天检查内容。

(3)灭菌包规格、重量符合标准。装载容量符合要求,容量不能超出限定的最大值和最小值。

(4)灭菌包外应有标志,内容包括物品名称、检查打包者姓名或编号、灭菌器编号、批次号、灭菌日期和失效日期。

(5)每天灭菌前必须进行 B-D 检测,检测结果合格方可使用,B-D 检测图整理存档,保留3年。

(6)根据灭菌物品的性能,所能耐受的温度和压力确定灭菌方式。凡能耐受高温、高压的医疗用品采用压力蒸汽灭菌。油剂、粉剂采用干热灭菌。不耐高温的精密仪器、塑料制品等采用低温灭菌。

(7)选择正确的灭菌程序。根据灭菌物品的材质如器械、敷料等选择相应的灭菌程序。

(8)选择正确的灭菌参数,每锅次灭菌的温度、压力、灭菌时间等物理参数有记录。

(9)严格执行灭菌与非灭菌物品分开放置。

(10)每周每台灭菌器进行生物检测1次,结果登记并存档保留3年。

（11）每批次有化学指示卡检测，检测结果有记录并存档保留 3 年。

（12）植入性器械每批次有生物检测合格后方可发放，急诊手术有五类化学指示卡批量检测合格后可临时发放并做好登记以备召回。

（13）无菌物品合格率达 100%。确认灭菌合格后，批量监测物存档并做好登记。

（14）按要求做好设备的维护和保养，并有记录。

（四）注意事项

（1）开放式的储槽不应用于灭菌物品的包装。

（2）严格执行安全操作，消毒员经过培训合格，持证上岗。

（3）排冷凝水阀门开放大小要适当，过大蒸汽大量释放造成浪费，过小冷凝水不能排尽，造成湿包，灭菌失败。

（4）灭菌器运行过程，消毒员不得离开设备，应密切观察各个物理参数和机器运行情况，出现漏气、漏水情况及时解决。

（5）灭菌结束，开门操作时身体避开灭菌器的门，以防热蒸汽烫伤。

（6）待冷却的灭菌架应挂有防烫伤标示牌，卸载时戴防护手套，防止烫伤。

（7）压力蒸汽灭菌器不能用于凡士林等油类和粉剂的灭菌，不能用于液体的灭菌。

二、储存

（一）目的

灭菌物品在适宜的温度、湿度独立空间集中保存，在有效期内保持无菌状态。

（二）操作规程

1.空间要求

无菌物品应存放在消毒供应中心洁净度最高的区域，尽管卫生健康委员会对无菌物品存放区未做净化要求，对其空气流向及压强梯度做了明确规定：空气流向由洁到污；无菌物品存放区为洁净区，其气压应保持相对正压。湿度低于 70%，温度低于 24 ℃。目前有些医院消毒供应中心的无菌物品存放区与消毒间无菌物品出口区域连通，其弊病是造成无菌物品储存区域温度、湿度超标。无菌物品存放间与灭菌间的无菌物品出口区域应设屏障。

2.无菌物品储存架准备

无菌物品的储存架最好选用可移动、各层挡板为镂空的不锈钢架子，优点是根据灭菌日期排序时不用搬动无菌包，直接推动架子，减少对无菌包的触摸次数且省时省力。挡板为镂空式，有利于散热，及时散发无菌包内残留的热量，防止大面积接触金属，蒸汽转化为冷凝水造成湿包现象。

3.无菌物品有序存放

无菌物品品种名称标示醒目且位置固定。根据灭菌时间的先后顺序固定排列，先灭菌的物品先发放，后灭菌的后发放。库存无菌物品基数有备案，每天或每班次物品查对有记录。

4.及时增补

根据临床需要无菌物品情况，及时增补，以保证满足临床使用。

（三）质量标准

（1）进入无菌物品存放区按要求着装。

（2）无菌物品存放区不得有未灭菌或标示不清物品存放。

(3)外购的一次性使用无菌物品,须先去掉外包装方可进入无菌物品存放区。

(4)室内温度保持在 24 ℃以下,湿度在 70％以下。

(5)存放间每月监测 1 次:空气细菌数≤200 cfu/m³;物体表面数＜5 cfu/cm²;工作人员手细菌数＜5 cfu/cm²;灭菌后物品及一次性无菌医疗器具不得检出任何种类微生物及热原体。

(6)物品存放离地 20～25 cm、离顶 50 cm、离墙 5 cm。

(7)无菌包包装完整,手感干燥,化学指示剂变色均匀,湿包视为污染包应重新清洗灭菌。

(8)无菌包一经拆开,虽未使用应重新包装灭菌,无过期物品存放,物品放置部位标示清楚醒目,并按灭菌日期有序存放,先入先发,后入后发。

(9)凡出无菌室的物品应视为污染,应重新灭菌。

(四)注意事项

环境的温度、湿度达到标准时,使用纺织品材料包装的无菌物品有效期宜为 14 天;未达到环境标准时,有效期宜为 7 天。医用一次性纸袋包装的无菌物品,有效期宜为 1 个月;使用一次性医用皱纹纸、医用无纺布包装的无菌物品,有效期宜为 6 个月;使用一次性纸塑袋包装的无菌物品,有效期宜为 6 个月。硬质容器包装的无菌物品,有效期宜为 6 个月。

三、发放

(一)目的

根据临床需要,将无菌物品安全、及时运送到使用科室。

(二)操作规程

(1)与临床科室联系,确定各科室需要的无菌物品名称、数量。并记录在无菌物品下送登记本上。根据本院工作量进行分组,按省时省力的原则分配各组负责的科室。

(2)准备下送工具。无菌物品下送工具应根据工作量采用封闭的下送车或封闭的整理箱等。下送工具每天进行有效消毒处理,并存放在固定的清洁区域内。

(3)于无菌物品发放窗口领取并清点下送无菌物品。

(4)发放车上应备有下送物品登记本,科室意见反馈本。与科室负责治疗室工作人员认真交接,并在物品登记本上双方签字。定期征求科室意见,并将科室意见反馈给护士长。

(三)质量标准

(1)运送工具定点存放标示清楚。

(2)无菌物品下送车或容器不得接触污染物品,污车、洁车严格区分,并分别定点放置。每次使用后彻底清洗、消毒、擦干备用。

(3)严格查对无菌物品的名称、数量、灭菌日期、失效期、包装的完整性、灭菌合格标示及使用科室。

(4)物品数目登记完善准确;下发物品账目清楚。

(5)及时准确将消毒物品送到临床科室。

(6)对科室意见有记录,并有相应整改措施和评价。

(四)注意事项

发放无菌物品剩余物品不得返回无菌物品存放区,按污染物品重新处理。

(李　玲)

参 考 文 献

[1] 任潇勤.临床实用护理技术与常见病护理[M].昆明:云南科技出版社,2020.

[2] 张书霞.临床护理常规与护理管理[M].天津:天津科学技术出版社,2020.

[3] 肖娟.实用护理技术与专科护理规范[M].长春:吉林科学技术出版社,2020.

[4] 蔡华娟,马小琴.护理基本技能[M].杭州:浙江大学出版社,2020.

[5] 窦立清.实用临床护理技术[M].长春:吉林科学技术出版社,2019.

[6] 吴欣娟.临床护理常规[M].北京:中国医药科技出版社,2020.

[7] 李丽,石国凤,肖政华.实用护理综合技能实践[M].北京:中国中医药出版社,2020.

[8] 李小丽.临床眼科护理[M].长春:吉林科学技术出版社,2019.

[9] 张世叶.临床护理与护理管理[M].哈尔滨:黑龙江科学技术出版社,2020.

[10] 方习红,赵春苗,高莹.临床护理实践[M].长春:吉林科学技术出版社,2019.

[11] 王艳.常见病护理实践与操作常规[M].长春:吉林科学技术出版社,2020.

[12] 柳淑芳,汪艳霞.基本护理技术[M].武汉:湖北科学技术出版社,2018.

[13] 李素霞.心内科临床护理与护理技术[M].沈阳:辽宁科学技术出版社,2020.

[14] 赵安芝.新编临床护理理论与实践[M].北京:中国纺织出版社,2020.

[15] 王文学.实用临床儿科护理[M].长春:吉林科学技术出版社,2019.

[16] 万霞.现代专科护理及护理实践[M].开封:河南大学出版社,2020.

[17] 王庆华,张瑞星.护理研究[M].北京:人民卫生出版社,2020.

[18] 高清源,刘俊香,魏映红.内科护理[M].武汉:华中科技大学出版社,2018.

[19] 王丹丹.现代护理学理论与基础医学研究[M].汕头:汕头大学出版社,2020.

[20] 管清芬.基础护理与护理实践[M].长春:吉林科学技术出版社,2020.

[21] 王林霞.临床常见病的防治与护理[M].北京:中国纺织出版社,2020.

[22] 王晓艳.临床外科护理技术[M].长春:吉林科学技术出版社,2019.

[23] 颜德仁.儿科护理[M].上海:同济大学出版社,2020.

[24] 马秀芬,王婧.内科护理[M].北京:人民卫生出版社,2020.

[25] 马雯雯.现代外科护理新编[M].长春:吉林科学技术出版社,2019.

[26] 张文霞.实用临床护理思维[M].长春:吉林科学技术出版社,2019.

[27] 刘奉,成红英.儿科护理[M].武汉:华中科学技术大学出版社,2020.

[28] 叶志香,吴文君,邵广宇.外科护理[M].武汉:华中科技大学出版社,2018.

［29］吴卓洁,冷静.儿科护理［M］.北京:人民卫生出版社,2020.

［30］李勇,郑思琳.外科护理［M］.北京:人民卫生出版社,2019.

［31］罗尧岳,王红红.护理研究［M］.长沙:中南大学出版社,2020.

［32］曾菲菲,张绍敏.护理技术［M］.北京:北京大学医学出版社,2020.

［33］杨玉梅,余虹.基础护理［M］.北京:北京出版社,2020.

［34］梁玉玲.基础护理与专科护理操作［M］.哈尔滨:黑龙江科学技术出版社,2020.

［35］王竹敏,杨雪,张英,等.缺血性脑卒中患者神经缺损程度与生活质量和自理能力以及社会参与能力的相关性分析［J］.中国医药,2022,17(06):846-849.

［36］彭霖霖.舒适护理在十二指肠溃疡患者治疗中的应用效果［J］.中国冶金工业医学杂志,2022,39(01):34.

［37］罗朝虹,方方,麦亚映,等.造口伤口专科小组对开腹手术患者创面愈合的影响观察［J］.航空航天医学杂志,2022,33(05):617-619.

［38］邓亚婷.慢性宫颈炎护理中应用综合护理干预的效果分析［J］.中国医药指南,2022,20(12):161-164.

［39］廖秋玲,王惠华,曾兆芬,等.异位妊娠患者围术期应用循证护理联合前瞻性护理的效果［J］.中国社区医师,2022,38(11):105-107.

［40］王闻倩.肺癌行介入治疗患者中优质护理的应用及对生存质量影响的观察［J］.中外医疗,2020,39(20):119-121.